C. Hermes (Hrsg.)

**Delir**

Carsten Hermes (Hrsg.)

# Delir

## Prävention, Therapie und Pflege im interprofessionellen Team

1. Auflage

**Mit Beiträgen von** A. Amberger, Passau; N. Bail, Stuttgart; S. Baum, Münster; J. Bringemeier, Bielefeld; N.-E. Denninger, Heidelberg u. Rosenheim; E. W. Ely, Nashville, USA; N. Goettel, Boston, USA; U. Günther, Oldenburg; C. Hermes, Bonn; J. Kalbhenn, Freiburg; V. Kitz, Hamburg; D. Kitzig, Bielefeld; M. Klimek, Rotterdam, Niederlande; C. Koch, Stuttgart; S. Kreisel, Bielefeld; S. Krotsetis, Lübeck; F. Kudlacek, Passau; D. L. Leuenberger, Solothurn, Schweiz; A. Maybaum, Bielefeld; A. Meck, Heidelberg; E. Mennig, Stuttgart; U. Molitoris, Passau; M. Müller, Heidelberg u. Rosenheim; T. Müller-Wolff, München u. Ludwigsburg; S. Nessizius, Innsbruck, Österreich; P. Nydahl, Kiel; T. Ottens, Den Haag, Niederlande; M. Rößler, Köln; G. Roth, Chur, Schweiz; S. Sayk, Bonn; N. Schallner, Freiburg; M. Schniertshauer, Weingarten; A. Slooter, Utrecht, Niederlande; J. Spank, Stuttgart; L. Stricker, Heidelberg; C. Thomas, Stuttgart; B. Weiß, Berlin; F. Weller, Hamburg; S. Weller, Stuttgart; D. Wengert, Heidelberg; A. Wüest, Basel, Schweiz; F. Yürek, Berlin

ELSEVIER

Elsevier GmbH, Bernhard-Wicki-Str. 5, 80636 München, Deutschland
Wir freuen uns über Ihr Feedback und Ihre Anregungen an kundendienst@elsevier.com

ISBN 978-3-437-45003-7
eISBN 978-3-437-05893-6


1. Auflage 2023


**Wichtiger Hinweis**
Die medizinischen Wissenschaften unterliegen einem sehr schnellen Wissenszuwachs. Der stetige Wandel von Methoden, Wirkstoffen und Erkenntnissen ist allen an diesem Werk Beteiligten bewusst. Sowohl der Verlag als auch die Autorinnen und Autoren und alle, die an der Entstehung dieses Werkes beteiligt waren, haben große Sorgfalt darauf verwandt, dass die Angaben zu Methoden, Anweisungen, Produkten, Anwendungen oder Konzepten dem aktuellen Wissensstand zum Zeitpunkt der Fertigstellung des Werkes entsprechen.
Der Verlag kann jedoch keine Gewähr für Angaben zu Dosierung und Applikationsformen übernehmen. Es sollte stets eine unabhängige und sorgfältige Überprüfung von Diagnosen und Arzneimitteldosierungen sowie möglicher Kontraindikationen erfolgen. Jede Dosierung oder Applikation liegt in der Verantwortung der Anwenderin oder des Anwenders. Die Elsevier GmbH, die Autorinnen und Autoren und alle, die an der Entstehung des Werkes mitgewirkt haben, können keinerlei Haftung in Bezug auf jegliche Verletzung und/oder Schäden an Personen oder Eigentum, im Rahmen von Produkthaftung, Fahrlässigkeit oder anderweitig übernehmen.

**Für die Vollständigkeit und Auswahl der aufgeführten Medikamente übernimmt der Verlag keine Gewähr.**
Geschützte Warennamen (Warenzeichen) werden in der Regel besonders kenntlich gemacht (®). Aus dem Fehlen eines solchen Hinweises kann jedoch nicht automatisch geschlossen werden, dass es sich um einen freien Warennamen handelt.

**Bibliografische Information der Deutschen Nationalbibliothek**
Die Deutsche Nationalbibliothek verzeichnet diese Publikation in der Deutschen Nationalbibliografie; detaillierte bibliografische Daten sind im Internet über https://www.dnb.de abrufbar.

23 24 25 26 27 5 4 3 2 1



In ihren Veröffentlichungen verfolgt die Elsevier GmbH das Ziel, genderneutrale Formulierungen für Personengruppen zu verwenden. Um jedoch den Textfluss nicht zu stören sowie die gestalterische Freiheit nicht einzuschränken, wurden bisweilen Kompromisse eingegangen. Selbstverständlich sind **immer alle Geschlechter** gemeint.

Planung: Julia Lux, München
Projektmanagement: Martha Kürzl-Harrison, München
Redaktion: Susanne Armbruster, Hamburg/Cuxhaven, www.susannearmbruster.de
Bildrechteklärung: Niklas Bork, Grünwald
Herstellung und Abbildungsmanagement: Michaela Mohr/Michael Kraft, mimo-booxx|textwerk. – Büro für Verlagsdienstleistungen, Augsburg
Satz: STRAIVE, Puducherry/Indien
Druck und Bindung: Drukarnia Dimograf Sp. z o. o., Bielsko-Biała/Polen
Umschlaggestaltung und Titelfotografie: Favoritbüro GbR, München; SpieszDesign, Neu-Ulm

Aktuelle Informationen finden Sie im Internet unter **www.elsevier.de**

# Vorwort

Liebe Kolleg*innen und liebe Interessierte,

in Ihrer Hand befindet sich ein Buch, dessen Entstehung keineswegs selbstverständlich ist. Das Thema Delir beschäftigt mich seit nunmehr über 20 Jahren, und ich lerne nahezu täglich Neues und Interessantes dazu. Seit der ersten Idee zu diesem Buch 2016 ist viel passiert, etwa die Novellierung verschiedener Leitlinien und der Nomenklatur zum Delir, aber auch die SARS-CoV-2-Pandemie sowie technische Neuerungen. Der Zusammenarbeit vieler Personen ist es zu verdanken, dass das Werk nun erscheinen kann; an dieser Stelle meinen herzlichen Dank!

Dieses interdisziplinäre und interprofessionelle Lern- und Lehrbuch richtet sich an das gesamte Behandlungsteam rund um die klinische Versorgung erwachsener Patient*innen im Umfeld der Intensiv- und Überwachungsbereiche. Pflegende, Mediziner:innen und Physiotherapeut*innen – ob Neuling oder „alter Hase" – werden gleichermaßen angesprochen.

Sobald Sie sich mit dem Phänomen Delir beschäftigen, werden Sie feststellen, dass sich die Tür zu einer faszinierenden Welt öffnet. Mit Delir bzw. akuter Enzephalopathie sind wir nahezu täglich konfrontiert. Einerseits bringt das immens viele Probleme mit sich, die im Alltag oft kaum lösbar scheinen; andererseits gibt es ein einfaches, wenn auch nicht ohne Mühen zu erreichendes Ziel: Patient*innen, die wach, aufmerksam, schmerzfrei, angstfrei und delirfrei sind, um aktiv an ihrer Behandlung und Genesung mitzuwirken.

Zugegeben, dieses Ziel aus der deutschen S3-Leitlinie „Analgesie, Sedierung und Delirmanagement in der Intensivmedizin (DAS-Leitlinie)" ist alles andere als der Ist-Zustand auf unseren Stationen mit Intensiv- und Überwachungsbereichen. Und auch wenn das Delir nur ein Teil im sogenannten A2F Bundle ist, bleibt es ein hochaktuelles ganzheitliches Thema, dem wir uns in diesem Buch ausführlich widmen.

Hierbei können wir keinen Anspruch auf Vollständigkeit erheben. Delir – ein Symptom bzw. Syndrombild mit so vielen Facetten, dass wir es auch als professionell Pflegende und Mediziner*innen oft nicht sofort einordnen können. Das Wort stammt vom Lateinischen *lira* („Furche im Ackerbeet") bzw. *delirare:* „aus der Furche geraten" oder „von der geraden Linie abweichen" – ein akuter mentaler Notfall, der Patient*innen existenziell betrifft und uns als Behandlungsteam enorm fordert.

Dieses Buch wirft ein Licht auf die verschiedenen Erscheinungsformen, typische Symptome und Begleiterscheinungen sowie neue Erkenntnisse aus der Wissenschaft. Viele Aspekte werden aus ganz verschiedenen Perspektiven ausgeleuchtet. Nicht zuletzt geht es darum, die Kenntnisse zum Thema Delir zu vertiefen und daraus Handlungsstrategien für das Behandlungsteam zu gewinnen. Es gilt, sie im Klinikalltag zu verankern, um diesen für die Patient*innen optimal zu gestalten.

Im Fokus stehen die Verbesserung der Patient*innen-Versorgung, Konzepte zur Prävention auf den Stationen, pharmakologische wie auch alternative Maßnahmen in der Pflegetherapie sowie Aspekte der Physiotherapie und Frühmobilisation. Eine wichtige Rolle spielen die Angehörigen: Von der Aufklärung bis zur Integration in die Behandlung zeigen wir Wege, wie sie mit der belastenden Situation einen guten Umgang finden und zugleich die Patient*innen reorientieren und stabilisieren können.

Neben der klassischen Frage „Was ist ein Delir – und wie wird es diagnostiziert?“ zeigt das Buch innovative Ansätze auf, wie etwa den Zusammenhang von Delir und akuter Enzephalopathie mit Diagnostik, Detektionsmethoden und EEG-Messungen. Die Erkennung des Delirs und das Screening sind zentrale Punkte und Voraussetzung einer zielgerichteten Behandlung. Gängige Scores und Assessments, aber auch neue Verfahren werden mit Vor- und Nachteilen vorgestellt, um passende auswählen zu können. Dazu finden Sie Hinweise zu den Behandlungsoptionen eines Delirs. Sie erhalten neue Ideen und Handreichungen, um die alltäglichen interprofessionellen Herausforderungen zu meistern.

Nicht zuletzt der Einblick in die Ökonomie eines Krankenhauses und der verschiedenen Stationen macht deutlich, dass die Implementierung eines zweckmäßigen Delirmanagements sowohl den Patient*innen zugutekommt als auch mit dem Ziel des Wissenstransfers die Professionalisierung vorantreibt und langfristig eine höhere Effizienz mit sich bringt.

Unterschiedliche Professionen, nationale und internationale Experten aus verschiedenen Netzwerken und Settings kommen zu Wort und teilen ihr Spezialwissen. Aber auch ganz praktische Strategien im klinischen Alltag werden aufgezeigt, zu denen die Pflegenden ihre Erfahrungen mit uns teilen.

Jedes der spannenden 14 Kapitel steht für sich und kann zugleich im Aufbau des Werks gelesen werden. Dieses Buch vermittelt Grundlagen und gibt einen guten Überblick über neue Forschungsergebnisse sowie anschauliche Beispiele zur Implementierung optimierter Pflegeansätze. Es unterstützt Sie im klinischen Alltag und in der Weiterbildung; so empfehle ich es auch als Lektüre, wenn Sie den 2-tägigen DIVI-Kurs zum interprofessionellen Delirmanagement besuchen.

Am Ende des Werks finden Sie zahlreiche Hilfsadressen und Links zu Internetseiten, Netzwerken und Podcasts, damit Sie auch bei der Lektüre immer wieder up to date bleiben.

Ich wünsche allen Leser*innen viel Spaß und tolle Ergebnisse, wann und wo auch immer Sie das Buch nutzen.

*Bonn, im Frühjahr 2023*
Carsten Hermes

# Adressen

## Herausgeber

Carsten Hermes, MSc
Friedrich-Ebert-Straße 60
53177 Bonn

## Autoren

Andreas Amberger
Anästhesiologische Intensivstation
Kardioanästhesie 24a
Klinikum Passau
Innstraße 76
94032 Passau

Dr. med. Nina Bail
Klinikum Stuttgart
Klinik für Psychiatrie und
Psychotherapie für Ältere
Memory Clinic
Türlenstraße 22b
70191 Stuttgart

Prof. Dr. rer. nat. Sebastian Baum
Stabsstelle der Geschäftsführung
EVK Münster Alexianer Johannisstift
Wichernstraße 8
48147 Münster

Julia Bringemeier
Evangelisches Klinikum Bethel
Universitätsklinikum OWL
der Universität Bielefeld
Campus Bielefeld-Bethel
help+ Programm
Haus Burgblick
Bethesdaweg 10
33617 Bielefeld

Natascha-Elisabeth Denninger, MScN
Universitätsklinikum Heidelberg
Abteilung Allgemeinmedizin
und Versorgungsforschung
Pflege- und Therapiewissenschaft
Im Neuenheimer Feld 130.3
69120 Heidelberg
und
Technische Hochschule Rosenheim
Zentrum für Forschung, Entwicklung
und Transfer
Hochschulstraße 1
83024 Rosenheim

E. Wesley Ely, MD, MPH
Critical Illness, Brain Dysfunction
and Survivorship (CIBS) Center
VA Geriatric Research Education
Clinical Center (GRECC)
Vanderbilt University Medical Center
2525 West End Avenue
Nashville TN 37203
USA

Nicolai Goettel, MD, DESA, EDIC
Department of Anesthesiology,
Perioperative and Pain Medicine
Brigham and Women's Hospital
Harvard Medical School
75 Francis St
Boston, MA 02115
USA

PD Dr. med. Ulf Günther
Universitätsklinik für Anästhesiologie,
Intensivmedizin, Notfallmedizin,
Schmerztherapie
Klinikum Oldenburg AöR
Universitätsmedizin – Carl von Ossietzky
Universität Oldenburg
Rahel-Straus-Straße 10
26133 Oldenburg

Prof. Dr. med. Johannes Kalbhenn
Klinik für Anästhesiologie
und Intensivmedizin
Universitätsklinikum Freiburg
Medizinische Fakultät
Albert-Ludwigs-Universität Freiburg
Hugstetter Straße 55
79106 Freiburg

Valery Kitz, MSc
Agaplesion Diakonieklinikum Hamburg
Interdisziplinäre Intensivstation,
Pflegeentwicklung
Hohe Weide 17
20259 Hamburg

Dania Kitzig
Ev. Johanneswerk gGmbH
Karl-Pawlowski-Haus
Babenhauser Straße 19
33613 Bielefeld

Assoc. Prof. Dr. med. Markus Klimek,
FESAIC
Klinik für Anästhesiologie
Erasmus MC
Universitätsklinikum Rotterdam
Dr. Molewaterplein 40
3015 GD Rotterdam
Niederlande

Cathleen Koch, M. A.
Klinikum Stuttgart
Pflegerische Zentrumsleitung
Zentrum für Seelische Gesundheit
Prießnitzweg 24
70374 Stuttgart

Dr. med. Stefan Kreisel, MSc
Universitätsklinik für Psychiatrie
und Psychotherapie,
Abteilung für Gerontopsychiatrie
Universitätsklinikum OWL
der Universität Bielefeld,
Campus Bielefeld-Bethel
Bethedsaweg 12
33617 Bielefeld

Susanne Krotsetis RN, CCRN, MSc
Universitätsklinikum Schleswig-Holstein
Pflegeentwicklung und Pflegewissenschaft
Ratzeburger Allee 160/Haus V73
23538 Lübeck

Florian Kudlacek, B. A.
Anästhesiologische Intensivstation
Kardioanästhesie 24a
Klinikum Passau
Innstraße 76
94032 Passau

Deborah L. Leuenberger, MScN
QUMEA AG
Westbahnhofstrasse 3
4500 Solothurn
Schweiz

Annika Maybaum
Evangelisches Klinikum Bethel
Universitätsklinikum OWL
der Universität Bielefeld
Campus Bielefeld-Bethel
help[+] Programm
Haus Burgblick
Bethesdaweg 10
33617 Bielefeld

Alexandra Meck
Medizinische Uniklinik Heidelberg
Gastroenterologische Intensivstation
Im Neuenheimer Feld 410
69120 Heidelberg

Eva Mennig, MSc
Klinikum Stuttgart
Krankenhaus Bad Cannstatt
Zentrum für Seelische Gesundheit
Klinik für Psychiatrie und
Psychotherapie für Ältere
Prießnitzweg 24
70374 Stuttgart

Dr. med. Ulrich Molitoris
Anästhesiologische Intensivstation,
Kardioanästhesie 24a
Klinikum Passau
Innstraße 76
94032 Passau

Prof. Dr. rer. medic. Martin Müller, MPH
Pflege- und Therapiewissenschaft
Abteilung Allgemeinmedizin
und Versorgungsforschung
Universitätsklinikum Heidelberg
Im Neuenheimer Feld 130.3
69120 Heidelberg
und
Technische Hochschule Rosenheim
Fakultät für Angewandte Gesundheits-
und Sozialwissenschaften
Hochschulstraße 1
83024 Rosenheim

Prof. Tilmann Müller-Wolff, DNP, MA
Hochschule für angewandte
Wissenschaften München
Lothstraße 34
80335 München
und
RKH Akademie
Regionale Kliniken Holding
und Services GmbH
71640 Ludwigsburg

Stefan Nessizius
Institut für physikalische Medizin
und Rehabilitation
Innere Medizin/Intensivstation
LKH/Uniklinik Innsbruck
Anichstraße 35
6020 Innsbruck
Österreich

Dr. Peter Nydahl
Universitätsklinikum Schleswig-Holstein
Pflegeforschung, Haus V40
Arnold-Heller-Straße 3
24105 Kiel

Dr. Thomas Ottens, MSc
HagaZiekenhuis
Intensive Care Unit
Els Borst-Eilersplein 275
2545 AA Den Haag
Niederlande

Martin Rößler
Heilig-Geist-Krankenhaus
Graseggerstraße 105
50737 Köln

Georg Johannes Roth, B.A., MBA
Bildungszentrum Gesundheit
und Soziales Chur (BGS)
Kanton Graubünden
Gürtelstrasse 42/44
7000 Chur
Schweiz

Sabrina Sayk
cand. M.Sc.N
Fachgesundheits- und Kranken-
pflegerin A+I
Praxisanleiterin/Integration
Bonn

Prof. Dr. med. Nils Schallner, MBA
Universitätsklinikum Freiburg
Klinik für Anästhesiologie
und Intensivmedizin
Medizinische Fakultät
Albert-Ludwigs-Universität Freiburg
Hugstetter Straße 55
79106 Freiburg

Martin Schniertshauer, B.Sc.
Gesundheitsakademie
Bodensee-Oberschwaben GmbH
Hähnlehofstraße 5
88250 Weingarten

Prof. Arjen J. C. Slooter, MD, PhD
Departments of Psychiatry
and Intensive Care Medicine
Brain Center UMC Utrecht
University Medical Center Utrecht
Room F06.149
PO Box 85500
Utrecht University
3508 GA Utrecht
Niederlande

Juliane Spank, M.A.
Klinikum Stuttgart
Katharinenhospital
Kriegsbergstraße 60
70174 Stuttgart

Lisa Stricker
Medizinische Uniklinik Heidelberg
Gastroenterologische Intensivstation
Im Neuenheimer Feld 410
69120 Heidelberg

PD Dr. med. Christine Thomas
Klinikum Stuttgart
Krankenhaus Bad Cannstatt
Zentrum für Seelische Gesundheit
Klinik für Psychiatrie und
Psychotherapie für Ältere
Prießnitzweg 24
70374 Stuttgart

Dr. med. Björn Weiß
Charité – Universitätsmedizin Berlin
Abteilung für Anästhesiologie
m. S. operative Intensivmedizin
Augustenburger Platz 1
13353 Berlin

Fenna Weller, RN, MSc
Israelitisches Krankenhaus Hamburg
Orchideenstieg 14
22297 Hamburg

Sarah Weller, MSc
Klinikum Stuttgart
Klinik für Psychiatrie und
Psychotherapie für Ältere
Memory Clinic
Türlenstraße 22B
70191 Stuttgart

Doris Wengert
Akademie für Gesundheitsberufe
Heidelberg gGmbH
Wieblinger Weg 19
69123 Heidelberg

Alexandra Wüest, MSc
Universitäre Altersmedizin Felix Platter
Burgfelderstrasse 101
4055 Basel
Schweiz

Dr. med. Fatima Yürek
Charité – Universitätsmedizin Berlin
Klinik für Anästhesiologie mit
Schwerpunkt operative Intensivmedizin
Augustenburger Platz 1
13353 Berlin

# Abkürzungen

| | |
|---|---|
| **AMT4** | 4-item Abbreviated Mental Test |
| **4AT** | 4-'A'-Test |
| **3D-CAM** | 3-minute Diagnostic Interview for CAM-defined Delirium |
| **bCAM** | Brief Confusion Assessment Method |
| **CAM** | Confusion Assessment Method |
| **CAM-ICU** | Confusion Assessment Method for Intensive Care Unit |
| **CAM-S** | Confusion Assessment Method – Severity |
| **CDT** | Clock Drawing Test |
| **CIWA-Ar** | Clinical Withdrawal Assessment for Alcohol Scale |
| **DDS** | Delirium Detection Score |
| **DemTect** | Dementia Detection Test |
| **DOS** | Delirium Observation Scale |
| **DRS-R-98** | Delirium Rating Scale Revised 98 |
| **DSM-5** | Diagnostic and Statistical Manual of Mental Disorders 5th edition |
| **DSM-III** | Diagnostic and Statistical Manual of Mental Disorders 3rd edition |
| **DSM-IV** | Diagnostic and Statistical Manual of Mental Disorders 4th edition |
| **DSM-IV-TR** | Diagnostic and Statistical Manual of Mental Disorders 4th edition – Text Revision |
| **ED** | Emergence Delir |
| **ESA** | European Society of Anaesthesiology (heute: ESAIC) |
| **ESAIC** | European Society of Anaesthesiology and Intensive Care |
| **FAM-CAM** | Family Confusion Assessment Method |
| **I-AGed-D** | Informant Assessment of Geriatric Delirium Scale |
| **ICD-11** | International Statistical Classification of Diseases and Related Health Problems 11th Revision |
| **ICD-10** | International Statistical Classification of Diseases and Related Health Problems 10th Revision |
| **ICD-9** | International Statistical Classification of Diseases and Related Health Problems 9th Revision |
| **ICDSC** | Intensive Care Delirium Screening Checklist |
| **IMC** | Intermediate Care Station |
| **MBT** | Months Backward Test |
| **mCAM-ED** | Modified Confusion Assessment Method for the Emergency Department |
| **MDAS** | Memorial Delirium Assessment Scale |
| **MMSE** | Mini-Mental State Examination |
| **MoCA** | Montreal Cognitive Assessment |
| **MSQ** | Mental Status Questionnaire |
| **NEECHAM** | Neelon and Champagne Confusion Scale |
| **NRS** | numerische Rating-Skala |
| **Nu-DESC, NuDESC** | Nursing Delirium Screening Scale |
| **PACU** | Post-Anesthesia Care Unit |
| **POCD** | postoperative kognitive Dysfunktion |
| **POD** | postoperatives Delir |
| **RADAR** | Recognizing Acute Delirium As part of your Routine Scale |
| **RADAR-A** | Recognizing Acute Delirium As part of your Routine Scale – Austria |
| **RASS** | Richmond Agitation and Sedation Scale |
| **VAS** | visuelle Analog-Skala |

## Fehler gefunden?

https://else4.de/978-3-437-45003-7

An unsere Inhalte haben wir sehr hohe Ansprüche. Trotz aller Sorgfalt kann es jedoch passieren, dass sich ein Fehler einschleicht oder fachlich-inhaltliche Aktualisierungen notwendig geworden sind.

Sobald ein relevanter Fehler entdeckt wird, stellen wir eine Korrektur zur Verfügung.

Mit diesem QR-Code gelingt der schnelle Zugriff.

Wir sind dankbar für jeden Hinweis, der uns hilft, dieses Werk zu verbessern. Bitte richten Sie Ihre Anregungen, Lob und Kritik an folgende E-Mail-Adresse: kundendienst@elsevier.com

# Abbildungsnachweis

Der Verweis auf die jeweilige Abbildungsquelle befindet sich bei allen Abbildungen im Werk am Ende des Legendentextes in eckigen Klammern. Alle nicht besonders gekennzeichneten Grafiken und Abbildungen © Elsevier GmbH, München.

| | |
|---|---|
| **F1096-002** | Milbrandt, E. B./et al.: Costs associated with delirium in mechanically ventilated patients. In: Critical Care Medicine. Volume 32, Issue 4, Pages 955–962. Wolters Kluwer Health, April 2004. |
| **F1096-003** | Morris, P. E./Goad, A./Thompson, C./et al.: Early intensive care unit mobility therapy in the treatment of acute respiratory failure. In: Critical Care Medicine. Volume 36, Issue 8, Pages 2238–2243. Wolters Kluwer Health, August 2008. |
| **F821-002** | Hodgson, C. L./et al.: Expert consensus and recommendations on safety criteria for active mobilization of mechanically ventilated critically ill adults. In: Critical Care. Volume 18, Issue 6. Springer Nature, December 2014. |
| **F984-005** | Nydahl, P./Baum, S./Günther, U. & Hansen, H. C.: SOP Delirmanagement. In: Intensivmedizin up2date. Volume 18, Issue 03, Pages 260–265. Thieme, 2022. |
| **H284-001** | Pandyan, A. D./et al.: Review of the properties and limitations of the Ashworth and modified Ashworth Scales as measures of spasticity. In: Clinical Rehabilitation, Volume 13, Issue 5, Pages 373–383. Sage, October 1999. |
| **H285-001** | Rojas, G. M./et al.: Study of Resting-State Functional Connectivity Networks Using EEG Electrodes Position As Seed. In: Frontiers in Neuroscience. Volume 12. April 2018. |
| **H286-001** | Sampson, E. L./West, E. & Fischer, T.: Pain and delirium: mechanisms, assessment, and management. In: European Geriatric Medicine. Volume 11, Pages 45–52. Springer, January 2020. |
| **J787** | Colourbox |
| **L143** | Heike Hübner, Berlin |
| **P1277** | Andreas Amberger, Passau |
| **P1278** | Carsten Hermes, Bonn |
| **P1288** | Dr. Thomas Ottens, Den Haag |
| **P214** | Stefan Nessizius, Innsbruck |
| **U401** | Prolira B. V., Utrecht |
| **U402** | www.pad-management.de |
| **W798** | World Health Organization (WHO), Genf |

# Inhaltsverzeichnis

# Einleitung

Professor P. D. Bedford beschrieb 1955 in seiner Fallserie *Adverse Cerebral Effects of Anaesthesia on Old People* den Zusammenhang von kognitiven Störungen und operativen Eingriffen unter Allgemeinanästhesie. Mehr als eintausend Jahre vorher stellte Aristoteles im Zusammenhang von Infektionen die „Verwirrtheit" als gefährliches Omen dar.

Auch wenn die Beschreibungen aus grundsätzlich unterschiedlichen Kontexten und Epochen entstanden sind, haben sie eine Gemeinsamkeit: Das Delir wurde als Warnzeichen für einen negativen Krankheitsverlauf wahrgenommen.

Vor diesem Hintergrund scheint es umso überraschender, dass dem Delir im späten 20. Jahrhundert und nach der Geburtsstunde der modernen Intensivmedizin wenig Bedeutung beigemessen wurde und man hierzu wenig Literatur findet. In der klinischen Routine etablierte sich die Bezeichnung „Durchgangssyndrom", und das Delir galt oft als harmlose Nebenwirkung von Narkose und Operation.

Erste systematische Arbeiten Ende der 1990er-Jahre konnten zeigen, dass ein Delir keineswegs eine Bagatelle darstellt, sondern ernsthafte Konsequenzen für Patienten hat. Neben einer längeren Verweildauer im Krankenhaus und auf der Intensivstation wurde erstmals systematisch gezeigt, dass das Delir ein unabhängiger Risikofaktor für eine erhöhte Mortalität ist.

Letztlich wissen wir heute, dass das Delir die häufigste klinische Manifestationsform einer Organdysfunktion des Gehirns im Rahmen einer Erkrankung ist. Diese Organdysfunktion ist ebenso wie andere Organversagen mit erheblichen Konsequenzen für Patienten verbunden. Dazu zählen neben Mortalität und Komplikationen insbesondere kognitive Langzeitfolgen, Störungen der mentalen Gesundheit und eine eingeschränkte Lebensqualität.

Die Pathophysiologie des Delirs ist komplex und bislang nicht vollumfänglich verstanden. Aus Tiermodellen und klinischen Daten wissen wir aber, dass systemische Inflammation, Neuroinflammation, eine veränderte cholinerge Inhibition, aber auch glutamaterge, dopaminerge und melatonerge Funktionen und Dysfunktionen relevant für die Pathophysiologie des Delirs sind.

Begegnen können wir den klinischen Herausforderungen mit einem multiprofessionellen Behandlungsteam aus Pflegefachkräften, Ärzten und anderen an der Behandlung beteiligten Experten, die sowohl in Prävention, Diagnostik als auch Therapie tätig werden, um das Delir zu vermeiden, rechtzeitig zu erkennen und gezielt zu behandeln. Wichtig ist es auch, Familienangehörige und Bezugspersonen an der Behandlung zu beteiligen. Besonderes Augenmerk muss dabei immer auf einem multimodalen pharmakologischen und nichtpharmakologischen Ansatz liegen. Das Gehirn hat nämlich die einzigartige Eigenschaft, dass es über die Sinnesorgane mit der Umwelt verbunden und durch Licht und Schall zu beeinflussen ist. Ein umfassendes Wissen zum Delir und die Implementierung dieses Wissens wird uns zukünftig erlauben, bessere, individualisierte Behandlungspfade für unsere Patienten zu schaffen und das Delir suffizient zu behandeln.

Dr. med. Björn Weiß, Berlin

KAPITEL

# 1 Was ist ein Delir?

Deborah L. Leuenberger

1

## 1.1 Begriffsbestimmung

Das Thema Delir ist heutzutage im klinischen Alltag sehr präsent und gleichzeitig eines der ältesten in der Medizin bekannten Phänomene. Die ersten Beschreibungen stammen aus der Antike (Laurila et al., 2003); neuere Bestimmungen finden sich z. B. bei BfArM (2021) und Maier (2015).

**Definition**

Das Delir (lat. *delirium*) ist ein ätiologisch unspezifisches hirnorganisches Syndrom, welchem eine somatische Ursache zugrunde liegt. Die Symptomatik entwickelt sich typischerweise akut, d. h. innerhalb weniger Stunden oder Tage, und fluktuiert im Tagesverlauf. Zu den Leitsymptomen gehören die Störung der Aufmerksamkeit, des Bewusstseins und der Kognition.

Laurila et al. (2003) weisen darauf hin, dass im Jahr 1939 das Konzept der vorübergehenden kognitiven Störungen bei älteren Menschen formuliert wurde und damit die Wichtigkeit einer Abgrenzung zur senilen Demenz. In der Folge wurde jedoch die weitere Begriffsklärung durch ein terminologisches Chaos behindert (Laurila et al., 2003). „Akute Verwirrtheit", „Durchgangssyndrom", „akuter exogener Reaktionstyp", „akutes psychoorganisches Syndrom" und „postoperative kognitive Dysfunktion" waren gängige Begriffe. Sie stehen für ein komplexes klinisches Bild, welches heute unter dem Begriff „Delir" gefasst wird (BfArM, 2021; Maier, 2015).
Besonders die frühere Bezeichnung „Durchgangssyndrom" suggerierte eine passagere Erkrankung bzw. ein Phänomen, welches oftmals zu einem Spitalaufenthalt oder einer Operation dazugehört und folgenlos ausheilt. Die Verwendung dieses Begriffs kann verheerend sein, denn das Delir geht mit schwerwiegenden Folgen einher und bedeutet zweifelsfrei einen medizinischen Notfall, welcher vermieden oder zeitnah diagnostiziert und therapiert werden muss und nicht von selbst ausheilt (Zoremba & Coburn, 2019). Erst mit der Implementierung der heutigen internationalen Klassifikationssysteme *ICD-10* (International Classification of Diseases) der Weltgesundheitsorganisation (WHO) (BfArM, 2021) und des „Diagnostischen und Statistischen Manuals der psychischen Störungen" in der Version IV *(DSM-IV)* der Amerikanischen Vereinigung der Psychiatrie (American Psychiatric Association – APA) wurde die Begriffsvielfalt einheitlich durch den **Begriff Delir** abgelöst (Savaskan & Hasemann, 2017). „Delir" stammt aus dem Lateinischen *delirium,* abgeleitet von *delirare* („wahnsinnig sein") oder *de lira ire* („aus der Furche oder Spur geraten"; Lindesay, 1999).

## 1.2 Prävalenz

Die Delirprävalenz ist abhängig von den verschiedenen Risikofaktoren, der Patientenpopulation und dem Behandlungssetting. Unter den über 65-Jährigen leiden bereits

11–25 % der Patientinnen und Patienten bei Spitaleintritt an einem Delir. Zusätzliche 30 % entwickeln während des Spitalaufenthalts ein Delir (Vasilevskis et al., 2012). Zudem stellt das Delir eine der häufigsten Komplikationen nach chirurgischen Eingriffen wie Hüftgelenksersatzoperation (bis zu 65 %) und elektiven herzchirurgischen Eingriffen (bis zu 50 %) dar (Rudolph & Marcantonio, 2011). Patientinnen und Patienten, welche auf einer Intensivstation behandelt werden, erleiden in 20–80 % der Fälle ein Delir (Vasilevskis et al., 2012).

## 1.3 Delir als Syndrom

Das Delir stellt ein multifaktorielles Geschehen dar, also ein Syndrom, welches durch vielfältige Ursachen ausgelöst wird. Heutzutage sind über 100 Faktoren bekannt, welche das Delirrisiko beeinflussen bzw. ein Delir auslösen können. Hierzu gehören prädisponierende Faktoren wie körperliche und neurologische Erkrankungen, ein hohes Alter und Polypharmazie, aber auch Faktoren wie Schmerzen, Obstipation, Immobilität, Mangelernährung und nosokomiale Infektionen. Deshalb ist es zentral, dass die prädisponierenden und delirauslösenden Faktoren frühzeitig identifiziert werden. Nur so kann eine frühzeitige Prävention erfolgen bzw. die Ursache des Delirs durch eine kausale Therapie angegangen und somit schwerwiegende Folgen minimiert werden (de Lange et al., 2013; NICE, 2018). Im klinischen Alltag stellen die Diagnostik und Therapie eines Delirs aufgrund seiner fluktuierenden und nicht immer eindeutigen Symptomatik eine große Herausforderung fürs Behandlungsteam dar (Yang et al., 2009). Dies zeigt sich auch darin, dass bis zu 83 % der Delirien weder erkannt noch behandelt werden (Hasemann et al., 2018).

## 1.4 Traumatisches Erleben

Das Erleben eines Delirs geht für die Patientinnen und Patienten und deren Angehörige meist mit großer Angst und Scham einher. Bis zu 54 % der Patientinnen und Patienten können sich an ein Delir erinnern (Breitbart, Gibson, & Tremblay, 2002). Bei kritisch Kranken auf der Intensivstation führen überwiegend das gestörte Zeitempfinden, die allgegenwärtige Angst, das Fehlen menschlicher Verbundenheit und die Wahrnehmung surrealer Ereignisse dazu, dass sie mit existenziellen Fragen der Unsicherheit, Hilflosigkeit und dem eigenen Tod konfrontiert sind. Diese belastenden Themen werden vom Betreuungsteam oftmals nicht erkannt und bleiben während sowie nach dem Aufenthalt unbehandelt. Der Leidensdruck, der Kontrollverlust während eines Delirs und der Abbruch der Kommunikation führen bei bis zu einem Fünftel der Überlebenden zu einer posttraumatischen Belastungsstörung. Zukünftig müssen Angebote entwickelt und implementiert werden, um den individuellen psychosozialen Bedürfnissen von Patientinnen und Patienten mit Delir während und nach dem Spitalaufenthalt gerecht zu werden (Gaete et al., 2020).

## 1.5 Kriterien

Für die Diagnosestellung eines Delirs gelten als *Goldstandard* hauptsächlich zwei Klassifikationssysteme: die *DSM-V* (Maier, 2015) und die *ICD-10* (BfArM, 2021). Von den 61 Skalen für die Diagnosestellung eines Delirs basieren 35 auf der DSM (verschiedene Versionen), und nur eine beruht auf ICD-10-Kriterien (BfArM, 2021). In der Studie von Laurila et al. (2003) wurden zwischen DSM-IV und ICD-10 gar die geringsten diagnostischen Überschneidungen aufgezeigt. Daher plädieren die internationalen Fachgesellschaften für die Berücksichtigung von DSM im Rahmen der Diagnosestellung (Laurila et al., 2003). Heute wird deshalb die DSM-V (Maier, 2015) zur Diagnosestellung eines Delirs verwendet, wobei diese Version im Vergleich zur 4. Version von Fachexperten eher als Rückschritt betrachtet wird (Laurila et al., 2003). Die amerikanischen und europäischen Delir-Gesellschaften kritisieren die neuen Kriterien als zu starr und fordern moderatere Ausführungen (European Delirium Association, 2014; Meagher et al., 2014).
Die Diagnosestellung mittels DSM-V (Maier, 2015) erfordert die Erfüllung der folgenden fünf Kriterien A bis E:

A) Störung von Aufmerksamkeit und Bewusstsein
B) Akuter Beginn und fluktuierender Verlauf
C) Störung der Kognition (z. B. Beeinträchtigung des Gedächtnisses, Desorientiertheit, Störungen des Sprachgebrauchs, der visuell-räumlichen Fähigkeiten oder der Wahrnehmung)
D) Symptome nicht allein durch Demenz erklärbar
E) Vorliegen eines medizinischen Krankheitsfaktors bzw. multiple Ätiologie

### 1.5.1 Störung von Aufmerksamkeit und Bewusstsein

Die **Störung der Aufmerksamkeit** bedeutet die verminderte Fähigkeit, die Aufmerksamkeit auf einzelne Stimuli zu richten, zu fokussieren, aufrechtzuhalten und gezielt zu wechseln. Es besteht eine hohe Ablenkbarkeit durch externe Reize (Maier, 2015).

**Beispiel aus der Praxis**

Patienten nehmen keinen Blickkontakt auf, sie können ihn nicht lange halten oder sie hören im Gespräch nicht zu. Fragen müssen oft mehrfach wiederholt werden, da der Patient in Bezug auf die Antwort einer vorherigen Frage perseveriert, d. h., er bleibt gedanklich an der vorigen Frage hängen und antwortet auf diese, weil die Aufmerksamkeit nicht auf die aktuelle Frage gelenkt werden kann. Ebenfalls haben die Patienten Mühe, auch einfachen Anweisungen zu folgen.

Die **Störung des Bewusstseins** kann formal in quantitative und qualitative Bewusstseinsstörung eingeteilt werden:

- Die *quantitative Bewusstseinsstörung* (Synonym: Vigilanzstörung) bedeutet eine Störung des Wachheitsgrades, d. h. eine verminderte oder gesteigerte Wachheit. Die Ausprägung der verminderten Wachheit reicht von Benommenheit über Somnolenz

und Sopor bis hin zu Koma. Die gesteigerte Wachheit reicht von Ruhelosigkeit über Agitation bis zu Aggression (Maier, 2015). Die Einschätzung dieser Symptome erfolgt im klinischen Alltag mittels der modifizierten „Richmond Agitation Sedation Scale" (Chester et al., 2012).
- Die *qualitative Bewusstseinsstörung* bedeutet eine beeinträchtigte Wahrnehmung der Umwelt und z. T. von sich selbst (Maier, 2015).

**Beispiel aus der Praxis**

Patienten werden nicht richtig wach, oder die Augen fallen während des Gesprächs immer wieder zu. Auch das Gegenteil ist möglich, nämlich dass Patienten ruhelos, hyperalert, unkooperativ und agitiert sind (quantitative Bewusstseinsstörung). Sie haben Mühe, sich in der Umgebung zu orientieren, können keine adäquate Auskunft über sich geben, z. B. in Bezug auf Schmerzen, und verstehen im Allgemeinen nicht, was um sie herum oder mit ihnen passiert – „ich verstehe nicht, was da vor sich geht, ich fühle mich neben der Spur" (qualitative Bewusstseinsstörung).

### 1.5.2 Akuter Beginn und fluktuierender Verlauf

Das **Delir beginnt typischerweise akut,** d. h. innerhalb weniger Stunden. Die Entwicklung kann sich manchmal auch über einen Zeitraum von bis zu zwei Wochen hinziehen. Auch wenn das Delir seit mehreren Tagen oder Wochen persistierend ist, wird rückblickend immer noch von einem akuten Beginn gesprochen, wenn dieser während des Spitalaufenthalts beobachtet oder fremdanamnestisch als akut beschrieben wird. Der akute Beginn bezieht sich auf die akute Veränderung des mentalen Status des Patienten, also der Aufmerksamkeit, Orientierung, des Bewusstseins und Gedächtnisses (BfArM, 2021; Maier, 2015).

**Beispiel aus der Praxis**

Eine 75-jährige Patientin stürzt zu Hause beim nächtlichen Toilettengang und zieht sich eine Schenkelhalsfraktur zu. In der Notaufnahme zeigt die Patientin typische Delir-Symptome, und ihr Mann berichtet, dass sie seit ca. einer Woche (akuter Beginn) ein auffälliges Verhalten zeige.

Ein 35-Jähriger wird nach einem schweren Verkehrsunfall mit multiplen Frakturen, inneren Verletzungen und Schädel-Hirn-Trauma in den Schockraum eingewiesen. Postoperativ entwickelt er auf der Intensivstation am dritten Tag ein Delir (akuter Beginn).

**Fluktuierender Verlauf:** Die Symptome und der Schweregrad des Delirs nehmen innerhalb von Sekunden bis mehrere Stunden innerhalb eines Tages immer wieder zu und ab; es stellt also keinen konstanten Zustand dar. Oftmals zeigt sich eine Verschlechterung der Symptomatik am Abend und in der Nacht, da zu diesem Zeitpunkt kaum mehr Reize zur Orientierung zur Verfügung stehen (Maier, 2015).

**Beispiel aus der Praxis**

Es ist möglich, dass ein Patient zu Beginn eines Gesprächs aufmerksam zuhört, adäquate Antworten gibt und Aufforderungen folgt. Nach fünf Minuten schließt er die Augen (Bewusstseinsstörung), kann keinen zusammenhängenden Satz mehr bilden

(Denkstörung) und weiß nicht mehr, weshalb er im Spital ist (Orientierungsstörung). Beim Besuch von Angehörigen ein paar Stunden später zeigt sich der Patient wieder wie zu Beginn des Gesprächs.

### 1.5.3 Störung der Kognition

Die Störung der kognitiven Funktionen beinhaltet eine Störung des Gedächtnisses, der Orientierung und der Sprache. Zudem können die Wahrnehmung und/oder visuell-räumliche Fähigkeiten beeinträchtigt sein.
Die **Gedächtnisstörung** zeigt sich hauptsächlich in Bezug aufs Kurzzeitgedächtnis. Die Patientinnen und Patienten erinnern sich nicht an kürzliche Ereignisse oder Informationen (Maier, 2015).

#### Beispiel aus der Praxis

Der Patient wird aufgefordert, die Glocke zu benutzen, wenn er aufstehen möchte. Wenig später sitzt der Patient bereits am Bettrand, ohne geklingelt zu haben.

Die **Orientierungsstörung** wird in vier Bereiche eingeteilt: Zeit, Ort, Situation und Person (Falakai, 2015).

#### Beispiel aus der Praxis

*Desorientierung,* bezogen auf

- *Zeit:* der Patient kann die Uhrzeit, Tageszeit, den Wochentag, das Datum, den Monat, das Jahr, die Jahreszeit nicht nennen;
- *Ort:* der Patient kann den aktuellen Aufenthaltsort, die Art des Gebäudes/der Institution, die Stadt, den Kanton und/oder das Land nicht nennen;
- *Situation:* der Patient weiß nicht, weshalb er im Spital ist;
- *Person:* der Patient kann biografische Daten nicht nennen, z. B. Anzahl und Namen seiner Kinder, ausgeübter Beruf, Zeitpunkt der Pensionierung, Geburtsdatum.

Die **Sprachstörung** ist eine Störung der kognitiven Fähigkeiten, welche das Sprachvermögen betreffen, und beinhaltet Wortfindungsstörungen. Der Patient kann ein gängiges Wort nicht finden und fängt an, dieses zu umschreiben.
Eine **Wahrnehmungsstörung** ist eine Störung in der Verarbeitung von Sinneseindrücken, sog. Sinnestäuschungen. Im Rahmen des Delirs sind dies vor allem Halluzinationen, Illusionen oder Fehlinterpretationen. Die sensorischen Fehlwahrnehmungen sind meist optischer Natur (Sehen), können aber auch akustisch (Gehör), olfaktorisch (Riechen), gustatorisch (Schmecken) oder zönästhetisch (Körper/Leib) sein. Die Fehlwahrnehmungen reichen von einfach bis hochkomplex.
*Halluzinationen* sind Wahrnehmungsstörungen ohne gegenständliche Reizquelle. Die Betroffenen sind aber von der Realität des Wahrgenommenen überzeugt. Im Gegensatz dazu steht die *Illusion,* bei welcher die Betroffenen eine reale Reizquelle umbilden und fehlinterpretieren. Objekte werden z. B. größenverändert oder verzerrt wahrgenommen oder als etwas anderes fehlinterpretiert (Stieglitz et al., 2018).

**Beispiel aus der Praxis**

Patienten greifen in der Luft nach nicht vorhandenen Gegenständen, spüren Käfer unter ihrer Haut (Halluzinationen), sie sind überzeugt, dass das Spitalzimmer ihr Kinderzimmer von früher, das Rauschen der Dusche ein Wasserfall ist, oder sie nehmen die Lampe als übergroße Überwachungskamera wahr (Illusionen).

**Visuell-räumliche Störungen** sind Beeinträchtigungen in der Raumwahrnehmung. Sie sind mit alltäglichen Routinen verbunden wie z. B. Ankleiden, Ausscheidungskontrolle, Mobilität, Uhrenlesen, Schreiben, Zeichnen (Stieglitz et al., 2018).

**Beispiel aus der Praxis**

Patientinnen und Patienten liegen verkehrt oder quer im Bett und verstehen nicht mehr, wo im Bett sie den Kopf hinlegen sollen.

### 1.5.4 Symptome nicht allein durch Demenz erklärbar

Die Störung der Aufmerksamkeit und/oder des Bewusstseins (Kriterium A) und der kognitiven Funktionen (Kriterium C) kann nicht durch eine vorbestehende oder sich entwickelnde neurokognitive Erkrankung (z. B. Demenz) oder ein Koma erklärt werden (BfArM, 2021; Maier, 2015).

**Beispiel aus der Praxis**

Ein Patient leidet an einer vorbestehenden Demenz und nicht an einem Delir, wenn Gedächtnis oder Orientierung seit längerer Zeit konstant beeinträchtigt waren und keine akute Verschlechterung z. B. von Aufmerksamkeit und Bewusstsein vorliegt.

### 1.5.5 Vorliegen eines medizinischen Krankheitsfaktors bzw. multiple Ätiologie

Es gibt Hinweise aus der Anamnese, der körperlichen Untersuchung oder Laborbefunden, dass das Störungsbild die direkte körperliche Folge eines medizinischen Krankheitsfaktors oder einer Substanzintoxikation bzw. eines -entzugs oder aber einer Toxin-Exposition ist oder durch multiple Ätiologien verursacht wurde. Fürs Delir gibt es also immer eine oder mehrere zugrunde liegende medizinische Ursachen (BfArM, 2021; Maier, 2015).

**Beispiel aus der Praxis**

Ein Patient zeigt im Rahmen einer Sepsis das Störungsbild eines Delirs – oder aber es zeigt sich zuerst das Delir als Anzeichen einer sich entwickelnden Sepsis. Solange die zugrunde liegende Ursache (Sepsis) nicht adäquat behandelt wird, persistiert das Delir.

### 1.5.6 Psychotische Begleitsymptome

In ca. einem Drittel der Fälle treten zusätzlich psychotische Symptome auf (Yudofsky & Hales, 2008). Neben den genannten Wahrnehmungsstörungen (Halluzinationen,

Illusionen, Fehlinterpretation) können die Betroffenen inhaltliche Denkstörungen im Sinne von *wahnhaften Gedanken* (Vergiftungs- oder Verfolgungswahn) entwickeln. Eine formale Denkstörung bei psychotischen Delirsymptomen zeigt sich durch inkohärente Gedankengänge, die keiner Logik folgen, und Gedankensprünge ohne Rückkehr zum Ausgangspunkt. Das Vorhandensein psychotischer Begleitsymptome kann zu einem psychomotorischen Aktivitätsniveau führen und zeigt sich typischerweise in Form von Unruhe, Nesteln, Logorrhö, Schreien, Stöhnen, Jammern (Maier, 2015).

**Beispiel aus der Praxis**

Patienten rufen mitten in der Nacht die Polizei, um sie aus der Verfolgungsjagd mit einer kriminellen Bande zu befreien (Verfolgungswahn).
Patienten nehmen die gewohnten Medikamente nicht mehr ein, da sie den Eindruck haben, dass das Behandlungsteam sie vergiften wolle (Vergiftungswahn; inhaltliche Denkstörung). Sie zeigen zudem zerrissene, sprunghafte und unlogische Gedankengänge (formale Denkstörung).

## 1.6 Abgrenzung von Psychosen

Psychotische Störungen außerhalb von Delirien sind dadurch gekennzeichnet, dass beim Betroffenen die Orientierung meist erhalten bleibt. Beim Delir sind die typische Bewusstseinsstörung (Aufmerksamkeitsstörung, Vigilanzstörung und Desorientierung) und die Fluktuation der Symptome typisch, was bei Psychosen weniger im Vordergrund steht (Maier, 2015).

## 1.7 Begriffsklärung

Die Begriffe „akute Enzephalopathie“, „akute Verwirrtheit“, „akute Hirnfunktionsstörung“, „akutes Hirnversagen“ und „veränderter mentaler Status“ sind nicht einheitlich definiert und nicht in formalen Diagnosesystemen aufgeführt. Das Expertengremium um Slooter et al. (2020) hat sich mit den Definitionen befasst und empfiehlt die Verwendung der Begriffe in folgenden Fällen:
Die akute Enzephalopathie dient als Beschreibung eines sich schnell entwickelnden (< 4 Wochen) pathobiologischen Gehirnprozesses, der sich klinisch entweder als subsyndromales Delir, Delir oder Koma zeigt, und kann zusätzliche Merkmale wie Krampfanfälle oder extrapyramidale Symptome aufweisen. Der Ausdruck *„akute Enzephalopathie“ wird nicht empfohlen* als Beschreibung von klinischen Merkmalen, welche am Krankenbett beobachtet werden können. Stattdessen wird zur Verwendung der Begriffe **subsyndromales Delir, Delir** oder **Koma** (Zustand mit stark herabgesetzter Reaktionsfähigkeit) geraten.
Des Weiteren wird für die klinische Praxis und für Forschungszwecke die Verwendung der Ausdrücke *„akute Verwirrtheit“, „akute Hirnfunktionsstörung“, „akutes Hirnversagen“*

*und „veränderter mentaler Status" nicht empfohlen.* Obwohl diese Terminologie für Ausbildungszwecke relevant sein kann, war sich das Expertengremium einig, dass sie aufgrund fehlender Augenschein- und Konstruktvalidität nicht verwendet werden sollte (Slooter et al., 2020).

## 1.8 Erscheinungsformen

Das Delir wird aufgrund des psychomotorischen Verhaltens in drei Subtypen eingeteilt: hyperaktives Delir, hypoaktives Delir und die Mischform. Die Subtypen sind nicht mit der Symptomfluktuation im Tagesverlauf zu verwechseln, die sich auf den Wechsel innerhalb von 24 Stunden bezieht. Zudem gibt es weitere Erscheinungsformen: Delir ohne motorischen Subtyp, subsyndromales Delir und Delir, das eine Demenz überlagert (O'Keeffe, 1999).

### 1.8.1 Hyperaktives Delir

Der hyperaktive Subtyp (➤ Tab. 1.1) weist ein erhöhtes Aktivitätsniveau auf und ist daran erkennbar, dass die gesteigerten Aktivitäten ziellos und unproduktiv sind. Ebenfalls ist der Wachheitsgrad erhöht, d. h., es zeigt sich ein erhöhtes Erregungsniveau mit Agitation und Angriffslust. Des Weiteren tritt eine Störung der Aufmerksamkeit und der Kognition (Desorientierung oder Gedächtnisstörungen) auf.
Das hyperaktive Delir fällt im Alltag meist sofort auf, und es können entsprechend schnell diagnostische und therapeutische Maßnahmen initiiert werden. Dies hat eine bessere Prognose bzgl. Mortalität zur Folge (Meagher et al., 2011).

### 1.8.2 Hypoaktives Delir

Der hypoaktive Subtyp (➤ Tab. 1.1) ist gekennzeichnet durch ein deutlich reduziertes Spontanverhalten, d. h., er bewegt sich langsamer, benötigt für einfache Aufgaben deutlich länger als gewohnt oder spricht fast nicht oder verlangsamt. Ebenfalls ist der Wachheitsgrad häufig vermindert. Des Weiteren zeigt sich eine Störung der Aufmerksamkeit und der Kognition. Vor allem können die Patienten auch an bedrohlichen Halluzinationen oder Illusionen (Störungen der Kognition) leiden, werden diese jedoch in den meisten Fällen nicht aktiv äußern (Meagher, 2009).
Das hypoaktive Delir kommt grundsätzlich am häufigsten vor, wird jedoch in der Praxis oft nicht erkannt und stellt die am häufigsten unterdiagnostizierte Delirform mit ungünstigster Prognose in Bezug auf die Mortalität dar. Das hypoaktive Delir wird oft zu spät oder nicht erkannt, da die extreme Ruhe nicht bemerkt und/oder als Depression, Fatigue oder einfach als normales Symptom im Rahmen des Spitalaufenthalts oder der Grunderkrankung fehlinterpretiert wird. Somit werden diagnostische und therapeutische Maßnahmen verspätet oder gar nicht initiiert.

### 1.8.3 Mischform

Bei der Mischform (➤ Tab. 1.1) wechseln sich die Phasen von Hypo- und Hyperaktivität in größeren Zeitabständen ab, d. h., das Aktivitätsniveau fluktuiert über drei bis vier Tage (Maier, 2015; O'Keeffe, 1999).

**Tab. 1.1** Übersicht über die Erscheinungsformen des Delirs (Quelle: Eigene Darstellung, adaptiert nach Maier, 2015; O'Keeffe, 1999)

| Hyperaktives Delir | Hypoaktives Delir |
|---|---|
| Gesteigerte Aktivität | Reduzierte Aktivität |
| Ruhelosigkeit | Verlangsamung |
| Umherwandern | Passivität |
| Agitation, Aggressivität | Apathie |
| Stimmungsschwankungen | Somnolenz bis Koma |
| Psychotische Symptome, z. B. Halluzinationen, Illusionen | Psychotische Symptome – werden oft nicht aktiv mitgeteilt |
| Vegetative Entgleisung etc. | |
| **Mischform** | |
| Hyperaktive Symptome | Hypoaktive Symptome |
| *Wechsel der Symptome über 3–4 Tage* | |

### 1.8.4 Delir ohne motorischen Subtyp

Ca. 10 % der Patientinnen und Patienten mit Delir zeigen sich unauffällig im psychomotorischen Verhalten. Das heißt, sie zeigen kein typisch hyper- oder hypoaktives Verhalten, erfüllen jedoch die restlichen Kriterien für ein Delir (Meagher et al., 2012; siehe auch ➤ Kapitel 2).

### 1.8.5 Subsyndromales Delir

Das subsyndromale („abgeschwächte") bzw. subdiagnostische Delir (Prädelir) beschreibt Fälle eines Delirs, bei welchen die Schwere der kognitiven Störung geringer ist als in den Diagnosekriterien der DSM-V gefordert. Oder es zeigen sich nicht alle Leitsymptome des Vollbilds, sondern nur einige davon.
Diese Form zu erkennen ist im klinischen Alltag besonders wichtig, da sie ein negatives Outcome zur Folge hat und die präventiven, nichtpharmakologischen Maßnahmen spätestens in diesem Stadium initiiert werden sollten (Cole et al., 2003).

### 1.8.6 Delir, welches eine Demenz überlagert

Patienten mit einer vorbestehenden Demenz haben ein deutlich erhöhtes Risiko für ein Delir. Deshalb ist es bei Spitaleintritt zentral, dass fremdanamnestische Angaben von

Angehörigen, Bezugspersonen in Institutionen oder Hausärzten eingeholt werden, ob die Demenzsymptome in den letzten Monaten stabil waren oder ob in den letzten Tagen bis maximal zwei Wochen eine deutliche Verschlechterung stattfand.
Bei fehlenden fremdanamnestischen Angaben sind eine Aufmerksamkeitsstörung bei gleichzeitig verändertem Wachheitsgrad entscheidend für die Differenzialdiagnose. Es wird dann von einem Delir ausgegangen, welches eine Demenz überlagert (Morandi et al., 2016).

### LITERATUR


BfArM – Bundesinstitut für Arzneimittel und Medizinprodukte (2021). Internationale statistische Klassifikation der Krankheiten und verwandter Gesundheitsprobleme, 10. Revision, German Modification

Breitbart, W., Gibson, C., & Tremblay, A. (2002). The delirium experience: delirium recall and delirium-related distress in hospitalized patients with cancer, their spouses/caregivers, and their nurses. Psychosomatics, 43(3), 183–194. DOI: https://doi.org/10.1176/appi.psy.43.3.183

Chester, J. G., Beth Harrington, M., Rudolph, J. L., & Group, V. A. D. W. (2012). Serial administration of a modified Richmond Agitation and Sedation Scale for delirium screening. J Hosp Med, 7(5), 450–453. DOI: https://doi.org/10.1002/jhm.1003

Cole, M., McCusker, J., Dendukuri, N., & Han, L. (2003). The prognostic significance of subsyndromal delirium in elderly medical inpatients. J Am Geriatr Soc, 51(6), 754–760. DOI: https://doi.org/10.1046/j.1365-2389.2003.51255.x

de Lange, E., Verhaak, P. F., & van der Meer, K. (2013). Prevalence, presentation and prognosis of delirium in older people in the population, at home and in long term care: a review. Int J Geriatr Psychiatry, 28(2), 127–134. DOI: https://doi.org/10.1002/gps.3814

European Delirium Association, A. D. S. (2014). The DSM-5 criteria, level of arousal and delirium diagnosis: inclusiveness is safer. BMC Med, 12, 141. DOI: https://doi.org/10.1186/s12916-014-0141-2

Falakai, P. (2015). Diagnostisches und statistisches Manual psychischer Störungen: DSM-5. Göttingen: Hogrefe.

Gaete Ortega, D., Papathanassoglou, E., & Norris, C. M. (2020). The lived experience of delirium in intensive care unit patients: A meta-ethnography. Aust Crit Care, 33(2), 193–202. DOI: https://doi.org/10.1016/j.aucc.2019.01.003

Hasemann, W., Grossmann, F. F., Stadler, R., Bingisser, R., Breil, D., Hafner, M., […] Nickel, C. H. (2018). Screening and detection of delirium in older ED patients: performance of the modified Confusion Assessment Method for the Emergency Department (mCAM-ED). A two-step tool. Intern Emerg Med, 13(6), 915–922. DOI: https://doi.org/10.1007/s11739-017-1781-y

Laurila, J. V., Pitkala, K. H., Strandberg, T. E., & Tilvis, R. S. (2003). The impact of different diagnostic criteria on prevalence rates for delirium. Dement Geriatr Cogn Disord, 16(3), 156–162. DOI: https://doi.org/10.1159/000071004

Lindesay, J. (1999). The concept of delirium. Dement Geriatr Cogn Disord, 10(5), 310–314. DOI: https://doi.org/10.1159/000017160

Maier, W. (2015). Neurokognitive Störungen (NCD). In P. Falkai (Ed.), Diagnostisches und statistisches Manual psychischer Störungen DSM-5® (5. Fassung ed., pp. Online-Ressource): Hogrefe.

Meagher, D. (2009). Motor subtypes of delirium: past, present and future. Int Rev Psychiatry, 21(1), 59–73. DOI: https://doi.org/10.1080/09540260802675460

Meagher, D. J., Leonard, M., Donnelly, S., Conroy, M., Adamis, D., & Trzepacz, P. T. (2011). A longitudinal study of motor subtypes in delirium: relationship with other phenomenology, etiology, medication exposure and prognosis. J Psychosom Res, 71(6), 395–403. DOI: https://doi.org/10.1016/j.jpsychores.2011.06.001

Meagher, D. J., Leonard, M., Donnelly, S., Conroy, M., Adamis, D., & Trzepacz, P. T. (2012). A longitudinal study of motor subtypes in delirium: frequency and stability during episodes. J Psychosom Res, 72(3), 236–241. DOI: https://doi.org/10.1016/j.jpsychores.2011.11.013

Meagher, D. J., Morandi, A., Inouye, S. K., Ely, W., Adamis, D., Maclullich, A. J., […] Trzepacz, P. T. (2014). Concordance between DSM-IV and DSM-5 criteria for delirium diagnosis in a pooled database of 768 prospectively evaluated patients using the delirium rating scale-revised-98. BMC Med, 12, 164. DOI: https://doi.org/10.1186/s12916-014-0164-8

Morandi, A., Han, J. H., Meagher, D., Vasilevskis, E., Cerejeira, J., Hasemann, W., […] Bellelli, G. (2016). Detecting Delirium Superimposed on Dementia: Evaluation of the Diagnostic Performance of the Richmond Agitation and Sedation Scale. J Am Med Dir Assoc, 17(9), 828–833. DOI: https://doi.org/10.1016/j.jamda.2016.05.010

NICE – National Institute for Health and Care Excellence. (2018). In 2018 surveillance of delirium: prevention, diagnosis and management (NICE guideline CG103). London: National Institute for Health and Care Excellence (UK) Copyright © NICE 2018

O'Keeffe, S. T. (1999). Clinical subtypes of delirium in the elderly. Dement Geriatr Cogn Disord, 10(5), 380–385. DOI: https://doi.org/10.1159/000017174

Rudolph, J. L., & Marcantonio, E. R. (2011). Review articles: postoperative delirium: acute change with long-term implications. Anesth Analg, 112(5), 1202–1211. DOI: https://doi.org/10.1213/ANE.0b013e3182147f6d

Savaskan, E., & Hasemann, W. (Eds.). (2017). Leitlinie Delir – Empfehlungen zur Prävention, Diagnostik und Therapie des Delirs im Alter. Bern, Switzerland: Hogrefe.

Slooter, A. J. C., Otte, W. M., Devlin, J. W., Arora, R. C., Bleck, T. P., Claassen, J., […] Stevens, R. D. (2020). Updated nomenclature of delirium and acute encephalopathy: statement of ten Societies. Intensive Care Med, 46(5), 1020–1022. DOI: https://doi.org/10.1007/s00134-019-05907-4

Stieglitz, R.-D., Haug, A., Kis, B., Kleinschmidt, S., & Thiel, A. (2018). Praxisbuch AMDP Psychopathologische Befunderhebung – Grundlagen und Anwendungsbeispiele. Göttingen: Hogrefe

Vasilevskis, E. E., Han, J. H., Hughes, C. G., & Ely, E. W. (2012). Epidemiology and risk factors for delirium across hospital settings. Best Pract Res Clin Anaesthesiol, 26(3), 277–287. DOI: https://doi.org/10.1016/j.bpa.2012.07.003

Yang, F. M., Marcantonio, E. R., Inouye, S. K., Kiely, D. K., Rudolph, J. L., Fearing, M. A., & Jones, R. N. (2009). Phenomenological subtypes of delirium in older persons: patterns, prevalence, and prognosis. Psychosomatics, 50(3), 248–254. DOI: https://doi.org/10.1176/appi.psy.50.3.248

Yudofsky, S. C., & Hales, R. E. (2008). The American Psychiatric Publishing Textbook of Neuropsychiatry and Behavioral Neurosciences, Fifth Edition. Am J Psychiatry, 165(2), 267–268. DOI: https://doi.org/10.1176/appi.ajp.2007.07101662

Zoremba, N., & Coburn, M. (2019). Acute Confusional States in Hospital. Dtsch Arztebl Int, 116(7), 101–106. DOI: https://doi.org/10.3238/arztebl.201

KAPITEL

# 2

Ulf Günther

# Wie entsteht ein Delir?

## 2.1 Entstehung des Delirs



Ein Delir ist eine akut auftretende Aufmerksamkeitsstörung, die in unterschiedlichem Ausmaß gepaart ist mit Störungen der Vigilanz, des Denkens oder der Orientierung. Häufig kommt es zu Störungen des Tag-Nacht-Rhythmus oder emotionalen Veränderungen, z. B. Ängstlichkeit oder Aggressivität. Für die Diagnose soll das Delir laut Kriterien des „Diagnostic Statistical Manual“ (DSM-5; siehe ➤ Kapitel 3.2) nicht durch andere neurokognitive Störungen erklärbar sein, z. B. durch eine Depression, Enzephalitis oder bipolare Störungen. Idealerweise sollten sich Hinweise aus der Anamnese, der körperlichen Untersuchung oder der Biomarker (Labor, Bildgebung, EEG) ergeben, dass das Delir eine direkte Folge einer physiologischen Störung, einer Intoxikation oder eines Substanzentzuges ist.

Vom Delir abzugrenzen sind langfristige kognitive Einschränkungen, die sich unabhängig vom Delir nach z. B. einem Intensivstationsaufenthalt entwickeln können oder auch schon vor diesem Intensiv- bzw. Krankenhausaufenthalt bestanden haben. Die vorbestehenden Einschränkungen treten in unterschiedlichen Schweregraden auf und werden z. B. als mildes kognitives Defizit (MCI) bezeichnet. Es kann sich aber natürlich auch um eine der verschiedenen Formen von Demenz handeln. Nach Operationen, großen Interventionen, Sepsis und allgemein Intensivstationsaufenthalten können sich längerfristige kognitive Einschränkungen einstellen, die nicht zwingend von einem Delir begleitet werden. Entsprechend einem neueren Nomenklaturvorschlag sollen diese eingeteilt werden in solche, die bis 30 Tage anhalten (Delayed Neurocognitive Recovery), und solche, die noch länger anhalten (Neurocognitive Disorders, NCD).

Bisher wurden diese kognitiven Einschränkungen als „Postoperative Cognitive Decline“ (POCD) oder „Longterm Cognitive Decline“ (LTCD) bezeichnet. Längerfristige Einschränkungen gehen zumeist nicht mit *Aufmerksamkeitsstörungen* einher. Neuere Untersuchungen zeigen, dass nicht bei allen Patienten die Symptome kognitiver Einschränkungen sechs Monate nach Intensivaufenthalt noch nachweisbar waren. Die Pathophysiologie des Delirs zeigt zahlreiche Überschneidungen mit langfristigen kognitiven Einschränkungen wie z. B. Demenz (siehe ➤ Kapitel 12).

## 2.2 Neurotransmitterhypothese

Endpunkt vieler Modelle ist häufig eine Dysbalance verschiedener Neurotransmittersysteme. Als Neurotransmitter werden die Botenstoffe von Nervenzellen bezeichnet. Sie werden – auf ein elektrisches Signal hin – an der präsynaptischen Membran von Synapsen ausgeschüttet und lösen an der postsynaptischen Membran wiederum elektrische Signale – also Aktionspotenziale – hervor. Handelt es sich um erregende Signale, werden diese als *exzitatorische postsynaptische Potenziale (EPSP)* bezeichnet. Hingegen werden hemmende Aktionspotenziale als *inhibitorische postsynaptische Potenziale (IPSP)* bezeichnet. Weitere wichtige Neurotransmitter im zentralen Nervensystem (ZNS) sind Glutamat, welches exzitatorische Aktionspotenziale (EPSP) verursacht, sowie Gamma-Aminobuttersäure (GABA) und Glycin, welche inhibitorische Aktionspotenziale (IPSP) auslösen.

Ein wichtiger Neurotransmitter ist das Acetylcholin (ACh). An seinem Beispiel lässt sich ein wichtiges Prinzip verdeutlichen: Für die Wirkung einer synaptischen Transmission ist die postsynaptische Empfänglichkeit entscheidend, nicht die präsynaptisch als Transmitter ausgeschüttete chemische Substanz. Acetylcholin verursacht im Skelettmuskel eine Depolarisation, im Herzmuskel hingegen eine Hyperpolarisation. Die Reaktion des Muskels wird nämlich durch nikotinische Cholinrezeptoren vermittelt, die des Herzens durch muskarinische Cholinrezeptoren. ACh führt zu einer Erregung von Skelettmuskelfasern, aber zu einer Abnahme der Erregbarkeit von Herzmuskelzellen. ACh wird im synaptischen Spalt durch Cholinesterase abgebaut. Die Hemmung dieser Enzyme durch Cholinesterase-Inhibitoren macht man sich daher klinisch zunutze, um die Kognition zu verbessern (siehe unten).



Unser Gehirn ist anhand neuronaler Netzwerke organisiert, in welchen die Neurone häufig durch gegenseitige Hemmung miteinander verknüpft sind. Aktive Neurone hemmen gleichzeitig andere Neurone des Netzwerks, nach Ende der Aktivität werden jene aktiv. So halten sich Netzwerke am „Schwingen", ihre Aktivität wird durch synaptischen Input von außen moduliert. Da Nervenzellen meist nur einen Transmitter nutzen, lassen sich einzelne Transmitter bestimmten Systemen – also neuronalen Netzwerken – zuordnen. Neben dem schon erwähnten ACh existieren noch weitere Neurotransmitter, auf die dies zutrifft, nämlich Serotonin (5-Hydroxytryptamin, 5-HT), Dopamin und Histamin. Für diese drei gilt, dass sie nicht nur an einzelnen Synapsen ausgeschüttet werden, sondern auch ungezielter in ihren Gebieten. Da die Neuronengruppen teils in ferne Gebiete projizieren, ist ihr Einfluss weitverzweigt. Auf diese Weise modulieren sie andere neuronale Netze („neuromodulatorische Syteme").

### 2.2.1 Acetylcholin

Acetylcholin (ACh) findet sich zunächst in Neuronen des basalen Vorderhirns. Von hier aus erreichen sie auch den Hippocampus und den Neokortex. Die Alzheimer-Demenz führt früh zu einer Degeneration dieser Neurone. Ein Mangel an ACh führt zu verminderter Wachheit und reduziert die Fähigkeit, Aufmerksamheit zu fokussieren. Medikamente, die durch Hemmung der Cholinesterase den ACh-Spiegel erhöhen, vermögen den Progress der Alzheimer-Erkrankung zu verlangsamen. Experimentell konnte bei Mäusen gezeigt werden, dass ein Mangel an cholinergen Neuronen zu einer Desorientierung führt. Der Verlust des Orientierungsvermögens ließ sich durch die Gabe von Cholinesterase-Inhibitoren verhindern. Bei der Therapie oder Prophylaxe des Delirs konnte für die Cholinesterase-Inhibitoren Rivastigmin und Physostigmin hingegen nicht gezeigt werden, dass sich die Inzidenz des Delirs reduzieren ließe. Ein zweites „cholinerges System" findet sich in Zellen des Mittelhirns (Pons und Tegmentum) und projiziert zum Thalamus sowie ebenfalls zum Neokortex. ACh fördert die Weiterleitung sensorischen Inputs zu den zuständigen kortikalen Regionen.

Adäquate ACh-Spiegel sind an zahlreichen neurologischen Funktionen beteiligt, z. B. Schlaf, Kurzzeitgedächtnis und EEG-Synchronisation. Diese sind allesamt Funktionen, die bei Delir beeinträchtigt sind. Beeinträchtigungen der zentralen cholinergen Transmission werden manchmal auch als der *kleinste gemeinsame Nenner* der Delir-Entstehung bezeichnet. Der Mangel an kortikalem ACh erlaubt es irrelevanter intrinsischer und sensorischer Information, zum Bewusstsein vorzudringen, und könnte die Einschränkung der Kognition und Aufmerksamkeit, aber auch die emotionale Dysregulation und Störungen des Tag-Nacht-Rhythmus erklären.[1]



### 2.2.2 Serotonin (5-HT)

Serotonin (5-HT) ist ein auch im Körper weitverbreiteter Transmitter. Im Kreislauf ist es an der Regulierung des Vasomotorentonus beteiligt. Im ZNS dämpft 5-HT Erregungen und verursacht das Gefühl einer Beruhigung und Zufriedenheit – ein Überschuss zu Antriebslosigkeit. In der Peripherie ist Serotonin selbst ein nozizeptiver Botenstoff, schon geringe Mengen sind äußerst potent. Skorpione und manche Spinnen verwenden 5-HT als Gift. Der Verzehr einer Banane (enthält viel Serotonin) nach einem zahnmedizinischen Eingriff z. B. kann eine außerordentlich schmerzhafte Erfahrung sein, wenn 5-HT direkt auf die Wunde gerät.
5-HT wird von den Raphekernen aus Tryptophan (einer Aminosäure) synthetisiert. Diese Neurone projizieren in zahlreiche Gebiete und sind dort auch an der Schmerzverarbeitung beteiligt, indem absteigende serotonerge Bahnen im Hinterhorn des Spinalmarks Schmerzreize verstärken oder abschwächen. Im Atemzentrum verkürzen 5-HT-Rezeptor-Subtypen die Exspiration und können eine opioidinduzierte Atemdepression aufheben.
Eine Gabe über die Nahrung würde zu keinem Effekt führen, da 5-HT die Blut-Hirn-Schranke nicht überwindet. Ein Mangel an Tryptophan führt zu Unruhe, Angst und Depression. Medikamente wirken über die Hemmung der Wiederaufnahme von 5-HT in die präsynaptische Membran (sog. Serotonin-Reuptake-Hemmer, SSRI). Sie können wiederum zu hohe 5-HT-Spiegel zur Folge haben („serotonerges Syndrom"), welche sich durch Muskelzuckungen und gesteigerte Reflexbereitschaft, Schwitzen und Tachykardie sowie Unruhe bis hin zum agitierten Delir äußern.

### 2.2.3 Dopamin

Im Gegensatz zu ACh und 5-HT ist Dopamin in relativ vielen Neuronen des ZNS zu finden. So finden sich dopaminerge Neurone im frontalen Kortex, hier führt ein Mangel von Dopamin zu Aufmerksamkeitsstörungen und Antriebslosigkeit. Dennoch gibt es zwei dopaminerge Kerngebiete im Mittelhirn, denen besondere Bedeutung zukommt. Dies ist zum einen die Substantia nigra, deren Projektionen in das Corpus striatum Willkürbewegungen steuern hilft. Eine Schädigung der Neurone dieser Kerne führt zu Morbus Parkinson. Und zum anderen ist dies das ventrale Tegmentum. Es ist Teil des mesocorticolimbischen Belohnungssystems, dessen Aufgabe es ist, lebenswichtige Funktionen zu unterstützen bzw. deren Wiederholung zu belohnen. Eine Erhöhung des Dopaminspiegels in diesem Bereich führt zu gesteigerter Wachheit.

Neben den Neurotransmittern gibt es noch einige weitere Substanzen, deren Kenntnis bei der Pathogenese des Delirs von Interesse ist. Hierzu zählen Glukokortikoide und Melatonin.

## 2.3 Glukokortikoide und Stress

Glukokortikoide werden aus der Nebennierenrinde ausgeschüttet, die Aktivierung erfolgt über die hypophysär-hypothalamisch-adrenale Achse (HPAA). Kortisol stellt für akute Situationen Energie bereit und unterdrückt gleichzeitig nichtvitale Funktionen. Kortisolspiegel kehren schnell zum Ausgangswert zurück, sodass GC-Rezeptoren meistens unbesetzt sind. Die Wirkung des Kortisols wird über verschiedene Wege vermittelt, es spielen sowohl Wirkungen an spezifischen Kortikoid-Rezeptoren eine Rolle als auch sogenannte Second-Messenger-Systeme. Eine weitere Rolle haben auch direkte genomische Effekte.
Eine chronische Stimulation – bei chronischem Stress, z. B. auf der Intensivstation – sogenannter Low-Affinity-Kortikoid-Rezeptoren kann zu relevanten Schädigungen des ZNS führen. Die höchste Dichte an Kortikoid-Rezeptoren im ZNS hat der Hippocampus, der zentrale Gedächtnisfunktionen hat. Hier führen exzessive Kortikoidspiegel früh zu Fehlfunktionen, welche sich klinisch häufig in Störungen des Kurzzeitgedächtnisses äußern und in ein Delir münden können. Ein wichtiges Merkmal des Delirs sind Störungen des Kurzzeitgedächtnisses.[1]

## 2.4 Melatonin und gestörter Tag-Nacht-Rhythmus

Melatonin wird von der Epiphyse (auch: Corpus pineale) innerhalb des Hypothalamus ausgeschüttet. Eine helle Umgebung dämpft die Melatoninproduktion und -ausschüttung. Aufgrund dieser zirkadianen Rhythmik übernimmt Melatonin eine wesentliche Rolle bei der Regelung des Tag-Nacht-Rhythmus in zahlreichen Organen als Teil der „biologischen Uhr".
Hohe Melatoninspiegel verursachen neben Müdigkeit auch zellprotektive und antikortikoide Effekte. Die Produktion von Melatonin kann offenbar durch proinflammatorische Zytokine gehemmt werden, wodurch der Tag-Nacht-Rhythmus empfindlich gestört werden kann. Es ist seit Langem bekannt, dass eine gestörte Melatoninsekretion und ein aufgehobener Tag-Nacht-Rhythmus mit einer erhöhten Delir-Inzidenz einhergehen.
Allerdings fand sich in einer groß angelegten Studie bei Patienten mit Hüftgelenksfrakturen, dass die Gabe von Melatonin postoperativ nicht mit einer niedrigeren Delir-Inzidenz einherging.[2] Die Datenlage ist insgesamt äußerst heterogen, eine neuere Metaanalyse fand auf der Basis von sechs Studien dennoch einen günstigen Effekt auf ein postoperatives Delir. Höhere Melatoninspiegel bei geriatrischen Patienten gingen eher mit einem hypoaktiven Delir einher, niedrigere eher mit einem hyperaktiven Delir.[1]
Eine prospektive multizentrische Studie, die sich mit den Effekten von Sedierung auf das Delir-Risiko befasste, fand heraus, dass die zirkadiane Rhythmik der Melatoninspiegel bei den Gruppen mit und ohne Sedierung fast verschwand. Nach drei bis vier Tagen kam es bei den nichtsedierten Patienten zu einem Hochregulieren der Melatoninspiegel und der zirkadianen Rhythmik, bei den sedierten blieb dies aus. Allerdings fand sich in der Studie ein Zusammenhang des Delir-Risikos mit den Melatoninkonzentrationen. Auch die prospektiven placebokontrollierten Studien bei Intensivpatienten zu diesem Thema

fanden allesamt keinen Einfluss auf die Delir-Inzidenz durch Melatonin und Melatonin-Agonisten (siehe auch > Kapitel 7).



## 2.5 Rolle der Neuroinflammation

Eine erhebliche Rolle bei der Pathophysiologie des Delirs spielen periphere inflammatorische Prozesse. Die ZNS-Manifestation einer systemischen Inflammation kommt zustande, indem zirkulierende proinflammatorische Zytokine (z. B. IL-1β) im ZNS mit Mikroglia in Kontakt treten, die ihrerseits mit der Ausschüttung weiterer proinflammatorischer Zytokine reagiert (z. B. IL-1β, IL-6, TNF-α). Der Übertritt geschieht teils über spezifische Carrier, teils über die im Rahmen der Inflammation gestörte Blut-Hirn-Schranke hinweg. Ein dritter Weg der Aktivierung geschieht über vagale Afferenzen.
Die Ausschüttung weiterer proinflammatorischer Zytokine durch Mikroglia verursacht spezifische Effekte an entsprechenden neuronalen Netzen, z. B. eine Verhaltensänderung, die klinisch als Delir in Erscheinung treten kann. Mit zunehmendem Alter ist Mikroglia im Rahmen einer chronischen Inflammation „geprimt" und reagiert überschießend bei Aktivierung der oben geschilderten Signalwege („Aberrant Stress Response").[3]
Es hat sich gezeigt, dass inflammatorische und cholinerge Systeme auf mehrfache Weise miteinander verknüpft sind (cholinerges antiinflammatorisches System). So zeigen tierexperimentelle Daten, dass eine chronische Inflammation zu einer Hemmung cholinerger Aktivität im basalen Vorderhirn und im Hippocampus führen kann. Das basale Vorderhirn ist u. a. für die Handlungsplanung erforderlich, der Hippocampus u. a. für das Lernen und Erinnern neuerer Information. Umgekehrt prädisponiert ein Mangel an Acetylcholin im basalen Vorderhirn zu einer überschießenden inflammatorischen Reaktion – welche eine akute zerebrale Dysfunktion verursacht.[4] Proinflammatorische Zytokine wie z. B. IL-1 hemmen darüber hinaus die Freisetzung von ACh im Hippocampus, was zu Störungen der Orientierung und des Gedächtnisses führt. Zudem stimuliert es die Bildung von weiterem IL-1 und weiteren proinflammatorischen Zytokinen, was zu einer zerebralen Verstärkung der Immunantwort führt.[5]

## 2.6 Rolle der Cholinesterase

In den letzten Jahren ist versucht worden, „delirtypische" Laborparameter zu identifizieren. Neben Inflammationsparametern waren dabei die Cholinesterasen (ChE) von besonderem Interesse. Die Familie der ChE besteht vor allem aus der Plasmacholinesterase (EC [Enzyme Commission] 3.1.1.8; andere Namen: Butyrylcholinesterase [BuChE], Pseudocholinesterase) und der Acetylcholinesterase (AChE, EC 3.1.1.7). Die AChE findet sich vor allem auf den Zellmembranen von Erythrozyten, in muskulären Endplatten und Synapsen. Die ChE wird von der Leber produziert und in das Plasma sezerniert. Ihre Halbwertszeit beträgt 10 bis 14 Tage. Die physiologische Bedeutung ist unklar. Allerdings fällt auf, dass ihre Aktivität während inflammatorischer Prozesse akut reduziert wird. Niedrigere

BuChE-Aktivität ist mit erhöhter Mortalität nach Trauma und Sepsis assoziiert. Die für die klinische Routine bestimmte ChE ist die BuChE (EC 3.1.1.8).

Das Interesse an der Serum-Aktivität der Cholinesterasen rührt von der Beobachtung her, dass Cholinesterase-Inhibitoren günstige Wirkungen auf kognitive Fähigkeiten haben können. So vermag Rivastigmin den kognitiven Abbau bei Demenz zu verlangsamen. Dies ließ sich für das postoperative Delir bisher nicht bestätigen. Eine placebokontrollierte Studie mit Rivastigmin zur Delir-Prophylaxe musste allerdings wegen eines Trends zu erhöhter Mortalität frühzeitig abgebrochen werden. Eine doppelt verblindete, randomisierte placebokontrollierte Studie mit Physostigmin fand sogar einen statistisch nicht-signifikanten Trend zu mehr Delir der Physostigmin-Gruppe.



Interessant ist die Rolle der Inflammation, die ja bei der Pathophysiologie eine erhebliche Rolle spielt und in dieser Arbeit ebenfalls beleuchtet wurde. Als Marker für die Inflammation wurden IL-8-Spiegel bestimmt, welche bei Patienten, die postoperativ ein Delir hatten, sowohl am ersten als auch am siebten postoperativen Tag signifikant höher waren. Dies galt auch für präoperative kognitive Einschränkungen: Diese Patienten hatten höhere IL-8-Spiegel als die Gruppe ohne kognitive Einschränkungen. Überraschend war allerdings eine signifikant reduzierte Mortalität in der Physostigmin-Gruppe, die über einen Zeitraum von 6 Monaten nachweisbar war. Denkbar wäre hier antiinflammatorischer Effekt durch erhöhten cholinergen Tonus.

## 2.7 Einfluss des Lebensalters

Mit zunehmendem Alter finden im Gehirn Prozesse statt, die das Hirn für prodelirogene Faktoren erhöht vulnerabel macht. Hier spielen Gliazellen eine wichtige Rolle. Sowohl Astrozyten als auch Mikroglia können durch neurodegenerative Veränderung „geprimt“ sein und reagieren dann auf proinflammatorische Stimuli mit einer überschießenden Ausschüttung weiterer proinflammatorischer Zytokine.[5] Etwa 15 % der Glia bestehen aus Mikroglia, die die Funktion von Gewebsmakrophagen übernimmt. Astrozyten bilden die Nervenscheiden aus, sind an der Regulierung von Synapsen beteiligt und stellen die Blut-Hirn-Schranke dar. Außerdem haben sie durch ihren Kontakt mit der Gefäßversorgung die Funktion, die Neurone zu ernähren, den Flüssigkeits- und Elektrolythaushalt zu regulieren und auch Neurotransmitter zu metabolisieren. Kommt es zu einer Beeinträchtigung der Substratversorgung, ist der neuronale Metabolismus gefährdet und damit auch die neuronalen Funktionen.

Auch hier spielt das Alter eine Rolle: Durch degenerative Veränderungen der Gefäße kommt es zur Einschränkung der zerebralen Durchblutung, zu einer Störung des Transports wichtiger Plasmaproteine und zur abnehmenden Durchlässigkeit der Blut-Hirn-Schranke. Dies erhöht zusätzlich die Anfälligkeit des Hirns für zirkulierende proinflammatorische Zytokine.[3] Die Mikroglia reagiert, wie bereits erwähnt, mit einer Ausschüttung weiterer proinflammatorischer Zytokine. Ist die Mikroglia mit zunehmendem Alter „geprimt“, kann sie schon bei vergleichsweise geringer proinflammatorischer Stimulation überschießend reagieren.[5] Dies wird als Erklärung dafür angesehen, dass ältere Patienten einerseits ein erhöhtes Risiko für ein Delir haben – und anderseits, warum eine vergleichsweise geringe Inflammation ein heftiges, hartnäckiges Delir auslöst („Aberrant Stress Response“).

Steigendes Alter ist assoziiert mit zahlreichen altersbedingten Veränderungen des Gehirns. Hierzu gehören ein verändertes Verhältnis der Neurotransmitter, ein reduzierter zerebraler Blutfluss, der Verlust von Neuronen und eine veränderte intrazelluläre Signalübertragung. Eine erhöhte Gefäßvulnerabilität geht mit sogenannten Microbleeds einher sowie der Bildung reaktiver Sauerstoff- und Stickstoffverbindungen (z. B. Nitric Oxide, NO), was in sogenannten oxidativen Stress mündet. Dieser verursacht strukturelle Zellschäden, besonders der Lipidverbindungen der Membranen, aber auch der DNA. Das Gehirn ist hierfür besonders anfällig, da es einen hohen Lipidanteil für die Myelinscheiden und eine hohe Rate am oxidativen Metabolismus hat, gleichzeitig aber eine niedrige antioxidative Kapazität. Gemäß der „Oxidativer-Stress-Hypothese" (OSH) ist Delir der klinische Ausdruck eines zerebralen metabolischen Defekts, der zu einer gestörten Balance der Neurotransmitter und damit zerebraler Dysfunktion führt, aber auch zu strukturellen Schäden führen kann.[1] Aus klinischer Sicht ist erhöhtes Alter als wichtiger Risikofaktor für ein postoperatives Delir klar belegt.

## 2.8 Risikofaktoren

Ein Delir ist das Ergebnis eines komplexen Zusammenspiels von prädisponierenden („begünstigenden") Faktoren und präzipitierenden („auslösenden") Faktoren. Oft lässt sich kein einzelner Faktor nachweisen. Einige einfache monokausale Auslöser eines Delirs liegen auf der Hand: Hierzu zählen z. B. eine akute Hypoxie oder eine Hypoglykämie. Entsprechend einfach können diese therapiert werden. Wesentlich häufiger – und damit komplexer – ist in der Klinik allerdings die Kombination mehrerer Faktoren, für die teils unterschiedliche pathophysiologische Modelle entwickelt wurden. Mit zunehmendem Wissen wird klarer, dass sie teils miteinander verknüpft sind und sich oftmals ergänzen.
Ursächlich hierfür kann ein eingeschränkter zerebraler oxidativer Metabolismus sein (wie bei der Hypoxie und der Hypoglykämie), aber wesentlich häufiger sind es eben inflammatorische, immunologische und medikamentös-toxische Prozesse. All diese Prozesse können in ein Delir münden.[1]
Von erheblicher Bedeutung ist das Verständnis, dass zum Erreichen einer Schwelle, ab der ein Delir klinisch apparent wird, einerseits eine entsprechende Disposition der Patienten durch prädisponierende Faktoren und andererseits eine ausreichende Stärke der auslösenden Faktoren (präzipitierende Faktoren) vorliegen muss. Denn nicht jeder prädisponierende Risikofaktor löst zwingend ein Delir aus, wenn nicht ausreichend prädisponierende Faktoren vorliegen. Dieses Modell erklärt, warum einzelne Faktoren, die bei jungen gesunden Patienten kein Delir auslösen (z. B. Harnwegsinfekt), bei älteren Patienten hingegen verheerende Folgen haben können (vgl. auch ➤ Kapitel 6.1).

### 2.8.1 Prädisponierende Faktoren

Zu den prädisponierenden („begünstigenden") Faktoren zählen vor allem ein höheres Alter, bereits vor dem Intensivstationsaufenthalt bestehende kognitive Einschränkungen, Gebrechlichkeit (Frailty), Mangel- oder Fehlernährung sowie das „Gewicht der Komorbiditäten". Letzteres wird z. B. mit dem Charlson Comorbidity Index (CCI) erfasst. Ebenfalls sind maligne Grunderkrankungen sowie ein bereits stattgehabtes Delir starke prädisponierende Faktoren für ein Delir. Genetische Risikofaktoren konnten bisher nicht identifiziert werden.

Der Mangel an ACh im basalen Vorderhirn wurde bereits oben als wichtiger pathogenetischer Faktor erläutert – dieser ist auch ein Korrelat nicht nur demenzieller Veränderung, sondern wahrscheinlich auch das der sogenannten milden kognitiven Insuffizienz (MCI). Klinisch bedeutet dies, dass bereits eine MCI mit einer erhöhten inflammatorischen Reaktionsbereitschaft assoziiert ist und damit ein erhöhtes Risiko für ein Delir darstellt.

Ein präoperatives mildes kognitives Defizit und die Schwere des operativen Eingriffs (mittlerer und großer vs. kleiner Eingriff) wurden bereits als Risikofaktoren für ein Delir identifiziert. Eine Studie, die sowohl bei Menschen als auch in einem Mäusemodell das Ausmaß der kognitiven Einschränkungen in Schweregrade einteilen konnte, zeigte, dass das Risiko für ein Delir mit dem Schweregrad der kognitiven Einschränkungen und neuropathologischen Veränderungen zunimmt. Dies ist ein gewichtiger Störfaktor bei der Interpretation der Pathophysiologie: das präoperativ häufig nicht bekannte Ausmaß kognitiver Einschränkungen. Diese prädisponieren erheblich für ein postoperatives Delir sowie für POCD, erschweren aber auch die postoperative Diagnostik. Patienten mit erheblichen, schon präoperativ bestehenden kognitiven Defiziten bestehen natürlich auch Delir-Tests nicht, wenn sie z. B. ein nur eingeschränktes Kurzzeitgedächtnis haben. Die Kenntnis präoperativer kognitiver Einschränkungen ist aus diesem Grund von umso größerer Bedeutung. Vor allem gilt es, nicht vom Alter auf die kognitive Leistungsfähigkeit zu schließen: Beide sind unabhängig voneinander Risikofaktoren für Delir. Ebenso sind präoperative kognitive Einschränkungen und Delir unabhängig voneinander Risikofaktoren für postoperative funktionelle Einschränkungen.[6, 7]

Weitere prädisponierende Faktoren sind Depression, präoperativ eingeschränkte Mobilität und Funktionalität („Frailty") und gestörte Schlafatmung. Ein wichtiger klinischer Faktor, der mit dem Risiko eines Delirs vergesellschaftet ist, ist vor allem präoperativer Schmerz (siehe auch ➤ Kapitel 3.1).

## 2.8.2 Präzipitierende Faktoren

Die wichtigsten präzipitierenden („auslösenden") Faktoren umfassen Infektionen, Traumata, ungünstige Medikamentenkombinationen (v. a. solche mit anticholinergem Potenzial, lang wirksame Opioide und kontinuierliche Benzodiazepin-Gaben), zu tiefe Sedierung auf der Intensivstation und inadäquate Analgesie.

Einige Sedativa erhöhen das Risiko für ein Delir bei intubierten Patienten. Hierzu gehören vor allem Benzodiazepine. Auch die Sedierungstiefe scheint eine Rolle zu spielen: Zahlreiche große Arbeiten zeigten, dass das Risiko für ein Delir mit tiefen Sedierungen zunimmt. In den Arbeiten wurde die Sedierungstiefe anhand klinischer Skalen (z. B. Richmond Agitation Sedation Scale) beurteilt. Bereits vor einiger Zeit war aufgefallen, dass unbeabsichtigt tiefe Sedierung im Intensivbereich (z. B. Burst-Suppression-EEG) nicht nur mit einer längeren Beatmungsdauer, sondern auch mit erhöhter Mortalität einhergeht.

## 2.9 Netzwerkhypothese

2

Aus neurophysiologischer Sicht lässt sich Delir auch als Störung von Netzwerkfunktionen beschreiben. Ruhe-EEGs bei Patienten mit Delir zeigen nämlich einen erhöhten Anteil niedriger Frequenzen, also einen erhöhten Anteil der Delta-Power[[8]] (siehe > Kapitel 3.3). Schon vor einiger Zeit waren im EEG funktionelle Verbindungen nachgewiesen worden, indem EEG-Frequenzmuster in entfernt liegenden Arealen statistisch korreliert wurden. Im Delir zeigt sich eine herabgesetzte Konnektivität dieser Areale im Alpha-Band.[[9]] Diese Muster der funktionellen Konnektivität können als Netzwerke verstanden werden, die während eines Delirs beeinträchtigt sind. Delir kann also verstanden werden als ein „Diskonnektions-Syndrom", als ein Zusammenbruch der funktionellen Netzwerke.[[10]]
In diesem Zusammenhang könnten Beobachtungen eine Rolle spielen, bei denen – mittels fMRI-Untersuchungen – Störungen der Verbindungen zwischen definierten neuronalen Netzwerken nachgewiesen wurden. Bei diesen Netzwerken handelt es sich um das „Default Mode Network" (DMN), welches eine zentrale Bedeutung bei dem Konstrukt „Bewusstein" (Awareness) hat. Das DMN steht mit anderen funktionellen Netzwerken in Wechselwirkung, z. B. dem Central Executive Network (CEN). Hierbei sind „sich gegenseitig hemmende" neuronale Mechanismen von Bedeutung: Sie sorgen für ein Gleichgewicht der teils gegensätzlichen Aktivitäten. So wird z. B. die Aktivität des DMN gedämpft, wenn das CEN bei gezielten Aktivitäten gefordert ist. Eine Störung dieses Gleichgewichts führt diesem Modell zufolge zu Bewusstseinsstörungen. Es konnte gezeigt werden, dass sich bei durch Dexmedetomidin und Propofol verursachter Bewusstlosigkeit unterschiedliche Muster der Dämpfung der beteiligten Kerngebiete zeigen. Es ist zu vermuten, dass auch dosisabhängige Effekte der Sedativa bei der Wirkung auf neuronale Netze nachweisbar sein werden.

### LITERATUR


[1] Maldonado JR. Delirium pathophysiology: An updated hypothesis of the etiology of acute brain failure. Int J Geriatr Psychiatry. 2018; 33(11): 1428–1457

[2] de Jonghe A, van Munster BC, Goslings JC, Kloen P, van Rees C, Wolvius R, et al. Effect of melatonin on incidence of delirium among patients with hip fracture: a multicentre, double-blind randomized controlled trial. CMAJ: Canadian Medical Association journal = journal de l'Association medicale canadienne. 2014; 186(14): E547–56

[3] Cunningham C, Hennessy E. Co-morbidity and systemic inflammation as drivers of cognitive decline: new experimental models adopting a broader paradigm in dementia research. Alzheimer's research & therapy. 2015; 7(1): 33

[4] Field RH, Gossen A, Cunningham C. Prior pathology in the basal forebrain cholinergic system predisposes to inflammation-induced working memory deficits: reconciling inflammatory and cholinergic hypotheses of delirium. The Journal of neuroscience: the official journal of the Society for Neuroscience. 2012; 32(18): 6288–6294

[5] Dilger RN, Johnson RW. Aging, microglial cell priming, and the discordant central inflammatory response to signals from the peripheral immune system. Journal of leukocyte biology. 2008; 84(4): 932–939

[6] Rudolph JL, Inouye SK, Jones RN, Yang FM, Fong TG, Levkoff SE, et al. Delirium: an independent predictor of functional decline after cardiac surgery. J Am Geriatr Soc. 2010; 58(4): 643–649

[7] Guenther U, Hoffmann F, Dewald O, Malek R, Brimmers K, Theuerkauf N, et al. Preoperative Cognitive Impairment and Postoperative Delirium Predict Decline in Activities of Daily Living after Cardiac Surgery – A Prospective, Observational Cohort Study. Geriatrics (Basel). 2020; 5(4): 69

[8] Numan T, Slooter AJC, van der Kooi AW, Hoekman AML, Suyker WJL, Stam CJ, et al. Functional connectivity and network analysis during hypoactive delirium and recovery from anesthesia. Clinical neurophysiology: official journal of the International Federation of Clinical Neurophysiology. 2017; 128(6): 914–924
[9] van Dellen E, van der Kooi AW, Numan T, Koek HL, Klijn FA, Buijsrogge MP, et al. Decreased functional connectivity and disturbed directionality of information flow in the electroencephalography of intensive care unit patients with delirium after cardiac surgery. Anesthesiology. 2014; 121(2): 328–335
[10] Sanders RD. Hypothesis for the pathophysiology of delirium: role of baseline brain network connectivity and changes in inhibitory tone. Medical hypotheses. 2011; 77(1): 140–143

KAPITEL

# 3 Screening, Scores und Assessments

# 3.1 Wechselbeziehungen von Schmerz, Agitation und Delir

Thomas Ottens, Markus Klimek



Patienten, die im Krankenhaus stationär aufgenommen sind, haben oft Schmerzen. Neben den Schmerzen, die durch die Erkrankung des Patienten verursacht sind, erfahren sie zudem häufig Schmerzen durch ärztliche und pflegerische Maßnahmen, wie z. B. Operationen, Punktionen, Verbandwechsel und körperliche Untersuchungen. Auch die Physiotherapie und andere Formen der Mobilisation können schmerzhaft sein. Bettlägerige Patienten können selbst Schmerzen durch das Liegen an sich oder Komplikationen hiervon (z. B. Dekubitus) erfahren.

Seit 2013 beschreiben *internationale Richtlinien* die Diagnostik und Behandlung von Schmerz, Agitation und Delir beim intensivpflichtigen Patienten. Die Gründungsväter dieser sogenannten PAD-Richtlinie (**P**ain, **A**gitation, **D**elirium) unterstreichen, dass Schmerz, Agitation und Delir untrennbar miteinander verbunden sind. 2018 wurden die Aspekte Immobilität (**I**mmobility) und Schlafstörungen (**S**leep Disruption) hinzugefügt, wodurch die „**PADIS** Guideline“ entstand (Devlin et al. 2018). Es konnte gezeigt werden, dass eine systematische Vorgehensweise, in der man Patienten auf Schmerzen, Bewusstseinsniveau und Delir screent und dann individualisiert behandelt, zu weniger Übersedierung, einem niedrigeren Opiatverbrauch und niedrigerer Mortalität führt (Skobrik et al. 2010).

In diesem Kapitel wird beschrieben, welche Wechselbeziehungen zwischen Schmerz, Agitation und Delir bestehen – und warum stationäre Krankenhauspatienten regelmäßig und strukturiert hierauf gescreent werden sollten. Dabei werden auch die spezifischen Herausforderungen der Schmerzmessung bei Patienten mit kognitiven Störungen (wie z. B. einem Delir) besprochen.

## 3.1.1 Kausaler Zusammenhang von Schmerz und Delir?

Schmerzen und Delir treten oft gleichzeitig auf, gerade bei älteren Patienten (Kolanowski et al. 2015). Der Zusammenhang von Schmerzen und Delir ist allerdings komplex.

Schmerz kann ein Delir induzieren und unterhalten. Dies wurde bei operativen und nichtoperativen Krankenhauspatienten nachgewiesen, aber auch bei Senioren, die in einer Pflegeeinrichtung versorgt werden (Sampson et al. 2020). Obwohl die Einnahme von Analgetika, vor allem von Opioiden, auch mit einem erhöhten Risiko auf Delir in Verbindung gebracht wird, scheinen ein strukturelles Screening auf Schmerzen und eine optimale Schmerzbehandlung dieses Risiko zu verringern.

## 3.1.2 Schmerz/Delir, Stress, Entzündungsreaktion

Schmerz triggert die systemische Stressantwort, wobei die Hypothalamus-Hypophysen-Nebennierenrinde-Achse aktiviert wird. Hierdurch wird die Produktion des Stresshormons Cortisol gesteigert. Cortisol kann relativ einfach die Blut-Hirn-Schranke passieren und auf diese Weise das kognitive Funktionieren beeinflussen. Die Stressantwort, die durch Schmerzen und den Gewebeschaden hervorgerufen wird, ist normalerweise sinnvoll. Mit steigendem Lebensalter allerdings, aber auch bei Gefäßerkrankungen oder der Alzheimer-Krankheit, werden cholinerge, noradrenerge und dopaminerge Systeme empfindlicher für die Wirkungen der Stresshormone. Diese Systeme spielen eine Rolle für die Aufmerksamkeit und Konzentration und sind essenziell für verschiedene kognitive Funktionen. Eine Störung in diesen Systemen kann zu akuten Aufmerksamkeits- und anderen kognitiven Problemen führen (Maclullich et al. 2008).

Schmerz triggert und unterhält auch eine systemische Entzündungsreaktion. Die erhöhte Produktion von proinflammatorischen Zytokinen wie Interleukin 1, 6 und 8 sowie Tumor-Nekrose-Faktor β (TNF-β) führt bei Menschen mit einem gesunden Gehirn zu nützlichen kognitiven Veränderungen, wie z. B. einer Abnahme der körperlichen Aktivität und verminderter Esslust. Normalerweise können inflammatorische Mediatoren das Gehirn nur sehr eingeschränkt direkt beeinflussen. Dies geschieht in den periventrikulären Regionen, wo die Blut-Hirn-Schranke nicht vollständig entwickelt ist. Bei neurovaskulären Erkrankungen, der Alzheimer-Krankheit und mit zunehmendem Lebensalter erscheint die Blut-Hirn-Schranke weniger effektiv, wodurch inflammatorische Mediatoren leichter ihren Einfluss auf das gesamte Gehirn ausüben können. Diese Wechselwirkung zwischen proinflammatorischen Zytokinen und bereits bestehenden Vorerkrankungen des Gehirns wurde in Studien an Tieren und Menschen bewiesen (De Rooij et al. 2007).

Schmerz kann daher durch die erhöhte Produktion von Cortisol und proinflammatorischen Zytokinen die Schwelle für das Entstehen eines Delirs senken, vor allem bei Patienten, bei denen das Gehirn durch das Alter oder eine Demenz bereits vorgeschädigt und empfänglich hierfür ist.

3

### 3.1.3 Schmerz, Depression, Schlafstörung

In der komplexen Beziehung zwischen Schmerz und Delir spielen zahlreiche psychologische Faktoren eine Rolle. Oft beeinflussen sich diese Faktoren gegenseitig: So kann Schmerz depressive Symptome hervorrufen oder verstärken. Anderseits bringt eine Depression ein erhöhtes Risiko für das Entstehen eines Delirs mit sich. Diese Beziehung zwischen Schmerz und Depression ist auch relevant in der perioperativen Phase: Patienten mit depressiven Symptomen haben ein größeres Risiko, ein postoperatives Delir zu entwickeln; dieses Risiko wird noch erhöht, wenn die Patienten auch an Schmerzen leiden (Kosar et al. 2014).

➤ Abb. 3.1 zeigt u. a. das Wechselspiel von Schmerz und Depression – und wie sie sich gegenseitig in ihrem Effekt auf das Delir verstärken (vgl. Sampson et al. 2020).

Eine vergleichbare Beziehung ist auch für die Wechselwirkung zwischen Schlafstörungen und Schmerz beschrieben: Schmerz stört den Schlaf direkt, aber auch indirekt durch die proinflammatorische Stoffwechsellage, die durch den Schmerz induziert wird. Schlafstörungen sind – genau wie Angst oder depressive Symptome – an sich bereits Risikofaktoren für das Auftreten von akutem (postoperativem) Schmerz, aber auch für die Entwicklung chronischer Schmerzen. In einer Metaanalyse von Risikofaktoren für starke postoperative Schmerzen war die Assoziation zwischen chronischen Schlafstörungen und Schmerzen stärker als die von allen anderen untersuchten Prädiktoren (OR 2.32, 95 %-KI 1.46–3.69; Yang et al. 2019).

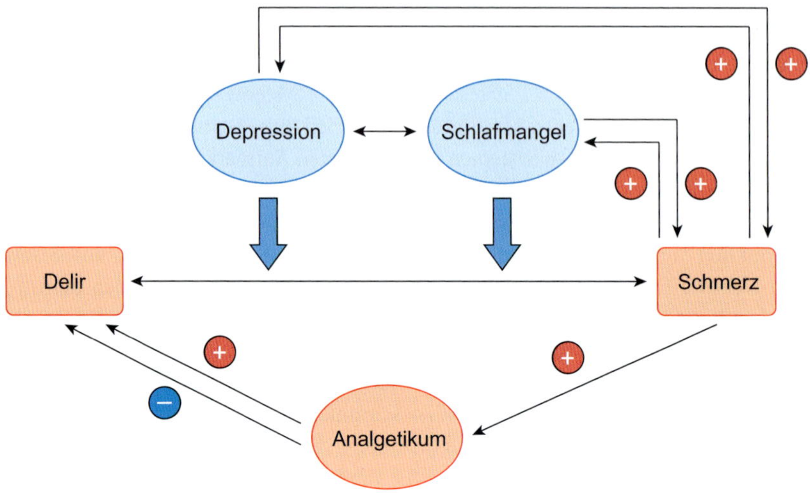


**Abb. 3.1** Das komplexe Wechselspiel von Delir und Schmerz (Quelle: Sampson et al. 2020) [L143/H286-001]

Obwohl „harte Beweise" für eine kausale Beziehung von Schlafstörungen und Delir fehlen, wird diese Assoziation vor allem bei postoperativen und auf der Intensivstation behandelten Patienten oft beschrieben (Fadayomi et al. 2018). Die Effekte von Schlafmangel zeigen auf vielen Gebieten Übereinstimmung mit den Effekten eines Delirs. Es gibt viele Studien, die beschreiben, wie selbst gesunde, junge freiwillige Probanden nach 48–72 Stunden Schlafentzug Halluzinationen, Wahnvorstellungen, Angst, Reizbarkeit und manchmal selbst das Bild einer akuten Psychose entwickeln. Auch findet man bizarres Verhalten, motorische Probleme, Sprachstörungen und inhaltliche Denkstörungen. Die meisten Studien beschreiben auch, dass sich diese kognitiven Störungen bereits nach einer Nacht mit gutem Schlaf nahezu direkt wieder normalisieren. Es ist daher denkbar, dass sich in bestimmten Patientengruppen, wie z. B. bei Patienten auf einer Intensivstation, die klinischen Zeichen von Schlafentzug und Delir gegenseitig überlappen und vermischen (Pisani et al. 2020, Waters et al. 2018; siehe auch ➤ Kapitel 7).

Der Zusammenhang von Schmerz, depressiven Symptomen und Schlafstörungen ist komplex und kann durchaus mit einem Teufelskreis verglichen werden: Alle diese Faktoren erhöhen unabhängig voneinander das Risiko für das Entstehen eines Delirs und verstärken gegenseitig die schädlichen Effekte für die kognitive Funktion (Sampson et al. 2020). Da die traditionelle medikamentöse Behandlungsweise von Schmerz (Opioide), Depression (selektive Serotonin-Wiederaufnahme-Hemmer, SSRI) und Schlafstörungen (Benzodiazepine) jeweils auch selbst ein Delir induzieren und/oder unterhalten kann, wird eine ausschließliche Pharmakotherapie oftmals nicht ausreichend sein, um diesen Teufelskreis zu durchbrechen.

### 3.1.4 Screening von Schmerz, Sedierungstiefe und Delir

Die Risikofaktoren und Auslöser von Delir und Schmerz haben viele überlappende Gemeinsamkeiten. Schmerz und Delir treten darum auch regelmäßig gleichzeitig auf (Sampson et al. 2020). Schmerz kann auf verschiedenen Wegen, z. B. durch eine Entzündungsreaktion, eine Störung der adrenergen Stressantwort oder das Induzieren von Depression und Schlafstörungen, das Risiko für ein Delir erhöhen. Darum ist es wichtig, Patienten regelmäßig auf Schmerzen zu untersuchen und – wenn nötig – eine passende Therapie zu beginnen. Man darf unterstellen, dass dies zu einer niedrigeren Inzidenz von Delir führen wird. Wenn bei einem Patienten Schmerzen festgestellt werden, muss dies darum beim gesamten Behandlungsteam zu einer erhöhten Wachsamkeit für Zeichen eines Delirs führen. Ebenso muss man andersherum bei Patienten mit einem Delir besonders bewusst an die Möglichkeit denken, dass Schmerzen ein auslösender Faktor für das Delir sein können. Aufgrund ihrer kognitiven Störung können Patienten mit Delir ihre Schmerzen oft nicht gut angeben. Dadurch kann Schmerz längerfristig unentdeckt und unzureichend behandelt bleiben – und auf diese Weise das Delir unterhalten.

Nicht ohne Grund gibt es darum sowohl US-amerikanische als auch europäische Richtlinien, die die Diagnostik und Therapie von Schmerz, Agitation, Delir, Immobilität und Schlafstörungen in einem einzigen Konzept zusammenfassen (Devlin et al. 2018, DAS-Taskforce et al. 2015, Vincent et al. 2016). Diese Richtlinien fokussieren sich im Allgemeinen auf Patienten auf der Intensivstation und folgen miteinander gemeinsam dem Prinzip, dass der Patient es möglichst komfortabel haben und so wach wie möglich sein soll. Dafür aber muss der Patient im Hinblick auf Schmerzen und Sedierungstiefe konsequent bewacht und protokolltreu behandelt werden. Dies führt nachweislich zu einem geringeren Risiko für Delir (Skobrik et al. 2010).

Die Sedierungstiefe beeinflusst ihrerseits wieder die Wahl des passenden Instruments zur Schmerzmessung: Die Zuverlässigkeit der Schmerzmessung hängt vom Wachheitszustand des Patienten ab. Bei tiefer sedierten oder stark agitierten Patienten sind Schmerzmessungen, die sich am Verhalten des Patienten orientieren, oft unzuverlässig (Rijkenberg et al. 2017). Daher gehört das Messen von Sedierungstiefe, Schmerz und Delir untrennbar zusammen.

### 3.1.5 Okkulter Schmerz

Eine gute Schmerzanamnese ist bei einem Patienten mit Delir aufgrund von kognitiven Störungen, Sedierung oder Beatmung meistens schwierig. ➤ Abb. 3.2 zeigt einige okkulte („verborgene“) Ursachen von Schmerz, die auch als Auslöser eines Delirs eine Rolle spielen können – und wie man sie identifizieren kann.

### 3.1.6 Schmerzmessung bei Patienten mit Delir

Wie bereits erwähnt, ist das strukturelle Screening auf Schmerzen bei allen Patienten sinnvoll. Da Schmerz ein Delir auslösen und unterhalten kann, ist ein Schmerzscreening bei Patienten mit einem Delir oder anderen kognitiven Störungen besonders sinnvoll. Allerdings wird gerade durch diese kognitiven Störungen eine zuverlässige Messung der Schmerzen mit einfachen Methoden wie der visuellen Analog-Skala (VAS) oder der numerischen Rating-Skala (NRS) leider oft unmöglich.

Ein Delir beeinflusst die Möglichkeiten, wie Patienten ihre Schmerzen äußern können. Bevor man bei einem Patienten eine Schmerzmessung ausführt, sollte man daher vorher erst sorgfältig untersuchen, auf welche Art und Weise der Patient seine Schmerzen überhaupt äußern kann. Hiernach kann dann ein passendes Schmerz-Messinstrument ausgewählt werden.

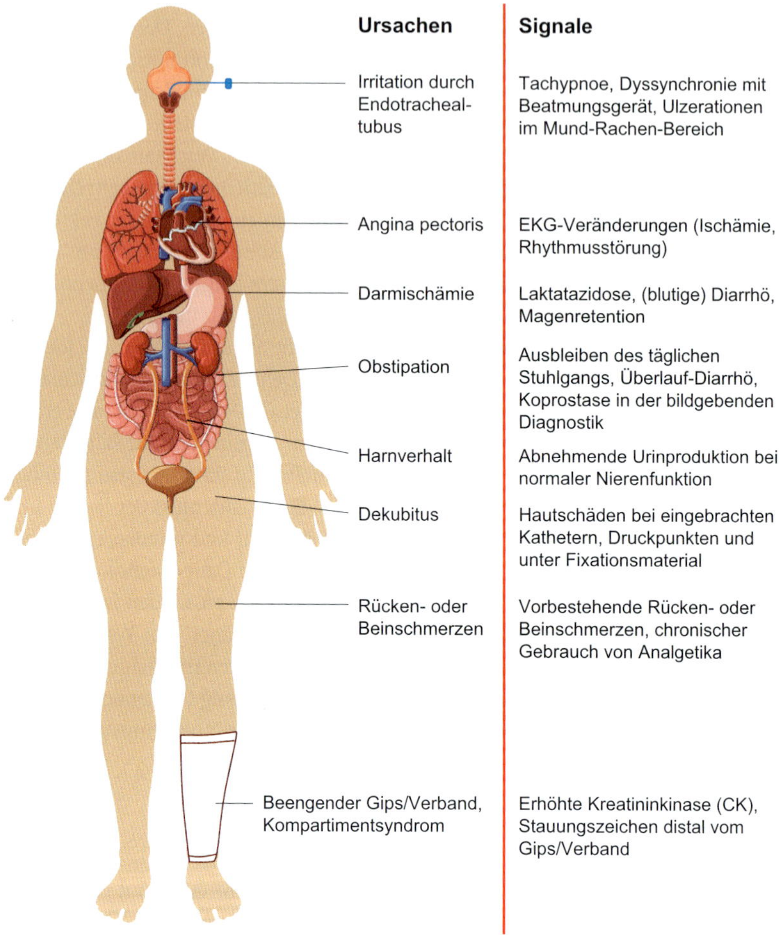


**Abb. 3.2** Okkulter Schmerz – die systematische Evaluation der Ursache verborgener Schmerzen (modifiziert nach Colourbox [L143/P1288])

Für Intensivpatienten, die nur eingeschränkt kommunizieren können, gibt es etliche validierte Instrumente, mit denen man Schmerz messen kann. Die **B**ehavioral **P**ain **S**cale (**BPS**) und das **C**ritical Care **P**ain **O**bservation **T**ool (**CPOT**) haben sich als die zuverlässigsten Instrumente erwiesen.

## BPS und CPOT

Die BPS (Behavioral Pain Scale) ist ein validiertes Messinstrument für Intensivpatienten, die nicht gut kommunizieren können. Es gibt Fassungen für intubierte und nichtintubierte Patienten. Die BPS kennt drei Kriterien: 1. *Gesichtsausdruck,* 2. *Armbewegungen* und 3. *Beatmungstoleranz.* Bei nichtintubierten Patienten ist das dritte Kriterium *vokale/verbale Äußerungen.* Die Wahl für diese Kriterien beruht auf Forschungsergebnissen nach dem am häufigsten vorkommenden Schmerzverhalten. Jedes Kriterium wird auf einer Skala mit maximal 4 Punkten beurteilt, der maximale Score ist dann 12. Die BPS wurde spezifisch in einer Population von Delirpatienten validiert.

Das CPOT (Critical Care Pain Observation Tool) ist ein etwas einfacheres, ebenfalls validiertes Messinstrument für Intensivpatienten. Beim CPOT wird ein Punktwert gegeben für drei Kriterien: 1. *Gesichtsausdruck,* 2. *Bewegung und Muskelspannung* und 3. *Beatmungstoleranz oder Vokalisieren* – abhängig von der Beatmungssituation des Patienten. Für alle Kriterien gibt es jeweils maximal 3 Punkte, der höchste Gesamtwert ist demnach 9 Punkte. Das CPOT ist genau wie die BPS zuverlässig und hinreichend unterscheidend.

Somit geben beide Messinstrumente einen guten Eindruck vom Ernst des Schmerzes des Patienten. Sowohl die BPS als auch das CPOT sind leicht zu erlernen, obwohl für beide Instrumente bei beatmeten Patienten durchaus einige Erfahrung mit der Beatmungsapparatur notwendig ist, um den richtigen Score zu ermitteln. Beide Skalen erscheinen geeignet für eine breite Population von Intensivpatienten. Allerdings muss man sich der Tatsache bewusst sein, dass eine Verhaltensobservation nicht immer sauber unterscheiden kann, ob der Patient „echten Schmerz“ oder andere Formen des Diskomforts erlebt. Gerade bei sedierten Patienten (RASS-3 oder niedriger) kann der BPS-Score manchmal erhöht sein, weil der Patient hustet, presst oder andere respiratorische Zeichen von Diskomfort bietet, ohne dass er tatsächlich Schmerzen hat. Beim CPOT spielt dieses Phänomen eine weniger starke Rolle. Beide Skalen werden deutlich weniger zuverlässig, sobald Patienten stark agitiert sind. Es ist darum auch immer wichtig, nach möglichen Ursachen eines erhöhten BPS- oder CPOT-Scores zu suchen (Chanques et al. 2009).

Skalen mit einer größeren Anzahl an beobachteten Kriterien oder Skalen, die auch „harte“ physiologische Parameter im Score mitnehmen, sind nicht automatisch zuverlässiger. Vergleichende Studien konnten zeigen, dass bei Intensivpatienten die BPS und das CPOT die höchste Zuverlässigkeit erzielen, ebenso wirken sie auf den ersten Blick recht simpel in der Anwendung.

Auch für kommunikativ eingeschränkte, nicht intensivpflichtige Patienten gibt es verschiedene Schmerz-Messinstrumente. Vor allem das ursprunglich französische Instrument *Doloplus 2* und das kanadische Instrument *PACSLAC* sind in ihren psychometrischen Qualitäten und ihrer Brauchbarkeit in der täglichen Praxis gut evaluiert (Zwakhalen et al. 2006).

**MERKE**

**Stufenplan** zur Schmerzerfassung bei Patienten mit Delir:

1. *Warte bei Patienten mit Kommunikations-Einschränkungen nicht* auf eine deutliche Schmerzäußerung! Sind Schmerzen zu erwarten, z. B. durch Bettlägerigkeit, ein Trauma, Infektionen, Tumoren, Chirurgie oder invasive Diagnostik? Wenn Schmerzen unterstellt werden können, behandle diese proaktiv!
2. Untersuche den Patienten nach *verborgenen Ursachen von Schmerz* (vgl. ➤ Abb. 3.2) und behandle diese so gut wie möglich.
3. *Wähle das Schmerz-Messinstrument,* welches zur kognitiven Situation des Patienten (sediert, agitiert usw.) am besten passt.
4. Führe eine Schmerzmessung aus und *passe die Schmerztherapie an die gemessene Schmerzintensität an.*
5. *Kontrolliere den Effekt der Therapie regelmäßig!* Evaluiere dabei auch immer wieder neu, welches Schmerz-Messinstrument für den Zustand des Patienten angemessen ist.

### Beispiel aus der Praxis

Herr Jeong (74 Jahre) wird nach einem Sturz mit seinem Elektrofahrrad mit einer Schenkelhalsfraktur in der Abteilung für Unfallchirurgie aufgenommen. Am Anfang verläuft die Genesung nach Plan. Am dritten Tag nach Implantation der Kopf-Hals-Prothese wird Herr Jeong zunehmend unruhig und ist in Ort und Zeit nicht mehr orientiert. Das tägliche Delir-Screening ist inzwischen positiv; mittels einer *DeltaScan*-Untersuchung wird polymorphe Delta-Aktivität – passend zu einer akuten Enzephalopathie – festgestellt. Bei der routinemäßigen Schmerzmessung per NRS (Numeric Rating Scale) gibt Herr Jeong keine Antwort auf die Frage, mit welcher Ziffer zwischen 0 und 10 sich sein Schmerz am besten beschreiben lässt.

**Welche Schritte unternehmen Sie jetzt?**

*Basis-Analgesie*

Bei Patienten nach schmerzhaften Eingriffen ist eine Basis-Analgesie, z. B. mit Paracetamol, nahezu immer notwendig. Sollte der Patient diese noch nicht erhalten, kann das beginnende Delir ein Ausdruck von unzureichend behandeltem postoperativen (Wund-) Schmerz sein.

*Körperliche Untersuchung*

Sie suchen nach verborgenen Schmerzursachen. So hatte Herr Jeong bereits seit dem Tag vor der Operation keinen Stuhlgang mehr. Bei sorgfältiger körperlicher Untersuchung entdecken Sie auch noch eine EKG-Elektrode am Rücken des Patienten, die einen unschönen Druckschaden verursacht hat. Sie verschreiben ein Laxans und lassen den Dekubitus des Patienten versorgen.

*Passendes Schmerz-Messinstrument*

Herr Jeong hat eine Aufmerksamkeitsstörung und kann sich nicht auf Ihre Fragen konzentrieren. In Ihrer Abteilung wird die Behavioral Pain Scale (BPS) eingesetzt. Der Gesamt-Punktwert für Gesichtsausdruck, Beweglichkeit der Arme und Vokalisation des Patienten ist 7. Ihrer Einschätzung nach hat Herr Jeong mäßige Schmerzen. Sie beschließen, zusätzlich ein nichtsteroidales Analgetikum (NSAID) zu verschreiben.

*Kontrolle des Effekts*

Bei der folgenden Routinekontrolle wirkt Herr Jeong deutlich ruhiger. Er antwortet allerdings noch nicht gerichtet auf Fragen. Die Pflegekraft beschließt, nochmals den BPS-Score zu messen. Dieser beträgt jetzt 4. Am nächsten Morgen gibt Herr Jeong viel besser Antwort auf die Fragen der Pflegekraft. Er kann jetzt auch eine Ziffer für seine Schmerzen angeben: Seine NRS ist 2/10. Die Pflegekraft und der Stationsarzt entscheiden, die begonnene Therapie vorläufig fortzusetzen.

### 3.1.7 Analgetika und Delir

Wenn wir behaupten, dass Schmerz und Delir miteinander verbunden sind, dann scheint es naheliegend, dass die Behandlung von Schmerzen auch das Delir verschwinden lässt. Es gibt allerdings auch deutliche Hinweise, dass bestimmte Analgetika, wie z. B. Opioide oder NMDA-Rezeptor-Antagonisten, ein Delir auslösen, verschlimmern oder unterhalten können.

## Opioide

Die wissenschaftliche Unterbauung für eine Wechselwirkung zwischen Opioiden und Delir kennt widersprüchliche Resultate: Bei Intensivpatienten gibt es methodologisch gute Studien, die eine starke Assoziation und selbst eine Dosis-Effekt-Beziehung (je mehr Opiate, desto wahrscheinlicher ein Auftreten von Delir) nachweisen (Dubois et al. 2001). Es gibt allerdings auch etwa eine gleich große Anzahl an Studien, die diese Assoziation nicht nachweisen konnten (Zaal et al. 2015). Bei anderen Patientengruppen scheint der Zusammenhang von Opioiden und Delir deutlicher.

Opioide sind in pharmakodynamischer Hinsicht sehr divers. Darum verursachen nicht alle Opioide dieselben Effekte im Gehirn. Nur wenige valide Studien belegen Unterschiede im Delir-Risiko zwischen den verschiedenen verfügbaren Opioiden. Allerdings zeigen Studien, dass Pethidin (auch bekannt als Meperidin) und Tramadol relevante anticholinerge Eigenschaften haben, wodurch bei ihnen das Delir-Risiko höher als bei anderen Opioiden ist. Auch scheint das Delir-Risiko bei Gebrauch der synthetischen Opioide Hydromorphon und Fentanyl niedriger zu sein als bei Gebrauch von Morphium (Swart et al. 2017).

Gerade in der perioperativen Periode muss bei Patienten mit akuten kognitiven Störungen differenzialdiagnostisch auch an das zentrale anticholinerge Syndrom (ZAS) gedacht werden. Das typische klinische Bild ist geprägt von Tachykardie, einer trockenen, roten Haut, weiten Pupillen und erhöhten Sehnenreflexen. Die Behandlung besteht vor allem aus der Gabe von Physostigmin und dem Absetzen der verursachenden Medikamente, wie z. B. Pethidin oder Tramadol.

## NMDA-Rezeptor-Antagonisten: (S-)Ketamin

Über den Beitrag von razemischem Ketamin und seinem S-Enantiomer S-Ketamin zum Entstehen eines Delirs gibt es viele Diskussionen. Diese NMDA-Rezeptor-Antagonisten, vor allem das razemische Ketamin, sind dem breiten Publikum bekannt für ihre psychomimetischen Effekte, wie z. B. Dissoziation und visuelle Halluzinationen, und werden hierdurch auch in der Partyszene gerne gebraucht. Die Wirkung von (S-)Ketamin ist komplex und divers (Miller 2005). Im zentralen Nervensystem zeigt es sowohl stimulierende als auch dämpfende Effekte. Die Substanz wurde darum auch in den verschiedensten Studien-Settings untersucht. Vor allem bei perioperativen Patienten gibt es reichlich Forschung zu S-Ketamin im Hinblick auf neuroprotektive Effekte sowie eine mögliche präventive Wirkung gegen Delir und langfristigere neurokognitive Störungen: Wenn Gehirnzellen durch Sauerstoffmangel, Trauma oder Entzündungsreaktionen beschädigt werden, tritt Glutamat aus diesen Zellen aus. Wenn ein Übermaß dieses stimulierenden Neurotransmitters an den NMDA-Rezeptoren von noch „gesunden“ Nervenzellen bindet, sterben diese ab. Man spricht dann vom sekundären Zellschaden. Eine Blockade des NMDA-Rezeptors durch (S-)Ketamin hemmt die Entwicklung dieses sekundären Zellschadens im Gehirn.

Da eine Gabe von (S-)Ketamin einerseits delirähnliche Zustände induzieren kann, aber anderseits auch den Bedarf an anderen Analgetika und Sedativa vermindert, ist die Beziehung von Delir und (S-)Ketamin sehr komplex. Wenn nämlich ein Patient aufgrund der Gabe von (S-)Ketamin weniger Opioide benötigt oder kürzer beatmet werden kann, kann dies natürlich auch wieder direkt das Risiko auf ein Delir verringern. Es gibt sogar Hinweise darauf, dass (S-)Ketamin bei postoperativen Patienten – wahrscheinlich wegen seines neuroprotektiven Effekts auf den NMDA-Rezeptor – das Risiko auf ein Delir und langfristige neurokognitive Schäden verringert (Hovaguimian et al. 2018). Wegen der psychomimetischen Effekte sollte man (S-)Ketamin allerdings bei Patienten mit bekannten Psychosen oder einem posttraumatischen Stress-Syndrom nur zurückhaltend einsetzen.



#### Antineuropathika

Häufig verschriebene Mittel gegen neuropathische und chronische Schmerzen sind die Antiepileptika Gabapentin, Pregabalin und Carbamazepin sowie das Antidepressivum Duloxetin. Bei diesen Mitteln ist unzureichend untersucht, welchen Einfluss sie auf das Delir-Risiko haben. In der perioperativen Periode können Antineuropathika eine bessere Schmerzbehandlung ermöglichen und einen opiatsparenden Effekt haben. Allerdings hat Carbamazepin ebenso eine anticholinerge Wirkung, wodurch es theoretisch auch das Entstehen eines Delirs begünstigen kann. In der Praxis wird man individuell und situativ entscheiden müssen, ob die Gabe eines Antineuropathikums sicher und sinnvoll möglich ist.

### 3.1.8 Nichtmedikamentöse Behandlung: Musik

Von allen nichtmedikamentösen Maßnahmen, die zur Vorbeugung und Behandlung von Schmerz nützlich sein können, verdient vor allem Musik eine nähere Betrachtung: Die günstigen Effekte von Musik im Sinne einer Verminderung von Angst, Schmerz, Delir und Schlafstörungen sind in verschiedenen Patientengruppen nachgewiesen (Kakar et al. 2021). Die Effekte von Musik verdeutlichen auch nochmals die gegenseitigen Wechselwirkungen von Angst, Schmerz und Delir. Strukturierte Musik-Interventionen können selbst bei beatmeten Intensivpatienten eine relevante Abnahme der Plasmakonzentration des Stresshormons Cortisol erzielen (Beaulieu-Boire et al. 2013).

Für einen optimalen Effekt muss die Musik gut auf die Vorlieben des Patienten abgestimmt sein und die Musikbehandlung auch lang genug dauern (mindestens 30 Minuten). Mit Musik kann ein Patient auch besser auf eine stressvolle oder schmerzhafte Behandlung wie eine Endoskopie oder eine Operation vorbereitet werden. Außerdem kann mit Musik, gerade auch beim Gebrauch von Kopfhörern, ein Moment von Ruhe und Besinnung in die pflegerische Tagesstruktur des Patienten eingebaut werden. Musik, die Patienten nicht angenehm finden oder die mit zu hoher Lautstärke abgespielt wird, kann allerdings auch gegenteilige Effekte haben (Kühlmann et al. 2018).

### 3.1.9 Zusammenfassung

Es gibt eine komplexe Beziehung zwischen Schmerz und Delir, wobei auch Angst, Depression und Schlafstörungen eine Rolle spielen. Schmerz kann unter anderem über die adrenerge Stressantwort und die systemische Entzündungsreaktion ein Delir hervorrufen und unterhalten. Hohes Lebensalter, Demenz und ernste systemische Erkrankungen wie

z. B. eine Sepsis machen das Gehirn empfänglich für die delirbegünstigenden Effekte von Schmerzen. Die Medikamente, die man zur Behandlung von Schmerz, Schlafstörungen, Angst und Depression einsetzt, können auch ihrerseits wiederum ein Delir auslösen und unterhalten.

Bei Patienten mit Delir muss man angepasste Messinstrumente verwenden, um Schmerzen zuverlässig messen zu können. Das Monitoring von Schmerzen ist daher direkt verbunden mit dem Monitoring des Bewusstseinsniveaus und des Delirs. Die Behandlung von Schmerzen bei Patienten mit einem empfindlichen Gehirn ist *Maßarbeit* und stark situationsabhängig. Bei Patienten mit einem erhöhten Delir-Risiko sollte man anticholinerg wirkende Analgetika wie Tramadol, Pethidin, Carbamazepin und bestimmte SSRIs lieber vermeiden.



## LITERATUR

Beaulieu-Boire G, Bourque S, Chagnon F, et al. Music and biological stress dampening in mechanically-ventilated patients at the intensive care unit ward-a prospective interventional randomized crossover trial. J Crit Care 2013; 28(4): 442–450

Chanques G, Payen J-F, Mercier G, et al. Assessing pain in non-intubated critically ill patients unable to self report: an adaptation of the Behavioral Pain Scale. Intensive Care Med 2009; 35(12): 2060–2067

DAS-Taskforce 2015, Baron R, Binder A, et al. Evidence and consensus based guideline for the management of delirium, analgesia, and sedation in intensive care medicine. Ger Med Sci 2015; 13: Doc19

De Rooij SE, Van Munster BC, Korevaar JC, Levi M. Cytokines and acute phase response in delirium. J Psychosom Res 2007; 62(5): 521–525

Devlin JW, Skobrik Y, Gelinas C, et al. Clinical Practice Guidelines for the Prevention and Management of Pain, Agitation/Sedation, Delirium, Immobility, and Sleep Disruption in Adult Patients in the ICU. Crit Care Med 2018; 46(9): e825–e873

Dubois MJ, Bergeron N, Dial S, Skobrik Y. Delirium in an intensive care unit: a study of risk factors. Intensive Care Med 2001; 27(8): 1297–1304

Fadayomi AB, Ibala R, Bilotta F, et al. A Systematic Review and Meta-Analysis Examining the Impact of Sleep Disturbance on Postoperative Delirium. Crit Care Med 2018; 46(12): e1204–e1212

Hovaguimian F, Tschopp C, Beck-Schimmer B, Puhan M. Intraoperative ketamine administration to prevent delirium or postoperative cognitive dysfunction: A systematic review and meta-analysis. Acta Anaesthesiol Scand 2018; 62(9): 1182–1193

Kakar E, Billar RJ, Van Rosmalen J, et al. Music intervention to relieve anxiety and pain in adults undergoing cardiac surgery: a systematic review and meta-analysis. Open Heart 2021; 8(1): e001474

Kolanowski A, Mogle J, Fick DM. Pain, delirium, and physical function in skilled nursing home patients with dementia. J Am Med Dir Assoc 2015; 16(1): 37–40

Kosar CM, Tabloski PA, Travison TG, et al. Effect of preoperative pain and depressive symptoms on the development of postoperative delirium. Lancet Psychiatry 2014; 1(6): 431–436

Kühlmann AY, De Rooij A, Kroese LF, et al. Meta-analysis evaluating music interventions for anxiety and pain in surgery. Br J Surg 2018; 105(7): 773–783

Maclullich AM, Ferguson KJ, Miller T. Unravelling the pathophysiology of delirium: a focus on the role of aberrant stress responses. J Psychosom Res 2008; 65(3): 229–238

Miller, RD. Miller's Anesthesia. New York: Elsevier/Churchill Livingstone, 2005. Print.

Pisani MA, D'Ambrosio C. Sleep and Delirium in Adults Who Are Critically Ill: A Contemporary Review. Chest 2020; 157(4): 977–984

Rijkenberg S, Stilma W, Bosman RJ, et al. Pain Measurement in Mechanically Ventilated Patients After Cardiac Surgery: Comparison of the Behavioral Pain Scale (BPS) and the Critical-Care Pain Observation Tool (CPOT). J Cardiothorac Vasc Anesth 2017; 31(4): 1227–1234

Sampson EL, West E, Fischer T. Pain and delirium: mechanisms, assessment, and management. Eur Geriatr Med 2020; 11(1): 45–52

Skobrik Y, Ahern S, Leblanc M, et al. Protocolized intensive care unit management of analgesia, sedation, and delirium improves analgesia and subsyndromal delirium rates. Anesth Analg 2010; 111(2): 451–463
Swart LM, Zanden V, Spies PE, et al. The Comparative Risk of Delirium with Different Opioids: A Systematic Review. Drugs Aging 2017; 34(6): 437–443
Vincent J-L, Shehabi Y, Walsh TS, et al. Comfort and patient-centred care without excessive sedation: the eCASH concept. Intensive Care Med 2016; 42(6): 962–971
Waters F, Chiu V, Atkinson A, Blom JD. Severe Sleep Deprivation Causes Hallucinations and a Gradual Progression Toward Psychosis With Increasing Time Awake. Front Psychiatry 2018; 9: 303
Yang MM, Hartley RL, Leung AA, et al. Preoperative predictors of poor acute postoperative pain control: a systematic review and meta-analysis. BMJ Open 2019; 9(4): e025091
Zaal IJ, Devlin JW, Peelen LM, Slooter AJ. A systematic review of risk factors for delirium in the ICU. Crit Care Med 2015; 43(1): 40–47
Zwakhalen SM, Hamers JP, Berger MP. The psychometric quality and clinical usefulness of three pain assessment tools for elderly people with dementia. Pain 2006; 15; 126(1–3): 210–220



## 3.2 Delir-Scores

Alexandra Stephanie Wüest, Nicolai Goettel

### 3.2.1 Hintergrund

Trotz der hohen Inzidenz in bestimmten Patientengruppen kann ein Delir im klinischen Alltag unter Umständen schwer zu diagnostizieren sein (Steiner et al. 2017). Man vermutet, dass 50–60 % aller Delirien in Akutkrankenhäusern (Collins et al. 2010; Inouye et al. 2001) aufgrund der verschiedenen Subtypen (insbesondere des hypoaktiven Delirs), der Fluktuation der Symptome, des Fehlens einer systematischen Diagnostik oder mangelnder Schulung in der Handhabung der Instrumente zur Delirerfassung unerkannt bleiben (El Hussein, Hirst und Salyers 2015). Das Nichterkennen eines Delirs kann zu schwerwiegenden Folgen wie erhöhter Mortalität, höherer Pflegebedürftigkeit und verlängerten Krankenhausaufenthalten für Betroffene führen (Inouye 2008; Marcantonio et al. 2005; O'Keeffe und Lavan 1997). Einige Studien weisen jedoch darauf hin, dass die Entwicklung eines Delirs in bis zu 40 % der Fälle vermeidbar ist (Godfrey et al. 2013; Inouye et al. 1999; Strijbos et al. 2013). Hierfür ist entscheidend, dass prädisponierende Faktoren (vgl. ➤ Kapitel 2) erfasst werden, um präventive Strategien einsetzen zu können bzw. zeitnah eine Delirdiagnostik zu ermöglichen (Goettel und Steiner 2013).

Der *Goldstandard* zur Diagnose des Delirs basiert auf den Kriterien der International Statistical Classification of Diseases and Related Health Problems (ICD-11; World Health Organization 2022) und des Diagnostic and Statistical Manual of Mental Disorders (DSM-5; American Psychiatric Association 2013) (Roos und Goettel 2020). In den letzten 30 Jahren wurde eine Vielzahl von Instrumenten zur Delirdiagnostik entwickelt, um mit einem relativ geringen Personal- und Zeitaufwand betroffene Patienten zu identifizieren. Für die klinische Routine stehen mittlerweile zuverlässige Delirscreening- sowie Assessment-Instrumente zur Verfügung (Barr et al. 2013; Bernasconi und Goettel 2020; Vasilevskis et al. 2011). Sie unterstützen die Diagnose des Delirs durch die Feststellung der Leitsymptome. Aufgrund der typischerweise fluktuierenden Symptomatik des Delirs (vgl. ➤ Kapitel 1) sollten die verschiedenen Instrumente generell über einen Zeitraum von mindestens 24 Stunden angewendet werden. Pflegefachpersonen nehmen – durch den ausgeprägten Patientenkontakt in ihrer Berufsgruppe – eine Schlüsselrolle in der Delirdiagnostik ein. Für die Auswahl eines geeigneten Instruments können die Patientenpopulation, Umgebungsumstände und der professionelle Hintergrund des Untersuchenden maßgeblich sein (Savaskan und Hasemann 2017).

### 3.2.2 Übersicht: Instrumente zur Delirdiagnostik



Die nachfolgend aufgeführten Instrumente unterscheiden sich unter anderem hinsichtlich der zu beobachtenden Delir-Symptome, der Anwendbarkeit und der Erhebungsdauer sowie der Sensitivität und Spezifität der einzelnen Tests (Olbert et al. 2018). ➤ Tab. 3.1 zeigt einen zusammenfassenden Überblick über die Instrumente zur Delirdiagnostik.

### 3.2.3 Screening-Instrumente

Ein Delirscreening stellt den ersten Schritt im diagnostischen Prozess dar und dient der Identifikation von Risikopatienten. Sowohl Screening- als auch Assessment-Instrumente haben zum Ziel, einen Handlungsbedarf (Prävention und Therapie) aufzudecken (Reuschenbach und Mahler 2011). Einige Screening-Instrumente sind speziell auf verschiedene medizinische Bereiche (Akutkrankenhäuser, Intensivstationen, Alters- und Pflegeheime) abgestimmt.

Zu den bekanntesten Screening-Instrumenten für die Intensivmedizin zählt die **Intensive Care Delirium Screening Checklist (ICDSC)** (Bergeron et al. 2001), welche auch in vielen Leitlinien empfohlen wird. Das Instrument wurde für das Pflegepersonal auf Intensivstationen erstellt und kann ohne besondere Kenntnisse im Bereich Delir eingesetzt werden. Die ICDSC basiert auf den DSM-IV-Kriterien und setzt sich aus 8 Beurteilungskriterien mit detaillierten Hinweisen zusammen. Hierzu zählen: 1. veränderte Bewusstseinslage, 2. Aufmerksamkeitsstörungen, 3. Desorientierung, 4. Halluzinationen/Wahnvorstellungen/Psychose, 5. psychomotorische Erregung oder Retardierung, 6. unangemessene Sprechweise/Sprache oder Gemütszustand, 7. gestörter Schlaf-wach-Rhythmus sowie 8. fluktuierender Verlauf der Symptome. Zur Beurteilung der Kriterien werden die Beobachtungen innerhalb von 8 bis 24 Stunden zusammengetragen. Das Instrument ist insbesondere für intubierte und mechanisch beatmete Intensivpatienten geeignet.

Die **Nursing Delirium Screening Scale (Nu-DESC)** (Gaudreau et al. 2005) eignet sich ebenfalls für den Einsatz auf der Intensivstation. Das auf den DSM-IV-Kriterien basierende Instrument wurde für das Pflegepersonal entwickelt und besteht aus insgesamt 5 Items: 1. Desorientierung, 2. unangemessenes Verhalten, 3. unangemessene Kommunikation, 4. Halluzinationen sowie 5. psychomotorische Retardierung. Die Einschätzung basiert auf 3 Beobachtungszeitpunkten innerhalb von 24 Stunden. Bei Patienten auf der Intensivstation sollte nebst dem Delirscreening auch das Niveau der Sedierung erfasst werden, da dies die Testergebnisse beeinflussen kann (Bernasconi und Goettel 2020).

Der **Delirium Detection Score (DDS)** (Otter et al. 2005) wurde ebenfalls für die Anwendung auf Intensivstationen entwickelt. Beim DDS handelt es sich um eine modifizierte Version des *Clinical Withdrawal Assessment for Alcohol Scale (CIWA-Ar)* (Sullivan et al. 1989). Mit dem Screening-Instrument werden 8 Kriterien beurteilt: 1. Orientiertheit,

**Tab. 3.1** Übersicht: Screening- und Assessment-Instrumente bei Delir (Quelle: Eigene Darstellung)

| Instrument | Items/ Kriterien/ Beurteilung | Zeitaufwand | Sensitivität (%) | Spezifität (%) | Bemerkungen |
|---|---|---|---|---|---|
| **ICDSC** | • 8 Kriterien<br>• Verdacht auf subsyndromales Delir bei Schwellenwert (Punktsumme) 1–3<br>• Hinweis auf Delir bei Schwellenwert (Punktsumme) ≥ 4 | • Beobachtungszeitraum: 1 Schicht<br>• Dokumentation: 1 Minute | 64–99 | 61–88 | • Ermöglicht Erkennung eines subsyndromalen Delirs<br>• Speziell für Intensivstation<br>• In verschiedenen Sprachen, u. a. deutschsprachige Version (Radtke et al. 2009), verfügbar |
| **Nu-DESC** | • 5 Items<br>• Hinweis auf Delir bei Schwellenwert (Punktsumme) ≥ 2 | • Beobachtungszeitraum: 1 Schicht<br>• Dokumentation: 1 Minute | 83 | 81 | • Weiterentwicklung der Confusion Rating Scale (CRS)<br>• Deutschsprachige Version (Lütz et al. 2008) verfügbar |
| **DDS** | • 8 Kriterien<br>• Hinweis auf behandlungsbedürftiges Delir bei Schwellenwert (Punktsumme) ≥ 8 | • Ca. 1–2 Minuten | 69 | 75 | • Instrument kann ohne umfangreiche Schulung verwendet werden<br>• Deutschsprachige Version (Sander et al. 2006) verfügbar |
| **NEECHAM** | • 9 Items<br>• Max. Punktsumme = 30<br>• 0–19 Punkte = moderate bis schwere Verwirrtheit<br>• 20–24 Punkte = mildes oder sich bereits entwickelndes Delir<br>• 25–30 Punkte = „nicht verwirrt" | • 8–10 Minuten | 95–100 | 75–100 | • Ermöglicht Schweregradeinteilung des Verwirrtheitszustandes<br>• Bei der Entwicklung wurde besonders darauf geachtet, dass die Pflegepersonen keine zusätzliche Fachausbildung in Geriatrie oder Psychiatrie benötigen |

**Tab. 3.1** Übersicht: Screening- und Assessment-Instrumente bei Delir (Quelle: Eigene Darstellung) *(Forts.)*

| Instrument | Items/ Kriterien/ Beurteilung | Zeitaufwand | Sensitivität (%) | Spezifität (%) | Bemerkungen |
|---|---|---|---|---|---|
| **DOS** | • 13 Items<br>• Hinweis auf Delir bei Schwellenwert (Punktsumme) ≥ 3 | • Beobachtungszeitraum: 1 Schicht<br>• Dokumentation: 1 Minute | 81.8–100 | 76.6–96.6 | • Beobachtungen können während der üblichen Pflegemaßnahmen festgehalten werden<br>• Deutschsprachige Version (Hasemann et al. 2007) verfügbar |
| **4AT** | • 4 Kriterien<br>• Hinweis auf Delir bei Schwellenwert (Punktsumme) ≥ 4 | • < 2 Minuten | 90 | 84 | • Kein besonderes Training notwendig<br>• In verschiedenen Sprachen, u. a. deutschsprachige Version (https://www.the4at.com/4at-deutsche), verfügbar |
| **RADAR** | • 3 Items<br>• Hinweis auf Delir, wenn mind. 1 Item mit „Ja" beantwortet wurde | • Beobachtungszeitraum: 1 Schicht<br>• Dokumentation: < 1 Minute | 73 | 67 | • Deutschsprachige Version (Wetzlmair und Steininger 2017) verfügbar |
| **I-AGed-D** | • 10 Items<br>• Hinweis auf Delir bei Schwellenwert (Punktsumme) > 4 | • Einige Minuten | 70–88.9 | 66.7–100 | • Fremdbeurteilungsverfahren |
| **CAM** | • Kurzversion: 4 Kriterien (findet am häufigsten im klinischen Alltag Anwendung)<br>• Langversion: 9 Kriterien | • 5–10 Minuten | 86 | 93 | • Benötigt strukturiertes Interview<br>• Benötigt Training<br>• Dichotomes Resultat: Delir ja/nein<br>• In verschiedenen Sprachen, u. a. deutschsprachige Version (Bickel 2007), verfügbar<br>• Mehrere modifizierte Versionen für verschiedene Settings verfügbar |

**Tab. 3.1** Übersicht: Screening- und Assessment-Instrumente bei Delir (Quelle: Eigene Darstellung) *(Forts.)*

| Instrument | Items/ Kriterien/ Beurteilung | Zeitaufwand | Sensitivität (%) | Spezifität (%) | Bemerkungen |
|---|---|---|---|---|---|
| **CAM-ICU** | • 4 Kriterien | • Beobachtungszeitraum: mind. 1 Mal innerhalb von 24 Stunden<br>• 1–2 Minuten | 81 | 96 | • Verwendet den CAM-Diagnosealgorithmus in leicht adaptierter Form<br>• Benötigt strukturiertes Interview<br>• Benötigt Training<br>• Dichotomes Resultat: Delir ja/nein<br>• Speziell für Intensivstation<br>• Einsatz bei intubierten und mechanisch beatmeten Patienten möglich<br>• In verschiedenen Sprachen, u. a. deutschsprachige Version (Günther et al. 2009), verfügbar |
| **3D-CAM** | • 4 Kriterien (beurteilt mittels 10 objektiven Items und 10 beobachtenden Items) | • 3 Minuten | 95 | 94 | • Verwendet den CAM-Diagnosealgorithmus<br>• Benötigt strukturiertes Interview<br>• Benötigt geringes Training<br>• Dichotomes Resultat: Delir ja/nein<br>• Deutschsprachige Version (Olbert et al. 2018) verfügbar |
| **mCAM-ED** | • 4 Kriterien (mittels 2-stufigen Vorgehens erfasst) | • 3–7 Minuten | 90 | 98 | • Verwendet eine adaptierte Form des CAM-Diagnosealgorithmus<br>• Benötigt strukturiertes Interview<br>• Benötigt Training<br>• Speziell für Notaufnahme<br>• Dichotomes Resultat: Delir ja/nein |
| **bCAM** | • 4 Kriterien (mittels 7 Items erfasst) | • < 2 Minuten für die Durchführung des Interviews sowie die Bewertung | 78–84 | 96–97 | • Verwendet den CAM-Diagnosealgorithmus<br>• Benötigt strukturiertes Interview<br>• Benötigt Training<br>• Dichotomes Resultat: Delir ja/nein |

**Tab. 3.1** Übersicht: Screening- und Assessment-Instrumente bei Delir (Quelle: Eigene Darstellung) *(Forts.)*

| Instrument | Items/ Kriterien/ Beurteilung | Zeitaufwand | Sensitivität (%) | Spezifität (%) | Bemerkungen |
|---|---|---|---|---|---|
| **FAM-CAM** | • 4 Kriterien (mittels 11 Items erfasst) | • Ca. 5 Minuten | 86 | 98 | • Fremdbeurteilung, kann persönlich, telefonisch oder elektronisch erfolgen<br>• Für klinische Beurteilung und Forschungszwecke<br>• Verwendet den CAM-Diagnosealgorithmus<br>• Dichotomes Resultat: Delir ja/nein |
| **CAM-S** | • Kurzversion: 4 Kriterien (0 bis max. 7 Punkte möglich)<br>• Langversion: 10 Kriterien (0 bis max. 19 Punkte möglich)<br>• Beurteilung durch Summenbildung: Hohe Werte zeigen ein schwereres Delir an | • Kurzversion: 5 Minuten<br>• Langversion: 10 Minuten | 86 | 93 | • Beurteilung des Schweregrades des Delirs ist möglich<br>• Sollte zusätzlich zum CAM-Diagnosealgorithmus verwendet werden<br>• Liefert keine Delirdiagnose |
| **DRS-R-98** | • 16 Items (3 bzgl. Diagnose, 13 bzgl. Schweregrad)<br>• Beurteilung durch Summenbildung (max. für Schweregrad-Items = 39 Punkte); max. Gesamtpunktzahl = 46<br>• Höhere Werte zeigen ein schwereres Delir an | • 20–30 Minuten für die Beurteilung und 1–2 Stunden für die Informationsgewinnung | 93 | 89 | • Benötigt strukturiertes Interview<br>• Benötigt Training<br>• Liefert Diagnose sowie Schweregrad des Delirs<br>• Alle vorhandenen Informationsquellen (Pflege, Familie, Krankengeschichte) sollten zusätzlich zur Untersuchung des Patienten berücksichtigt werden |

**Tab. 3.1** Übersicht: Screening- und Assessment-Instrumente bei Delir (Quelle: Eigene Darstellung) *(Forts.)*

| Instrument | Items/ Kriterien/ Beurteilung | Zeitaufwand | Sensitivität (%) | Spezifität (%) | Bemerkungen |
|---|---|---|---|---|---|
| **MDAS** | • 10 Items<br>• Summenbildung (max. Gesamtpunktzahl = 30)<br>• Höhere Werte zeigen ein schwereres Delir an<br>• Hinweis auf Delir bei Schwellenwert (Punktsumme) ≥ 13 | • 10 Minuten (plus 15–30 Minuten, um medizinische Unterlagen zu prüfen und mit Mitarbeitern und Familienmitgliedern zu sprechen) | 65 | 94 | • Liefert Diagnose sowie Schweregrad des Delirs<br>• In verschiedenen Sprachen, u. a. deutschsprachige Version (Harbeck-Seu et al. 2010), verfügbar |

4AT = 4A-Test; bCAM = Brief Confusion Assessment Method; CAM = Confusion Assessment Method; CAM-ICU = Confusion Assessment Method Intensive Care Unit; CAM-S = Confusion Assessment Method – Severity; DDS = Delirium Detection Score; 3D-CAM = 3-minute Diagnostic Interview for CAM-defined Delirium; DOS = Delirium Observation Scale; DRS-R-98 = Delirium Rating Scale Revised 98; FAM-CAM = Family Confusion Assessment Method; I-AGed-D = Informant Assessment of Geriatric Delirium Scale; ICDSC = Intensive Care Delirium Screening Checklist; mCAM-ED = Modified Confusion Assessment Method for the Emergency Department; MDAS = Memorial Delirium Assessment Scale; NEECHAM = Neelon and Champagne Confusion Scale; Nu-DESC = Nursing Delirium Screening Scale; RADAR = Recognizing Acute Delirium As part of your Routine Scale

2. Halluzinationen, 3. Agitation, 4. Angst, 5. Krampfanfälle, 6. paroxysmales Schwitzen, 7. veränderter Schlaf-wach-Rhythmus und 8. Tremor.

Die **NEElon and CHAMpagne Confusion Scale (NEECHAM)** (Neelon et al. 1996) wurde für Pflegekräfte auf Allgemeinstationen im Akutkrankenhaus entwickelt. Die Skala ist auch für die Verwendung auf Intensivstationen validiert (Immers, Schuurmans und van de Bijl 2005). Die NEECHAM Confusion-Skala basiert auf Beobachtungen des Pflegepersonals und enthält 9 Items, unterteilt in 3 Subskalen (Verarbeitung, Verhalten und physiologische Kontrolle). Die Skala ist nicht an die internationalen Klassifikationssysteme angelehnt, erlaubt jedoch eine Schweregradeinteilung des Delirs.



Bei der **Delirium Observation Screening Scale (DOS)** (Schuurmans, Shortridge-Baggett und Duursma 2003) handelt es sich ebenfalls um eine Skala zur Anwendung im Pflegebereich. Beurteilt werden verbale und nonverbale Verhaltensweisen. Die DOS-Skala beruht auf den DSM-IV-Kriterien. Eine Modifizierung der DOS-Originalversion (Kürzung von 25 auf 13 Items) wurde erstmalig von Wong und Mitarbeitern beschrieben (Wong et al. 2010).

Der **4A-Test (4AT)** (MacLullich, Ryan und Cash 2014) ist ein Screening-Instrument zur relativ raschen Ersteinschätzung des Delirs und anderen unspezifischen kognitiven Einschränkungen. Das Instrument basiert auf den DSM-5-Kriterien und setzt sich aus 4 Items zusammen. Beurteilt werden 1. Wachheit, 2. Orientierung (mittels *4-item Abbreviated Mental Test [AMT4]*) (Schofield et al. 2010), 3. Aufmerksamkeit (mittels *Months Backward Test [MBT]*) (Katzman et al. 1983; Meagher et al. 2015) sowie 4. Fluktuation der Symptomatik. Die Beurteilung der Wachheit, der Orientierung und der Aufmerksamkeit basiert ausschließlich auf der Beobachtung des Patienten zum Zeitpunkt der Untersuchung. Die Einschätzung der Fluktuation der Symptomatik erfordert Informationen aus anderen Quellen (z. B. der Anamnese, den Informationen von medizinischem Personal, Arztbriefen und Verlaufsdokumentationen). Der 4AT kann von medizinischem Fachpersonal ohne spezielle Ausbildung durchgeführt werden. Es wird aber ein Grundwissen über das Delir vorausgesetzt.

Ein weiteres Screening-Instrument, das mit einer äußerst kurzen Erhebungszeit hervorsticht, ist die **Recognizing Acute Delirium As part of your Routine Scale (RADAR)** (Voyer et al. 2015). Die Skala, basierend auf DSM-IV-TR, besteht aus 3 einfach zu beobachtenden Items (Ja/Nein). Das Pflegepersonal beurteilt die 3 Items während der Medikamentenverabreichung oder Vitalzeichenkontrolle. Es werden keine weiteren medizinischen Daten oder Informationen von Angehörigen benötig. RADAR eignet sich für den Einsatz im Bereich der Akut- und Langzeitpflege. Nach Übersetzung des Originals liegt eine deutschsprachige Version (RADAR-A) für die Pflegepraxis vor (Wetzlmair und Steininger 2017).

Für das Delir-Screening bei geriatrischen stationären Patienten bietet sich die **Informant Assessment of Geriatric Delirium Scale (I-AGed-D)** (Rhodius-Meester et al. 2013) als Fremdbeurteilungsinstrument an. Das Instrument, bestehend aus 10 Items, ermöglicht eine Einschätzung von verändertem Verhalten in den letzten Tagen durch Angehörige oder Pflegekräfte. Beurteilt werden Verhaltensweisen bei plötzlicher Verwirrung.

### 3.2.4 Assessment-Instrumente

Im Vergleich zu den Screening-Instrumenten dient ein Assessment-Instrument der definitiven Diagnose eines Delirs. Assessment-Instrumente sind meist zeitintensiver und erfordern häufig eine intensivere Schulung für den Untersuchenden (Reuschenbach und Mahler 2011). Nachfolgend wird eine Auswahl an interprofessionell einsetzbaren Assessment-Instrumenten dargestellt.

3

Die **Confusion Assessment Method (CAM)** (Inouye et al. 1990) zählt wegen ihrer Genauigkeit und Benutzerfreundlichkeit zu den weitverbreitetsten Instrumenten in der Delirdiagnostik. Die CAM basiert auf den DSM-III-R-Kriterien und wurde ursprünglich für nicht psychiatrisch ausgebildete Ärztinnen und Ärzte entwickelt. Mithilfe dieses Instruments kann ein Delir rasch, zuverlässig und in standardisierter Art und Weise, sowohl im klinischen Bereich als auch für Forschungszwecke, identifiziert werden. Es existiert eine Langversion (9 Kriterien) und eine Kurzform (4 Kriterien). Die Langversion der CAM erfasst die Symptome: 1. akuter Beginn, 2. Unaufmerksamkeit, 3. desorganisiertes Denken, 4. veränderter Bewusstseinszustand, 5. Desorientierung, 6. Gedächtnisstörungen, 7. Wahrnehmungsstörungen, 8. psychomotorische Unruhe oder Retardierung sowie 9. veränderter Schlaf-wach-Rhythmus. Die Anwendung erfordert ein strukturiertes Vorgehen. Die CAM beurteilt delirante Patienten auf Basis eines Gesprächs mit der untersuchenden Person sowie einer kurzen objektiven kognitiven Leistungserfassung. Die Kurzform der CAM basiert auf den 4 Hauptmerkmalen des Delirs. Für die Diagnose eines Delirs müssen demnach folgende Kriterien erfüllt sein: 1. akuter Beginn und fluktuierender Verlauf, 2. Aufmerksamkeitsstörung sowie entweder 3. formale Denkstörung oder 4. veränderte Bewusstseinslage. Es gibt verschiedene Versionen der CAM, welche die Anwendung im klinischen Alltag erleichtern. So stehen für Intensivstationen, Normalstationen und Notaufnahmen mehrere modifizierte und operationalisierte Formen der CAM zur Verfügung.

Die **Confusion Assessment Method for the ICU (CAM-ICU)** (Ely et al. 2001) ist eine modifizierte Version für die Intensivstation und für den Einsatz bei intubierten und mechanisch beatmeten Patienten gedacht (Schulz und Goettel 2020). Die Anwendung einer CAM-ICU setzt eine nicht zu tiefe Sedierung voraus. Zur Beurteilung von intubierten und beatmeten Patienten wurden die 4 Kriterien des CAM-Diagnosealgorithmus leicht adaptiert: 1. Akuter Beginn und fluktuierender Verlauf werden mittels Beobachtung beurteilt. 2. Aufmerksamkeit wird anhand eines kurzen Tests überprüft. Dazu wird ein Wort (*„Ananasbaum“*) buchstabiert, wobei der Patient angehalten ist, bei jedem „A“ die Hand zu drücken. Bis zu 2 Fehler durch den Patienten sind erlaubt. 3. Bewusstseinsveränderung wird mit der aktuellen RASS (*Richmond Agitation and Sedation Scale* [Sessler et al. 2002]) ermittelt und das Vorhandensein einer 4. formalen Denkstörung mittels Comprehension Test (Hart et al. 1996) evaluiert. Dabei werden 4 einfach zu beantwortende Ja/Nein-Fragen (z. B. „Schwimmt ein Stein auf dem Wasser?“) gestellt, welche per Kopfnicken, Handdrücken oder Augenzwinkern beantwortet werden können. Ferner wird der Patient gebeten, so viele Finger hochzuheben, wie ihm gezeigt wurden (mit der rechten und mit der linken Hand). Hier ist ein Fehler erlaubt. Ein Delir wird diagnostiziert, wenn die Kriterien 1, 2 und 3 oder 1, 2 und 4 positiv ausgefallen sind.

Das **3-minute Diagnostic Interview for CAM-defined Delirium (3D-CAM)** (Marcantonio et al. 2014) ist ein geeignetes Instrument für die rasche Einschätzung des deliranten Zustandes. Das 3D-CAM basiert ebenfalls auf dem CAM-Diagnosealgorithmus und ermöglicht eine Delirdiagnostik innerhalb von 3 Minuten. Für die Erfassung der 4 Kriterien des CAM-Diagnosealgorithmus werden sowohl objektive Messungen (10 Items) als auch klinische Beobachtungen (10 Items) herangezogen. Die objektive Messung setzt sich aus einer adaptierten Kombination von konkreten Fragen zusammen. Es steht eine deutsche Version des 3D-CAM zur Verfügung (Olbert et al. 2018).

Mit der **Modified Confusion Assessment Method for the Emergency Department (mCAM-ED)** (Grossmann et al. 2014) liegt ein weiteres auf der Basis der CAM modifiziertes Assessment-Instrument speziell für die Notaufnahme vor. Die mCAM-ED verwendet ein zweistufiges Verfahren: 1. Screening auf eine Aufmerksamkeitsstörung, welches mit dem *Months Backward Test (MBT)* (Katzman et al. 1983; Meagher et al. 2015) durchgeführt wird; 2. Delir-Assessment, basierend auf einem strukturierten Interview mit Fragen aus dem *Mental Status Questionnaire (MSQ)* (Kahn et al. 1960) zur Feststellung einer akuten Veränderung des mentalen Status und dem *Comprehension Test* (Hart et al. 1996), um eine formale Denkstörung zu erkennen. Die Beurteilung des fluktuierenden Verlaufs basiert auf Beobachtungen.

Die **Brief Confusion Assessment Method (bCAM)** (Han et al. 2013) ist eine Modifikation der CAM-ICU, die außerhalb der Intensivstation Anwendung findet. Das Instrument eignet sich für nicht psychiatrisch geschulte Ärztinnen und Ärzte. Die bCAM stützt sich, wie auch der CAM-ICU, auf den CAM-Diagnosealgorithmus und somit auf die 4 kardinalen Merkmale des Delirs. Obwohl bCAM und CAM-ICU sehr ähnlich sind, gibt es einen wesentlichen Unterschied: Anstelle des Buchstabentests, welcher in der CAM-ICU verwendet wird, führt die bCAM für die Feststellung einer Aufmerksamkeitsstörung den MBT in gekürzter Form (Dezember bis Juli) durch; eine Aufmerksamkeitsstörung ist bei mehr als einem Fehler vorhanden.

Als Fremdbeurteilungsinstrument steht die **Family Confusion Assessment Method (FAM-CAM)** (Steis et al. 2012) zur Verfügung. Mit der FAM-CAM beurteilt ein Angehöriger, eine Betreuungsperson oder auch eine Pflegeperson anhand von 11 Fragen den mentalen und kognitiven Zustand des Patienten. Die Fremdbeurteilung kann persönlich, telefonisch oder elektronisch durchgeführt werden. Das Instrument kann sowohl in der klinischen Praxis als auch in der Forschung eingesetzt werden. Die FAM-CAM sollte jedoch nicht als unabhängiges Diagnoseinstrument verwendet werden. Vielmehr sollte nach einem positiven Ergebnis der FAM-CAM eine detailliertere Beurteilung des Patienten erfolgen.

Die bisher vorgestellten Assessment-Instrumente haben ausnahmslose dichotome Ergebnisse: Delir Ja/Nein. Der Schweregrad eines Delirs kann mittels der **Confusion Assessment Method – Severity (CAM-S)** erfasst werden. Das Instrument stellt lediglich ein Mittel zur Quantifizierung der Intensität von Delir-Symptomen dar und liefert keine Delir-Diagnose. Die CAM-S ist daher zusätzlich zur ursprünglichen CAM zu verwenden. Das Instrument ist in einer Lang- und Kurzversion erhältlich. Die CAM-S-Kurzversion ist für die Verwendung mit der Kurzform der CAM vorgesehen (Inouye et al. 2014).

Ein weiteres Instrument, das die Beurteilung des Schweregrades eines Delirs erlaubt, ist die **Delirium Rating Scale Revised 98 (DRS-R-98)** (Trzepacz et al. 2001). Die DRS-R-98, basierend auf den DSM-IV-Kriterien, ist eine überarbeitete Version der DRS von 1988 (Trzepacz, Baker und Greenhouse 1988). Die DRS-R-98 besteht aus 16 Items. 3 Items (Beginn der Symptome, Fluktuation der Symptome und körperliche Störungen) dienen der Diagnosestellung und 13 Items der Bestimmung des Schweregrades. Zusätzlich zur eigentlichen Untersuchung werden alle verfügbaren Informationsquellen zur Beurteilung

der einzelnen Items herangezogen, einschließlich Informationen von Familie, Besuchern, Krankenhauspersonal, Ärzten und Krankenakten. Das Instrument bietet sich sowohl für die Erstbeurteilung als auch für wiederholte Messungen der Symptomstärke eines Delirs an. Für den klinischen Alltag ist die DRS-R-98 unter Umständen zu zeitaufwendig und findet daher hauptsächlich in der klinischen Forschung Anwendung (Inouye et al. 2014).
Die **Memorial Delirium Assessment Scale (MDAS)** (Breitbart et al. 1997) wurde ebenfalls entwickelt, um ein Delir zu diagnostizieren und den entsprechenden Schweregrad einzuteilen. Das Instrument, bestehend aus 10 Items, integriert Verhaltensbeobachtungen und objektive kognitive Tests. Nicht erfasst werden bei der MDAS der akute Beginn oder ein fluktuierender Verlauf. Die MDAS basiert auf dem DSM-IV und früheren oder alternativen Klassifikationssystemen (z. B. DSM-III, DSM III-R, ICD-9).



### 3.2.5 Instrumente zur Erfassung vorbestehender kognitiver Symptome

Neben höherem Alter zählt eine vorbestehende kognitive Beeinträchtigung zu den wichtigsten prädisponierenden Faktoren für ein Delir, weshalb deren Erfassung sinnvoll ist. Anerkannte Testverfahren sind unter anderem **MMSE** (Folstein, Robins und Helzer 1983), **MoCA** (Nasreddine et al. 2005; Thomann et al. 2018; Thomann et al. 2020), **MSQ** (Kahn et al. 1960), **DemTect** (Kalbe et al. 2004) und **CDT** (Shulman et al. 1993).
Die **Mini-Mental State Examination (MMSE)** (Folstein, Robins und Helzer 1983) ist eines der weitverbreitetsten Screening-Instrumente zur Erfassung kognitiver Beeinträchtigung. Die MMSE ist zur Erstbeurteilung eines Patienten wie auch zur Verlaufskontrolle im klinischen Alltag geeignet. Der Test wird in Form eines Interviews durchgeführt (ca. 10–15 Minuten) und besteht aus 30 Items, die sich aus Fragen und Handlungsaufgaben zusammensetzen. Mit dem Screening-Verfahren werden zentrale kognitive Funktionen wie zeitliche und räumliche Orientierung, Merk- und Erinnerungsfähigkeit, Aufmerksamkeit, Sprache und Sprachverständnis sowie Lesen, Schreiben, Zeichnen und Rechnen überprüft.
Der **Montreal Cognitive Assessment Test (MoCA)** (Nasreddine et al. 2005; Thomann et al. 2018; Thomann et al. 2020) ist ein weiteres Screening-Instrument für leichte kognitive Störungen, ebenfalls bestehend aus 30 Items. Es werden verschiedene Teilaspekte einer kognitiven Funktionsstörung wie Aufmerksamkeit und Konzentration, Exekutivfunktionen, Gedächtnis, Sprache, visuokonstruktive Fähigkeiten, konzeptuelles Denken, Rechnen und Orientierung erfasst. Die Durchführung (ca. 10 Minuten) erfolgt analog der MMSE als Interview.
Der **Mental Status Questionnaire (MSQ)** (Kahn et al. 1960) bietet eine kurze (in wenigen Minuten) objektive und quantitative Messung der kognitiven Leistungsfähigkeit älterer Menschen. Das Instrument, bestehend aus 10 Items, deckt mittels Fragen die Orientierung zu Zeit, Ort und Person sowie das Allgemeinwissen ab.
Der **Dementia Detection Test (DemTect)** (Kalbe et al. 2004) zielt darauf ab, eine eventuell vorhandene Demenzerkrankung zu erkennen. Der DemTect wird in einer mündlichen und schriftlichen Befragung durchgeführt (ca. 8–10 Minuten). Er enthält 5 Aufgaben zu folgenden kognitiven Funktionen: verbales Gedächtnis, Wortflüssigkeit, intellektuelle Flexibilität und Aufmerksamkeit.

Der **Uhren-Zeichen-Test (Clock Drawing Test, CDT)** (Shulman et al. 1993) ist ein weiteres schnelles Screening-Verfahren (ca. 2–5 Minuten) zur Prüfung der Visuokonstruktion. Visuokonstruktion ist die Fähigkeit, ein komplexes Muster (in diesem Fall ein Ziffernblatt mit einer bestimmten Zeitangabe) zu erfassen und zu reproduzieren. Der Uhren-Zeichen-Test existiert in verschiedenen Varianten (Sunderland et al. 1989; Shulman et al. 1993). In der Praxis wird der CDT häufig in Kombination mit einem weiteren Test zur Demenzdiagnostik (MMSE, DemTect) angewandt.
Mittlerweile werden zur Objektivierung kognitiver Fähigkeiten vermehrt *computergestützte neurokognitive Testbatterien* verwendet. Computergestützte Testbatterien haben im Vergleich zu papierbasierten Testbatterien viele Vorteile, z. B. Elimination untersucherabhängiger Unterschiede (Elwood 2001), direkte Verfügbarkeit der Ergebnisse ohne manuelle Auswertung etc. Beim **CogCheck** handelt es sich um eine Anwendung, bei welcher Patienten selbstständig Aufgaben auf einem Tablet-Computer durchführen (ca. 22 Minuten). Der CogCheck zielt darauf ab, das individuelle Risiko für postoperative neurokognitive Störungen (z. B. Delir) eines chirurgischen Patienten zu beurteilen. Er erfasst anhand sprachfreier kognitiver Tests die zeitliche Orientierung, das episodische Gedächtnis, die Aufmerksamkeitsspanne sowie die exekutive Funktion (Monsch et al. 2019).
An dieser Stelle muss erwähnt werden, dass Sprachkenntnisse, ausreichende feinmotorische Fähigkeiten (Zeichnen), Lesefähigkeiten und ein ausreichendes Seh- und Hörvermögen zur Durchführung der oben aufgeführten Screening-Verfahren erforderlich sind. Die aufgeführten Testverfahren ermöglichen lediglich eine grobe Einschätzung kognitiver Defizite und *können eine ausführliche Diagnostik nicht ersetzen!* Zur Überprüfung einer auffälligen Messung sollte eine umfassende neuropsychologische Untersuchung erfolgen. Ferner sollten für eine korrekte Beurteilung der Testergebnisse sprachspezifische und demografisch-korrigierte Normwerte verwendet werden, da die Testleistung durch kulturelle Unterschiede sowie Alter, Ausbildung und Geschlecht eines Individuums beeinflusst wird.

### 3.2.6 Implikationen für die Praxis

Aufgrund der hohen Prävalenz des Delirs in verschiedenen medizinischen und pflegerischen Bereichen wird in aktuellen internationalen Richtlinien ein Routinescreening empfohlen (Chow et al. 2012; „S3-Leitlinie. Analgesie, Sedierung und Delirmanagement in der Intensivmedizin“, vgl. DGAI et al. 2021). Für die klinische Praxis stehen hierzu zahlreiche Screening- und Assessment-Instrumente zur Verfügung. Die Instrumente können zur Identifikation einer bestimmten Delirsymptomatik, bei der Bewertung des klinischen Verlaufs eines Delirs und bei der Beurteilung der Wirksamkeit verschiedener therapeutischer Interventionen unterstützend wirken. Screening-Instrumente basieren meist auf subjektiven Beobachtungen. Dies kann zu falsch-positiven Ergebnissen führen. Hingegen folgen Assessment-Instrumente meist einem vordefinierten Diagnosealgorithmus, was zu einer objektiveren Einschätzung beiträgt. Für die richtige Anwendung dieser Instrumente ist eine entsprechende Schulung meist unabdingbar. Ein weiterer Schritt zu einem objektiven Monitoring könnte die EEG-Diagnostik werden (siehe ➤ Kapitel 3.3).

3

## LITERATUR

American Psychiatric Association: Diagnostic and Statistical Manual of Mental Disorders, Fifth Edition. Arlington, VA: American Psychiatric Association, 2013

Barr J, Fraser GL, Puntillo K, Ely EW, Gélinas C, Dasta JF, […] & Jaeschke R. Clinical practice guidelines for the management of pain, agitation, and delirium in adult patients in the intensive care unit. Critical care medicine, 2013; 41(1): 263–306

Bergeron N, Dubois MJ, Dumont M, Dial S, & Skrobik Y. Intensive Care Delirium Screening Checklist: evaluation of a new screening tool. Intensive care medicine, 2001; 27(5): 859–864

Bernasconi GF, Goettel N. Epidemiologie des Delirs: Teil 1 – Delir bei hospitalisierten Patienten. Swiss J Psychiatr Neurol, 2020; 4: 31–36

Bickel H. Deutsche Version der Confusion Assessment Method (CAM) zur Diagnose eines Delirs. Psychosomatik und Konsiliarpsychiatrie, 2007; 1(3): 224–228

Breitbart W, Rosenfeld B, Roth A, Smith MJ, Cohen K, & Passik S. The memorial delirium assessment scale. Journal of pain and symptom management, 1997; 13(3): 128–137

Chow WB, Rosenthal RA, Merkow RP, Ko CY, & Esnaola NF. Optimal preoperative assessment of the geriatric surgical patient: a best practices guideline from the American College of Surgeons National Surgical Quality Improvement Program and the American Geriatrics Society. Journal of the American College of Surgeons, 2012; 215(4): 453–466

Collins N, Blanchard MR, Tookman A, & Sampson EL. Detection of delirium in the acute hospital. Age Ageing, 2010; 39(1): 131–135

DGAI, DIVI, DGCH, DGF, DGGG, DGIIN, GNPI, DGNC, DGN, DGPPN, DGTHG, DGSS: S3-Leitlinie: Analgesie, Sedierung und Delirmanagement in der Intensivmedizin (DAS-Leitlinie 2020). Überarbeitung von 2021. Langfassung. Available at: https://www.awmf.org/uploads/tx_szleitlinien/001-012l_S3_Analgesie-Sedierung-Delirmanagement-in-der-Intensivmedizin-DAS_2021-08.pdf [accessed 09 May 2021]

El Hussein M, Hirst S, & Salyers V. Factors that contribute to underrecognition of delirium by registered nurses in acute care settings: a scoping review of the literature to explain this phenomenon. J Clin Nurs, 2015; 24(7–8): 906–915

Elwood, RW. MicroCog: assessment of cognitive functioning. Neuropsychol Rev, 2001; 11(2): 89–100

Ely EW, Margolin R, Francis J, May L, Truman B, Dittus R, […] & Inouye SK. Evaluation of delirium in critically ill patients: validation of the Confusion Assessment Method for the Intensive Care Unit (CAM-ICU). Critical care medicine, 2001; 29(7): 1370–1379

Folstein MF, Robins LN, & Helzer JE. The mini-mental state examination. Archives of general psychiatry, 1983; 40(7): 812

Gaudreau JD, Gagnon P, Harel F, Tremblay A, & Roy MA. Fast, systematic, and continuous delirium assessment in hospitalized patients: the nursing delirium screening scale. J Pain Symptom Manage, 2005; 29(4): 368–375

Godfrey M, Smith J, Green J, Cheater F, Inouye SK, & Young JB. Developing and implementing an integrated delirium prevention system of care: a theory driven, participatory research study. BMC health services research, 2013; 13(1): 1–15.

Goettel N, Steiner LA. Postoperatives Delirium: Früherkennung, Prävention und Therapie. Schweiz Med Forum, 2013; 13(26): 522–526

Grossmann FF, Hasemann W, Graber A, Bingisser R, Kressig RW, & Nickel CH. Screening, detection and management of delirium in the emergency department – a pilot study on the feasibility of a new algorithm for use in older emergency department patients: the modified Confusion Assessment Method for the Emergency Department (mCAM-ED). Scandinavian journal of trauma, resuscitation and emergency medicine, 2014; 22(1): 1–9

Günther U, Wrigge H, Popp U, Andorfer U, Muders T, & Putensen C. Confusion assessment Method for Intensive Care Unit zur routinemäßigen Kontrolle des Delirs auf Intensivstationen. Anasthesiol Intensivmed Notfallmed Schmerzther, 2009; 50: 592–600

Han JH, Wilson A, Vasilevskis EE, Shintani A, Schnelle JF, Dittus RS, […] & Ely EW. Diagnosing delirium in older emergency department patients: validity and reliability of the delirium triage screen and the brief confusion assessment method. Annals of emergency medicine, 2013; 62(5): 457–465

Harbeck-Seu A, Radtke F, Padberg M, & Spies C. Die Memorial Delirium Assessment Scale; richtlinienkonforme Übersetzung und Validierung für den deutschsprachigen Raum. Anästh Intensivmed, 2010; 51: S324

Hart RP, Levenson JL, Sessler CN, Best AM, Schwartz SM, & Rutherford LE. Validation of a cognitive test for delirium in medical ICU patients. Psychosomatics, 1996; 37(6): 533–546
Hasemann W, Kressig RW, Ermini-Fünfschilling D, Pretto M, & Spirig R. Screening, Assessment und Diagnostik von Delirien. Pflege, 2007; 20(4): 191–204
Immers HE, Schuurmans MJ, & van de Bijl JJ. Recognition of delirium in ICU patients: a diagnostic study of the NEECHAM confusion scale in ICU patients. BMC nursing, 2005; 4(1): 1–6
Inouye SK, Bogardus ST Jr, Charpentier PA, Leo-Summers L, Acampora D, Holford TR, & Cooney LM Jr. A multicomponent intervention to prevent delirium in hospitalized older patients. New England journal of medicine, 1999; 340(9): 669–676
Inouye SK, Foreman MD, Mion LC, Katz KH, & Cooney LM Jr. Nurses' Recognition of Delirium and Its Symptoms: Comparison of Nurse and Researcher Ratings. Archives of Internal Medicine, 2001; 161(20): 2467–2473
Inouye SK, Kosar CM, Tommet D, Schmitt EM, Puelle MR, Saczynski JS, […] & Jones RN. The CAM-S: development and validation of a new scoring system for delirium severity in 2 cohorts. Annals of internal medicine, 2014; 160(8): 526–533
Inouye SK, vanDyck CH, Alessi CA, Balkin S, Siegal AP, Horwitz RI. Clarifying confusion: The Confusion Assessment Method. A new method for detection of delirium. Ann Intern Med, 1990; 113: 941–948
Inouye SK. Delirium in older persons. N Engl J Med, 2008; 354(11): 1157–1165
Kahn RL, Goldfarb AI, Pollack M, & Peck A. Brief objective measures for the determination of mental status in the aged. American Journal of Psychiatry, 1960; 117: 326–328
Kalbe E, Kessler J, Calabrese P, Smith R, Passmore AP, Brand MA, & Bullock R. DemTect: a new, sensitive cognitive screening test to support the diagnosis of mild cognitive impairment and early dementia. International journal of geriatric psychiatry, 2004; 19(2): 136–143
Katzman R, Brown T, Fuld P, Peck A, Schechter R, & Schimmel H. Validation of a short Orientation-Memory-Concentration Test of cognitive impairment. The American Journal of Psychiatry, 1983
Lütz A, Radtke FM, Franck M, Seeling M, Gaudreau JD, Kleinwächter R, […] & Spies CD. Die Nursing Delirium Screening Scale (Nu-DESC) – Richtlinienkonforme Übersetzung für den deutschsprachigen Raum. AINS-Anästhesiologie Intensivmedizin Notfallmedizin Schmerztherapie, 2008; 43(02): 98–102
MacLullich A, Ryan T, & Cash H. (2014). 4AT rapid assessment test for delirium. Edinburgh: Edinburgh Delirium Research Group, University of Edinburgh and NHS Lothian, Scotland Available at: https://www.the4at.com/ [accessed 09 April 2021]
Marcantonio ER, Kiely DK, Simon SE, John Orav E, Jones RN, Murphy KM, & Bergmann MA. Outcomes of older people admitted to postacute facilities with delirium. Journal of the American Geriatrics Society, 2005; 53(6): 963–969
Marcantonio ER, Ngo LH, O'Connor M, Jones RN, Crane PK, Metzger ED, & Inouye SK. 3D-CAM: derivation and validation of a 3-minute diagnostic interview for CAM-defined delirium: a cross-sectional diagnostic test study. Annals of internal medicine, 2014; 161(8): 554–561
Meagher J, Leonard M, Donoghue L, O'Regan N, Timmons S, Exton C, […] & Meagher D. Months backward test: a review of its use in clinical studies. World journal of psychiatry, 2015; 5(3): 305
Monsch RJ, Burckhardt AC, Berres M, Thomann AE, Ehrensperger MM, Steiner LA, & Goettel N. Development of a novel self-administered cognitive assessment tool and normative data for older adults. Journal of neurosurgical anesthesiology, 2019; 31(2): 218–226
Nasreddine ZS, Phillips NA, Bédirian V, Charbonneau S, Whitehead V, Collin I, […] & Chertkow H. The Montreal Cognitive Assessment, MoCA: a brief screening tool for mild cognitive impairment. Journal of the American Geriatrics Society, 2005; 53(4): 695–699
Neelon VJ, Champagne MT, Carlson JR, & Funk SG. The NEECHAM Confusion Scale: construction, validation, and clinical testing. Nursing research, 1996; 45(6): 324–330
O'Keeffe S, & Lavan J. The prognostic significance of delirium in older hospital patients. Journal of the American Geriatrics Society, 1997; 45(2): 174–178
Olbert M, Eckert S, Mörgeli R, Marcantonio E, & Spies C. 3D-CAM: Delir-Testinstrument für deutschsprachigen Raum übersetzt. AINS-Anästhesiologie Intensivmedizin Notfallmedizin· Schmerztherapie, 2018; 53(11/12): 793–796
Otter H, Martin J, Bäsell K, von Heymann C, Hein OV, Böllert P, […] & Spies C. Validity and reliability of the DDS for severity of delirium in the ICU. Neurocritical care, 2005; 2(2): 150–158

3

Radtke FM, Franck M, Oppermann S, Lütz A, Seeling M, Heymann A., […] & Spies CD. Die Intensive Care Delirium Screening Checklist (ICDSC) – Richtlinienkonforme Übersetzung und Validierung einer intensivmedizinischen Delirium-Checkliste. AINS-Anästhesiologie· Intensivmedizin· Notfallmedizin· Schmerztherapie, 2009; 44(02): 80–86

Reuschenbach, B & Mahler, C. Pflegebezogene Assessmentinstrumente: Internationales Handbuch für Pflegeforschung und -praxis. Bern: Verlag Hans Huber, 2011

Rhodius-Meester HFM, Van Campen JPCM, Fung W, Meagher DJ, Van Munster BC, & De Jonghe JFM. Ontwikkeling en validering van de Informant Assessment of Geriatric Delirium Scale (I-AGeD). Herkenning van delier bij geriatrische patiënten. Tijdschrift voor Gerontologie en Geriatrie, 2013; 44(5): 206–214

Roos PR, Goettel N. Epidemiologie des Delirs: Teil 2 – Das postoperative Delir. Swiss J Psychiatr Neurol, 2020; 4: 38–43

Sander M, Neumann T, Von Dossow V, Schönfeld H, Lau A, Eggers V, & Spies CD. Alkoholabusus. Der Internist, 2006; 47(4): 332–341

Savaskan E, Hasemann W: Leitlinie Delir: Empfehlungen zur Prävention, Diagnostik und Therapie des Delirs im Alter. Hogrefe Verlag, 2017

Schofield I, Stott DJ, Tolson D, McFadyen A, Monaghan J, & Nelson D. Screening for cognitive impairment in older people attending accident and emergency using the 4-item Abbreviated Mental Test. European journal of emergency medicine, 2010; 17(6): 340–342

Schulz K, Goettel N. Epidemiologie des Delirs: Teil 3 – Das Delir in der Intensivmedizin. Swiss J Psychiatr Neurol. 2020; 4: 43–48

Schuurmans MJ, Shortridge-Baggett LM, & Duursma SA. The Delirium Observation Screening Scale: a screening instrument for delirium. Research and theory for nursing practice, 2003; 17(1): 31–50

Sessler CN, Gosnell MS, Grap MJ, Brophy GM, O'Neal PV, Keane KA, […] & Elswick RK. The Richmond Agitation–Sedation Scale: validity and reliability in adult intensive care unit patients. American journal of respiratory and critical care medicine, 2002; 166(10): 1338–1344

Shulman KI, Pushkar Gold D, Cohen CA, & Zucchero CA. Clock-drawing and dementia in the community: a longitudinal study. International journal of geriatric psychiatry, 1993; 8(6): 487–496

Steiner LA, Monsch R, Thomann A, Monsch AU, Goettel N. Transiente und permanente kognitive Defizite nach chirurgischen Operationen. Ther Umsch, 2017; 74(7): 384–8

Steis MR, Evans L, Hirschman KB, Hanlon A, Fick DM, Flanagan N, Inouye SK. Screening for Delirium via Family Caregivers: Convergent Validity of the Family Confusion Assessment Method (FAM-CAM) and Interviewer-Rated CAM. J Am Geriatr Soc, 2012; 60: 2121–26

Strijbos MJ, Steunenberg B, van der Mast RC, Inouye SK, & Schuurmans MJ. Design and methods of the Hospital Elder Life Program (HELP), a multicomponent targeted intervention to prevent delirium in hospitalized older patients: efficacy and cost-effectiveness in Dutch health care. BMC geriatrics, 2013; 13(1): 1–10

Sullivan JT, Sykora K, Schneiderman J, Naranjo CA, Sellers EM. Assessment of alcohol withdrawal: The revised clinical institute withdrawal assessment for alcohol scale (CIWA-Ar). Br J Addict, 1989; 84: 1353–1357

Sunderland T, Hill JL, Mellow AM, Lawlor BA, Gundersheimer J, Newhouse PA, & Grafman JH. Clock drawing in Alzheimer's disease: a novel measure of dementia severity. Journal of the American Geriatrics society, 1989; 37(8): 725–729

Thomann AE, Berres M, Goettel N, Steiner LA, Monsch AU. Enhanced diagnostic accuracy for neurocognitive disorders: a revised cut-off approach for the Montreal Cognitive Assessment. Alzheimers Res Ther, 2020; 12(1): 39

Thomann AE, Goettel N, Monsch RJ, Berres M, Jahn T, Steiner LA, Monsch AU. The Montreal Cognitive Assessment: Normative data from a German-speaking cohort and comparison with international normative samples. J Alzheimers Dis, 2018; 64(2): 643–655

Trzepacz PT, Baker RW, & Greenhouse J. A symptom rating scale for delirium. Psychiatry research, 1988; 23(1): 89–97

Trzepacz PT, Mittal D, Torres R, Kanary K, Norton J, & Jimerson N. Validation of the Delirium Rating Scale-revised-98: comparison with the delirium rating scale and the cognitive test for delirium. The Journal of neuropsychiatry and clinical neurosciences, 2001; 13(2): 229–242

Vasilevskis EE, Morandi A, Boehm L, Pandharipande PP, Girard TD, Jackson JC., […] & Wesley Ely E. Delirium and sedation recognition using validated instruments: reliability of bedside intensive care unit nursing assessments from 2007 to 2010. Journal of the American Geriatrics Society, 2011; 59 Suppl 2: S249–55

Voyer P, Champoux N, Desrosiers J, Landreville P, McCusker J, Monette J, […] & Carmichael, PH. Recognizing acute delirium as part of your routine [RADAR]: a validation study. BMC nursing, 2015; 14(1): 1–13

Wetzlmair J, & Steininger A. Der Weg zur RADAR-A: Übersetzung und erste Ergebnisse zur Validität der österreichischen Delir-Screening Skala. Orale Präsentation, Pflegekongress in Wien (30.11.–01.12.2017)

Wong CL, Holroyd-Leduc J, Simel DL, & Straus SE. Does this patient have delirium? value of bedside instruments. Jama, 2010; 304(7): 779–786

World Health Organization. International Statistical Classification of Diseases and Related Health Problems. 11th Revision. Version for 2022 [Electronic Version]. (2022). Retrieved from https://icd.who.int/browse11/l-m/en#/http://id.who.int/icd/entity/897917531 [accessed 28 June 2022]



# 3.3 Delir, Enzephalopathie und EEG

Carsten Hermes, Arjen Slooter

## 3.3.1 Begriffe und Klassifizierung

Die Klassifizierung des Delirs ist insbesondere im deutschen Sprachraum durch viele unterschiedliche Begrifflichkeiten geprägt. Nach wie vor halten sich Ausdrücke wie „Durchgangssyndrom", umgangssprachlich auch „huschig" oder „durch die Hecke sein" und vieles mehr zur Beschreibung des Phänomens. Wie in den vorigen Kapiteln schon deutlich geworden ist, handelt es sich beim Delir nicht um eine „eigenständige" Erkrankung, sondern um ein *Syndrom,* d.h. um eine Kombination von verschiedenen Krankheitszeichen (Symptomen), die typischerweise gleichzeitig und gemeinsam auftreten. Dieses Syndrom ist nur zu therapieren, wenn eine kausale Ursache gefunden wird. Andernfalls bleibt therapeutisch nur die reine Symptomkontrolle.

Das Delir charakterisiert einen klinischen Zustand, der durch eine Kombination von Merkmalen gekennzeichnet ist, wie diese in „Diagnostic and Statistical Manual of Mental Disorders (**DSM-5**)"[1] oder „International Statistical Classification of Diseases and Related Health Problems (**ICD-11**)"[2] definiert werden.

Ein Delir wird durch eine oder mehrere mögliche Ursachen ausgelöst, darunter akute Erkrankungen, Drogenkonsum oder -entzug, Traumata oder Operationen. Der Ursprung liegt also oft außerhalb des Gehirns, aber auch Delire mit primär neurologischen Ursachen, wie z.B. Schlaganfall, sind bekannt.

Vom Delir abgegrenzt wird die *akute Enzephalopathie.* Auch diese entwickelt sich typischerweise innerhalb von Stunden bis wenigen Tagen (manchmal aber auch innerhalb von 1–4 Wochen) und beschreibt einen diffusen pathobiologischen Prozess im Gehirn, welcher sich äußerlich (klinische Symptome) als Delir zeigen und/oder eine klinische Ausprägung über verschiedene Bewusstseinsstörungen bis hin zum Koma haben kann. Allerdings konzentrieren sich Studien zur Enzephalopathie eher auf eine spezifische Ätiologie (z.B. septische Enzephalopathie) und vernachlässigen häufig begleitende Pathologien (z.B. eine spezifische Organdysfunktion oder Medikamenteninteraktionen). Interessant ist in diesem Zusammenhang, dass Geriater, Psychiater, Anästhesisten und Intensivmediziner den Begriff „Delir" zu bevorzugen scheinen, während Neurologen,

Neurointensivmediziner und klinische Neurophysiologen eher den Sammelbegriff „akute Enzephalopathie“ wählen.
Das Fehlen einer einheitlichen Terminologie hat bereits negative Auswirkungen: In der wissenschaftlichen Literatur ist es zu einer fast vollständigen Trennung der Forschung über Delir von der Forschung über Enzephalopathie gekommen. Dies spiegelt sich in einer massiven Unterrepräsentation des „Delirs“ in den klinischen Informationssystemen und Kodierungen im DRG-System. Schließlich zeigen sich die negativen Folgen auch in der klinischen Praxis: Das Delir wird oft verharmlosend aufgefasst als etwas, das kommt und von allein wieder geht.
Diese Probleme veranlassten eine interdisziplinäre Gruppe zu einer Konsenserklärung zur Nomenklatur, die von zehn großen Fachgesellschaften unterstützt wurde.[3]
Neben der Nomenklatur wirft dies auch Fragen zur möglichen *Diagnostik* auf, welche klarer Abgrenzungen bedarf. Assessments, die sich auf Fragebögen oder ähnliche Mittel stützen (ISDCS, CAM, CAM-ICU usw.), geben zwar einen guten Hinweis auf einen vulnerablen Patienten, werden aber in der Praxis oft inkonsistent durchgeführt. Zudem bedarf es einer hohen praktischen klinischen Expertise, um diese Scoringsysteme zu interpretieren.
Einen Ansatz zu einer objektiven Einschätzung über das Vorhandensein eines Delirs stellt die *Elektroenzephalografie* dar.

## 3.3.2 Instrument Elektroenzephalografie (EEG)

Die Elektroenzephalografie (EEG) ist eine der ältesten Bildgebungen des zentralen Nervensystems und wurde 1924 durch den deutschen Neurologen Hans Berger begründet. Ähnlich dem Elektrokardiogramm (EKG) werden mit dem Elektroenzephalogramm (ebenfalls EEG) elektrische Aktivitäten aufgezeichnet und interpretiert. Diese Interpretation muss sich immer an der individuellen Situation des Patienten orientieren. Obwohl das EEG eine bewährte und valide Methode der Bildgebung ist, hat es sich nicht so flächendeckend durchgesetzt wie das EKG. Dies mag auch an der schwierigen Zuordnung zu anatomischen Strukturen liegen sowie an der manchmal komplexen Ableitungsmethode und damit verbundenen Störanfälligkeiten. Außerhalb einer neurologischen Abteilung ist das EEG eher selten ein Standardverfahren. Daher will diese Einführung Nicht-Neurologen bzw. Nicht-Neurowissenschaftlern lediglich ein erstes Verständnis für Umfang und Grenzen des EEG im Kontext von Diagnostik und Monitoring eines Delirs vermitteln.
Im EEG wird grafisch die Aktivität kortikaler Neuronen dargestellt. Diese Neuronen sind parallel ausgerichtet, sodass ihre erregenden und hemmenden postsynaptischen Potenziale summiert werden können. Die zusammengesetzten Potenziale erzeugen Ströme, die im extrazellulären Raum fließen und am Kortex detektiert werden können. Die Aktionspotenziale einzelner Neuronen sind jedoch zu schwach, um via EEG aufgezeichnet zu werden. Elektrische Aktivität, die an der Hirnrinde aufgezeichnet werden kann, resultiert jedoch nicht nur aus der spontanen Aktivität großer Populationen kortikaler Neuronen, sondern hängt auch von einem wichtigen Input aus subkortikalen Strukturen ab, insbesondere dem Thalamus und der Formatio reticularis. EEG-Anomalien können daher aus einer Störung der kortikalen Netzwerke oder aus einer Modifikation des subkortikalen Inputs auf kortikale Neuronen resultieren.
Es sollte beachtet werden, dass Aktivität, die über den lateralen Konvexitäten der Hemisphären erzeugt wird, genauer aufgezeichnet wird als Aktivität, die aus interhemisphärischen,

mesialen oder basalen Bereichen stammt.[4] Nicht alle Potenziale, die an der kortikalen Oberfläche aufgezeichnet werden können, sind über die Kopfhaut nachweisbar bzw. aufzuzeichnen. Potenziale aus der Großhirnrinde werden durch darüberliegende Strukturen wie die Pia mater, den mit Liquor gefüllten Subarachnoidalraum, die Dura mater und die Kopfhaut abgeschwächt. Von der EEG-Aufzeichnung direkt anatomische Schlussfolgerungen oder Zuordnungen zu ziehen, ist daher erschwert. Wichtig bei der Interpretation ist, dass verschiedene Krankheiten und Zustände ähnliche Veränderungen im EEG hervorrufen können. Die zeitliche Auflösung hingegen ist hervorragend, sodass Veränderungen im Millisekundenbereich im EEG sichtbar werden.
Darüber hinaus ist das EEG im Vergleich zu Bildgebungen wie Magnetresonanztomografie (MRT) oder Positronenemissionstomografie (PET) relativ kostengünstig und wäre flächendeckend einsetzbar. Ein EEG ist als Routine-Instrument zum Screening auf akute Enzephalopathie und/oder Delir in der täglichen Praxis geeignet.



### 3.3.3 Das 10-20-Grundprinzip beim EEG

Ein Standard-EEG besteht in der Regel aus 25 Elektroden, denen auf der Kopfhaut nach dem 10-20-System ein fester Platz zugewiesen wird. So wird es möglich, den größten Teil des Kortex abzubilden.[5] Den Elektroden sind feste Positionen und Bezeichnungen zugeordnet, was eine eindeutige Platzierung ermöglicht (➤ Abb. 3.3). Das System, das seit den 1950er-Jahren Anwendung findet, wurde inzwischen mehrfach modifiziert. Es bietet jedoch generell den Vorteil, dass auf unterschiedliche anatomische Gegebenheiten (wie z. B. den Kopfumfang) eine eindeutige und gleichmäßige Elektrodenverteilung erfolgt.
Die fixen Ausgangspunkte sind dabei Nasion, Inion (Os occipitale) und präaurikuläre Punkte. Die Buchstaben geben die jeweilige Region an: Fp = frontopolar, F = frontal, T = temporal, z = Mittellinie usw. Ungerade Zahlen markieren die linke, gerade Zahlen die

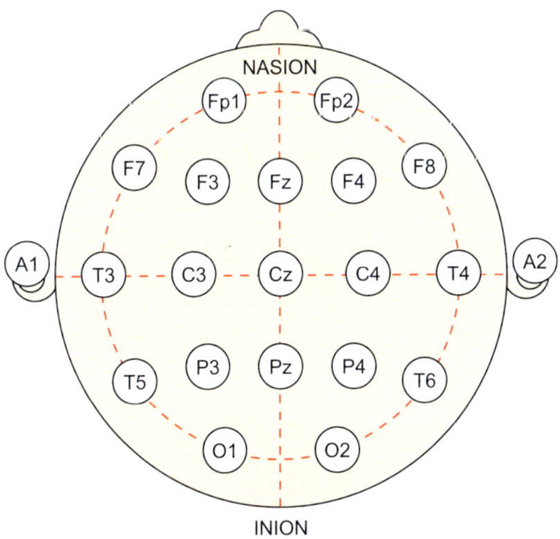


**Abb. 3.3** Das Grundprinzip der EEG-Elektrodenplatzierung nach dem 10-20-System. Zur Beschreibung der Areale sieht man eine Art „Koordinatenkreuz". (Quelle: Rojas et al. 2018[6]) [L143/H285-001]

rechte Region. Beispielsweise bezeichnet die Lage Fp2, dass die Elektrode „frontopolar rechts“ angebracht wird. Das Gegenstück ist Fp1 und wird „frontopolar links“ platziert. Die EEG-Leistung bezeichnet das Quadrat des Durchschnitts der Amplitude eines EEG-Signals über die abgetastete Zeit. Die EEG-Leistungsspektrum-Analyse ermöglicht die Berechnung der Verteilung der Frequenzbänder in einem bestimmten Zeitrahmen. Es werden unterschiedliche Frequenzbänder beobachtet, die alle im EEG eines gesunden Menschen vorhanden sein können (➤ Tab. 3.2). Für die Delir- bzw. Enzephalopathie-Erkennung ist es wichtig, das sogenannte *Delta-Band* einer genaueren Betrachtung zu unterziehen. Die grafische Darstellung erfolgt wellenförmig (nicht, wie beim EKG, mittels „Zacken“).

3

Jeder Mensch hat ein ganz individuelles „normales“ EEG-Bild. Somit können verschiedene physiologisch normale EEGs im Vergleich unterschiedlich aussehen. Bei Kindern sind die Unterschiede noch ausgeprägter, zudem verläuft das EEG-Muster langsamer und unregelmäßiger als bei Erwachsenen. Für eine Diagnose ist zu beachten, in welcher Frequenz und Amplitude die Wellen auftreten.

Eine Delta-Aktivität (≤ 4 Hz) tritt physiologisch während des Slow-Wave-Schlafs auf und ist beim gesunden wachen Erwachsenen normalerweise nicht vorhanden. Zu finden sind jedoch Theta-Aktivitäten (4–7 Hz) über den temporalen Regionen sowie Aktivitäten (8–13 Hz) in den okzipitalen Ableitungen, während die Augen geschlossen sind. Diese bezeichnen den Alpha-Rhythmus. Auch eine Beta-Aktivität (14–30 Hz) über den frontalen Bereichen ist zu finden. Die langsame Theta-Aktivität nimmt mit zunehmendem Alter leicht zu.[9] Medikamente, z. B. Benzodiazepine, können die Beta-Aktivität erhöhen.[10]

Darüber hinaus zeigt ein EEG bei gesunden wachen Personen eine Zunahme der Amplitude von den vorderen zu den hinteren Bereichen. Bei wachen Personen wird der Frontallappen von einer Beta-Aktivität mit geringer Amplitude dominiert, während in den hinteren Regionen nach dem Schließen der Augen ein ausgeprägter Alpha-Rhythmus dominiert. Die den Alpha-Rhythmus betreffende physiologische EEG-Reaktivität verschwindet beim Fixieren oder Öffnen der Augen.

Für die Diagnose und Überwachung eines Delirs ist demnach zu beachten, dass in der Regel im EEG des *gesunden wachen Erwachsenen eine Delta-Aktivität fehlt* und das EEG insgesamt eine geringe Amplitude mit gemischten Frequenzen aufweist.

**Tab. 3.2** EEG-Wellen und deren physiologische Bedeutung (Quelle: Eigene Darstellung, vgl. auch Hermes 2021[7], Hansen et al. 2021[8])

| Gehirnwellen-Typus | Frequenz: Hz/Sekunde | Physiologische Bedeutung |
|---|---|---|
| Alpha-Wellen | 8–13 | Hirnaktivität in Ruhe mit geschlossenen Augen, aber wachem Zustand, sogenannter Grundrhythmus |
| Beta-Wellen | 14–30 | Höhere unregelmäßige Frequenzen zeigen sich bei geöffneten Augen, Sinnesreizen und geistiger Aktivität |
| Gamma-Wellen | >30 | Erhöhte Aufmerksamkeit und Lernprozesse |
| Theta-Wellen | 4–7 | Einschlafen oder sehr starke Müdigkeit |
| *Delta-Wellen* | 0,5–4 | Langsame, meist synchron verlaufende Wellen; physiologisch signalisieren sie Tiefschlaf |

## 3.3.4 Charakteristika im EEG bei Delir

Ein Anstieg der Theta- und Delta-Wellen in den frontalen Regionen mit normalerweise Beta-Aktivität in geringer Amplitude ist ebenso wie eine diffuse EEG-Verlangsamung bei Patienten im Delir ausgeprägt vorhanden. Mit Blick auf das Delta-Band ist typischerweise das Auftretren polymorpher Delta-Wellen festzustellen. Diese Aktivitäten können als **f**rontale **i**ntermittierende **r**hythmische **D**elta-**A**ktivität (FIRDA) und **t**riphasische **W**ellen (TW) aufgezeichnet werden. Die polymorphe Delta-Aktivität tritt physiologisch bei Erwachsenen im Schlaf (Non-Rapid-Eye-Movement, Stadium 2–3) oder bei einem Delir auf (zum Zusammenhang von Schlaf und Delir vgl. ➤ Kapitel 7). Wir wissen, dass Schlafentzug bei Depressionen helfen, aber ebenso auch ein Delir verursachen kann.[11] Für eine Unterscheidung von Schlaf und hypoaktivem Delir ist es wichtig, sich im EEG die K-Komplexe und Schlafspindeln genauestens anzuschauen, um das Risiko von Verwechslungen mit polymorphen Delta-Wellen zu minimieren.

3

### Polymorphe Delta-Aktivität

Bei pathologischen Prozessen, die mit einem Delir oder einer Enzephalopathie assoziiert sind, finden sich meist allgemeine Verlangsamungen im EEG. Diese können grundsätzlich auch bei anderen pathologischen Vorgängen auftreten und sind immer im klinischen Kontext zu betrachten. Daher ist es wichtig zu wissen, dass eine frontale intermittierende rhythmische Delta-Aktivität *(FIRDA)* folgende *Ursachen* haben kann:

- Erhöhter intrakranieller Druck
- Intoxikation (Barbiturat-Koma, Lithium-Delir, clozapinbedingte Minderung der Vigilanz)
- Pathologie der hinteren Schädelgrube
- Lewy-Body-Demenz
- Schwere Hyperventilation bei gesunden Personen

Sind also erstens Medikamenteninteraktion und/oder schwere Müdigkeit auszuschließen *und* ist zweitens die EEG-Verlangsamung vor allem im Theta- und/oder Delta-Bereich zu sehen, so handelt es sich sehr wahrscheinlich um eine Enzephalopathie, die sich im Verlauf als klinisches Symptom Delir zeigen kann.[12]

Es ist zu beachten, dass ein EEG insbesondere bei Vorliegen einer motorischen Unruhe/Agitation oft nicht eindeutig ausgewertet werden kann, sodass die größte Sicherheit bei ruhigen und hypoaktiven Patienten gegeben ist. Bettseitige EEG-Anwendungen, die bestimmte Algorithmen verwenden und Filterleistungen erbringen, könnten eine Erleichterung im täglichen Screening darstellen. Wichtig ist weiterhin die *Verlaufskontrolle*, da insbesondere bei einer Stagnation oder Verschlechterung der EEG-Befunde von einer ungünstigen Prognose auszugehen ist.

Erschwerend kommt in der Diagnosestellung hinzu, dass das EEG nur selten ätiologische Hinweise gibt. Eine Ausnahme kann bestehen, wenn triphasische Wellen (TW) im Delta-Frequenzband zu finden sind, die typischerweise bei Leberversagen vorkommen, welches häufig als Begleiterscheinung des Delirs auftritt.[13] FIRDA entsteht hingegen eher bei einem Delir aufgrund einer Sepsis[14], Hyperglykämie oder Urämie[15].

Während eines Delirs wird sich die relative Alpha-Leistung im EEG reduziert zeigen, während die Theta- und Delta-Aktivität typischerweise zunimmt. Interessanterweise ist dies reversibel, was sich mit dem klinischen Bild der Fluktuation deckt, aber zeitlich nicht immer kongruent ablaufen muss.

### 3.3.5 Das 1-Kanal-EEG

In der klinischen Praxis zeigt sich eine *hohe Sensitivität* der EEG-basierten Diagnostik und des Monitorings bei Delir bzw. akuter Enzephalopathie. Dabei ist insbesondere die Menge und Ausprägung der relativen Delta-Power ein Werkzeug zur Quantifizierung.[16] Das *1-Kanal-EEG* mit entsprechenden Erkennungsalgorithmen, die automatisch das Roh-EEG analysieren, könnte eine Hilfe in Sinne einer breiten klinischen Anwendung darstellen.
Kürzlich wurde zur Erkennung von polymorphen Deltawellen von einem vollautomatischen Algorithmus (DeltaScan-Algorithmus, Version 2.4.2) berichtet. Der Algorithmus besteht aus einem Vorverarbeitungsmodul, einem Artefaktmodul und einem Modul zur Erkennung von polymorphen Deltawellenformen. Ferner wurden mehrere Filter verwendet, um das Leitungsrauschen von Stromnetzen (50/60), Gerätestörungen (24/64 Hz) und deren Oberwellen zu entfernen. Anschließend wurde die Menge der entdeckten polymorphen Deltawellen in einen Wert zwischen 1 und 5 transferiert. Der Score soll die Wahrscheinlichkeit einer akuten Enzephalopathie darstellen: **1** „sehr unwahrscheinlich", **2** „unwahrscheinlich", **3** „möglich", **4** „wahrscheinlich" und **5** „sehr wahrscheinlich". Innerhalb dieses Bereichs stehen die Werte 1 und 2 für *„keine akute Enzephalopathie"* und die Werte 3 bis 5 für *„akute Enzephalopathie"*.[17] Die so generierte PDA-Erkennung erreichte als statistische Werte eine Fläche unter der Kurve von 0,86 (95 % Konfidenzintervall, 0,81–0,90) für akute Enzephalopathie und 0,78 (95 % Konfidenzintervall, 0,71–0,85) für Delirium.
Beim 1-Kanal-EEG in ➤ Abb. 3.4 handelt es sich um eine objektive Methode zur Erkennung von akuter Enzephalopathie (welche oft mit einem Delir einhergeht) mit einer kontinuierlichen Skala anstelle eines dichotomisierten Ergebnisses. Hierfür sind lediglich artefaktfreie EEG-Aufzeichnungen von ca. 1 Minute notwendig, um die relative Delta-Power (0,5–4 Hz ) zu analysieren.[18] Insbesondere bei älteren Patienten in der Post-OP-Phase könnte dies eine zusätzliche und vielversprechende Methode der Zukunft sein.[19]

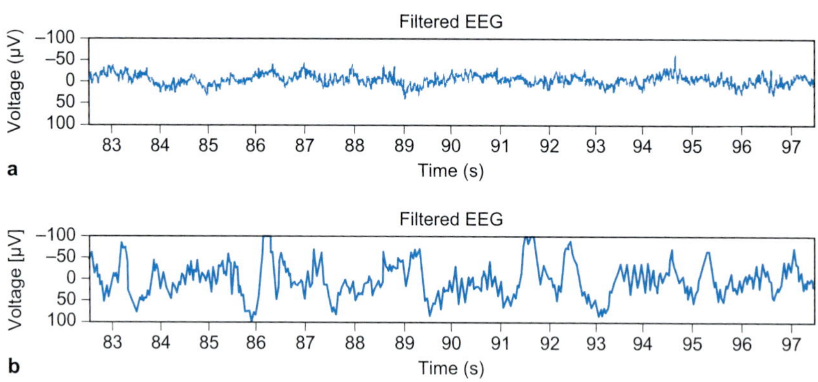


**Abb. 3.4** Beispiel für 1-Kanal-EEG (FP2 zu Pz; Messungen aus dem Labor der Firma Prolira B.V., Utrecht) [L143/P1278]: **a)** ohne Delir, **b)** mit polymorphen Deltawellen (akute Enzephalopathie bzw. Delir wahrscheinlich)

### 3.3.6 EEG bei Epilepsie und Delir

In der deutschen S3-Leitlinie „Analgesie, Sedierung und Delirmanagement in der Intensivmedizin“[20] ist es Expertenkonsens, dass bei allen Patienten mit unklaren Bewusstseinsstörungen und einem hypoaktiven Delir eine EEG-Diagnostik zum Ausschluss eines nonkonvulsiven Anfalles bzw. Status epilepticus erfolgen soll (GoR A, LoE ++). Eine rhythmische epileptische Aktivität im EEG ohne offensichtliche motorische Aktivität wird als *nonkonvulsiver Anfall* definiert, ein wiederholtes oder persistierendes Auftreten wird als ein *nonkonvulsiver Status epilepticus* bezeichnet.[21]

Die EEG wird dabei sowohl zur Diagnostik als auch zur Therapiesteuerung eingesetzt. Nonkonvulsive epileptische Phasen sind mit ca. 20 % verhältnismäßig häufig bei kritisch kranken Patienten auf der Intensivstation[22] und werden dennoch nicht regelhaft erkannt[23], was maßgeblich auf die unspezifischen Erscheinungsformen, die äußerlich auch völlig fehlen können, zurückzuführen ist. Ein nonkonvulsiver Anfall oder auch ein Status epilepticus kann einhergehen mit

- verminderter Bewusstseinslage/Absencen
- Verwirrtheit
- Psychose
- abnormen Augenbewegungen/Nystagmus/Myoklonien an den Lidern
- subtilen Konvulsionen
- Steifheit des Körpers
- vegetativen Symptomen wie Tachykardie, Schwitzen
- Anstieg des intrakraniellen Drucks

Sowohl einige Symptome als auch Ursachen des nonkonvulsiven Status epilepticus überschneiden sich mit den Ursachen und Symptomen des Delirs bzw. der akuten Enzephalopathie, wie z. B. Leber- und Niereninsuffizienz, Elektrolytanomalien und Intoxikationen bzw. unerwünschte Medikamenten(-Interaktionen). Damit ist erklärbar, dass die genannten Zustände medikamentös nicht kausal therapierbar sind: Delirante Zustände können sich sowohl in der iktalen als auch postiktalen Phase klinisch manifestieren.[24]

Die klare Unterscheidung der Ursachen ist in der Behandlung ebenso wichtig wie ein regelhaftes Screening auf akute Enzephalophatie bzw Delir. Es ist aber einfach schwierig bis unmöglich, ein kontinuierliches 10-20-EEG bei allen Patienten abzuleiten. Eine nur intermittierende EEG-Aufzeichnung birgt allerdings die Gefahr, dass die Anfälle nicht erkannt werden.[25] Obwohl nonkonvulsive Anfälle mit einer kurzen (< 30/40 Minuten) EEG-Aufzeichnung übersehen werden können, ist die EEG das wichtigste diagnostische Instrument. Fehlt eine Anfallsaktivität im EEG, während bestimmte klinische Phänomene vorhanden sind, spricht dies klar gegen einen epileptischen Anfall. In unklaren Situationen kann die Gabe von schnell wirksamen Antiepileptika Klarheit bringen, da sich klinische Effekte im EEG sofort bei einem Anfall zeigen würden.

Diese Empfehlungen zur EEG-Diagnostik bzw. Ausschlussdiagnostik und Überwachung sind als zusätzliche Möglichkeit zu verstehen, ein Delir bzw. eine Enzephalopathie mittels 1-Kanal-EEG differenzialdiagnostisch darzustellen.[26]

### 3.3.7 Erkennung und Überwachung eines Delirs mittels EEG

Die Diagnostik und das Monitoring via EEG erfahren gerade eine Renaissance. Das liegt sicherlich auch an den neuen technischen Möglichkeiten der bettseitigen Anwendung, der Verwendung neuer Algorithmen und den Möglichkeiten der automatisierten Auswertung. Wie in nahezu allen gesellschaftlichen Bereichen bekommen elektronische Netzwerke auch im medizinischen Bereich eine neue Bedeutung. So wird seit einigen Jahren von *EEG-Netzwerkanalysen* gesprochen. Diese „Netzwerkwissenschaft" versteht das Gehirn als ein komplexes System von interagierenden Einheiten, die aus Knoten bestehen und über Kanten verbunden sind. Wird dieses neuronale Netzwerk als EEG dargestellt, so werden die EEG-Elektroden als Knoten des Netzwerks und die Stärke der Phasenkopplung zwischen den EEG-Kanälen als Kanten betrachtet. Für die Delir-Diagnostik und -Überwachung werden hierfür normalerweise die verschiedenen EEG-Frequenzbänder (Delta, Theta, Alpha und Beta) analysiert. Auf diese Weise können eine Vielzahl von Charakteristika berechnet werden, einschließlich der durchschnittlichen Stärke und Maße der Netzwerktopologie.

Eine solche Analyse geht über die Bestimmung der Geschwindigkeit im EEG hinaus. So ist bekannt, dass ein verlangsamtes klinisches EEG mit der Delirschwere und einem erhöhten Risiko für einen schlechteren klinischen Outcome assoziiert ist.[27] In der Betrachtung der Netzwerktheorie scheint es, dass während eines Delirs Netzwerkveränderungen z. B. im Alpha-Band durch einen Verlust der funktionellen Konnektivität gekennzeichnet sind.[28]

Mithilfe solcher Netzwerkanalysen kann untersucht werden, ob Delire aufgrund unterschiedlicher Ursachen zu ähnlichen Konnektivitäts- und Topologieveränderungen führen, die auf einen gemeinsamen Signalweg hindeuten. Diese Untersuchung wird durch den Vergleich verschiedener Ätiologiegruppen des Delirs (z. B. postoperativ, infektiös, metabolisch) hinsichtlich verschiedener EEG-Merkmale geleistet. Es ist jedoch schwierig, das Delir in ätiologische Untergruppen zu klassifizieren, da es *multifaktoriell bedingt* ist. Dennoch gibt es vielversprechende Ansätze und Erfolge.

So konnte ein Algorithmus zur Analyse entwickelt werden, der das hypoaktive Delir von einem ähnlich retardierten Zustand, der aus der Erholungsphase nach einer Narkose resultiert, unterscheidet.[29] Diese Idee aus den Niederlanden wird gerade zur Entwicklung einer objektiven Diagnostik und Monitorvariante eingesetzt. Dies ist insofern wichtig, als dass ein Delir in der täglichen klinischen Praxis von Nicht-Delir-Experten oft nicht erkannt wird.

Obgleich es zahlreiche Screening-Tools gibt, die die Delir-Erkennung verbessern sollen, erscheinen diese *in der täglichen Routinepraxis* als wenig sensitiv oder werden nicht ausreichend sachgerecht eingesetzt.[30] Glücklicherweise konnte die quantitative Analyse eines einminütigen zweikanaligen EEGs klinisch delirante Patienten nach einer Herzoperation zuverlässig erkennen.[31] Diese Ergebnisse wurden in einer unabhängigen Kohorte von postoperativen Patienten validiert.[19] Eine weitere Studie zeigte ebenfalls eine hohe Spezifität und Sensitivität bei Verwendung eines bispektralen EEG-Gerätes, das auch bei Demenzpatienten gute Ergebnisse brachte.[32]

Bevor die Möglichkeiten einer kurzfristigen EEG-Aufzeichnung in der täglichen klinischen Praxis eingeführt werden, müssen sich die Benutzerfreundlichkeit und Praktikabilität in der Praxis beweisen. Dies wird aber nur möglich sein, wenn die klinischen Anwender wirklich verstehen, dass die Behandlung eines Delirs erst dann erfolgreich sein kann, wenn die Ursachen gefunden wurden. *Noch allzu häufig wird das Symptom „bekämpft"*, das aber immer wieder durchbrechen wird, sofern die Ursachen nicht beho-

ben sind. Dies frustriert natürlich die Anwender von Scores und anderen Instrumenten, da es häufig so erscheint, dass ein detektiertes Delir nicht zu einer systematischen und protokollbasierten Behandlung führt.
Neben den klassischen 10-20-Anwendungen in der Neurochirurgie/Neurologie gibt es mittlerweile eine Vielzahl von bettseitigen EEG-Anwendungen. Wichtig ist, die unterschiedlichen EEG-Systeme in ihrer Aussagekraft strikt getrennt zu betrachten und nicht zu verwechseln.
Äußerlich ähnliche Elektroden und apparative Verfahren können in der Messung und Interpretation vollkommen unterschiedlich sein. So gibt es zahlreiche 1-Kanal-EEG-Varianten, die zur Messung von Stress, Analgesie und Schlaf eingesetzt werden können, aber nicht zur Beurteilung der Sedierungstiefe geeignet sind. Diese Verfahren sind wiederum wichtig in der Delirvermeidung, können aber das Delir selbst nicht detektieren und im Verlauf monitoren.
Es ist bekannt, dass die Dauer einer Burst Suppression relevant mit der Ausprägung eines Delirs einhergeht.[33] Einige EEG-gestützte Monitoringverfahren stellen eine wichtige Option bei tiefer Sedierung dar, um eine Burst Suppression zu vermeiden oder deren Dauer deutlich zu begrenzen. Diese Verfahren sollen perioperativ und auf den Intensivstationen ab einem RASS < -3 insbesondere bei neuromuskulär blockierten Patienten zum Monitoring angestrebt werden, damit eine Übersedierung und die damit einhergehenden negativen Folgen vermieden werden. Ein hierfür geeignetes Verfahren ist z. B. der bispektrale Index (BIS).
Allerdings besteht bei allen Verfahren – mehr oder minder – die Problematik der Beeinflussung im EEG-Muster durch Muskelaktivität (Shivering, Augenbewegungen, Agitation).

### 3.3.8 Kernaussagen

Die EEG unterstützt die klinische Entscheidungsfindung auf folgende Weise:

- Früheres Erkennen eines Zustands von Delir bzw. akuter Enzephalopathie, z. B. um postoperative Komplikationen in einem früheren Stadium einzuschätzen
- Ausschluss anderer Ursachen wie z. B. einen nonkonvulsiven Anfall
- Überwachung und Steuerung der medikamentösen und nichtmedikamentösen Behandlung der Grunderkrankung und ihrer Symptome
- Steuerung des Behandlungsplans bei Delir bzw. persistierender akuter Enzephalopathie; dadurch Reduktion kognitiver Folgeschäden
- Prognose und Einschätzung des Schweregrads der Erkrankung, basierend auf dem Vorhandensein bzw. Fehlen polymorpher Delta-Wellen im EEG

### 3.3.9 Schlussfolgerungen

Das EEG stellt im klinischen Alltag ein nützliches Werkzeug bei der Untersuchung und objektivierbaren Einschätzung von Patienten dar. Es kann helfen, einen nonkonvulsiven Anfall zu finden oder auszuschließen, Schlaf und Stress zu messen und auch eine zu tiefe Sedierung zu vermeiden. Dabei ist es ein nichtinvasives Verfahren mit geringsten Nebenwirkungen. Allein die Handhabung eines 10-20-EEGs ist in der Praxis jedoch häufig aufwendig. Es wird zu beobachten sein, ob sich neuere Geräte mit einer begrenzten Anzahl von Elektroden und Messpunkten durchsetzen werden. Hilfreich wäre es allemal für die Vorhersage, Erkennung und Überwachung eines Delirs bzw. einer akuten Enzephalopathie.

## COI

Die Autoren sind Berater für Prolira B. V., ein Start-up-Unternehmen, das an der Entwicklung eines EEG-basierten Delir-Monitors arbeitet. Alle Aufwendungen im Zusammenhang mit diesem Beitrag wurden selbst getragen. Es gab keine Finanzierungen und/oder Aufwandsentschädigungen.



*Die Autoren danken Herrn Dr. Thomas Ottens für wertvolle Anregungen.*

## LITERATUR


[1] American Psychiatric Association. Diagnostic and Statistical Manual of Mental Disorders. 5th Edition (DSM-5). Washington, D. C.: American Psychiatric Association. 2013

[2] WHO – Weltgesundheitsorganisation. Internationale statistische Klassifikation der Krankheiten und verwandter Gesundheitsprobleme. 11. Revision (ICD-11). 2022. Online verfügbar unter: https://www.bfarm.de/DE/Kodiersysteme/Klassifikationen/ICD/ICD-11/_node.html [zuletzt abgerufen am 20.07.2022]

[3] Slooter AJC, Otte WM, Devlin JW, et al. Updated nomenclature of delirium and acute encephalopathy: statement of ten Societies. Intensive Care Med. 2020; 46(5): 1020–1022. DOI: https://doi.org/10.1007/s00134-019-05907-4

[4] Hahn CD. Nonconvulsive seizures among critically ill children: look and you shall find. Neurology. 2011; 76(12): 1036–1037

[5] Seeck M, Koessler L, Bast T, et al. The standardized EEG electrode array of the IFCN. Clin Neurophysiol. 2017; 128(10): 2070–2077

[6] Rojas GM, Alvarez C, Montoya CE, et al. Study of Resting-State Functional Connectivity Networks Using EEG Electrodes Position As Seed. Front Neurosci. 2018; 12: 235

[7] Hermes C. Renaissance des EEG für Detektion und Monitoring von Delirium und Enzephalopathie. Pflegen Intensiv. 2021; 18: 60–65

[8] Hansen HC, Nydahl P, Wermann CF, et al. Delir auf ICU & Stroke Unit: Bewährtes und Neues am Horizont im Review. DIVI. 2021; 12: 130–137

[9] Klimesch W, Schimke H, Pfurtscheller G. Alpha frequency, cognitive load and memory performance. Brain Topogr. 1993; 5(3): 241–251

[10] van Lier H, Drinkenburg WHI, van Eeten YJ, Coenen AM. Effekte von Diazepam und Zolpidem auf EEG-Beta-Frequenzen sind verhaltensspezifisch bei Ratten. Neuropharmakologie. 2004; 47(2): 163–174

[11] Watson PL, Ceriana P, Fanfulla F. Delirium: is sleep important? Best Pract Res Clin Anaesthesiol. 2012; 26(3): 355–366

[12] Hansen HC. Bewusstseinsstörungen und Enzephalopathien. Berlin, Heidelberg: Springer. 2013

[13] Coggins CC, Curtiss CP. Assessment and management of delirium: a focus on hepatic encephalopathy. Palliat Support Care. 2013; 11(4): 341–352

[14] Hansen, HC. Differenzialdiagnose und Therapie akuter Enzephalopathien. InFo Neurologie. 2018; 20(9): 32–42. DOI: https://doi.org/10.1007/s15005-018-2446-8

[15] Watemberg N, Alehan F, Dabby R, Lerman-Sagie T, Pavot P, Towne A. Clinical and radiologic correlates of frontal intermittent rhythmic delta activity. J Clin Neurophysiol. 2002; 19(6): 535–539

[16] Fleischmann R, Tränkner S, Bathe-Peters R, et al. Diagnostic Performance and Utility of Quantitative EEG Analyses in Delirium: Confirmatory Results From a Large Retrospective Case-Control Study. Clin EEG Neurosci. 2019; 50(2): 111–120

[17] Ditzel FL, Hut SC, Dijkstra-Kersten SM, et al. An automated EEG algorithm to detect polymorphic delta activity in acute encephalopathy presenting as postoperative delirium. Psychiatry Clin Neurosci. 2022. [Published online ahead of print, 2022 Sep 13.] DOI: https://doi.org/10.1111/pcn.13478

[18] Hut SC, Dijkstra-Kersten SM, Numan T, et al. EEG and clinical assessment in delirium and acute encephalopathy. Psychiatry Clin Neurosci. 2021; 75(8), 265–266. DOI: https://doi.org/10.1111/pcn.13225
[19] Numan T, van den Boogaard M, Kamper AM, et al. Delirium detection using relative delta power based on 1-minute single-channel EEG: a multicentre study. Br J Anaesth. 2019; 122(1): 60–68
[20] DGAI – Deutsche Gesellschaft für Anästhesiologie und Intensivmedizin e. V., DIVI – Deutsche Interdisziplinäre Vereinigung für Intensiv- und Notfallmedizin e. V. Analgesie, Sedierung und Delirmanagement in der Intensivmedizin (DAS-Leitlinie 2020), Überarbeitung von 2021. Online verfügbar unter: https://www.awmf.org/leitlinien/detail/ll/001-012.html [zuletzt abgerufen am 20.07.2022]
[21] Hirsch LJ, LaRoche SM, Gaspard N, et al. American Clinical Neurophysiology Society's Standardized Critical Care EEG Terminology: 2012 version. J Clin Neurophysiol. 2013; 30(1): 1–27
[22] Claassen J, Mayer SA, Kowalski RG, et al. Detection of electrographic seizures with continuous EEG monitoring in critically ill patients. Neurology. 2004; 62(10): 1743–1748
[23] Swisher CB, Shah D, Sinha SR, Husain AM. Baseline EEG pattern on continuous ICU EEG monitoring and incidence of seizures. J Clin Neurophysiol. 2015; 32(2): 147–151
[24] Shorvon S, Trinka E. Nonconvulsive status epilepticus and the postictal state. Epilepsy Behav. 2010; 19(2): 172–175
[25] Claassen J, Lokin JK, Fitzsimmons BF, Mendelsohn FA, Mayer SA. Predictors of functional disability and mortality after status epilepticus. Neurology. 2002; 58(1): 139–142.
[26] Tanabe S, Mohanty R, Lindroth H, et al. Cohort study into the neural correlates of postoperative delirium: the role of connectivity and slow-wave activity. Br J Anaesth. 2020; 125(1): 55–66
[27] Kimchi EY, Neelagiri A, Whitt W, et al. Clinical EEG slowing correlates with delirium severity and predicts poor clinical outcomes. Neurology. 2019; 93(13): e1260–e1271
[28] van Dellen E, van der Kooi AW, Numan T, et al. Decreased functional connectivity and disturbed directionality of information flow in the electroencephalography of intensive care unit patients with delirium after cardiac surgery. Anesthesiology. 2014; 121(2): 328–335
[29] Numan T, Slooter AJC, van der Kooi AW, et al. Functional connectivity and network analysis during hypoactive delirium and recovery from anesthesia. Clin Neurophysiol. 2017; 128(6): 914–924
[30] van Eijk MM, van Marum RJ, Klijn IA, de Wit N, Kesecioglu J, Slooter AJ. Comparison of delirium assessment tools in a mixed intensive care unit. Crit Care Med. 2009; 37(6): 1881–1885
[31] van der Kooi AW, Zaal IJ, Klijn FA, et al. Delirium detection using EEG: what and how to measure. Chest. 2015; 147(1): 94–101
[32] Shinozaki G, Chan AC, Sparr NA, et al. Delirium detection by a novel bispectral electroencephalography device in general hospital. Psychiatry Clin Neurosci. 2018; 72(12): 856–863
[33] Andresen JM, Girard TD, Pandharipande PP, et al. Burst suppression on processed electroencephalography as a predictor of postcoma delirium in mechanically ventilated ICU patients. Crit Care Med. 2014; 42(10): 2244–2251

3

KAPITEL

# 4 Delir in spezifischen Settings

# 4.1 Kontextabhängige Betrachtung des Delirs

Björn Weiß

Viele Arbeiten zum Thema Delir beginnen mit dem Hinweis, dass ein Delir zwischen 10 % bis 90 % der Patienten betrifft. Über diese weite Spannbreite der Inzidenz mag man sich wundern.

Versteht man das Delir als syndromatische Manifestation einer *akuten Organdysfunktion,* wird klar, dass diese weit auseinanderklaffenden Inzidenzen eine Heterogenität über verschiedene Patientenkohorten widerspiegeln. Es verhält sich ähnlich wie bei Patienten mit akutem Nierenversagen. In einem Kollektiv von intensivpflichtigen Sepsispatienten sind über ein Drittel der Patienten von Nierenversagen betroffen, wohingegen in einer gesunden Patientenkohorte zur elektiven Arthroskopie des Kniegelenks weniger als 1 % betroffen sind. Wie bei anderen Organdysfunktionen müssen also auch beim Delir *unterschiedliche Patientenkollektive* und Behandlungskontexte berücksichtigt werden.



Die Häufigkeit eines Delirs in einem Kollektiv hängt vom jeweiligen Risikoprofil ab, welches sich wiederum aus der unterschiedlichen Prävalenz der in ➤ Kapitel 2 benannten Risikofaktoren ergibt. Das Risikomodell zur Entwicklung eines Delirs unterscheidet typischerweise *prädisponierende und präzipitierende Risikofaktoren.*

Prädisponierende Faktoren sind solche, die bereits vor der Krankenhausaufnahme existieren, und gelten typischerweise als nicht oder wenig modifizierbar. Präzipitierende Risikofaktoren sind solche, die während der Behandlung auftreten und somit häufig leichter modifizierbare Risikofaktoren darstellen.

Die Modifizierbarkeit der Faktoren hängt auch vom Aufnahmemodus des Patienten hab. Elektive, operative Patienten können beispielsweise bereits präoperativ mit spezifischen Maßnahmen das Risiko für ein Delir senken. Hierzu gehören beispielsweise die Reorientierung, eine ausreichende Flüssigkeitszufuhr und das Überprüfen der Hausmedikation auf Substanzen mit anticholinergen Eigenschaften. Bei einem akuten Notfallpatienten hingegen sind Risikofaktoren oft nicht mehr modifizierbar, sodass alle Risikofaktoren unmittelbar in die Risikogleichung mit eingehen.

Risiko und Ätiologie des Delirs sind also kontextspezifisch und bedurfen regelhaft einer anderen Präventions- und Therapiestrategie. Vergleicht man beispielsweise die Delirtherapie im Rahmen des Alkoholentzugssyndroms mit der des postoperativen Delirs, zeigen sich erhebliche Unterschiede.

Dies erklärt, dass beispielsweise im intensivmedizinischen und im postoperativen Bereich unterschiedliche Leitlinien existieren.

**CAVE!**

Ein Delir tritt kontextabhängig auf – und Prävention, Diagnostik und Therapie müssen auf den Kontext abgestimmt sein.

## 4.1.1 Diagnostik bei unterschiedlichen Patientenkollektiven

Referenzstandard zur Diagnostik eines Delirs sind die Kriterien des „Diagnostic and Statistical Manual of Mental Disorders“ der American Psychiatric Association, die aktuell in der 5. Version vorliegen (**DSM-5**). Diese *Expertendiagnostik* bedarf einer psychiatrischen

Exploration, die nur durch speziell geschultes ärztliches Personal möglich ist. Sie ist zwar grundsätzlich auf alle Patientenkollektive anwendbar, allerdings in der klinischen Routine aufgrund von Zeit- und Ressourcenlimitation nicht flächendeckend implementierbar.
Im klinischen Alltag werden daher *Screening-Tools* angewendet, die mit entsprechend geschultem Personal das Screening auf ein Delir ermöglichen. Während die CAM-ICU bei geschultem Intensivpersonal eine exzellente diagnostische Validität aufweist, ist sie für den Nicht-Intensivbereich nachweislich observationalen Skalen wie der Nu-DESC unterlegen. Hier gilt es also, das passende Screening-Instrument auszuwählen, um in einem spezifischen klinischen Setting die optimale diagnostische Qualität zu gewährleisten.
Auch hier stellt sich die Frage, bei welchem Kollektiv und in welchem Setting ein Screening-Instrument angewendet werden kann. Berücksichtigt werden sollte zusätzlich, dass Patienten im Laufe der Erkrankung verschiedenen Behandlungsumgebungen ausgesetzt sind, sodass u. U. die Diagnostik angepasst werden muss (siehe ➤ Kapitel 3).



## 4.1.2 Medikamentöse Therapie

Wie erläutert, kommt der *Ätiologie* des Delirs bei der richtigen Therapie eine besondere Rolle zu. Zunächst sollte bei allen Kollektiven nach einem *Auslöser* gesucht werden. Hierzu stehen standardisierte Checklisten zur Verfügung, mit denen beispielsweise reversible Ursachen detektiert und behoben werden können (z. B. Elektrolytverschiebungen).
Bei der symptomorientierten pharmakologischen Therapie ist das Behandlungssetting entscheidend. So können auf der Intensivstation Symptome wie Halluzinationen, Stress, Angst und Schlaflosigkeit anders behandelt werden als im normalstationären Setting. Zur intravenösen Gabe von Neuroleptika und Alpha-2-Agonisten ist beispielsweise immer ein kontinuierliches *Monitoring* notwendig. Die Gabe von Melatonin oder atypischen Neuroleptika kann hingegen auch im normalstationären Setting erfolgen, benötigt aber ebenso eine engmaschige Kontrolle.
Eine Ursachenforschung und das Beheben der Ursache eines Delirs sind immer von zentraler Bedeutung und sollten bei allen Patientenkollektiven einer pharmakologischen symptomorientierten Therapie vorangestellt werden.

**GOOD PRACTICE**

Delirante Patienten haben ein hohes Risiko für Eigengefährdung und daher einen erhöhten Überwachungs- und Pflegebedarf. An welchem spezifischen Ort eine Überwachung gewährleistet ist, ist einrichtungsspezifisch, sollte aber festgelegt werden.

## 4.1.3 Nichtpharmakologische Maßnahmen

Die Nutzung von nichtpharmakologischen Maßnahmen zur Reorientierung und Erhaltung des Tag-Nacht-Rhythmus sowie das Einbinden von Bezugspersonen sind Teile eines multimodalen Ansatzes zur Delirtherapie. Sie sollten in jedem *Behandlungssetting* durchführbar sein und immer das gesamte multiprofessionelle *Behandlungsteam* (z. B. Pflege, Ärzte, Physiotherapeuten) involvieren.
Ebenso muss die *Dokumentation* der Maßnahmen transparent und geregelt sein. Hierzu bietet sich eine lokale Standard-Operating-Procedure (SOP) an, in der für die behandelten

Patienten alle diagnostischen und therapeutischen Maßnahmen geregelt sind. Elektronische Dokumentationsverfahren können helfen, Leitlinienempfehlungen im individuellen Fall umzusetzen (siehe auch ➤ Kapitel 14).

**LITERATUR**

APA – American Psychiatric Association (Ed.). Diagnostic and Statistical Manual of Mental Disorders (DSM-5). USA, 2013

Carbone MK, Gugliucci MR. Delirium and the Family Caregiver: The Need for Evidence-based Education Interventions. The Gerontologist, 2015; 55(3): 345–352. DOI: https://doi.org/10.1093/geront/gnu035

Chin YC, Koh GCH, Tay YK, Tan CH, Merchant RA. Underdiagnosis of delirium on admission and prediction of patients who will develop delirium during their inpatient stay: a pilot study. Singapore medical journal, 2016; 57(1): 18–21. DOI: https://doi.org/10.11622/smedj.2016007

Cole MG, McCusker J, Voyer P, Monette J, Champoux N, Ciampi A, Vu M, Dyachenko A, Belzile E. Symptoms of delirium predict incident delirium in older long-term care residents. International psychogeriatrics, 2013; 25(6): 887–894. DOI: https://doi.org/10.1017/S1041610213000215

DNQP – Deutsches Netzwerk für Qualitätsentwicklung in der Pflege (Hrsg.). Expertenstandard Ernährungsmanagement zur Sicherung und Förderung der oralen Ernährung in der Pflege. 1. A. Schriftenreihe des Deutschen Netzwerks für Qualitätssicherung in der Pflege. Osnabrück, 2017

DNQP – Deutsches Netzwerk für Qualitätsentwicklung in der Pflege (Hrsg.). Expertenstandard Entlassungsmanagement in der Pflege. 2. A. Schriftenreihe des Deutschen Netzwerks für Qualitätssicherung in der Pflege. Osnabrück, 2019

Goldberg A, Straus SE, Hamid JS, Wong CL. Room transfers and the risk of delirium incidence amongst hospitalized elderly medical patients: a case-control study. BMC geriatrics, 2015; 15: 69. DOI: https://doi.org/10.1186/s12877-015-0070-8

Hshieh TT, Yang T, Gartaganis SL, Yue J, Inouye SK. Hospital Elder Life Program: Systematic Review and Meta-analysis of Effectiveness. The American journal of geriatric psychiatry, 2018; 26(10): 1015–1033. DOI: https://doi.org/10.1016/j.jagp.2018.06.007

Li X, Zhang L, Gong F, Ai Y. Incidence and Risk Factors for Delirium in Older Patients Following Intensive Care Unit Admission: A Prospective Observational Study. The journal of nursing research, 2020; 28(4): e101. DOI: https://doi.org/10.1097/jnr.0000000000000384

McCusker J, Cole M, Abrahamowicz M, Han L, Podoba JE, Ramman-Haddad L. Environmental risk factors for delirium in hospitalized older people. Journal of the American Geriatrics Society, 2001; 49(10): 1327–1334. DOI: https://doi.org/10.1046/j.1532–5415.2001.49260.x

Tropea J, LoGiudice D, Liew D, Gorelik A, Brand C. Poorer outcomes and greater healthcare costs for hospitalised older people with dementia and delirium: a retrospective cohort study. International journal of geriatric psychiatry, 2017; 32(5): 539–547. DOI: https://doi.org/10.1002/gps.4491

Zurlo A, Zuliani G. Management of care transition and hospital discharge. Aging clinical and experimental research, 2018; 30(3): 263–270. DOI: https://doi.org/10.1007/s40520 017-0885-6

## 4.2 Delir auf der Intensivstation

Nils Schallner, Johannes Kalbhenn

### 4.2.1 Definitionen

Das folgende Kapitel bezieht sich explizit auf die Formen des Delirs, die nicht im Zusammenhang mit einem Alkohol-Entzug auftreten. Nach ICD-11 wird das Delir sinngemäß wie folgt beschrieben:

4

Beim Delir handelt es sich um eine Störung von Aufmerksamkeit, Orientierung und Bewusstsein, welche innerhalb kurzer Zeit entsteht und als Verwirrtheit oder vorübergehende globale neurokognitive Beeinträchtigung auffällig wird. Es geht häufig mit Störungen des Verhaltens, der Emotionen und des Schlaf-wach-Rhythmus einher. Ein Delir kann durch multiple ätiologische Faktoren ausgelöst werden, entweder als physiologische Auswirkungen eines medizinischen Zustands oder durch direkte Substanz- oder Medikamenten-Wirkungen einschließlich Entzug. Vielmals bleiben die ätiologischen Faktoren unbekannt. Die Dauer ist sehr unterschiedlich, und der Schweregrad reicht von leicht bis zu sehr schwer (siehe auch ➤ Kapitel 1).

Beim Delir handelt es sich um ein Syndrom – also um einen Komplex aus verschiedenen Symptomen –, dessen organische Ursache noch nicht im Detail verstanden ist, wobei sich die Ursachen bei verschiedenen Phänotypen des Delirs unterscheiden können. Oft bleibt nur eine Therapie im Sinne einer Symptomkontrolle, die aber nicht zur Behandlung des Grundproblems beiträgt.

Das Intensivteam sieht sich daher mit drei Herausforderungen konfrontiert: **1.** Delir verhindern, **2.** Delir erkennen, **3.** Delir behandeln. Nur durch regelmäßige und intensive Schulung aller Mitarbeitenden können diese Herausforderungen bewältigt werden.

## 4.2.2 Inzidenz und Risikofaktoren

Mindestens jeder dritte Patient entwickelt im Laufe seines Intensivaufenthaltes ein Delir, dabei ist eine hypoaktive Form fast doppelt so häufig zu beobachten wie eine hyperaktive. Bei bestimmten Patientengruppen, z. B. kardiochirurgischen Patienten, liegt die Delir-Inzidenz sogar noch höher. Als Risikofaktoren wurden u. a. höheres Patientenalter, Demenz, Notfall-Aufnahme, eine große Krankheitsschwere, mechanische Beatmung sowie Dauer und Tiefe von Sedierung identifiziert.[1–6] Zahlreiche Medikamente, vor allem Benzodiazepine und anticholinerge Substanzen wie z. B. Dimenhydrinat, aber auch Opioide und viele andere erhöhen die Delir-Inzidenz.[7]

## 4.2.3 Individuelle und ökonomische Folgen

Delir auf der Intensivstation ist mit erheblichen negativen Folgen verbunden. Dies betrifft zum einen die individuellen Aspekte von Morbidität und Mortalität; darüber hinaus ist aber auch die gesundheitsökonomische Fragestellung nach den bei Delir erhöhten Therapiekosten relevant. Hieraus folgt, dass neben der individualmedizinischen Notwendigkeit, effektive präventive und therapeutische Konzepte zu entwickeln, auch eine volkswirtschaftliche Dimension gegeben ist.

Das Auftreten eines Delirs hat beträchtliche individuelle Folgen für den betroffenen Patienten. Es führt zu einer Verlängerung des intensivmedizinischen Aufenthalts und damit verbunden zu einer erhöhten Rate an sekundären Komplikationen.[1, 8, 9] Neben den unmittelbar mit dem intensivmedizinischen Aufenthalt in Verbindung zu bringenden negativen Folgen sind jedoch insbesondere die Langzeitfolgen erheblich: Das Auftreten eines Delirs war in longitudinalen Untersuchungen ein entscheidender prädiktiver Faktor

bezüglich abnehmender kognitiver Leistungsfähigkeit[10, 11], des Auftretens demenzieller Erkrankungen und späterer Pflegebedürftigkeit oder der Notwendigkeit einer dauerhaften Betreuung im Heim[12]. Insbesondere führt ein Delir aber zu einer erhöhten Mortalität nicht nur im akuten, sondern auch längerfristigen Verlauf sechs Monate nach der Krankenhaus-Entlassung[1] Hierbei wird das Delir-Risiko und damit die Gefahr der kognitiven Verschlechterung nach dem intensivmedizinischen Aufenthalt im Wesentlichen vom zuvor bestehenden kognitiven Status mitbestimmt.[13]
Das Auftreten eines Delirs führt zu einer verlängerten Verweildauer auf der Intensivstation, die je nach Studie zu 7 bis 10 zusätzlichen intensivmedizinischen Behandlungstagen führt.[1, 14, 15] Eine Erhebung von Vasilevskis et al. aus dem Jahre 2018 bezifferte für die USA hierdurch entstehende inkrementelle Therapiekosten im fünfstelligen Bereich, die insbesondere auf die zusätzlichen Personalkosten und Kosten für die Intensivbettbelegung zurückzuführen waren.[16] Auch wenn für die Versorgung in Deutschland solche Therapiekosten-Analysen nicht zur Verfügung stehen, ist von ähnlichen inkrementellen Kosten für die Delir-Behandlung auszugehen.
Diese Aspekte zeigen, dass zur Verhinderung einer kostenintensiven Therapie, die mit erheblichen patientenindividuellen unmittelbaren Folgen sowie Langzeitfolgen für Morbidität und Mortalität verbunden ist, der *Prävention von Delir* während der intensivmedizinischen Behandlung eine zentrale Bedeutung zukommt.



### 4.2.4 Möglichkeiten der Prävention

#### Allgemeine konservative Maßnahmen (ABCDEF-Bündel)

Die drei wesentlichen Grundprinzipien in der modernen Intensivtherapie zur Prävention von Delir sind die Anwendung von nichtpharmakologischen konservativen Präventivmaßnahmen, die strenge Indikationsstellung für die Durchführung einer Sedierung mit Verhinderung einer Übersedierung und der Verzicht auf Pharmaka, die das Risiko für ein Delir erhöhen. Eine generelle pharmakologische Prävention, beispielsweise mit antipsychotischen Medikamenten, kann bei fehlendem Wirksamkeitsnachweis nicht empfohlen werden.
Mögen die allgemeinen konservativen nichtpharmakologischen Maßnahmen zur Delir Prävention auch trivial anmuten – ihr Nutzen in der Verhinderung von Delir in der Intensivtherapie ist in einer Vielzahl von Studien mittels Maßnahmen-Bündeln („Bundles“), gezeigt worden.[17–19] Hierbei stehen im Rahmen der sogenannten ABCDEF-Bündel A für „**A**wakening“ (Verzicht auf Sedierung, Sedierungspausen), B für „**B**reathing Coordination“ (spontane/koordinierte Beatmungsmodi, Verzicht auf kontrollierte Beatmung), C für „**C**hoice of Drug“ (Verzicht auf Delir-triggernde Pharmaka), D für „**D**elirium Monitoring and Managament“ (Delir-Monitoring und -Behandlung), E für „**E**arly Mobility“ (frühzeitige Mobilisierung) und „F“ für „**F**amily Engagement“ (Einbeziehen von Angehörigen). Die konsequente Umsetzung verlangt in der täglichen Praxis auf der Intensivstation die Implementierung leitlinienbasierter klinikinterner Standards, ein hohes Maß an Disziplin und die Bereitschaft zur interprofessionellen Zusammenarbeit. Darüber hinaus kommt einer interprofessionellen Schulung im Team von Pflegenden und Ärzten für die Umsetzung eine große Bedeutung zu.

## Konstanter Tag-Nacht-Rhythmus

Eine ganz wesentliche Bedeutung in der Prävention von Delir hat der Erhalt bzw. die Wiederherstellung eines natürlichen Tag-Nacht-Rhythmus (vgl. ➤ Kapitel 7). Kritische Erkrankungen per se führen häufig zum Verlust der natürlichen zirkadianen Rhythmik. Hinzu kommen auf der Intensivtherapiestation ungünstige Verhältnisse mit zahlreichen akustischen und optischen Störfaktoren, die zu klinisch auffälliger zirkadianer Desynchronisation führen und das Risiko für das Auftreten eines Delirs noch weiter erhöhen können. Als leitliniengerechte Grundmaximen sollten daher klinikinterne Maßnahmen für eine Aktivierung der Patienten tagsüber implementiert werden. Hierzu zählen:

1. Regelmäßige und adäquate Kommunikation mit dem Patienten
2. Kognitive Stimulation (TV, Radio, Hörspiel, Bücher)
3. Frühmobilisierung
4. Physio-, Ergo- und Atemtherapie
5. Zeitliche Reorientierung (Uhr, Kalender, eigene Seh- und Hörhilfen)
6. Förderung des natürlichen Tag-Nacht-Rhythmus (Lärm- und Lichtanpassung)
7. Ausschöpfung alternativer Kontaktmöglichkeiten bei hygienischer Isolation und unter Pandemie-Bedingungen (Videotelefonie, Tablet, Beamer etc.)
8. Einbinden von Familienangehörigen in die Behandlung
9. Besuchszeiten flexibel gestalten
10. Unterstützung und Förderung des Patienten bei der Nutzung von individuellen Strategien zur Stressreduktion

Ebenso wichtig ist die Sicherstellung von guten Ruhebedingungen in der Nacht, um einen ausreichenden Nachtschlaf für die Patienten zu ermöglichen. Studien zeigen einen hohen Anteil an Patienten mit quantitativen und qualitativen Schlafstörungen in der intensivmedizinischen Umgebung.[20, 21] Umso wichtiger erscheint die Implementierung von schlaffördernden Maßnahmen. Hierzu zählen insbesondere:

1. Anbieten von Ohrstöpseln und Schlafbrillen
2. Lärmreduktion
3. Anpassung von Licht und Helligkeit
4. Beschränkung auf absolut notwendige Maßnahmen am Patientenbett
5. Verschiebung von Routinemaßnahmen und Interventionen auf tagsüber
6. Kritische Evaluation der Medikamente hinsichtlich Interferenz mit Delir, Schlaf und Zirkadianität

## Räumliche Gestaltung: Lärm-Licht-Management

Der Verlust der normalen zirkadianen Rhythmik stellt einen erheblichen Faktor in der Pathogenese von Delir dar. Neben den zeitlichen Reorientierungsmaßnahmen, wie z. B. Uhr, Kalender, Zeitung und Fotos zur Verfügung zu stellen, kommt der systematischen Kontrolle der Einflussfaktoren „Lärm“ und „Licht“ eine entscheidende Bedeutung zu.
Hierbei zeigen Status-quo-Untersuchungen im intensivmedizinischen Umfeld ein hohes Maß an nächtlichem Lärm bei gleichzeitig zu geringem Vorhandensein von natürlichem Licht tagsüber.[22, 23] Ersteres kann durch ein entsprechendes Alarm-Management und konsequent umgesetzte Nachtruhe (Verhinderung unnötiger Maßnahmen am Patientenbett, Lärmreduktion im Patientenzimmer) effektiv reduziert werden.

Die Steigerung von natürlichem Lichteinfluss lässt sich insbesondere durch bauliche Maßnahmen erreichen und sollte bereits bei der initialen Planung von Stations-Neubauten beachtet werden. Darüber hinaus muss auf eine entsprechende Reduktion von nicht natürlichem Licht sowohl tagsüber als auch während der Nacht geachtet werden.
Durch die Umsetzung oben genannter Maßnahmen kann nachweislich die Schlafhygiene und die Delir-Inzidenz von Patienten auf der Intensivstation verbessert werden.[24–27] Diese nichtpharmakologischen Maßnahmen können mit einer pharmakologischen Resynchronisierung mittels Melatonin und dessen Analoga kombiniert werden.[28]

### Besucherregelungen und Videotelefonate

Die Anwesenheit und Mitarbeit von Angehörigen stellt einen weiteren wichtigen Baustein in der Reorientierung und Delirprävention dar. Wenn die persönliche Anwesenheit nicht möglich ist, wie es für längere Zeit während der COVID-19-Pandemie der Fall war, kann der Kontakt via Videotelefonie umso wichtiger sein. Hierzu sollten ausreichend Möglichkeiten zur Verfügung stehen. „Family Engagement" als Teil des „ABCDEF Bundles" kann sowohl die Delir-Inzidenz als auch die Rate der Gesamtmortalität positiv beeinflussen.[17] Qualitative Untersuchungen zeigen jedoch, dass trotz hoher Bereitschaft zum Mitwirken bei der Patientenbehandlung auf der Intensivstation eine große Unsicherheit bei Angehörigen bezüglich der konkreten Möglichkeiten besteht.[29] Demnach ist eine offene Diskussion über zielführende Unterstützungsmaßnahmen mit den Angehörigen notwendig, bevor Videotelefonate ausreichend genutzt werden können.

### Frühzeitige therapeutische Behandlung zur Mobilisation

Im Rahmen der nichtpharmakologischen Maßnahmenbündel ist eine frühzeitige Mobilisation und physio- bzw. atemtherapeutische Behandlung als ein weiterer positiver Einflussfaktor zur Delirprävention anzusehen.[30, 31] Hierbei führen oben genannte Maßnahmen zu einer Verringerung der Tage mit Beatmungspflicht und zu einer Reduktion der Delir-Inzidenz, ohne mit der Mobilisierung eventuell vergesellschaftete Komplikationen (wie beispielsweise eine akzidentielle Extubation) zu erhöhen. Das frühzeitige physiotherapeutische Training verringert darüber hinaus den Verlust von Muskelmasse und das Auftreten von hiermit assoziierter muskulärer Schwäche. So beginnt die Rehabilitation im Idealfall bereits auf der Intensivstation, was eine weniger lange Rekonvaleszenz und Rehabilitationsbehandlung zur Folge haben kann.

### Vermeidung von Katheter und Fixierung

In engem Zusammenhang mit den Aspekten einer frühen Mobilisation ist auch der Verzicht auf nicht medizinisch indizierte Katheter und die Fixierung des Patienten zu diskutieren. Zum einen erschweren intravasale Zugänge und Blasenkatheter die Mobilisation, und es besteht die Gefahr der Dislokation sowie der Entwicklung von katheterassoziierten Infektionen, welche wiederum das Delir-Risiko erhöhen. Zum anderen kann ein als unangenehm empfundener Blasenkatheter oder das Gefühl, „viele Schläuche im Körper

zu haben“, die Gefahr für Desorientierung und Entwicklung eines Delirs verstärken. Dies scheint insbesondere bei älteren Patienten ein relevanter Risikofaktor zu sein.[32]
Der Fixierung eines Patienten im Stadium des hyperaktiven Delirs sind rechtlich enge Grenzen gesetzt. Die normalerweise angeführte Fremd- und Eigengefährdung muss gerichtlich geprüft werden, nur bei akuter Gefährdung ist sie vorübergehend statthaft. Naheliegende Bestrebungen der Patienten wie akzidentelle Katheter-Entfernung, Selbst-Extubationen, Bettflucht oder Gefährdung von Personal sind zu verhindern; dem sind jedoch die Risiken einer Patientenfixierung gegenüberzustellen.
Insgesamt legen Studien nahe, dass eine tatsächliche Eigengefährdung wie z. B. eine Selbstextubation selten vorkommt.[33] Fixierung kann die symptomatische Agitation weiter aggravieren und neue Patientengefährdungs-Situationen schaffen, wie z. B. ein erbrechender Patient unter der Sauerstoff-/CPAP-Maske, welcher sich mit fixierten Händen nicht selbst helfen kann. Damit es nicht zu so solchen Gefährdungssituationen kommt, sollte eine Patienten-Fixierung die Ultima Ratio bei akuter Gefährdung darstellen, wenn zuvor alle präventiven und therapeutischen Maßnahmen ausgeschöpft wurden.



## Vermeidung prodelirogener Pharmakotherapie

Der Vermeidung potenziell prodelirogener Medikamente bei Patienten auf der Intensivtherapiestation kommt ein hoher Stellenwert zu, unterliegt aber in der Umsetzung im Rahmen der weitverbreiteten Polypharmazie komplexen Bedingungen. Die „Beers-Kriterien“ für die nicht adäquate Verwendung von Pharmaka mit prodelirogener Wirkung, aktualisiert 2019[7], lässt sich von der ursprünglich anvisierten Patientenpopulation des „alten Patienten“ auf den intensivmedizinischen Kontext übertragen. Hierunter fallen insbesondere Medikamente mit starker zentraler anticholinerger Wirkung, antipsychotische Medikamente, Benzodiazepine, Kortikosteroide, Histamin-$H_2$-Rezeptor-Antagonisten, Meperidin und Nicht-Benzodiazepin-Sedativa wie Zoplicon oder Zolpidem.
Eine komplette aktuelle Liste dieser Medikamente[7] sollte auf jeder Intensivstation vorliegen und die Anwendung solcher Pharmaka mit prodelirogener Wirkung hinterfragt werden. In der perioperativen Intensivmedizin muss der Verzicht auf oben genannte Substanzen bereits prä- und intraoperativ beginnen, da eine gute Zusammenarbeit mit den präoperativen Stationen und dem Fachgebiet Anästhesiologie genauso wichtig ist wie die eigene Implementierung auf der Intensivtherapiestation. Bei strukturierter Implementierung können Interventionen die Applikation ungeeigneter Medikamente effektiv reduzieren.[34]

## Restriktive Anwendung von Sedativa

Als eine der wesentlichen Präventionsstrategien hat sich in den letzten Jahren die Vermeidung einer medizinisch nicht indizierten Sedierung herausgebildet. Eine nicht notwendige Sedierung führt nicht nur zu erhöhten Raten an Pneumonien und Delir, sondern hat auch unmittelbare Outcome-Relevanz bezüglich Beatmungs- und Verweildauer auf der Intensivstation sowie bezüglich Mortalität.[35–39] Unter Beachtung der flankierenden nichtpharmakologischen Maßnahmen zur Stressreduktion werden sedierende Maßnahmen nur in sehr wenigen medizinisch begründeten Fällen notwendig sein, wie beispielsweise im Rahmen der Schädel-Hirn-Trauma-Therapie.

Umso mehr ist jedoch auf die Sedierung als „Nebenwirkung" von intensivmedizinisch sinnvollen Therapien wie Analgesie und Anxiolyse zu achten und diese gegebenenfalls zu adressieren. Dies setzt voraus, dass die Sedierungstiefe regelmäßig durch validierte Scores wie die Richmond Agitation Sedation Scale (RASS) überprüft und dokumentiert wird und ggf. Anpassungen vorgenommen werden. Ziel einer Intensivtherapie muss hierbei ein stets erweckbarer, kooperativer und schmerzfreier Patient sein, der aktiv an seiner Genesung mitarbeiten kann.

## Rolle der Analgesie

Eine weitere feste Säule der Delir-Prävention in der multimodalen modernen Intensivtherapie ist eine individuell angepasste und zielgerichtete Analgesie (siehe auch ➤ Kapitel 3.1), die einerseits die Grunderkrankungen und anderseits auch alle intensivmedizinischen diagnostischen und therapeutischen Maßnahmen adäquat adressiert. Hierfür hat sich eine opioidbasierte Therapie bewährt[40], die je nach individueller Situation durch Nicht-Opioid-Analgetika und adjuvante Ko-Analgetika ergänzt wird.
Essenziell sind hierbei das regelmäßige und standardisierte Monitoring von Schmerzen und die Überprüfung der analgetischen Behandlung.[41] Dies muss durch validierte Scores zur Eigeneinschätzung, z. B. die numerische Ratingskala (NRS) oder die visuelle Analogskala (VAS), oder aber durch validierte Scores zur Fremdeinschätzung von Schmerzen, z. B. die Behavioral Pain Scale (BPS), erfolgen.

## Stellenwert der Regionalanästhesie

Ergänzend zur systemischen Analgesie sollte immer die Option für ergänzende regionalanästhesiologische Verfahren, insbesondere die Periduralanästhesie, erwogen werden. Sie ermöglicht nicht nur je nach perioperativem Setting eine gezielte Analgesie mit Reduktion der systemischen Analgetika-Applikation und der damit verbundenen Nebenwirkungen, sondern hat je nach Anwendungsgebiet auch unmittelbaren Einfluss auf die perioperative Morbidität und Mortalität.[42] Auch im intensivmedizinischen Kontext können regionalanästhesiologische Verfahren und insbesondere auch die Periduralanästhesie sicher durchgeführt werden[43], stellen jedoch hinsichtlich Risikofaktoren für Komplikationen und des Monitorings derselben besondere Herausforderungen an das Behandlungsteam. Aus diesem Grund sollten Standards zur Überprüfung des Behandlungserfolges und zum Erkennen von Komplikationen implementiert sein und am Standort die Möglichkeit zur Beherrschung von potenziell schwerwiegenden Komplikationen (MRT, neurochirurgische Notfallversorgung) bestehen.

## Adjuvanzien: B-Vitamine, Melatonin, Koffein & Co.

Eine Vielzahl von Adjuvanzien zur Delir-Prävention sind wissenschaftlich untersucht, ohne dass hinsichtlich ihrer Effektivität ein eindeutiger Nutzen nachweisbar wäre. Die Behandlung mit Vitamin $B_{12}$ oder Vitamin-B-Komplex kann insbesondere bei Patienten mit entsprechenden Mangelerscheinungen das Risiko eines Delirs verringern.[44, 45] Für

4

die prophylaktische Gabe von Melatonin und dessen Derivat Ramelteon kann laut einzelner Studien für Patienten mit erhöhtem Risiko für ein Delir eine vorsichtige Empfehlung ausgesprochen werden, jedoch stehen hierzu größere randomisierte Studien aus.[28]
Obwohl Koffein zu den weltweit am häufigsten genutzten psychoaktiven Substanzen gehört, ist der Einsatz im Rahmen zirkadianer Resynchronisation und Delirprävention nicht ausreichend untersucht. Unter Umständen kann es das postanästhesiologische Erwachen auf der Intensivstation beschleunigen und für die Aktivierung untertags eingesetzt werden. Es sind aber auch negative Effekte im Sinne von Entzugserscheinungen und Störung des Nachtschlafes denkbar.[46]

### Perioperative Einflussfaktoren



Aus perioperativer Sicht beginnt die Delirprävention nicht erst auf der Intensivstation, sondern bereits mit der Aufnahme im Krankenhaus auf der Normalstation bzw. im perioperativen Setting während der Anästhesie und im Aufwachraum. Dies beinhaltet nicht nur die genannte Vermeidung pharmakologischer Substanzen mit entsprechendem Nebenwirkungsprofil. Vielmehr sind als weitere relevante Einflussfaktoren für das Auftreten eines perioperativen Delirs die Dauer der operativen Intervention[47], die Wahl der perioperativen Antibiotika-Medikation[48] und das intraoperative Blutdruckmanagement[49] beschrieben worden. Insbesondere letztgenannter Aspekt unterstreicht die Notwendigkeit eines individualisierten hämodynamischen Managements.
Darüber hinaus besteht bei nicht eindeutiger Datenlage wahrscheinlich ein Vorteil für die objektivierte EEG-basierte Narkosetiefemessung[50], den Verzicht auf volatile Anästhetika[51] und die Wahl eines regionalanästhesiologischen Verfahrens gegenüber einer Allgemeinanästhesie[52, 53].

## 4.2.5 Bettseitige Herausforderungen

Der geduldige und empathische Umgang mit Patienten im Delir ist ebenso notwendig wie herausfordernd und belastend. Insbesondere Pflegekräfte, die eine hohe Präsenz am Bett haben, berichten von dem Konflikt, einerseits verständnisvoll sein zu wollen, zugleich aber durch das Verhalten der Patienten im Delir belastet und gestresst zu sein.[54–56]
Regelmäßige Schulungen, Debriefings und gegenseitige Entlastung können helfen, Frustration zu vermeiden.[57] Der Drang zum Einsatz sedativer Substanzen, um insbesondere die Symptomatik eines agitierten Delirs abzumildern, ist daher menschlich nachvollziehbar, für die Therapie des Delirs aber möglicherweise kontraproduktiv.

## 4.2.6 Problem Diagnosestellung: Welcher Score?

Kommt es trotz aller präventiven Maßnahmen zu einem Delir, ist die rechtzeitige Detektion Voraussetzung für eine rasche symptomatische Therapie und die konsequente Ausschaltung von auslösenden Faktoren. Für ein regelmäßiges, dreimal täglich durchzuführendes Screening auf der Intensivtherapiestation sollten Scores mit hoher Validität und Relia-

bilität angewendet werden wie z. B. der CAM-ICU[58], ICDSC[59] oder der NU-DESC[60]. Letzterer sollte bei Auffälligkeiten durch einen weiteren Test ergänzt werden.
Beim scorebasierten Screening kommt dem behandelnden Pflege-Team eine zentrale Rolle zu. Ein alleiniges „klinisches" Erkennen durch den behandelnden Intensivmediziner ist der Verwendung oben genannter Scores deutlich unterlegen.[61] Für die genannten Scores wird eine ähnlich gute Sensitivität und Spezifität beschrieben,[61, 62] sodass es sinnvoll ist, einen einzelnen Score auf der eigenen Intensivstation zu implementieren.
Differenzialdiagnostisch problematisch kann das hypoaktive Delir oder ein Mischtyp aus hyper- und hypoaktivem Delir sein, da hier die scorebasierte Erkennung mit einer vergleichbar schlechten Sensitivität und Spezifität versehen ist. Innovative Ansätze wie ein EEG-basiertes Screening zur Erkennung von delirspezifischen Veränderungen in den Hirnstromprofilen[63] sind zurzeit in klinischer Evaluation und könnten in der Zukunft insbesondere bei der hypoaktiven Symptomausprägung eine frühzeitige Delir-Detektion erleichtern (siehe ➤ Kapitel 3.3).

4

### 4.2.7 Therapie des Delirs

Die Therapie des Delirs ist anspruchsvoll und muss auf einem multifaktoriellen Ansatz basieren (siehe auch ➤ Kapitel 13). Dabei sind die Unterschiede in der Therapie verschiedener Delir-Formen unwesentlich. Grundsätzlich wird der Effekt der Pharmakotherapie im Delir überschätzt und ist in großen Studien nur gering oder gar nicht nachweisbar: Es gibt kein kausales „Antidelirans".

#### Nichtpharmakologische Maßnahmen

Neben der Behandlung delirfördernder Faktoren wie Schmerz, Atemnot, Angst und Unruhe sind vor allem orientierende Maßnahmen hilfreich. Einen großen Stellenwert haben die persönliche Zuwendung sowie das Einbinden vertrauter Personen.[64, 65] Die Erfahrungen aus der COVID-19-Pandemie zeigen, dass im Zeitalter moderner Medien auch Videotelefonie und Webkonferenzen der Angehörigen mit den Patienten eine sehr gute Ergänzung zum persönlichen Besuch darstellen.[66–68] Verzicht auf Sedierung, ein konstanter Tag-Nacht-Rhythmus und körperliche Übungen sind weitere vielversprechende Möglichkeiten der Delirbehandlung.
Delir ist ein Notfall, und die Therapie eines Delirpatienten erfordert schnellen und intensiven Einsatz, um das Delir in Ausprägung und Dauer möglichst einzugrenzen. Im Team der Autoren wird Delir häufig mit einem „*Flächenbrand*" verglichen, den man schnell und nachhaltig eingrenzen muss, um nicht die Kontrolle darüber zu verlieren.
Die Behandlung des Delirs sollte als *interprofessionelle Aufgabe* verstanden werden: Physiotherapeuten können körperliche Übungen und Frühmobilisation mit den Patienten trainieren, Ergotherapeuten basale Stimulation und einfache Beschäftigungen anbieten. Psychologen, Seelsorger, Auszubildende: Jeder im Team sollte sich als wichtigen Einflussfaktor verstehen. Durch diese Form der Arbeitsteilung kann die Belastung des Einzelnen im Team reduziert und die Arbeitszufriedenheit gesteigert werden.
Das Delir kann manchmal unkonventionelle Maßnahmen erfordern: Warum soll ein Patient nicht das Bett verlassen und aufstehen dürfen? Benötigt der Patient überhaupt

die Katheter noch, an denen er zieht? Was ist so schlimm daran, wenn der Patient den Sättigungsclip immer wieder entfernt? Die alltägliche Erfahrung zeigt, dass ganz einfache Maßnahmen wie z. B. eine Rasur, Haarewaschen, ein guter Kaffee oder das Abspielen bevorzugter Musik, Fernsehnachrichten usw. wirksam das Wohlbefinden steigern können. Auch Videotelefonate mit Angehörigen, der Ausflug auf den Flur oder gar in den Klinikpark wirken sich häufig positiv auf die Symptome des Delirs aus.

## Antipsychotische Medikation: Neuroleptika alt und neu

Die „klassische" Substanz zur Therapie eines Delirs war noch vor wenigen Jahren hoch dosiertes Haloperidol. Die Wirksamkeit scheint dabei überschätzt worden zu sein.[69, 70] Wegen zahlreicher, vor allem kardioarrhythmischer Nebenwirkungen, aber auch extrapyramidalmotorischer Nebenwirkungen wie Dyskinesien und Schluckstörungen ist Haloperidol außerdem nicht mehr für die intravenöse Applikation zugelassen. Die maximale Tagesdosis für „ältere Patienten" liegt bei lediglich 5 mg.
Insbesondere bei der hyperaktiven Form des Delirs scheint es einen gewissen positiven Effekt aufzuweisen, eine mögliche Dosierung in der klinischen Praxis wären 3- bis 4-mal täglich 0,5–1 mg Haloperidol als orale Tropfen. Es gilt zu beachten, dass Haloperidol keinen sedierenden Effekt aufweist.
Eine im Vergleich etwas bessere Wirksamkeit auf Ausprägung und Dauer des Delirs haben atypische Neuroleptika wie Olanzapin, Risperidon und Quetiapin. Auch bei diesen Substanzen sollte zunächst mit einer niedrigen Dosis begonnen und die weitere Dosierung individuell an den Patienten angepasst werden. Nach Überwindung des Delirs sollte die Pharmakotherapie auch wieder beendet werden, da ein präventiver Effekt nicht belegt werden konnte.

## Symptomkontrolle nicht mit reinen Sedativa!

In Phasen der akuten Eigen- oder Fremdgefährdung kann die kurzfristige Sedierung notwendig werden. In der klinischen Praxis wird dazu z. B. Lorazepam eingesetzt. Dieses Benzodiazepin hat eine relativ lange Halbwertszeit und aktive Metaboliten. Es hat selbst ein prodelirogenes Potenzial: Nach 1 mg dieser Substanz steigt die Delir-Wahrscheinlichkeit in den kommenden 24 Stunden um 30 %.[71] Außerdem weist es ein hohes Suchtpotenzial auf. Die bolusweise Applikation von Midazolam scheint diesbezüglich weniger kritisch zu sein.[72] Grundsätzlich sollten Benzodiazepine auf der modernen Intensivstation vermieden werden, die Substanz Lorazepam sollte gar keine Rolle mehr spielen.
Die sedierenden Nebenwirkungen von niedrigpotenten Neuroleptika wie Melperon und Pipamperon werden in der Praxis häufig bewusst in Kauf genommen, um eine Symptomkontrolle und gleichzeitig eine (niedrigpotente) Therapie zu erreichen.
Niedrig dosiertes Propofol stellt unter Bedingungen, in denen Maßnahmen zur Atemwegssicherung und Beatmung beherrscht werden, eine schnell verfügbare und kurz wirksame Alternative dar.

In jedem Fall darf eine reine „Sedierung“ zur Kontrolle der Agitation nur situativ und intermittierend angewendet werden, da sie streng genommen eine freiheitsentziehende Maßnahme darstellt.

## Alpha-2-Agonisten

Das lang wirksame Clonidin sollte jenseits der Kontrolle vegetativer Symptome im Alkoholentzug auf einer Intensivstation nicht mehr eingesetzt werden und ist im klinischen Alltag absolut verzichtbar. Das Nebenwirkungsprofil ist kontraproduktiv in Bezug auf Delirvermeidung: Mundtrockenheit, Verwirrtheit, Dysphorie und schwere Darmatonie sowie Bradykardie, Hypotension und eine Entzugssymptomatik nach Abklingen verkomplizieren die Therapie; dazu konnte ein antideliranter Effekt nie belegt werden. Auch als Adjuvans im „Weaning“ ist diese Substanz ungeeignet, da Clonidin weder Beatmungszeit noch Letalität oder Intensivverweildauer senkt und stattdessen zu Bradykardie und Hypotonie führen kann.[73]

Das kürzer wirksame Dexmedetomidin hat einen antideliranten Effekt im Vergleich zu Placebo nur in wenigen Studien gezeigt. Eine Cochrane-Analyse von Chen zeigte keinen Effekt auf die Delirinzidenz, wenn Dexmedetomidin als Sedativum bei beatmeten Intensivpatienten eingesetzt wurde.[74] In einer Arbeit von Reade et al. wurde in einem kleinen Patientkollektiv bei Betrachtung von delirfreien Tagen als sekundärer Endpunkt ein geringer positiver Einfluss nachgewiesen. Eine häufig zitierte Metaanalyse von Duan et al. schlussfolgerte, dass die perioperative Dexmedetomidin-Infusion die Delir-Wahrscheinlichkeit um bis zu 35 % senken kann.[75] Leider wurden hier zahlreiche Studien inkludiert, die nicht Dexmedetomidin mit Placebo verglichen, sondern Dexmedetomidin mit anderen, teilweise prodelirogenen Substanzen (Benzodiazepine etc.).

So bleibt insgesamt der therapeutische Einfluss auf die Delirdauer und -schwere ungewiss. Eine präventive perioperative Applikation kann auf dem Boden der momentanen Datenlage nicht empfohlen werden.[76] Darüber hinaus ist zu beachten, dass die sedierende Potenz von Dexmedetomidin eingeschränkt und nur bei einem Teil der Patienten unter Ausschöpfung der Maximaldosis die gewünschte Sedierungstiefe zu erreichen ist.[77]

## Im äußersten Notfall: Fixierung zulässig oder nicht?

Jede freiheitsentziehende Maßnahme – Bettgitter, Armfixierungen oder Bauchgurte, aber eben auch pharmakologische Ruhigstellung – stellt einen Eingriff in die Persönlichkeitsrechte eines Patienten dar. Daher muss der Nutzen solcher Maßnahmen für den Patienten das Risiko, das durch ihr Unterlassen entsteht, überwiegen.

Jede dieser Maßnahmen darf nur bei begründeter akuter Gefährdung eingesetzt werden. Diese ist zu dokumentieren, die Maßnahme ist ärztlich anzuordnen und ebenfalls zu dokumentieren. Regelmäßig ist zu überprüfen, ob die Fortführung der Maßnahme überhaupt noch angezeigt ist. Bei abzusehender länger andauernder Fixierung ist schnellstmöglich eine Bestätigung der Maßnahme durch einen Betreuungsrichter notwendig.

### 4.2.8 Team-Motivation

Patienten mit Delir können Behandler zermürben und frustrieren.[78–81] Daraus resultiert ein *Teufelskreis:* Durch die Fokussierung auf die Behandlung des Delirs und durch mögliche Fremd- und Eigengefährdung wird die Therapie des Grundleidens möglicherweise weniger effektiv verfolgt, weil der Behandler sich weniger intensiv um die eigentlichen medizinischen Probleme des Patienten kümmern kann. Dies wiederum kann eine Prolongation des Delirs zur Folge haben. Regelmäßige Fortbildungen sollten vor allem vermitteln, dass ein Delir für einen Patienten eine gefährliche und unverschuldete Komplikation darstellt.

Die meisten Patienten können sich an ein Delir nicht konkret oder nur wie an einen Albtraum erinnern. Viele Patienten schämen sich und bedauern ihr Verhalten. Und dennoch ist es nachvollziehbar, dass insbesondere der Umgang mit Patienten im hyperaktiven Delir die professionelle Verrichtung der Arbeit auf eine harte Probe stellen kann.

Wichtig ist die Selbsterkenntnis, dass man gerade „nicht mehr kann" und daher nicht mehr die richtige Person für die Betreuung des Patienten abbildet. Im Rahmen der Etablierung von Delir-Bündeln sollten daher auch *Entlastungsprozesse* etabliert werden (z. B. intensivierte Physiotherapie, Aufteilung einer Schicht am Bett auf zwei Personen etc.).

Einen hohen Stellenwert haben interprofessionelle Fallbesprechungen und Debriefings zum gemeinsamen *Erfahrungsaustausch.* Regelmäßig sollte die Prävalenz des Delirs auf einer Station evaluiert werden. Dann kann man besser quantifizieren, wie groß das Problem wirklich ist und ob sich Maßnahmen zur Delirprävention positiv ausgewirkt haben (siehe auch ➤ Kapitel 14).

#### LITERATUR


[1] Ely EW, Shintani A, Truman B, Speroff T, Gordon SM, Harrell FE, Jr., et al. Delirium as a predictor of mortality in mechanically ventilated patients in the intensive care unit. JAMA. 2004;291(14):1753–62.

[2] Gosselt AN, Slooter AJ, Boere PR, Zaal IJ. Risk factors for delirium after on-pump cardiac surgery: a systematic review. Critical care. 2015;19:346.

[3] Slooter AJ, Van De Leur RR, Zaal IJ. Delirium in critically ill patients. Handbook of clinical neurology. 2017;141:449–66.

[4] Zaal IJ, Devlin JW, Peelen LM, Slooter AJ. A systematic review of risk factors for delirium in the ICU. Critical care medicine. 2015;43(1):40–7.

[5] Krewulak KD, Stelfox HT, Ely EW, Fiest KM. Risk factors and outcomes among delirium subtypes in adult ICUs: A systematic review. Journal of critical care. 2020;56:257–64.

[6] Krewulak KD, Stelfox HT, Leigh JP, Ely EW, Fiest KM. Incidence and Prevalence of Delirium Subtypes in an Adult ICU: A Systematic Review and Meta-Analysis. Critical care medicine. 2018;46(12):2029–35.

[7] By the American Geriatrics Society Beers Criteria Update Expert P. American Geriatrics Society 2019 Updated AGS Beers Criteria(R) for Potentially Inappropriate Medication Use in Older Adults. Journal of the American Geriatrics Society. 2019;67(4):674–94.

[8] Trogrlic Z, van der Jagt M, Bakker J, Balas MC, Ely EW, van der Voort PH, et al. A systematic review of implementation strategies for assessment, prevention, and management of ICU delirium and their effect on clinical outcomes. Crit Care. 2015;19:157.

[9] Serafim RB, Soares M, Bozza FA, Lapa ESJR, Dal-Pizzol F, Paulino MC, et al. Outcomes of subsyndromal delirium in ICU: a systematic review and meta-analysis. Crit Care. 2017;21(1):179.

[10] Davis DH, Muniz-Terrera G, Keage HA, Stephan BC, Fleming J, Ince PG, et al. Association of Delirium With Cognitive Decline in Late Life: A Neuropathologic Study of 3 Population-Based Cohort Studies. JAMA Psychiatry. 2017;74(3):244–51.

[11] Girard TD, Jackson JC, Pandharipande PP, Pun BT, Thompson JL, Shintani AK, et al. Delirium as a predictor of long-term cognitive impairment in survivors of critical illness. Critical care medicine. 2010;38(7):1513–20.

[12] Witlox J, Eurelings LS, de Jonghe JF, Kalisvaart KJ, Eikelenboom P, van Gool WA. Delirium in elderly patients and the risk of postdischarge mortality, institutionalization, and dementia: a meta-analysis. JAMA. 2010;304(4):443–51.

[13] Jones RN, Marcantonio ER, Saczynski JS, Tommet D, Gross AL, Travison TG, et al. Preoperative Cognitive Performance Dominates Risk for Delirium Among Older Adults. J Geriatr Psychiatry Neurol. 2016;29(6):320–7.

[14] Chen CC, Li HC, Liang JT, Lai IR, Purnomo JDT, Yang YT, et al. Effect of a Modified Hospital Elder Life Program on Delirium and Length of Hospital Stay in Patients Undergoing Abdominal Surgery: A Cluster Randomized Clinical Trial. JAMA Surg. 2017;152(9):827–34.

[15] Hshieh TT, Yue J, Oh E, Puelle M, Dowal S, Travison T, et al. Effectiveness of multicomponent non-pharmacological delirium interventions: a meta-analysis. JAMA Intern Med. 2015;175(4):512–20.

[16] Vasilevskis EE, Chandrasekhar R, Holtze CH, Graves J, Speroff T, Girard TD, et al. The Cost of ICU Delirium and Coma in the Intensive Care Unit Patient. Med Care. 2018;56(10):890–7.

[17] Barnes-Daly MA, Phillips G, Ely EW. Improving Hospital Survival and Reducing Brain Dysfunction at Seven California Community Hospitals: Implementing PAD Guidelines Via the ABCDEF Bundle in 6,064 Patients. Critical care medicine. 2017;45(2):171–8.

[18] Girard TD, Kress JP, Fuchs BD, Thomason JW, Schweickert WD, Pun BT, et al. Efficacy and safety of a paired sedation and ventilator weaning protocol for mechanically ventilated patients in intensive care (Awakening and Breathing Controlled trial): a randomised controlled trial. Lancet. 2008;371(9607):126–34.

[19] Martinez F, Donoso AM, Marquez C, Labarca E. Implementing a Multicomponent Intervention to Prevent Delirium Among Critically Ill Patients. Crit Care Nurse. 2017;37(6):36–46.

[20] Altman MT, Knauert MP, Pisani MA. Sleep Disturbance after Hospitalization and Critical Illness: A Systematic Review. Ann Am Thorac Soc. 2017;14(9):1457–68.

[21] Huang HW, Zheng BL, Jiang L, Lin ZT, Zhang GB, Shen L, et al. Effect of oral melatonin and wearing earplugs and eye masks on nocturnal sleep in healthy subjects in a simulated intensive care unit environment: which might be a more promising strategy for ICU sleep deprivation? Crit Care. 2015;19:124.

[22] Danielson SJ, Rappaport CA, Loher MK, Gehlbach BK. Looking for light in the din: An examination of the circadian-disrupting properties of a medical intensive care unit. Intensive Crit Care Nurs. 2018;46:57–63.

[23] Madrid-Navarro CJ, Sanchez-Galvez R, Martinez-Nicolas A, Marina R, Garcia JA, Madrid JA, et al. Disruption of Circadian Rhythms and Delirium, Sleep Impairment and Sepsis in Critically ill Patients. Potential Therapeutic Implications for Increased Light-Dark Contrast and Melatonin Therapy in an ICU Environment. Curr Pharm Des. 2015;21(24):3453–68.

[24] Foreman B, Westwood AJ, Claassen J, Bazil CW. Sleep in the neurological Intensive care unit: feasibility of quantifying sleep after melatonin supplementation with environmental light and noise reduction. J Clin Neurophysiol. 2015;32(1):66–74.

[25] Nannapaneni S, Lee SJ, Kashiouris M, Elmer JL, Thakur LK, Nelson SB, et al. Preliminary noise reduction efforts in a medical intensive care unit. Hosp Pract (1995). 2015;43(2):94–100.

[26] Potharajaroen S, Tangwongchai S, Tayjasanant T, Thawitsri T, Anderson G, Maes M. Bright light and oxygen therapies decrease delirium risk in critically ill surgical patients by targeting sleep and acid-base disturbances. Psychiatry Res. 2018;261:21–7.

[27] Taguchi T, Yano M, Kido Y. Influence of bright light therapy on postoperative patients: a pilot study. Intensive Crit Care Nurs. 2007;23(5):289–97.

[28] Hatta K, Kishi Y, Wada K, Takeuchi T, Odawara T, Usui C, et al. Preventive effects of ramelteon on delirium: a randomized placebo-controlled trial. JAMA Psychiatry. 2014;71(4):397–403.

[29] Smithburger PL, Korenoski AS, Alexander SA, Kane-Gill SL. Perceptions of Families of Intensive Care Unit Patients Regarding Involvement in Delirium-Prevention Activities: A Qualitative Study. Crit Care Nurse. 2017;37(6):e1-e9.

[30] Balas MC, Vasilevskis EE, Olsen KM, Schmid KK, Shostrom V, Cohen MZ, et al. Effectiveness and safety of the awakening and breathing coordination, delirium monitoring/management, and early exercise/mobility bundle. Critical care medicine. 2014;42(5):1024–36.
[31] Schweickert WD, Pohlman MC, Pohlman AS, Nigos C, Pawlik AJ, Esbrook CL, et al. Early physical and occupational therapy in mechanically ventilated, critically ill patients: a randomised controlled trial. Lancet. 2009;373(9678):1874–82.
[32] Bo M, Porrino P, Di Santo SG, Mazzone A, Cherubini A, Mossello E, et al. The association of indwelling urinary catheter with delirium in hospitalized patients and nursing home residents: an explorative analysis from the „Delirium Day 2015". Aging Clin Exp Res. 2019;31(3):411–20.
[33] Lucchini A, Bambi S, Galazzi A, Elli S, Negrini C, Vaccino S, et al. Unplanned extubations in general intensive care unit: A nine-year retrospective analysis. Acta Biomed. 2018;89(7-S):25–31.
[34] Donovan AL, Braehler MR, Robinowitz DL, Lazar AA, Finlayson E, Rogers S, et al. An Implementation-Effectiveness Study of a Perioperative Delirium Prevention Initiative for Older Adults. Anesth Analg. 2020;131(6):1911–22.
[35] Herling SF, Greve IE, Vasilevskis EE, Egerod I, Bekker Mortensen C, Moller AM, et al. Interventions for preventing intensive care unit delirium in adults. Cochrane Database Syst Rev. 2018;11:CD009783.
[36] Strom T, Martinussen T, Toft P. A protocol of no sedation for critically ill patients receiving mechanical ventilation: a randomised trial. Lancet. 2010;375(9713):475–80.
[37] Group ST. Impact of oversedation prevention in ventilated critically ill patients: a randomized trial-the AWARE study. Ann Intensive Care. 2018;8(1):93.
[38] Arroliga AC, Thompson BT, Ancukiewicz M, Gonzales JP, Guntupalli KK, Park PK, et al. Use of sedatives, opioids, and neuromuscular blocking agents in patients with acute lung injury and acute respiratory distress syndrome. Critical care medicine. 2008;36(4):1083–8.
[39] Zhang H, Lu Y, Liu M, Zou Z, Wang L, Xu FY, et al. Strategies for prevention of postoperative delirium: a systematic review and meta-analysis of randomized trials. Crit Care. 2013;17(2):R47.
[40] Carrer S, Bocchi A, Candini M, Donega L, Tartari S. Short term analgesia based sedation in the Intensive Care Unit: morphine vs remifentanil + morphine. Minerva Anestesiol. 2007;73(6):327–32.
[41] Chanques G, Jaber S, Barbotte E, Violet S, Sebbane M, Perrigault PF, et al. Impact of systematic evaluation of pain and agitation in an intensive care unit. Critical care medicine. 2006;34(6):1691–9.
[42] Popping DM, Elia N, Van Aken HK, Marret E, Schug SA, Kranke P, et al. Impact of epidural analgesia on mortality and morbidity after surgery: systematic review and meta-analysis of randomized controlled trials. Ann Surg. 2014;259(6):1056–67.
[43] Brodner G, Mertes N, Buerkle H, Marcus MA, Van Aken H. Acute pain management: analysis, implications and consequences after prospective experience with 6349 surgical patients. Eur J Anaesthesiol. 2000;17(9):566–75.
[44] Demirdas E, Atilgan K. Addition of Vitamin B Complex to Prime Solution in Cobalamin-Deficient Patients to Prevent Postoperative Delirium. Heart Surg Forum. 2019;22(2):E082-E7.
[45] Kwok T, Lee J, Lam L, Woo J. Vitamin B(12) supplementation did not improve cognition but reduced delirium in demented patients with vitamin B(12) deficiency. Arch Gerontol Geriatr. 2008;46(3):273–82.
[46] Bright M, Raman V, Laupland KB. Use of therapeutic caffeine in acute care postoperative and critical care settings: a scoping review. BMC Anesthesiol. 2021;21(1):100.
[47] Ravi B, Pincus D, Choi S, Jenkinson R, Wasserstein DN, Redelmeier DA. Association of Duration of Surgery With Postoperative Delirium Among Patients Receiving Hip Fracture Repair. JAMA Netw Open. 2019;2(2):e190111.
[48] Grahl JJ, Stollings JL, Rakhit S, Person AK, Wang L, Thompson JL, et al. Antimicrobial exposure and the risk of delirium in critically ill patients. Crit Care. 2018;22(1):337.
[49] Radinovic K, Markovic Denic L, Milan Z, Cirkovic A, Baralic M, Bumbasirevic V. Impact of intraoperative blood pressure, blood pressure fluctuation, and pulse pressure on postoperative delirium in elderly patients with hip fracture: A prospective cohort study. Injury. 2019;50(9):1558–64.
[50] MacKenzie KK, Britt-Spells AM, Sands LP, Leung JM. Processed Electroencephalogram Monitoring and Postoperative Delirium: A Systematic Review and Meta-analysis. Anesthesiology. 2018;129(3):417–27.

[51] Miller D, Lewis SR, Pritchard MW, Schofield-Robinson OJ, Shelton CL, Alderson P, et al. Intravenous versus inhalational maintenance of anaesthesia for postoperative cognitive outcomes in elderly people undergoing non-cardiac surgery. Cochrane Database Syst Rev. 2018;8:CD012317.

[52] Ahn EJ, Kim HJ, Kim KW, Choi HR, Kang H, Bang SR. Comparison of general anaesthesia and regional anaesthesia in terms of mortality and complications in elderly patients with hip fracture: a nationwide population-based study. BMJ Open. 2019;9(9):e029245.

[53] Patel V, Champaneria R, Dretzke J, Yeung J. Effect of regional versus general anaesthesia on postoperative delirium in elderly patients undergoing surgery for hip fracture: a systematic review. BMJ Open. 2018;8(12):e020757.

[54] Kristiansen S, Konradsen H, Beck M. Nurses' experiences of caring for older patients afflicted by delirium in a neurological department. J Clin Nurs. 2019;28(5–6):920–30.

[55] Emme C. „It should not be that difficult to manage a condition that is so frequent": A qualitative study on hospital nurses' experience of delirium guidelines. J Clin Nurs. 2020;29(15–16):2849–62.

[56] Bolton L, Loveard T. Te Kete Marie-the peaceful basket: an initiative for supporting people with dementia or delirium. Int J Palliat Nurs. 2016;22(3):130–6.

[57] Balas MC, Pun BT, Pasero C, Engel HJ, Perme C, Esbrook CL, et al. Common Challenges to Effective ABCDEF Bundle Implementation: The ICU Liberation Campaign Experience. Crit Care Nurse. 2019;39(1):46–60.

[58] Ely EW, Margolin R, Francis J, May L, Truman B, Dittus R, et al. Evaluation of delirium in critically ill patients: validation of the Confusion Assessment Method for the Intensive Care Unit (CAM-ICU). Critical care medicine. 2001;29(7):1370–9.

[59] Bergeron N, Dubois MJ, Dumont M, Dial S, Skrobik Y. Intensive Care Delirium Screening Checklist: evaluation of a new screening tool. Intensive Care Med. 2001;27(5):859–64.

[60] Gaudreau JD, Gagnon P, Harel F, Tremblay A, Roy MA. Fast, systematic, and continuous delirium assessment in hospitalized patients: the nursing delirium screening scale. J Pain Symptom Manage. 2005;29(4):368–75.

[61] van Eijk MM, van Marum RJ, Klijn IA, de Wit N, Kesecioglu J, Slooter AJ. Comparison of delirium assessment tools in a mixed intensive care unit. Critical care medicine. 2009;37(6):1881–5.

[62] Luetz A, Heymann A, Radtke FM, Chenitir C, Neuhaus U, Nachtigall I, et al. Different assessment tools for intensive care unit delirium: which score to use? Critical care medicine. 2010;38(2):409–18.

[63] Numan T, van den Boogaard M, Kamper AM, Rood PJT, Peelen LM, Slooter AJC, et al. Delirium detection using relative delta power based on 1 minute single-channel EEG: a multicentre study. Br J Anaesth. 2019;122(1):60–8.

[64] Deng LX, Cao L, Zhang LN, Peng XB, Zhang L. Non-pharmacological interventions to reduce the incidence and duration of delirium in critically ill patients: A systematic review and network meta-analysis. Journal of critical care. 2020;60:241–8.

[65] Hayhurst CJ, Pandharipande PP, Hughes CG. Intensive Care Unit Delirium: A Review of Diagnosis, Prevention, and Treatment. Anesthesiology. 2016;125(6):1229–41.

[66] Thomas KAS, O'Brien BF, Fryday AT, Robinson EC, Hales MJL, Karipidis S, et al. Developing an Innovative System of Open and Flexible, Patient-Family-Centered, Virtual Visiting in ICU During the COVID-19 Pandemic: A Collaboration of Staff, Patients, Families, and Technology Companies. Journal of intensive care medicine. 2021:8850666211030845.

[67] Hwang DY, Zhang Q, Andrews A, LaRose K, Gonzalez M, Harmon L, et al. The Initial Impact of the Coronavirus Disease 2019 Pandemic on ICU Family Engagement: Lessons Learned From a Collaborative of 27 ICUs. Crit Care Explor. 2021;3(4):e0401.

[68] Kennedy NR, Steinberg A, Arnold RM, Doshi AA, White DB, DeLair W, et al. Perspectives on Telephone and Video Communication in the Intensive Care Unit during COVID-19. Annals of the American Thoracic Society. 2021;18(5):838–47.

[69] Kim MS, Rhim HC, Park A, Kim H, Han KM, Patkar AA, et al. Comparative efficacy and acceptability of pharmacological interventions for the treatment and prevention of delirium: A systematic review and network meta-analysis. J Psychiatr Res. 2020;125:164–76.

[70] Burry L, Hutton B, Williamson DR, Mehta S, Adhikari NK, Cheng W, et al. Pharmacological interventions for the treatment of delirium in critically ill adults. The Cochrane database of systematic reviews. 2019;9:CD011749.


4

[71] Pandharipande P, Shintani A, Peterson J, Pun BT, Wilkinson GR, Dittus RS, et al. Lorazepam is an independent risk factor for transitioning to delirium in intensive care unit patients. Anesthesiology. 2006;104(1):21–6.
[72] Zaal IJ, Devlin JW, Hazelbag M, Klein Klouwenberg PM, van der Kooi AW, Ong DS, et al. Benzodiazepine-associated delirium in critically ill adults. Intensive care medicine. 2015;41(12):2130–7.
[73] Wang JG, Belley-Cote E, Burry L, Duffett M, Karachi T, Perri D, et al. Clonidine for sedation in the critically ill: a systematic review and meta-analysis. Critical care. 2017;21(1):75.
[74] Chen K, Lu Z, Xin YC, Cai Y, Chen Y, Pan SM. Alpha-2 agonists for long-term sedation during mechanical ventilation in critically ill patients. The Cochrane database of systematic reviews. 2015;1:CD010269.
[75] Duan X, Coburn M, Rossaint R, Sanders RD, Waesberghe JV, Kowark A. Efficacy of perioperative dexmedetomidine on postoperative delirium: systematic review and meta-analysis with trial sequential analysis of randomised controlled trials. British journal of anaesthesia. 2018;121(2):384–97.
[76] Deiner S, Luo X, Lin HM, Sessler DI, Saager L, Sieber FE, et al. Intraoperative Infusion of Dexmedetomidine for Prevention of Postoperative Delirium and Cognitive Dysfunction in Elderly Patients Undergoing Major Elective Noncardiac Surgery: A Randomized Clinical Trial. JAMA surgery. 2017;152(8):e171505.
[77] Venn M, Newman J, Grounds M. A phase II study to evaluate the efficacy of dexmedetomidine for sedation in the medical intensive care unit. Intensive care medicine. 2003;29(2):201–7.
[78] Negro A, Bambi S, De Vecchi M, Isotti P, Villa G, Miconi L, et al. The ABCDE bundle implementation in an intensive care unit: Facilitators and barriers perceived by nurses and doctors. Int J Nurs Pract. 2021:e12984.
[79] Minton C, Batten L. Nurses' experiences of caring for patients during a prolonged critical illness. Nurs CritCare. 2021;26(6):482–92.
[80] Martins S, Pinho E, Correia R, Moreira E, Lopes L, Paiva JA, et al. What effect does delirium have on family and nurses of older adult patients? Aging Ment Health. 2018;22(7):903–11.
[81] LeBlanc A, Bourbonnais FF, Harrison D, Tousignant K. The experience of intensive care nurses caring for patients with delirium: A phenomenological study. Intensive Crit Care Nurs. 2018;44:92–8.



## 4.3 Delir im OP und Aufwachraum

Martin Rößler

### 4.3.1 Risikofaktoren

Eine operative Behandlung stellt für einen älteren Menschen eine ungleich größere Herausforderung dar als für jüngere Patienten. Aufgrund der Häufung eines postoperativen Delirs im Alter geht es in diesem Kapitel in erster Linie um diese Patientengruppe. Das Risiko, während eines Krankenhausaufenthaltes eine Komplikation zu erleiden, ist mit steigendem Alter höher. Die Inzidenz eines postoperativen Delirs bei Patienten über 65 Jahren im Rahmen von elektiven Eingriffen wird mit 3,6–28,3 % beschrieben (Aldecoa et al. 2017).
Handelt es sich um sehr komplexe und lange Operationen, die mit der anschließenden Versorgung auf einer Intensivstation einhergehen, ist das Risiko mit 20–50 % entsprechend höher. Die Versorgung von Femurfrakturen stellt einen Sonderfall dar, hier finden sich Inzidenzen bis zu 70 %. Das ist nicht verwunderlich, da es sich meist um Notfallsituationen handelt. Notfalloperationen sind mit einem erhöhten Risiko eines Delirs von 20–45 % assoziiert. Diese Patienten sind typischerweise eher älter und gebrechlicher

(„frail"). Die Möglichkeiten der sorgfältigen Vorbereitung und „Optimierung" sind hier deutlich eingeschränkt (Jin et al. 2020).
Die Folgen eines postoperativen Delirs können dramatisch sein. Unter anderem ist es mit einer 7- bis 10-prozentigen 30-Tage-Mortalität (ohne Delir 1 %) assoziiert. Es ist verbunden mit einer signifikanten Verschlechterung des funktionellen Status (inkl. der Kognition) und mit einem 2- bis 3-fach erhöhten Risiko einer Unterbringung in einer Pflegeeinrichtung. Der Krankenhausaufenthalt kann sich deutlich verlängern. Das geht verständlicherweise mit einer signifikanten Erhöhung der Gesundheitskosten einher (Jin et al. 2020) – von den persönlichen Schicksalen der Patienten und der „Verwüstung", die ein postoperatives Delir auch bei Angehörigen anrichten kann, ganz abgesehen.
Insbesondere im perioperativen Setting sollte jede *Möglichkeit der Prävention* ausgeschöpft werden. Dieses Kapitel gibt einen Einblick in die verschiedenen Möglichkeiten, die daraus abgeleiteten anästhesiologischen Implikationen sowie Beispiele möglicher anästhesiologischer Verfahren und Maßnahmen.



## Alter als Risikofaktor

Wenn das Alter als Risikofaktor gilt – wie ist *Alter* eigentlich definiert? Was ist ein numerisches Pendant zu „älter", „alt" oder gar „sehr alt"? Die Antwort der WHO kann ➤ Tab. 4.1 entnommen werden:
Das *kalendarische Alter* stellt einen relevanten Risikofaktor dar: Mit steigendem Alter kommen vermehrt kardiovaskuläre, zerebrovaskuläre, pulmonale und andere altersbedingte Komorbiditäten hinzu, die das Risiko von Komplikationen bei einem stationären Aufenthalt, inklusive eines postoperativen Delirs, deutlich steigen lassen.

**Tab. 4.1** Weit verbreitet ist die Alterseinteilung nach der Definition der Weltgesundheitsorganisation WHO (Quelle: Eigene Darstellung, ähnlich z. B. in Schuler 2015) [W798]

| Altersspanne | Einteilung nach WHO |
|---|---|
| 51–60 Jahre | Alternder Mensch |
| 61–75 Jahre | Älterer Mensch |
| 76–90 Jahre | Alter Mensch |
| 91–100 Jahre | Sehr alter oder hochbetagter Mensch |
| Über 100 Jahre | Langlebiger Mensch |

## ASA-Risikoklassifikation

Das perioperative Risiko eines Patienten wird z. B. in der Anästhesie nach der Klassifikation der **A**merican **S**ociety of **A**nesthesiologists bewertet. Die *ASA-Klassifizierung* ist durch folgende Faktoren gekennzeichnet (vgl. ausführliche Version und Übersicht über die Klassen I bis VI bei Böhmer et al. 2021):

- **ASA 1:** Normaler, gesunder Patient
  - gesund, Nichtraucher, kein oder minimaler Alkoholkonsum
- **ASA 2:** Patient mit milder systemischer Erkrankung ohne wesentliche/substanzielle funktionelle Einschränkung

- derzeitig Raucher
- regelmäßiger Alkoholkonsum bei gesellschaftlichen Anlässen
- Schwangerschaft
- Adipositas (BMI 30–40 kg/m$^2$)
- gut eingestellter Diabetes mellitus/arterielle Hypertonie
- milde Lungenerkrankung

- **ASA 3:** Patient mit schwerer systemischer Erkrankung mit substanzieller, funktioneller Einschränkung
  - eine oder mehrere moderate oder schwere Erkrankungen
  - schlecht eingestellter Diabetes mellitus/arterieller Hypertonus
  - Adipositas (BMI > 40 kg/m$^2$)
  - aktive Hepatitis
  - Alkoholabhängigkeit oder -missbrauch
  - Herzschrittmacher
  - moderate Reduktion der Ejektionsfraktion
  - terminale Niereninsuffizienz mit regelmäßigen Dialyseintervallen
  - zurückliegender (> 3 Monate) Myokardinfarkt, Apoplex, TIA oder Vorgeschichte von cAVK bzw. Stentimplantation von zerebralen Gefäßen
- **ASA 4:** Patient mit schwerer systemischer Erkrankung, die eine konstante Bedrohung für das Leben darstellt
  - frischer (< 3 Monate) Myokardinfarkt, Apoplex, TIA oder Vorgeschichte von cAVK bzw. Implantation von zerebralen Stents
  - fortbestehende kardiale Ischämie oder schwere Herzklappendysfunktion
  - schwere Reduktion der Ejektionsfraktion
  - Schock
  - Sepsis
  - disseminierte intravasale Koagulopathie (DIC)
  - akutes Nierenversagen oder terminales Nierenversagen ohne regelmäßige Dialysetherapie
- **ASA 5:** Moribunder Patient, der voraussichtlich ohne operativen bzw. interventionellen Eingriff nicht überleben wird
  - rupturiertes Aortenaneurysma (thorakal/adominal)
  - massives Trauma
  - intrakranielle Blutung mit Masseneffekt
  - Darmischämie im Zusammenhang mit schwerer kardialer Pathologie oder Multiorganversagen
- **ASA 6:** Hirntoter Patient, dessen Organe zur Spende entnommen werden

## Kognitives Defizit als Risikofaktor

Das *Alter* spielt bei der ASA-Klassifikation eine eher untergeordnete Rolle (bzw. es wird nicht aufgeführt). Hinsichtlich der physiologischen Veränderungen in zunehmendem Alter, vor allem bei hochbetagten Patienten, sind – individuell verschieden ausgeprägt – oft auch funktionelle und organische Reserven altersphysiologisch beeinträchtigt. Die altersphysiologischen Veränderungen können im perioperativen Setting eine große Rolle spielen und bedürfen unserer Aufmerksamkeit (siehe unten, ➤ Tab. 4.2).

**Tab. 4.2** Physiologische Konsequenzen im Alter und Maßnahmenvorschläge (Quelle: Eigene Darstellung, modifiziert nach Rundshagen 2015)

| Organ-system | Veränderung | Konsequenz | Maßnahmen |
|---|---|---|---|
| Herz/Kreislauf | Weniger Reserve; verlängerte Kreislaufzeit; verzögerter Eintritt von Medikamenten; erhöhter Sympathikotonus; reduzierte kardiale Reserve zur Kompensation von Volumenverschiebungen | Mehr Hypotonien und Herzrhythmusstörungen | Engmaschige RR-Messung, frühzeitige Korrektur durch Volumen und/oder Katecholamine;<br>invasive RR-Messung großzügig erwägen;<br>langsame Applikation von Medikamenten während der Induktion;<br>geduldiges Abwarten der Wirkung |
| Gehirn | Weniger Reserve;<br>erhöhte Empfindlichkeit gegenüber Hypnotika und Opiaten;<br>erhöhte Boluskonzentration, verstärkte Wirkung | Längere Aufwachzeiten;<br>vermehrt Delire und Orientierungsprobleme | Einsatz von kurzwirksamen Substanzen;<br>Medikamenten-Dosis anpassen;<br>langsame Applikation;<br>Neuromonitoring |
| Lunge | Weninger Reserve, erhöhte Closing-Capacity;<br>Diffusionsstörungen von Sauerstoff und $CO_2$ | Erhöhte Hypoxiegefahr;<br>erhöhte Hyperkapniegefahr;<br>erhöhte Pneumoniegefahr | Lungenprotektive Beatmung;<br>Vermeiden einer Beatmung;<br>Atemgymnastik, Oberkörperhochlagerung, Sauerstoffgabe |
| Leber/Niere | Reduzierte Funktionen | Erhöhte Gefahr einer postoperativen Nierenfunktionsstörung | Ausgeglichener Volumenstatus; intraoperative Kontrolle der Diurese |
| Metabolismus | Magen/Darm: Resorption vermindert;<br>vermindertes Körperwasser, erhöhtes Körperfett; weniger Muskulatur | Mangelernährung;<br>Veränderungen des Medikamentenmetabolismus;<br>veränderte Verteilungsvolumina von Medikamenten;<br>weniger Shivering als Symptom einer Unterkühlung | Fast-Track-Konzepte, kurze Nüchternzeiten;<br>Dosisanpassung von Medikamenten;<br>konsequentes Wärmen der Patienten; Berücksichtigung der veränderten Verteilungsvolumina für lipophile und hydrophile Medikamente |

*Demenz* wird nicht explizit als Risiko erwähnt. Eine Demenz stellt eine chronische, nicht aufhaltbare Erkrankung dar, die je nach Schweregrad mit einer deutlichen Morbidität und Mortalität einhergeht. Sie könnte also als eine schwere Allgemeinerkrankung, die eine Leistungseinschränkung darstellt, eingestuft werden (ASA 3). Im Alltag wird eine Demenz tatsächlich eher hingenommen und unterschätzt.

Besonders Patienten mit Erkrankungen, die die Kognition beeinträchtigen (z. B. Demenz, Parkinson, angeborene oder erworbene Reduktion der Kognition), bergen in der Akutversorgung hohe Risiken für Komplikationen wie Delir, Stürze, Infekte, Incompliance u. v. m.

Die Wahrscheinlichkeit eines *kognitiven Defizits* im Rahmen einer Demenz erhöht sich mit dem Alter. So liegt die Prävalenz einer Demenz bei 65- bis 69-Jährigen für Männer bei 1,1 %, für Frauen bei 1,5 %; bei 85- bis 89-Jährigen für Männer bei 16,3 %, für Frauen bei 24,9 %; bei über 90-Jährigen für Männer bei 29,7 %, für Frauen bei 44,8 % (Deutsche Alzheimer Gesellschaft e. V. Selbsthilfe Demenz 2022).
Weitere Einflussfaktoren sind die persönliche *Biografie,* der Bildungsgrad und Coping-Fähigkeiten bzw. die Resilienz des Patienten: Auch diese Fähigkeiten können im Alter nachlassen.
Dass diese Zusammenhänge aufgrund der *demografischen Entwicklung* der Bevölkerung in der Zukunft immer öfter relevant werden werden, sollte hinlänglich bekannt sein.



## Risikofaktoren nach ESA

Nach den Guidelines der **E**uropean **S**ociety of **A**naesthesiology (ESA; vgl. Aldecoa et al. 2017) lassen sich folgende Risikofaktoren für ein postoperatives Delir feststellen:

- Höheres Alter (> 65 Jahre)
- Komorbiditäten (zerebrovaskuläre Störungen, kognitive Defizite, Diabetes, Anämie, M. Parkinson, chronische Schmerzen, Angststörungen, Herz-Kreislauf-Störungen, Leber-, Nieren-, Lungenfunktionsstörungen)
- Präoperative Dehydrierung; lange präoperative Nüchternzeiten (> 2 Stunden) bei Flüssigkeiten sollten vermieden werden
- Hyper- und Hyponatriämie, Elektrolytentgleisungen allgemein
- Alkoholmissbrauch, Drogenabusus, Tabakabusus
- Chirurgische Eingriffe an Bauch, Thorax, aber auch größere Knocheneingriffe
- Längere Dauer der Operation bzw. Intervention
- Blutverluste (intraoperativ)
- Einsatz von anticholinergen Substanzen (z. B. Atropin, Ranitidin, Vomex u. v. m.)
- Postoperative Schmerzen, präoperative Schmerzen
- Eingeschränkte Orientierung (Seh- und Hörstörungen)
- Mangelernährung (niedriges Serumalbumin)
- Reduzierter funktionaler Status (z. B. Frailty)

## Wissensdefizite seitens des Personals als Risikofaktor

Ein weiterer und erheblicher Risikofaktor für ein postoperatives Delir dürften *mangelnde Kenntnisse seitens des Personals* sein. Es gilt, profundes Wissen zu vermitteln und für dieses sehr ernste und lebensbedrohliche Syndrom zu sensibilisieren. Dies ist eine multiprofessionelle und interdisziplinäre Aufgabe, deren erfolgreiche Umsetzung ein Gewinn für alle beteiligten Personen sein kann: Patienten, Angehörige und Personal.

## Pathophysiologische Ansätze zur Risikobestimmung

Bei pathophysiologischen Ansätzen zur Bestimmung des Risikos eines postoperativen Delirs spielen nach Jin et al. (2020) folgende Faktoren eine Rolle (siehe ➤ Kapitel 2):

**Neuroinflammation:** Systemische Entzündungsmediatoren können einer Neuroinflammation Vorschub leisten. Erhöhte CRP- und Interleukin-6-Werte werden sowohl prä- als auch postoperativ mit einem erhöhten Risiko eines Delirs in Verbindung gebracht. Insbesondere Frakturen können mit hohen Entzündungswerten einhergehen – diese Mediatoren können die Blut-Hirn-Schranke stören (funktionell und strukturell) und sich im ZNS anreichern. Es gibt Hinweise, dass es dadurch zu einem Verlust an synaptischer Plastizität, der Zunahme einer Neuro-Apoptose und einer gestörten Neuroregeneration kommen kann.
**Neurotransmitter:** Im Fokus steht hier unter anderen das Acetylcholin, es ist beteiligt an der Aufrechterhaltung von Aufmerksamkeit und Gedächtnis. Patienten mit Delir wiesen präoperativ und postoperativ eine geringere Acetylcholinesterase-Aktivität auf. Verschiedene Dopaminrezeptor-Gen-Polymorphismen wurden ebenfalls als mögliche Risikofaktoren für die Entwicklung eines postoperativen Delirs gefunden.
**Subklinisch verlaufende zerebrovaskuläre Ereignisse:** Bluthochdruck, Vorhoffflimmern, und zurückliegende Schlaganfälle erhöhen das Risiko für zerebrale Ereignisse sowie für ein postoperatives Delir. Bei 7–10 % der älteren chirurgischen Patienten konnten radiologische Hinweise auf eine zerebrale Ischämie gefunden werden; dies war mit einem 2-mal höheren Risiko für ein postoperatives Delir assoziiert. Ein anhaltendes Defizit sollte Veranlassung sein, eine Bildgebung durchzuführen. Es scheint eine Assoziation zwischen zerebralem Perfusionsdruck und postoperativem Delir zu geben. Besonders wenn dieser über die autoregulativen Grenzen hinaus bestand, wurde er als unabhängiger Risikofaktor identifiziert.



### 4.3.2 Delir-Formen

Ein Delir ist ein Delir ist ein Delir ist ein Delir …?

Es lassen sich **3 Formen postoperativer kognitiver Dysfunktionen** unterscheiden (vgl. Lütz et al. 2010):
- *Emergence Delir (ED):* Vor allem bei Kindern, bei Erwachsenen seltener; unmittelbar nach der Narkose, ca. 15–20 Minuten anhaltend (differenzialdiagnostisch an ein zentrales anticholinerges Syndrom denken).
- *Postoperatives Delir (POD):* Im Aufwachraum oder an den folgenden postoperativen Tagen.
- *Postoperative kognitive Dysfunktion (POCD):* Entwickelt sich im längeren Verlauf (ab 7 Tagen) und kann über Monate eine Einschränkung der Kognition sowie die Abnahme von Lebensqualität bedeuten; die Inzidenz beträgt 25–40 % bei älteren Patienten (Green & Schaffer 2019); es gibt Hinweise, dass ein postoperatives Delir mit der Entwicklung einer POCD assoziiert ist (Aldecoa et al. 2017).

Unterschieden werden ebenfalls **3 Phänotypen des Delirs** (vgl. Lütz et al. 2010):
- *Hyperaktives Delir:* Ca. 5 %; Agitation, Unruhe, vegetative Symptome, Wahn, Halluzinationen
- *Hypoaktives Delir:* Ca. 30 %; verzögerte Ansprechbarkeit, reduzierte Aufmerksamkeit, Inaktivität, „verdächtige Ruhe“
- *Gemischtes Delir:* Ca. 65 %; Mischbild der beiden Formen: fluktuierend zwischen hyperaktiven und hypoaktiven Anteilen

### 4.3.3 Aufklärungsgespräch

#### Prämedikation

Das Prämedikationsgespräch oder Aufklärungsgespräch stellt im Kontext der Delirprävention eine besondere Aufgabe dar. Gelingt es dem aufklärenden Arzt, Ängste und Sorgen adäquat zu zerstreuen, ist *kaum eine pharmakologische Prämedikation* notwendig. Tatsächlich lautet die ESA-Empfehlung, eine Prämedikation mit Benzodiazepinen ausgewählten Fällen wie Angststörung, Alkoholabusus oder Benzodiazepinabusus vorzubehalten (Aldecoa et al. 2017). Präoperativ verabreichte Benzodiazepine können bei älteren Patienten (> 65 Jahre) mit einem 2,5-fachen Risiko für ein postoperatives Delir einhergehen (Jin et al. 2020).



#### Prüfung des körperlichen Zustands

Es ist wichtig, schon hier Patienten zu identifizieren, deren Zustand relevant präoperativ optimiert werden kann und muss, z. B. bei elektiven, medizinisch nicht zeitkritischen Operationen. Diese Vorbereitungen benötigen oft mehr Vorlauf sowie eine sorgfältige Planung und müssen zeitlich einkalkuliert werden. Damit verbunden sind häufig zusätzliche Untersuchungen und Aufgaben, wie z. B. Echokardiografie, Ergometrie, Überprüfung der Lungenfunktion, präoperative Optimierung des funktionellen Status und des Ernährungsstatus, Anforderungen von Vorbefunden und Kontaktierung von Hausärzten. Eine *optimale Vorbereitung des Patienten* hat einen großen Einfluss auf das Risiko postoperativer Delire oder anderer Komplikationen und sollte daher sehr sorgfältig durchgeführt werden.
In *Notfällen* und bei hoher zeitlicher Dringlichkeit ist der Zeitrahmen natürlich ein anderer; daher gehen diese Patienten auch weniger optimal in die Operation und sind einem entsprechend höheren Risiko ausgesetzt.

#### Aufbau einer positiven Erwartungshaltung

Neben der üblichen Risikoaufklärung über geplante Maßnahmen und Prozeduren sowie der Aufklärung über das individuelle perioperative Risiko ist es wichtig, das Gespräch zu nutzen, um vorhandene negative Erwartungen des Patienten zu erfragen und anzusprechen. Dies können Schmerzen, Übelkeit, Verwirrung, Hilflosigkeit sowie persönliche Gedanken und Vorstellungen der geplanten Vorgänge und Maßnahmen sein. *Gesprächsansätze* sind z. B.: Wie stellt sich der Patient die Intervention vor? Was erwartet der Patient? Sind diese Erwartungen geprägt von Ängsten aufgrund von Hörensagen, Internet, persönlichen Erfahrungen? So kann es durch Kommunikation und Gesprächsführung gelingen, eine *negative Erwartungshaltung zu neutralisieren* oder im besten Fall sogar eine positive Erwartungshaltung zu gewinnen.
Worte und Handlungen sind fast immer von Placebo- und Noceboeffekten begleitet und können einen enormen Einfluss auf sämtliche Aspekte der Behandler-Patient-Interaktion haben (Hansen et al. 2017).

Ein **Noceboeffekt** ist eine mit einer negativen Erwartungshaltung verknüpfte Interaktion, z. B.: „Das wird jetzt unangenehm.“ Es wird eine negative Erwartung angekündigt; die Wahrscheinlichkeit, dass der negative Effekt erfolgt, steigt – es wird dann garantiert unangenehm. So können durch Worte oder negative Erwartungen seitens des Patienten Symptome und Beschwerden verschlimmert werden.

Hier einige Beispiele für *negative Suggestionen* (Häuser et al. 2012) sowie Vorschläge des Autors, wie Sachverhalte *besser* formuliert werden können:

- *Ungewissheit in der Aussage:*
  - „Vielleicht hilft dieses Medikament.“ – *Besser:* „Sie bekommen ein gutes Medikament/eine gute Arznei, das/die wird Ihnen helfen.“
  - „Probieren wir mal dieses Mittel aus.“ – *Besser:* „Wir haben noch andere lindernde Möglichkeiten, die wir nutzen werden.“
  - „Versuchen Sie, Ihre Medikamente regelmäßig zu nehmen.“ – *Besser:* „Es ist wichtig, dass Sie verstehen, warum die Medikamente regelmäßig eingenommen werden müssen.“
- *Flapsiger Fachjargon:*
  - „Wir verkabeln Sie jetzt.“ – *Besser:* „Wir schließen Sie an unsere Überwachungsgeräte an, damit wir Sie sicher durch die Narkose begleiten können.“
  - „Im MRT schneiden wir Sie in ganz viele dünne Scheiben.“ – *Besser:* „Im MRT machen wir ganz dünne und präzise Schichtaufnahmen von Ihren Organen, ähnlich wie bei einem Röntgenbild; die Untersuchung tut nicht weh.“
  - „Wir hängen Sie jetzt an die künstliche Nase.“ – *Besser:* „Wir halten Ihnen jetzt eine Maske vor, aus der Sauerstoff kommt. Sie dürfen bitte tief ein- und ausatmen; wenn die Maske zu eng sein sollte, können Sie jederzeit Bescheid sagen.“
- *Doppeldeutige Aussagen:*
  - „Dann machen wir Sie jetzt mal fertig.“ – *Besser:* „Wir bereiten Sie jetzt für die Narkose vor; wir passen gut auf Sie auf.“
  - „Jetzt schläfern wir Sie ein, gleich ist alles vorbei.“ – *Besser:* „Sie werden gleich merken, dass Sie müde werden. Sie schlafen gleich fest ein und werden keine Schmerzen haben. Nach der Operation lassen wir Sie sanft wieder aufwachen.“
  - „Ich hole noch mal schnell was aus dem Giftschrank, dann können wir anfangen“ (gemeint sind Opiate aus dem BtM-Lager). – *Besser:* „Ich besorge noch die richtigen Medikamente, dann können wir beginnen.“
- *Negative Assoziationen:*
  - „Sie sind ein Risikopatient.“ – *Besser:* „Sie können sich bei uns sicher fühlen, wir sind auf alle möglichen Situationen vorbereitet und wissen, was wir tun. Wir sind immer bei Ihnen und sorgen dafür, dass alles gut geht.“
  - „Das tut immer höllisch weh.“ – *Besser:* „Wir sorgen dafür, dass Sie wenig Schmerzen haben werden. Wir haben sehr gute Medikamente und Möglichkeiten, die Ihnen schnell helfen werden.“
  - „Sie sollten jetzt überhaupt nichts Schweres mehr heben. Nicht, dass Sie zum Schluss noch gelähmt sind.“ – *Besser:* „Um Probleme zu vermeiden und ein gutes Ergebnis für Sie zu erreichen, ist es wichtig, dass Sie vorübergehend keine schweren Gewichte heben.“
  - „Ihr Rückenmark ist stark eingeengt.“ „Das Rückenmark wird abgequetscht.“ – *Besser:* „Ihre Nerven im Rücken haben nicht genug Platz, das macht Ihnen die Beschwerden.“

Diese Liste lässt sich beliebig fortsetzen, und wenn wir sehr aufmerksam darauf achten, fallen uns viele Ausdrucksweisen auf, die wir regelmäßig und nahezu automatisch verwenden, die aber mit Noceboeffekten einhergehen.

Von der Medikation bis hin zur Anxiolyse lassen sich jedoch ebenso **Placeboeffekte** einsetzen und nutzen. Eine *achtsame Kommunikation* und Wortwahl kostet nicht wesentlich mehr Zeit. Beginnt man, entsprechend zu kommunizieren, stellt man schnell fest: Es ist nicht die Menge der Worte – es ist die Art und Weise, wie sie eingesetzt werden.

Hier einige Beispiele:

- *Ausdruck von Fürsorge:*
  - „Es wird Ihnen nach der Intervention gut gehen, wir kümmern uns darum."
  - „Wir kümmern uns jederzeit darum, dass es Ihnen besser geht, wir sind immer für Sie da."
  - „Sie können uns voll vertrauen, Ihr Wohlergehen liegt uns am Herzen. Wir sorgen dafür, dass Sie sich sicher fühlen."

Ein weiteres typisches Beispiel aus der Praxis: Der Patient sagt: „Mir ist nach Narkosen immer schlecht." Der Patient erwartet dieses Ereignis. Eine *Umformulierung* kann dem Patienten neue Optionen eröffnen: „Es war Ihnen in der Vergangenheit also öfter übel nach Narkosen. Wir werden ein spezielles Verfahren und gute Medikamente nutzen, die das Auftreten von Übelkeit deutlich reduzieren oder ganz beheben. Es wird Ihnen nach der Narkose gut gehen." Die geäußerte Erwartung des Patienten verbleibt so in der *Vergangenheit* und wird in der *Häufigkeit relativiert.* So kann die fixe Erwartungshaltung des Patienten modifiziert und eine veränderte Erwartung („Diesmal wird es besser") eröffnet werden – und damit das erwartete Problem ausbleiben.

„Worte sind das mächtigste Werkzeug, über das ein Arzt verfügt. Worte können allerdings – wie ein zweischneidiges Schwert – sowohl tief verletzen als auch heilen" (Lown 2002).

Nicht jeder Patient benötigt ein sehr ausführliches Gespräch mit allen Aspekten der perioperativen Situation. Gesunde, junge ASA-1- und ASA-2-Patienten, die keine große Angst oder Bedenken haben, wenn sie sich einem kleinen Eingriff unterziehen, benötigen i. d. R. weniger Zeit und Aufmerksamkeit als der 85-jährige multimorbide Patient, der sich einer mittleren oder größeren Intervention gegenübersieht. Sehr ausführliche Gespräche sind leider nicht immer möglich (personelle Engpässe, Zeitmangel), aber eine Verschiebung der Prioritäten in Richtung Risikopatient sollte in der Praxis meist gut machbar sein.

## Infos zu Abläufen nach der Intervention

Ist ein IMC(Intermediate Care Station)- oder Intensivaufenthalt nach einer Intervention (z. B. einer Operation) angedacht, so sollte dies im Gespräch thematisiert werden. Ein wichtiger Aspekt ist es, dem Patienten die Angst zu nehmen und ihm einen *„Fahrplan"* mitzugeben, und zwar nicht so sehr, was den operativen Teil betrifft, sondern eher zu den *Umgebungsvariablen* (Geräte, Töne, Personal, Abläufe).

Für viele Patienten ist die Intensivstation mit negativen Assoziationen belegt. Es ist kein Geheimnis, dass Patienten auf Intensivstationen eher versterben. Persönliche Erfahrungen spielen hier eine große Rolle, z. B. beim Verlust eines Angehörigen im Rahmen intensivmedizinischer Versorgungen. Diesen Aspekten sollte unbedingt Rechnung getragen werden.

Auch der Hinweis auf ein gutes *Schmerzmanagement* (siehe ➤ Kapitel 3.1) nach der Operation sollte Bestandteil des Gesprächs sein. Hier sind alle involvierten Fachabteilungen gleichermaßen gefragt.

## Detektion kognitiver Einschränkungen

Der aufklärende Arzt hat während der Aufklärung die Möglichkeit, *Hinweise auf ein kognitives Defizit* zu finden, z. B. in der Art, wie der Patient auf Fragen antwortet oder sich insgesamt verhält (hier können sich allenfalls Verdachtsmomente ergeben, die ggf. eine weitere Abklärung bedingen).
Wünschenswert wäre, dass das Zeitmanagement es zulässt, ein *kognitives Assessment* einzusetzen, z. B. einen Uhrentest oder einen Mini-Mental-State-Test. In Anbetracht der derzeitigen Bedingungen in den Prämedikationsambulanzen ist dies nur schwer umzusetzen, da solche Untersuchungen oft Fragen aufwerfen, die in dieser Situation nicht hinreichend geklärt werden können. Hier sind personelle Umstrukturierungen eine lohnende Überlegung (z. B. dass eine Arbeitskraft bei allen Patienten über 65 Jahren ein kognitives Assessment durchführt). Die engmaschige und professionelle Betreuung von Risikopatienten durch entsprechend ausgebildetes Personal und kontinuierliche Begleitung kann die Inzidenz eines postoperativen Delirs deutlich sinken lassen (Gurlit & Möllmann 2008).
Oft wird eine kognitive Einschränkung übersehen, wenn sie vom Patienten gut kompensiert wird ( „Fassade“). Dabei ist diese einer der wichtigsten Risikofaktoren für Delir: Das relative *Risiko,* ein Delir zu erleiden, ist bei einer vorhandenen Demenz *um den Faktor 4 erhöht.* Die Inzidenz eines Delirs bei vorhandener Demenz wurde mit bis zu 56 % beziffert (Inouye et al. 2014). Wenn weitere Umstände hinzukommen (z. B. die Aufnahme in ein Krankenhaus im Rahmen von Notfalleinweisungen via Rettungsdienst oder eine intensivmedizinische Behandlung), verschlechtert sich die Situation immens.
Im Zweifelsfall kann bei einer elektiven Prozedur und Verdacht auf ein kognitives Defizit ein kognitives Assessment ambulant angeraten werden (Hausarzt, Neurologe, Geriater). Bei entsprechender Diagnose lassen sich unter Umständen operative Eingriffe für diese Patienten besser planen und die Patienten besser vorbereiten.
Es gibt in der Literatur viele *Scores,* die prädiktiv das Risiko eines Delirs bei älteren Patienten erfassen möchten. In einem systematischen Review (Lindroth et al. 2018) wurde jedoch gezeigt, dass die untersuchten Scores sehr variabel und unzuverlässig in ihren prädiktiven Aussagen sind. Im Grunde ist der Einsatz derartiger Scores in der Klinik wenig relevant. (Würden sich die Maßnahmen und der Umgang mit den Patienten ändern, wenn ein Risiko von 30 % oder von 60 % angegeben wird? Was wäre die Konsequenz bei einem ermittelten Score?)
Die Identifizierung von Risikopatienten mithilfe der ASA-Klassifikation in Kombination mit dem Lebensalter und weiteren oben genannten Risikofaktoren sollte ausreichend Hinweise geben.

## Einbindung von Angehörigen

Die Einbindung von Angehörigen kann im Aufklärungsgespräch angebahnt werden. So können im Bedarfsfall erweiterte *Besuchszeiten* oder auch ein *Rooming-in* der Angehörigen nach erfolgter Intervention verabredet werden. Bei Untersuchungenn ist die Begleitung von Angehörigen ebenfalls wünschenswert. Insbesondere bei kognitiv eingeschränkten Patienten sollten Vertrauenspersonen so oft und so intensiv wie möglich eingebunden werden (z. B. Nahrungsaufnahme auf Station und Intensivstation, Mobilisation, Unterhaltung, Ablenkung und Fürsorge; siehe ➤ Kapitel 10.1).

Im besten Fall werden Angehörige ähnlich angeleitet und aufgeklärt, wie es oft schon im Rahmen von Pflegetrainings für pflegende Angehörige geschieht. Das betreuende Personal sollte hier eng eingebunden werden, um diese pflegerischen und betreuenden Aspekte zu koordinieren. Es lohnt es sich, bisherige Verhaltensweisen und Strukturen kritisch zu hinterfragen, um ggf. Änderungen einzuführen, z. B. offenere Besuchszeiten auf Intensiv- und IMC-Stationen, Betreuungsmöglichkeit für Angehörige im Aufwachraum bzw. PACU (Post-Anesthesia Care Unit), Schulungsangebote für pflegende Angehörige (z. B. zum Thema Delir). Auch könnte mit Angehörigen eine Sitzwache arrangiert werden – Wille, Zeit und Möglichkeiten der Angehörigen vorausgesetzt. So ließe sich insbesondere nachts eine möglicherweise bessere Versorgung von demenziell erkrankten oder besonders fragilen Patienten erreichen. All dies sind Beispiele für Möglichkeiten im Rahmen der Prävention eines postoperativen Delirs und sollten in Krankenhäusern und operativen Abteilungen auf deren Umsetzbarkeit hin geprüft werden. *Das Umfeld muss an die besonderen Bedürfnisse von Risikopatienten angepasst werden,* denn umgekehrt ist dies nicht möglich.



## 4.3.4 Organisation und Planung

Infrastrukturen und Organisation sollten an die Bedürfnisse insbesondere vulnerabler Patienten angepasst werden. Dies bedeutet z. B. die *Priorisierung von Risikopatienten* im Rahmen von invasiven Interventionen (Drainageanlagen, Operationen, Endoskopien, insbesondere wenn eine Sedierung oder Anästhesie notwendig ist). Risikopatienten sollten eine hohe Priorität erhalten und zum frühestmöglichen Zeitpunkt behandelt werden – in erster Linie, um lange Nüchternzeiten zu vermeiden.

Lange Nüchternzeiten (> 6 Stunden), insbesondere von Flüssigkeiten, sind mit einer erhöhten Inzidenz an postoperativen Deliren verknüpft (Radtke et al. 2010b). Es ist tatsächlich nicht selten, dass durch Umplanungen und Notfälle oder zu straffe OP-Planungen Patienten eine Nüchternzeit von mehr als 6 Stunden haben können. Daher sollte darauf geachtet werden, dass bis 2 Stunden vor dem Eingriff noch getrunken werden darf. Fast-Track-Verfahren sollten wann immer möglich konsequent umgesetzt werden (GoR-A-Empfehlung der ESA-Leitlinie, vgl. Aldecoa et al. 2017). Ein *ausgeglichener Volumenstatus* ist bei der Narkoseinduktion und Narkoseführung von großem Vorteil: Es können weniger intraoperative Hypotonien auftreten.

Patienten mit hohem Risiko für ein Delir sollten im Rahmen eines Team-Time-out benannt werden, damit allen Beteiligten klar ist, worum es geht und welche Besonderheiten berücksichtigt werden müssen (Ruhe, kein Lärm, sehr achtsame Kommunikation und angepasstes Verhalten des ganzen Teams).

Ein möglichst früher Zeitpunkt der Operation ist ggf. auch für die postoperative Nachbehandlung von Vorteil: Diese Patienten haben die Möglichkeit, länger im Aufwachraum betreut und behandelt zu werden, und müssen postoperativ möglicherweise nicht auf eine Überwachungsstation, sondern könnten in ihr gewohntes Zimmer zurückkehren – im Idealfall in Anwesenheit von Angehörigen oder Vertrauenspersonen.

Die *Orientierung* des Patienten muss immer gewährleistet sein, Seh- und Hörhilfen müssen intakt sein, immer am Patienten verbleiben und – sofern eine Entfernung nicht zwingend notwendig ist – angelassen werden (dies beinhaltet auch das Gebiss). Dies sollte bei Regionalanästhesien in jeder Phase der Operation nach Möglichkeit versucht werden. Nach Allgemeinanästhesien sollten diese Hilfsmittel so schnell wie möglich wieder angelegt werden, um eine optimale Orientierung zu ermöglichen.

### 4.3.5 Kommunikation und Verhalten

Aufgrund des Umstandes, dass wir jeden Tag beruflich in einem Spannungsfeld arbeiten und uns die Orte unserer Arbeit sowie die Kollegen sehr vertraut sind, kann sich eine Art „*Spirit of Work*" bilden. Man ist locker im Umgang, sogar miteinander befreundet.
Die Arbeit im OP ist oft hektisch, erfordert hochflexible Anpassungen und ist auch sehr anstrengend. Fühlt man sich zu sehr „wie zu Hause", verhält man sich möglicherweise unangemessen. Das kann dazu führen, dass eine patientenzentrierte und ruhige Arbeitsatmosphäre durch laute und eine der Situation nicht angemessene Kommunikation negativ beeinflusst werden kann.
Alle Beteiligten müssen sich im Klaren sein, was *Fehlkommunikation* und Achtlosigkeit in der Wortwahl – bis hin zum „Fachjargon" – anrichten können. Hier können sehr viele Noceboeffekte entstehen, die das Erleben und die Erwartungen des Patienten negativ beeinflussen. Der Patient soll bei allen Tätigkeiten in Hör- und Sehweite an erster Stelle stehen. Dies gilt für jeglichen Patiententransfer – an der OP-Schleuse, auf den Fluren, in der Einleitung oder im OP. Die Sprache sollte klar, unmissverständlich, freundlich und von Geduld und Verständnis geprägt sein.
Mit gegenseitiger Motivation und einem Willen zur Achtsamkeit können wir den *Patienten als Menschen in den Mittelpunkt* stellen und die Bedingungen, besonders für vulnerable Patienten, verbessern. Die sorgfältige Vorbereitung von Risikopatienten ist oft mit höherem Aufwand verbunden und sollte nicht zugunsten optimaler Wechselzeiten verkürzt werden, etwa nach dem Motto: „Das geht doch alles noch nach dem Schnitt!" Je nach Operationsausmaß und den damit verbundenen anästhesiologischen Maßnahmen ist bei vulnerablen Patienten oft auch ein aufwendigeres „Aufrüsten" nötig. Dies braucht Zeit, um mit dem Patienten in Ruhe die einzelnen Schritte gemeinsam zu gehen (bei Maßnahmen, die am wachen Patienten passieren).
In der Praxis wird diese Phase der Einleitung leider oft gestört: „Kann schon der nächste Patient bestellt werden?" – „Das dauert zu lange!" Wir erleben dies jeden Tag, wissen eigentlich auch um die Problematik: Teils sind es äußere Faktoren (ein voller OP-Plan, überplante Kapazitäten, Personalausfälle, unerwartet längere OP-Zeiten und Einleitungszeiten, Einhalten von Pausenzeiten) und teils zwischenmenschliche Aspekte (Missverständnisse, Konflikte oder Fehlkommunikation). So kann im Team geprüft werden, ob es Wege gibt, miteinander etwas zu verbessern.
Nicht selten wird die *Lautstärke* von Geräuschen und Gesprächen unterschätzt. Das Hantieren mit OP-Sieben kann unheimlich laut sein (hörbar bis in die angrenzenden Räumlichkeiten), besonders wenn damit versehentlich unachtsam umgegangen wird. In den Phasen vor und nach der OP, wenn eine gewisse Anspannung fehlt oder abgefallen ist, wird häufig schon vorbereitet oder aufgeräumt. Hier besteht oft auch die Gelegenheit, über außerhalb der Situation Liegendes zu sprechen, beispielsweise den nächsten Fall, Privates oder Organisatorisches. Oft sprechen dann alle durcheinander und widmen sich schon anderen Aufgaben. Dies kann in der Situation des bereits wachen oder aufwachenden Patienten einen negativen oder sogar schädlichen Effekt haben (Desorientierungt, Angst, Agitation, Panik, Delir). Es ist besonders wichtig, sich dieser Momente als Team bewusst zu sein und entsprechend achtsam zu handeln. Im Bereich der Lautstärke-Reduktion im OP können *Lärmampeln* ein sehr gutes Hilfsmittel sein. So gelingt eine objektive Rückmeldung über die tatsächliche Lautstärke, was bei der Sensibilisierung des Teams hilft.

**Übersicht**

Um das Delir-Risiko zu verringern, sind **gute Infrastrukturen** zu schaffen:
- Risikopatienten priorisieren (hohes Alter, Komorbiditäten)
- Kurze Nüchternzeiten (Trinken bis 2 Stunden vor OP)
- Verfügbarkeit von Orientierungshilfen immer gewährleisten (Sehen, Hören, Sprechen)
- Fast-Track-Verfahren nutzen
- Angepasste Kommunikation (auf den Patienten ausgerichtet)
- Angepasstes Verhalten (Ruhe, keine Hektik, Rücksicht), Rooming-in für Bezugspersonen und Angehörige



### 4.3.6 Intraoperatives Management

Intraoperativ sollte die größte Aufmerksamkeit dem *Erhalt einer altersgerechten Homöostase* – unabhängig vom gewählten Narkoseverfahren – gelten. Die Berücksichtigung von physiologischen Veränderungen der körperlichen und geistigen Leistungsfähigkeit im Alter spielt eine enorme Rolle für das Outcome von Risikopatienten. Dabei sollte uns eines immer präsent sein: Die Betreuung der hier genannten Risikopatienten ist eine anspruchsvolle Aufgabe, die auch für erfahrene Anästhesisten eine große Herausforderung darstellen kann.

In ➤ Tab. 4.2 sind beispielhaft Veränderungen des Organsystems im Alter, damit verbundene Konsequenzen (Rundshagen 2015) sowie adäquate Maßnahmen dargestellt.

### 4.3.7 Auswahl des Narkoseverfahrens

Die Auswahl des besten anästhesiologischen Verfahrens war und ist immer wieder Gegenstand der Forschung. Die Ergebnisse sind heterogen und stark vom untersuchten Patientengut abhängig. Bisher ist die Überlegenheit von alleinigen *Regionalverfahren* noch nicht abschließend geklärt. Es bestehen Zweifel, dass z. B. eine Spinalanästhesie einer *Allgemeinanästhesie* im Hinblick auf ein postoperatives Delir prinzipiell überlegen ist. Allerdings sind bei der Entstehung eines Delirs eine Vielzahl von Faktoren relevant, die unabhängig vom Narkoseverfahren bestehen, z. B. ergänzende Sedierungen oder Opiatgaben, Notfalloperation (mit der dazugehörigen Angst des Patienten), schlechter präoperativer Zustand, z. B. ein entgleister Diabetes, Blutdruck, Herzrhythmusstörungen, Schmerzen, eine Demenz, ungewohnte Umgebung (die Patienten werden aus ihrer gewohnten Umgebung „herausgerissen"). Auch die Qualität der Betreuung während einer Regionalanästhesie kann eine Rolle spielen. Dies schränkt die pauschale Aussage dieser Untersuchungen etwas ein (z. B. Analyse der Studien „REGAIN" und „RAGA" zu Hüftfrakturen, vgl. Grabert & Coburn 2022).

In der ESA-Leitlinie zum postoperativen Delir findet sich ebenfalls keine eindeutige Empfehlung für oder gegen ein bestimmtes anästhesiologisches Verfahren (Aldecoa et al. 2017). Davon unabhängig gibt es Hinweise in aktuelleren Studien (Metaanalysen), die ergänzend berücksichtigt werden sollten.

In einer Metaanalyse von Abate et al. (2021) konnte eine 3-mal so hohe Rate an Deliren unter Allgemeinanästhesie verglichen mit regionalen Anästhesieverfahren gezeigt werden. Auch eine intraoperative Hypotonie war hier mit einem 3-mal so hohen Delir-Risiko vergesellschaftet. Alkoholabusus zeigte in dieser Analyse ein 2-mal erhöhtes Risiko.

Die Metaanalyse von Jin et al. (2020) führte zwei große Beobachtungsstudien an, die zu dem Ergebnis kamen, dass der Nutzen von Regionalanästhesien mit einer Reduktion der Inzidenz eines postoperativen Delirs um 20–40 % einhergehen kann.

In der Metaanalyse von Song et al. (2019) konnte bei orthopädischen Operationen gezeigt werden, dass das Entstehen eines Delirs mit zunehmendem Alter häufiger wird (50–59 Jahre 1,18 %, 60–69 Jahre 3,86 %, 70–79 Jahre 8,49 %, > 80 Jahre 13,04 %). Auch die Anästhesieform spielte hier eine gewichtige Rolle (Delir bei Allgemeinanästhesie 6,5 %, Spinalanästhesie 0,77 %, Lokalanästhesie 0,47 %). Die Operationsdauer wurde ebenfalls als Risikofaktor identifiziert (OP-Zeit > 2 Stunden 5,88 %, < 2 Stunden 4,13 %). Die Umstände einer Operation spielten eine deutliche Rolle (Aufnahme über die Notfallambulanz 8,17 %, ambulante und geplante Eingriffe 3,02 %). Hüftoperationen hatten das höchste Risiko (5,07 %), gefolgt von Wirbelsäuleneingriffen (4,46 %), Knie-Operationen (4,31 %) und sonstigen Eingriffen (1,31 %).

Es laufen weitere Studien zu diesem Themenkomplex, deren Ergebnis noch abzuwarten ist, etwa die iHOPE-Studie (Kowark et al. 2018).

Insgesamt ist die *Studienlage also sehr heterogen* (wie auch das untersuchte Patientengut). Zum Teil fehlen Erkenntnisse über eine eventuell erhaltene Prämedikation, es fand kein konsequentes Neuromonitoring bei Sedierungen oder Allgemeinanästhesien statt, verschiedene Substanzen (verschiedene Formen der Allgemeinanästhesie, inhalativ oder intravenös) wurden eingesetzt, die Umstände vor der Operation (war der Patient vielleicht schon delirant?) wurden nicht ausreichend berücksichtigt, Patienten mit demenziellen Erkrankungen wurden oft ausgeschlossen – all dies lässt in der Konsequenz zumindest einige Fragen offen.

Die Tiefe einer Sedierung während einer Regionalanästhesie scheint zumindest laut einer früheren Metaanalyse durchaus eine Rolle zu spielen (Zhang et al. 2013). Bei tieferer zusätzlicher Sedierung im Rahmen einer Spinalanästhesie (BIS um die 50) entwickelten 40,4 % der Patienten ein postoperatives Delir, während dies in der Gruppe der leicht sedierten Patienten (BIS um die 80) lediglich bei 19,3 % der Fall war.

Wahrscheinlich hängt die Entwicklung eines Delirs also nicht nur vom gewählten Anästhesieverfahren allein ab, sondern vom *kompletten Setting* (elektiv vs. Notfall, geplant vs. nicht geplant, ASA-Klasse, Alter) rund um den Patienten und den Eingriff. Diese externen Umstände können durch eine Anästhesie natürlich nicht behoben oder verbessert werden. So müssen wir uns nicht wundern, wenn Studien hier bisher keinen eindeutigen Unterschied bezüglich des Auftretens eines Delirs finden konnten.

Eine *pragmatische Herangehensweise* kann daher sein, vermehrt *Regionalanästhesien* durchzuführen. In der Anästhesie steht uns ein großes Arsenal an Möglichkeiten der peripheren und zentralen neuraxialen Nervenblockaden zur Verfügung, nahezu jeder Nerv kann gezielt blockiert werden – als Stand-alone-Verfahren oder additiv zu einer Allgemeinanästhesie. Hinzu kommen Kompartmentblöcke, die ebenso eine regionale Anästhesie des Operationsgebietes erlauben. Die Vorteile einer zusätzlichen Regionalanästhesie liegen dabei auf der Hand: gezielte Ausschaltung der Nozizeption im OP-Gebiet, deutliche reduzierter Opiat- und Narkosebedarf. Im Idealfall benötigt man lediglich eine sehr flache Narkose zur Tubus- bzw. Larynxmaskentoleranz und hat eine anhaltende postoperative Analgesie. Fällt die Wahl auf ein alleiniges regionales Verfahren, bietet es sich an, auf eine Sedierung zu verzichten – wenn operative Bedingungen und der Patient dies zulassen.

Allerdings setzt dies voraus, dass das intraoperative Setting die Wachheit des Patienten berücksichtigt und zulässt. Eine gewisse Empathie, Rücksichtnahme und Anpassung der Kommunikation sind hier sehr wichtig. Dies mag am Anfang etwas ungewohnt sein, führt aber umgekehrt auch zu einer ruhigeren Arbeitsatmosphäre. Viele Patienten nehmen auch das Angebot von Kopfhörern und Musik an. Tatsächlich schlafen unter den genannten optimalen Bedingungen viele Patienten nach einiger Zeit auch ohne Sedierung ein.

Wenn die Wahl auf eine *Allgemeinanästhesie* fällt oder diese operativ benötigt wird, kann die Auswahl der Opiate eine gewisse Rolle spielen. Es kann sinnvoll sein, möglichst kurz wirksame Substanzen einzusetzen, um eine möglichst rasche Wiederkehr der Orientierung zu ermöglichen und die Wahrscheinlichkeit eines Narkoseüberhangs zu vermeiden. Einen signifikanten Unterschied zwischen inhalativen Agenzien und intravenösen Hypnotika scheint es dabei allerdings nicht zu geben (Jin et al. 2020).

4

Der Einsatz von z. B. Remifentanyl statt Fentanyl war mit einer geringeren Inzidenz an postoperativen Deliren verbunden: im Aufwachraum: Remifentanyl 7,7 %, Fentanyl 12,2 %, am ersten postoperativen Tag: Remifentanil 1,9 %, Fentanyl 5,8 %, n = 376 (Radtke et al. 2010a). In der ESA-Leitline zum postoperativen Delir erhielt die Verwendung von Remifentanil eine GoR-B-Empfehlung (Aldecoa et al. 2017).

Eine mögliche Ursache hierfür könnte die veränderte Halbwertszeit von Fentanyl im Alter sein. Statt 265 Minuten (in der Fachinformation zu Fentanyl sind es 240 Minuten) ist die Halbwertszeit bei über 65-Jährigen mit 945 Minuten beachtlich hoch – immerhin fast 16 Stunden (Bentley et al. 1982). Kommen postoperativ noch weitere Opiate hinzu, kann eine unübersichtliche Gemengelage hinsichtlich der Pharmakokinetik und Dynamik verschiedener Präparate entstehen, die einer Reduktion der Kognition Vorschub leisten kann.

Die *Überwachung der Narkosetiefe* ist für die Delirprävention obligat. Es konnte gezeigt werden, dass sowohl Burst-Suppression als auch eine zu tiefe Narkose mit einem erhöhten Auftreten an postoperativen Deliren assoziiert ist (Soehle et al. 2015; Radtke et al. 2013). Daher ist dies eine GoR-A-Empfehlung der ESA (Aldecoa et al. 2017).

**GOOD PRACTICE**

Es ist ratsam, die Narkosetiefenmessung schon *vor* der Applikation der Einleitungsdosis anzuwenden, so kann eine Dosisanpassung gezielter durchgeführt werden. Die benötigten Mengen Propofol und Opiate können sich dadurch deutlich verringern und eine „kreislaufneutralere" Einleitung ermöglichen.

Der prozessierte numerische Wert des Neuromonitorings ist oft um mehrere Sekunden *verzögert* („man sieht, was gewesen ist"). Es empfiehlt sich daher, die Interpretation des „Live-EEG" („man sieht, was gerade passiert") und den Umgang damit zu üben. Ein zusätzliches EMG der Stirn- und Gesichtsmuskulatur kann hier ebenfalls hilfreich sein.

Häufig wird zu viel und vor allem zu schnell injiziert. In der Zeit nach der Einleitung der Narkose bis zum eigentlichen Operationsbeginn ist ein *Neuromonitoring* ausgezeichnet geeignet, um eine inadäquat tiefe Narkose für diese Situation zu vermeiden.

Bei intraoperativen Bradykardien kann statt Atropin Glycopyrroniumbromid (weniger ZNS-gängig, da weniger lipophil) angewandt werden.

Eine engmaschige und gute Einstellung des Blutdrucks in der intraoperativen Phase ist ebenfalls unter Aspekten der Delirprävention wichtig, wobei sich sowohl starke Schwankungen des Blutdrucks (Hirsch et al. 2015) als auch längere Hypotonien (Wachtendorf et al. 2022) und die Dauer von intraoperativen Hypotonien (MAD < 55 mmHg; je länger die Hypotonie, desto größer das Risiko) negativ auswirken.

**GOOD PRACTICE**

Eine möglichst *konstante Blutdruckmessung* ist dringend geboten (nichtinvasiv bei Einleitung, Messintervall z. B. minütlich; großzügige Indikation für ein invasives Monitoring vor Einleitung). Katecholamine sollten aufgezogen vorhanden sein (je nach Situation als Bolusgaben im Wechsel bzw. zur gleichen Zeit mit den Medikamenten zur Einleitung), bei länger zu erwartender Lagerungszeit oder Instabilität kann eine kontinuierliche Gabe von Katecholaminen erforderlich sein.
**Das Ziel:** Der MAD soll möglichst zu keinem Zeitpunkt unter 55 mmHg sinken. Als unterer Ziel-MAD kann z. B. 70 mmHg definiert und als *Interventionsschwelle* genutzt werden.
Ein vorhandenes *Volumendefizit* sollte präoperativ ausgeglichen oder spätestens bei der Narkosevorbereitung abgeschätzt und behandelt werden.

4

Ähnlich wie die 10-N-Qualitäts-Kinderanästhesie (Becke et al. 2017) lassen sich die gleichen Ziele (um 4 N erweitert) für alle Anästhesien bei Erwachsenen und erst recht bei älteren Patienten definieren.

**Übersicht**

Zusammenfassung der intraoperativen Prinzipien **(„14 N“):**

1. No Fear (adäquate Kommunikation und Rücksichtnahme: prä-, peri- und postoperativ)
2. Normovolämie (Diurese kontrollieren, Infusionstherapie, kristalloide, balancierte Infusionslösungen, Blutersatz, wenn nötig, kurze Nüchternzeiten)
3. Normotonie (Normovolämie, Einsatz von Vasopressoren, geringe Blutdruckschwankungen anstreben, Hypotonien vermeiden und sofort behandeln, invasives Monitoring, Rekapillarisierungszeit kontrollieren)
4. Normale Herzfrequenz (EKG, Therapie von Herzrhythmusstörungen)
5. Normoxämie (keine Hyperoxie [„Luxusoxygenierung“], keine Hypoxie, differenzierte und an die Bedingungen angepasste Titration von Sauerstoff)
6. Normokapnie (bei Beatmung und Sedierung, Messung des endtidalen $CO_2$, Anpassung der Beatmung)
7. Normothermie (Wärmemanagement)
8. Normale Elektrolyte (insbesondere Natrium und Kalium)
9. Normoglykämie (kurze Nüchternzeit, prä-, intra- und postoperative BZ-Messungen, perioperatives Management mit Anpassung von Insulin oder oraler Diabetesmedikation)
10. No pain (Regionalverfahren, Schmerzkatheter, periphere Nervenblockaden, gute postoperative Analgesie: so viel wie nötig, so wenig wie möglich)
11. No anticholinergic drugs (Vomex u. a.)
12. No Big Blood-loss/trauma (Blutstillung, Cellsaver, minimalinvasive Prozeduren, Gerinnungsmanagement, Tranexamsäure bei entsprechender Indikation, adäquates Transfusionsmanagement)
13. No long Acting Drugs (z. B. Fentanyl)
14. No (deep) Sedation (Regionalanästhesien, Narkosetiefenmessung bzw. Neuromonitoring: bei Allgemeinanästhesie und [Analgo]Sedierung, keine Burst-Suppression zulassen bzw. diese vermeiden)

### 4.3.8 Medikamentöse perioperative Delirprophylaxe

Die Evidenz einer medikamentösen Prophylaxe mit Neuroleptika ist derzeit *nicht gegeben*. Daher gibt die ESA-Leitlinie zum postoperativen Delir keine Empfehlung zur routinemäßigen Anwendung (Aldecoa et al. 2017).

#### Neuroleptika

Neuere Metaanalysen ergaben: Die prophylaktische Gabe von Neuroleptika ist *keine „Magic Bullet"* und spielt *keine relevante Rolle in der Delirprävention*. Es gibt bisher keine ausreichende Evidenz, dass die Prophylaxe mit Neuroleptika mit einer zuverlässigen Senkung der Inzidenz verknüpft ist (Oh et al. 2019). Die Behandlung eines postoperativen Delirs mit Neuroleptika ist ebenfalls ohne ausreichende Evidenz im Nutzen (Nikooie et al. 2019). Aufgrund potenzieller und schädlicher Nebenwirkungen von Neuroleptika, besonders bei hochbetagten Patienten, sollte hier eine sehr strenge und restriktive Indikationsstellung erfolgen. Die Therapie mit Neuroleptika ist mit einer höheren Mortalität und Morbidität von älteren Patienten assoziiert (Jin et al. 2020).

Es gibt jedoch einige Substanzen in der perioperativen Phase, die mit einer Reduktion eines postoperativen Delirs einhergehen können. Im Folgenden werden Dexmedetomidin, Ketamin und Melatonin als potenzielle Möglichkeiten diskutiert (allgemeiner Hinweis: Kontraindikationen und unerwünschte Wirkungen der Medikamente müssen beachtet und befolgt werden, eine kritische Risiko-Nutzen-Analyse ist wie bei sämtlichen Maßnahmen obligat):

#### Dexmedetomidin

Dexmedetomidin ist ein potenter, hochselektiver, zentraler Alpha-2-Agonist, der z. B. in der Intensivmedizin als Sedativum bei beatmeten und nicht beatmeten Patienten verwendet wird. Die intraoperative Gabe stellt allerdings einen Off-Label-Use dar. Es gibt Hinweise, dass Dexmedetomidin die Konzentrationen verschiedener Stresshormone (z. B. Cortisol, Adrenalin), CRP und Tumornekrosefaktor-alpha (TNF-α) nach Operationen signifikant erniedrigen kann. Zudem scheint Dexmedetomidin im Tiermodellversuch eine neuroprotektive Wirkung zu haben (reduzierte Expression von inflammatorischen Mediatoren, reduzierte Mikroglia-Aktivierung und Neuro-Apoptose). Die kurze intraoperative Gabe von Dexmedetomidin und Fortsetzung nach der Operation wurde mit einem relativ niedrigen Risiko angegeben, ein postoperatives Delir zu entwickeln (0,61), und einer NNT (Number-needed-to Treat) von 10. Metaanalysen ergaben eine Odds Ratio von 0,35 zugunsten der intra- und postoperativen niedrig dosierten Gabe von Dexmedetomidin (Jin et al. 2020).

*Anmerkungen zur Verwendung von Dexmedetomidin:* Unter sorgfältiger Risiko-Nutzen-Abwägung kann Dexmedetomidin intraoperativ als Ergänzung zu Propofol oder volatilen Hypnotika helfen, ein postoperatives Delir zu vermeiden. Die Dosisfindung orientiert sich dabei an den üblichen Parametern der Narkosesteuerung (auch hier ist ein Neuromonitoring ganz klar von Vorteil), gegebenenfalls müssen die Dosierungen anderer Narkosemedikamente angepasst werden. Es kann ebenfalls als Alternative bei begleitenden Sedierungen im Rahmen einer regionalen Anästhesie zum Einsatz kommen.

## Ketamin

Ketamin ist prinzipiell ein sehr nützliches Agens zur Analgosedierung in Kombination mit anderen Hypnotika. Eine Häufung von Deliren durch Ketamin scheint in niedriger Dosierung nicht vorhanden zu sein (Jin et al. 2020). Das Racemat Esketamin ist doppelt so potent, die Dosierung halbiert sich entsprechend im Vergleich zu Ketamin.
Ketamin wird in der aktuellen S3-Leitlinie „Behandlung akuter perioperativer und posttraumatischer Schmerzen" (DGAI 2021) bei Patienten empfohlen, die sich einer mittleren bis größeren operativen Prozedur unterziehen müssen und bei denen postoperativ voraussichtlich starke Schmerzen zu erwarten sind. Ketamin kann hier Opiate einsparen und postoperativ den Bedarf an Analgetika reduzieren. Somit könnte über eine bessere Analgesie hier auch das ein oder andere Delir vermieden werden.



## Melatonin

Die perioperative Gabe von Melatonin kann ebenfalls mit einer Reduktion eines postoperativen Delirs einhergehen (bis zu 40 % weniger Delire). Aufgrund des günstigen Nebenwirkungsprofils kann die perioperative Gabe von Melatonin erwogen werden (Jin et al. 2020).

**CAVE!**

Bei jedem Risikopatienten sollte *kritisch* geprüft werden, welche Maßnahmen unter Berücksichtigung von Operation, Patientenstatus, möglichen Nebenwirkungen und Kontraindikationen infrage kommen. Die hier genannten Maßnahmen sind nicht per se trivial in der Anwendung und erfordern eine gewisse *Erfahrung* seitens der anästhesiologischen Betreuung. Regionalanästhesien sollten großzügig angewandt werden.

## Nichtmedikamentöse Maßnahmen

Die *höchste Evidenz* wird derzeit nichtmedikamentösen Maßnahmen zugeschrieben – viele Beispiele finden sich im folgenden Abschnitt.
Aufgrund der multifaktoriellen Genese und der mannigfaltigen Einflussfaktoren, die ein postoperatives Delir bedingen können, verwundert es nicht, dass eine medikamentöse Prophylaxe (nicht Therapie!) mit Neuroleptika nicht pauschal als Lösung empfohlen werden kann. Wird nicht die medizinische Ursache des Delirs behoben, können Medikamente allerhöchstens vorübergehend eine Art „Effekt" haben. Unter dem Aspekt eines Zeitgewinnes bei z. B. massiver Agitation kann dies in Betracht gezogen werden – darf aber nicht die Suche nach zusätzlichen möglichen Ursachen beeinträchtigen oder verzögern.

### 4.3.9 Postoperative Strategien

Die postoperative Phase dient der *Erholung und Stabilisierung* des Patienten. Dafür braucht es eine ruhige Atmosphäre (ggf. Einsatz einer Lärmampel), leise Gespräche, zeitnahes Behandeln von Bedürfnissen wie beispielsweise Durst, Übelkeit, Stuhldrang, Harndrang und Schmerzen. Da schon das Vorhandensein eines Dauerkatheters eine delirogene Wirkung haben kann, sollte auch daran gedacht werden, einen Katheter möglichst frühzeitig zu ziehen (Inouye et al. 2014).

Ein wesentlicher Baustein der Delirprävention ist eine gute *Analgesie.* Hier haben, wie schon vorausgehend geschildert, regionale Verfahren – auch begleitend zu einer Allgemeinanästhesie – einen hohen Stellenwert, da sie eine weitgehend opiatfreie Analgesie ermöglichen.

*Präoperative Schmerzen* sind mit einem 1,5- bis 3-fach erhöhten Risiko für ein postoperatives Delir verbunden und sollten daher auch präoperativ effektiv behandelt werden (Jin et al. 2020).



In einer Metaanlayse wurde berichtet, dass ein zusätzlicher präoperativer Kompartmentblock der Fascia iliaca mit einem geringeren Auftreten eines postoperativen Delirs assoziiert war (10,8 % vs. 23,8 %; zusätzlicher Kompartmentblock vs. Standard, $P < 0{,}001$; vgl. Zhang et al. 2013).

Als wirkungsvoll wurden auch Paracetamol und NSAR (nichtsteroidale Antirheumatika) beschrieben. Die intra- und postoperative Gabe von Parecoxib konnte z. B. die Inzidenz eines postoperativen Delirs von 11 % auf 6 % senken, postoperativ gegebenes Paracetamol reduzierte die Inzidenz eines postoperativen Delirs von 28 % auf 10 %. Der Mechanismus dieser Wirkungen wird mit einer Reduktion der Neuroinflammation, die durch die Operationen bzw. das Trauma entstehen kann, in Verbindung gebracht (Jin et al. 2020).

*Orientierungshilfen* (Brille, Hörgeräte) sollten sofort verfügbar sein. Bei Gebissträgern ist es wichtig, das Gebiss wieder einzusetzen: Viele Patienten schämen sich sonst, oder es beeinträchtigt die Möglichkeit, sich adäquat auszudrücken, was wiederum zu Kommunikationsmängeln führen kann. Sehen, Hören und Sprechen sind essenzielle Bestandteile der Orientierung.

Das Anreichen von gut verträglichen *Getränken* (Wasser, Kaffee, Tee etc.) bis hin zu Wassereis können sich in der Praxis im Aufwachraum als nützlich erweisen, um postoperative Übelkeit, trockene Schleimhäute (Probleme/Schmerzen beim Sprechen und Schlucken), Halsschmerzen oder üblen Geschmack/Geruch zu lindern. Es führt zu einem *Wohlgefühl,* das den Umgang mit dem Patienten erleichtern kann. Natürlich sollten diese Getränke und Speisen nur dann angereicht werden, wenn der Patient wach genug ist und das Wassereis oder Getränk selbst halten und bedienen kann. Der Umgang mit Speisen und Getränken kann eine gewisse Normalität wiederherstellen.

In vielen Fällen ist es hilfreich, Angehörigen ein großzügiges *Rooming-in* zu ermöglichen, um in Teilen bei der Betreuung zu helfen. Unruhe, Schmerzen und Ängste des Patienten können in Anwesenheit von Vertrauenspersonen oder Angehörigen weniger stark ausgeprägt sein. Bei entsprechender Anleitung und dem Einhalten von Verhaltensregeln kann sich eine solche Mitbetreuung positiv auf alle Beteiligten auswirken. Selbstverständlich orientiert sich dieses Vorgehen an den postoperativen Umständen, dem subjektiven Befinden und den Wünschen des Patienten.

Wenn die Bedingungen es gestatten, sollte es dem Patienten ermöglicht werden, sich auf die Bettkante zu setzen oder ggf. kurz aufzustehen (frühzeitige *Mobilisation*). Eine post-

operative Unruhe kann auf eine unbequeme Lagerung, zu eng sitzende Verbände, störende Zu- und Ableitungen, Schmerzen auch abseits der primär zu erwartenden Schmerzquelle oder mangelnde Orientierung (Sehen, Hören, Sprechen) zurückzuführen sein. Dies sollte unbedingt Beachtung finden, bevor mit medikamentösen Strategien begonnen wird.
Unerwünschte Wirkungen von Medikamenten (Albträume, Halluzinationen, Schläfrigkeit, Übelkeit, Harnverhalt etc.) sollten registriert und entsprechend behandelt werden. Auch ein *Erklären* von möglichen Missempfindungen oder Befindlichkeitsstörungen nach einer Operation kann hilfreich sein, dem Patienten die Einordnung seines Befindens zu erleichtern (z. B. Schwindel, Sehstörungen, Hörprobleme, Taubheitsgefühle, Übelkeit, unangenehm benommen sein). Auch hier sollte sehr auf ein Minimieren von Noceboeffekten geachtet werden.
Entscheidend in der Phase nach einer Operation ist die *frühzeitige Detektion* eines postoperativen Delirs. Getreu dem Motto „If we don't take the temperature, we won't find the fever" (Shem 1988) sollten schon im Aufwachraum Scoring-Tools wie z. B. NuDESC (Nursing Delirium Screening Scale) oder CAM (Confusion Assessment Method) eingesetzt werden (Grad-A-Empfehlung der ESA, vgl. Aldecoa et al. 2017), am besten schon bei der Aufnahme im Aufwachraum und bei der Verlegung aus dem Aufwachraum.
Mithilfe *validierter Scores* ist es möglich, eine zufriedenstellende Aussage über den kognitiven Status der Patienten zu treffen und gegebenenfalls frühzeitig mit nichtmedikamentösen Interventionen zu beginnen oder im Bedarfsfall eine medikamentöse Therapie einzuleiten. Oft wird die persönliche Erfahrung bei der Detektion von Deliren überschätzt. Dies kann zu Fehleinschätzungen führen – so bekommen Patienten im ungünstigsten Fall ohne Delir eine Medikation, und Patienten mit Delir wird eine Behandlung vorenthalten.
Eine medikamentöse, symptomatische Therapie sollte nur bei nachgewiesenem Delir (NuDESC, CAM u. a.), bei hohem Leidensdruck durch die Symptome, Unmöglichkeit der Therapie aufgrund des Delirs und bei Eigen- oder Fremdgefährdung in Betracht gezogen werden. Hierbei gilt: *„Start low, go slow!"* Bei produktiv psychotischen Symptomen (z. B. Wahn, Halluzinationen, formalen Denkstörungen, illusionären Verkennungen) sollte mit der geringsten Dosis eines Neuroleptikums begonnen und dieses zeitlich limitiert werden. Haloperidol oder atypische Neuroleptika (z. B. Quetiapin, Olanzapin, Risperidon) können zur Therapie eingesetzt werden (GoR-B-Empfehlung der ESA, vgl. Aldecoa et al. 2017).
Zu Haloperidol ist anzumerken, dass es keine Zulassung mehr für die intravenöse Gabe hat. Bei *Agitation* und Unruhe, wenn keine behandelbaren Ursachen (wie Schmerzen, Lagerung, Harnverhalt, zu enge Verbände, störende und einengende Leitungen, Blasenkrämpfe bei vorhandenem DK oder mangelnde Orientierung) erkennbar sind, können Alpha-2-Agonisten eingesetzt werden. In schweren Fällen der Agitation kann niedrig dosiertes Propofol (bei jungen Patienten auch kurz wirksame Benzodiazepine), titriert nach Effekt und RASS (Richmond Agitation Sedation Scale), verwendet werden.
Bei allen medikamentösen Strategien gelten selbstverständlich die für die Präparate relevanten Kontraindikationen und eine Überwachung möglicher Nebenwirkungen. In der Praxis ist es immer wieder überraschend, wie viel Wirkung durch eine sehr geringe Dosis erreicht werden kann – wenn man der Substanz ausreichend Zeit lässt zu wirken.

**CAVE!**

Vor einer medikamentösen Therapie müssen Faktoren wie z. B. Schmerzen, Angst, Immobilität, Volumenmangel, Harnverhalt, Infekte, Kommunikationsmängel etc. ausreichend behandelt bzw. behoben sein.

**Das Ziel sollte immer sein:** Der Patient soll schmerzkompensiert (idealerweise schmerzfrei), angstfrei, informiert (z. B. darüber, wie es weitergeht oder was geschehen ist), kardiopulmonal stabil, orientiert und handlungskompetent aus dem Aufwachraum in sein bekanntes Patientenzimmer entlassen werden.
Ein Delir ist kein zwingender Grund, die Patienten im Aufwachraum zu behalten. Eine eingeleitete Therapie oder die mögliche Ursache muss bei der Verlegung kommuniziert und die Delirprävention oder -behandlung auf der aufnehmenden Station fortgesetzt werden.
Bei massiver Agitation oder einem sehr ausgeprägten hyperaktiven Delir mit der Notwendigkeit einer vorübergehenden Sedierung sollte aus Gründen der besseren Überwachung, Sicherheit und Symptomkontrolle eine Verlegung auf eine Überwachungsstation angestrebt werden.



**Übersicht**

Zusammenfassung der **postoperativen Maßnahmen:**
- Gute Analgesie
- Orientierungshilfen (Sehen, Hören, Sprechen – Brille, Hörgeräte, Gebiss)
- Reorientierende Kommunikation (was, wann, warum, wer und wieso), Rooming-in von Bezugspersonen und/oder Angehörigen
- Mobilisation (Aufsetzen an Bettkante, Stand)
- Vermeiden von Reizüberflutung und Deprivation
- Ruhige Atmosphäre, keine Hektik, Geduld (Einsatz von Lärmampeln)
- Frühzeitige Gabe von leicht bekömmlichen Nahrungsmitteln und Getränken (z. B. Wassereis, Tee, Kaffee, Kekse etc.; unterstützt die eigenständige und suffiziente Nahrungsaufnahme)
- Frühzeitiges „Abrüsten" (z. B. Dauerkatheter entfernen)
- Zeitnahe (unmittelbare) Reaktion auf Bedürfnisse wie Lagerung, Stuhldrang, Harndrang, Schmerzen
- Delir-Score-Erhebung und Weitergabe der Informationen an die übernehmende Station; dort Fortsetzung des Scorings und Umsetzung präventiver Maßnahmen

### 4.3.10 Fazit

Das Ziel der perioperativen Betreuung von Risikopatienten ist es, Komplikationen zu vermeiden oder zu minimieren und den individuellen Bedürfnissen der Patienten gerecht zu werden. Insbesondere die Prävention von Deliren ist für den Patienten prognostisch von unschätzbarem Wert. Ein Delir kann für einen Patienten und seine Angehörigen eine sehr belastende, sogar desaströse Erfahrung sein. Im Hinblick auf die hohe Morbidität und Mortalität von Patienten mit einem Delir sollte eine konsequente Präventionsstrategie etabliert werden. Die Schulung des gesamten involvierten Personals, um entsprechend reagieren und agieren zu können, die wiederholte Schulung im Umgang mit Scoring-Tools, die Implementierung von protektiven perioperativen Strategien und eine für Risikopatienten verbesserte Infrastruktur sind wesentliche Bausteine. Auch kommunikative Strategien spielen eine wichtige Rolle. Deeskalierende, auf den Patienten

konzentrierte und auf Augenhöhe stattfindende Kommunikation ist sehr hilfreich, schafft Vertrauen und reduziert Ängste – auch hier sind Schulungen und Reflexionen sinnvoll.
Wir können – gerade für Risikopatienten – ein umfangreiches und effektives Bündel zur Verhinderung eines postoperativen Delirs bzw. Minimierung von Komplikationen schnüren. In Anbetracht der möglichen Konsequenzen eines Delirs ist es unsere Aufgabe, alle Anstrengungen einer konsequenten Prophylaxe zu unternehmen, um so viel Schaden wie möglich abzuwenden.
Es ist immer wieder schön und berührend, wie mit kleinen Kindern im perioperativen Bereich umgegangen wird. Sie stehen in unseren Köpfen und Herzen immer im Mittelpunkt. Wenn wir diese Empathie, Geduld, Zeit, personelle Fürsorge und Infrastruktur auch unseren alten und ältesten, vielleicht gebrechlichen und dementen Patienten ermöglichen könnten, wäre ein großer Teil von Deliren und anderen Komplikationen sicher vermeidbar oder zumindest in der Ausprägung milder.



## LITERATUR


Abate SM, Checkole YA, Mantedafro B, Basu B, Aynalem AE (2021): Global prevalence and predictors of postoperative delirium among non-cardiac surgical patients: A systematic review and meta-analysis. In: International Journal of Surgery Open, 32, 100334. DOI: https://doi.org/10.1016/j.ijso.2021.100334

Aldecoa C, Bettelli G, Bilotta F, Sanders RD, Audisio R, Borozdina A, Cherubini A, Jones C, Kehlet H, MacLullich A, Radtke F, Riese F, Slooter AJC, Veyckemans F, Kramer S, Neuner B, Weiss B, Spies CD (2017): European Society of Anaesthesiology evidence-based and consensus-based guideline on postoperative delirium. Eur J Anaesthesiol, 34 (4), 192–214. DOI: https://doi.org/10.1097/EJA.0000000000000594

Becke K, Höhne C, Eich C, Engelhardt T, Hansen TG, Weiss M (2017): Kinderanästhesie: Was wirklich wichtig ist. Dtsch Arztebl, 114 (4), A 166–9

Bentley JB, Borel JD, Nenad RE, Gillespie TJ (1982): Age and fentanyl pharmacokinetics. Anesth Analg, 61, 968–971

Böhmer A, Defosse J, Geldner G, Rossaint R, Zacharowski K, Zwißler B, Wappler F (2021): Die aktualisierte Version der ASA-Klassifikation. Anästh Intensivmed, 62, 223–228. DOI: https://doi.org/10.19224/ai2021.223

Deutsche Alzheimer Gesellschaft e. V. Selbsthilfe Demenz (2022): Informationsblatt 1: Die Häufigkeit von Demenzerkrankungen. Online verfügbar unter: https://www.deutsche-alzheimer.de/fileadmin/Alz/pdf/factsheets/infoblatt1_haeufigkeit_demenzerkrankungen_dalzg.pdf [zuletzt aufgerufen am 30.08.2022]

DGAI – Deutsche Gesellschaft für Anästhesiologie und Intensivmedizin e. V. (2021): Behandlung akuter perioperativer und posttraumatischer Schmerzen. S3-Leitlinie. Stand: 01.09.2021 , gültig bis: 31.08.2026. Online verfügbar unter: https://www.awmf.org/uploads/tx_szleitlinien/001-025l_S3_Behandlung-akuter-perioperativer-posttraumatischer-Schmerzen_2022-03.pdf [zuletzt aufgerufen am 30.08.2022]

Grabert J, Coburn M (2022): Ist das Delir unabhängig vom Anästhesieverfahren? Was uns REGAIN und RAGA lehren. Anaesthesist, 71 (5), 400–402. DOI: https://doi.org/10.1007/s00101-022-01104-z

Green CM, Schaffer SD (2019): Postoperative cognitive dysfunction in noncardiac surgery: A review. Trends Anaesth Crit Care, 24 (3), 40–48. DOI: https://doi.org/10.1016/j.tacc.2018.08.003.

Gurlit S, Möllmann M (2008): How to prevent perioperative delirium in the elderly? Z Gerontol Geriatr, 41 (6), 447–452. DOI: https://doi.org/10.1007/s00391-008-0020-6

Hansen E, Zech N, Meissner K (2017): Placebo und Nocebo: Wie einsetzen bzw. vermeiden? Internist (Berl), 58 (10), 1102–1110. DOI: https://doi.org/10.1007/s00108-017-0294-0

Häuser W, Hansen E, Enck P (2012): Nocebo phenomena in medicine: their relevance in everyday clinical practice. Dtsch Arztebl Int, 109 (26), 459–465. DOI: https://doi.org/10.3238/arztebl.2012.0459

Hirsch J, DePalma G, Tsai TT, Sands LP, Leung JM (2015): Impact of intraoperative hypotension and blood pressure fluctuations on early postoperative delirium after non-cardiac surgery. Br J Anaesth, 115 (3), 418–426. DOI: https://doi.org/10.1093/bja/aeu458

Inouye SK, Westendorp RGJ, Saczynski JS (2014): Delirium in elderly people. Lancet (London, England), 383 (9920), 911–922. DOI: https://doi.org/10.1016/S0140-6736(13)60688-1
Jin Z, Hu J, Ma D (2020): Postoperative delirium: perioperative assessment, risk reduction, and management. Br J Anaesth, 125 (4), 492–504. DOI: https://doi.org/10.1016/j.bja.2020.06.063
Kowark A, Adam C, Ahrens J, Bajbouj M, Bollheimer C, Borowski M et al. (2018): Improve hip fracture outcome in the elderly patient (iHOPE): a study protocol for a pragmatic, multicentre randomised controlled trial to test the efficacy of spinal versus general anaesthesia. BMJ open, 8 (10), e023609. DOI: https://doi.org/10.1136/bmjopen-2018-023609
Lindroth H, Bratzke L, Purvis S, Brown R, Coburn M, Mrkobrada M, Chan MTV, Davis DHJ, Pandharipande P, Carlsson CM, Sanders RD (2018): Systematic review of prediction models for delirium in the older adult inpatient. BMJ open, 8 (4), e019223. DOI: https://doi.org/10.1136/bmjopen-2017-019223
Lown B (2002): Die verlorene Kunst des Heilens. Anleitung zum Umdenken. Stuttgart: Schattauer
Lütz A, Heymann A, Radtke FM, Spies CD (2010): Was wir nicht messen, detektieren wir meist auch nicht. Anästhesiologie, Intensivmedizin, Notfallmedizin, Schmerztherapie – AINS, 45 (2), 106–111. DOI: https://doi.org/10.1055/s-0030-1248145
Nikooie R, Neufeld KJ, Oh ES, Wilson LM, Zhang A, Robinson KA, Needham DM (2019): Antipsychotics for Treating Delirium in Hospitalized Adults: A Systematic Review. Ann Intern Med, 171 (7), 485–495. DOI: https://doi.org/10.7326/M19-1860
Oh ES, Needham DM, Nikooie R, Wilson LM, Zhang A, Robinson KA, Neufeld KJ (2019): Antipsychotics for Preventing Delirium in Hospitalized Adults: A Systematic Review. Ann Intern Med, 171 (7), 474–484. DOI: https://doi.org/10.7326/M19-1859
Radtke FM, Franck M, Lendner J, Krüger S, Wernecke KD, Spies CD (2013): Monitoring depth of anaesthesia in a randomized trial decreases the rate of postoperative delirium but not postoperative cognitive dysfunction. Br J Anaesth, 110 Suppl 1, i98–105. DOI: https://doi.org/10.1093/bja/aet055
Radtke FM, Franck M, Lorenz M, Luetz A, Heymann A, Wernecke KD, Spies CD (2010a) Remifentanil reduces the incidence of post-operative delirium. J Int Med Res, 38 (4), 1225–1232. DOI: https://doi.org/10.1177/147323001003800403
Radtke FM, Franck M, MacGuill M, Seeling M, Lütz A, Westhoff S, Neumann U, Wernecke KD, Spies CD (2010b): Duration of fluid fasting and choice of analgesic are modifiable factors for early postoperative delirium. Eur J Anaesthesiol, 27 (5), 411–416. DOI: https://doi.org/10.1097/EJA.0b013e3283335cee
Rundshagen I (2015): Anästhesiologische Strategien bei Hochbetagten. Anästh Intensivmed, 56, 534–545
Schuler M (2015): Schmerz und Alter. Schmerz, 29, 337–338. DOI: https://doi.org/10.1007/s00482-015-0034-0
Shem S (1988): The House of God. Dell, New York: Dell (A Dell book Fiction)
Soehle M, Dittmann A, Ellerkmann RK, Baumgarten G, Putensen C, Guenther U (2015): Intraoperative burst suppression is associated with postoperative delirium following cardiac surgery: a prospective, observational study. BMC Anesthesiol, 15, 61. DOI: https://doi.org/10.1186/s12871-015-0051-7
Song KJ, Ko JH, Kwon TY, Choi BW (2019): Etiology and Related Factors of Postoperative Delirium in Orthopedic Surgery. Clin Orthop Surg, 11 (3), 297–301. DOI: https://doi.org/10.4055/cios.2019.11.3.297
Wachtendorf LJ, Azimaraghi O, Santer P, Linhardt FC, Blank M, Suleiman A, Ahn C, Low YH, Teja B, Kendale SM, Schaefer MS, Houle TT, Pollard RJ, Subramaniam B, Eikermann M, Wongtangman K (2022): Association Between Intraoperative Arterial Hypotension and Postoperative Delirium After Noncardiac Surgery: A Retrospective Multicenter Cohort Study. Anesth Analg, 134 (4), 822–833. DOI: https://doi.org/10.1213/ANE.0000000000005739
Zhang H, Lu Y, Liu M, Zou Z, Wang L, Xu F-Y, Shi X-Y (2013): Strategies for prevention of postoperative delirium: a systematic review and meta-analysis of randomized trials. Crit Care, 17 (2), R47. DOI: https://doi.org/10.1186/cc12566

## 4.4 Delir in der Herzchirurgie

Florian Kudlacek, Andreas Amberger, Ulrich Molitoris

Das Delir ist gekennzeichnet durch Störungen der Aufmerksamkeit, Desorientiertheit, Gedächtnisstörungen oder Wahrnehmungsstörungen in sehr unterschiedlichen Ausprägungen. Es kompliziert den unmittelbar intensivstationären Verlauf nach einer Herzoperation mit zum Teil weitreichenden Folgen. Patienten haben wahnhafte albtraumartige Vorstellungen und empfinden Angst und Ausgeliefertsein. Viele erleben dies durchaus bewusst und sind dann einerseits in der Intensivtherapie schwer führbar und überdies selbstgefährdend durch Entfernung von Kathetern, Drainagen, Schrittmachern oder Selbstextubation. Unruhezustände oder Desorientiertheit und fehlende Mitarbeit können überdies schwerwiegende postoperative Folgen wie Wundheilungsstörungen oder sekundäre Komplikationen wie Pneumonien infolge Sekretretention und fehlenden Atemtrainings bewirken.



### 4.4.1 Allgemeine Faktoren

Als pathophysiologische Ursache werden Neurotransmitter-Ungleichgewichte, insbesondere ein cholinerges Defizit und dopaminerger Überschuss, erhöhte Kortisolspiegel im Sinne einer Stressreaktion und proinflammatorische Zytokine mit Neuroinflammation und Apoptose angesehen (siehe ➤ Kapitel 2).

Isolierte Risikofaktoren ließen sich in diversen Studien nicht evident definieren, so bleibt das postoperative Delir ein multifaktoriell beeinflusster Zustand mit vielen Co-Inzidenzen.[1]

Die Pathogenese des postoperativen Delirs ist nicht analysiert oder gar verstanden. Hypothetisch bleibt ein multifaktorielles Geschehen von Interaktionen prädisponierender Faktoren und präzipitierender auslösender Umstände prä-, peri- und postoperativ. Das Ausmaß der prädisponierenden Faktoren erhöht die Vulnerabilität, an einem Delir zu erkranken; je nach Vulnerabilität benötigt es dann mehr oder weniger Präzipitatoren, um ein Delir auszulösen.[2]

Prädisponierend für ein Delir sind vorbestehende Pflegezustände wie Wohnen in einem Altenpflegeheim, Pflegebedürftigkeit, Unselbstständigkeit, kognitive Beeinträchtigung, eine vorbestehende psychiatrische Grunderkrankung, psychotrope Medikation, Angststörungen und Depressionen.

Ebenso begünstigend für das Auftreten eines Delirs sind Faktoren, die die Orientierung beeinflussen können, wie Seh- und Hörschwäche, Sprachstörungen, ein Delir in der Vorgeschichte oder Angst sowie Abhängigkeiten oder Substanzmissbrauch.

Überdies stellen Vorerkrankungen die relevanten prädisponierenden Faktoren dar. Genannt sind hier vor allem Diabetes mellitus, vaskuläre Erkrankungen wie PAVK, endotheliale Dysfunktion, arterieller Hypertonus, Vorhofflimmern und embolische Ereignisse in der Vorgeschichte, allgemein hohes Alter, die Häufung von Komorbiditäten, Polypharmazie sowie unspezifisch die Schwere der Erkrankung.

### 4.4.2 Blickpunkt Herzchirurgie

Zu den umfangreichen prädisponierenden Risikofaktoren kommen speziell im Bereich der Herzchirurgie präzipitierende Faktoren hinzu.
Perioperative Faktoren bedingen sich durch die speziell notwendigen Narkose- und Operationsverfahren. Traditionell werden Narkosen für herzchirurgische Eingriffe aus Gründen der Kardioprotektion sehr opiatlastig durchgeführt. Überdies findet sich in diesen Bereichen häufig noch eine Prämedikation mit vornehmlich Benzodiazepinen, welche sich aus der zuvor erwähnten gesteigerten präoperativen Angst begründet. Häufig ist die Wahl des Hypnotikums zur Reduktion der notwendigen Dosis eine Kombination mehrerer Hypnotika unter Verwendung eines Benzodiazepins, um vegetative kreislaufrelevante Nebenwirkungen, gerade der Narkoseinduktion, möglichst gering halten zu können.
Akute Veränderungen der Homöostase, vor allem durch die Verwendung einer extrakorporalen Zirkulation und eines extrakorporalen Gasaustausches, bedingen rasche Veränderungen des Stoffwechsels und somit auch der notwendigen Dosis an Narkotika. Hierzu zählen die über die Wärmetauscher der Herz-Lungen-Maschine induzierbare rasche Temperaturveränderung sowie die akute Änderung des Säure-Basen-Haushalts durch Hyper- oder Hypokapnie, Hämodilution oder Perfusionsveränderungen. So bewirken diese raschen Wechsel häufig tiefe Narkosestadien bis hin zur Burst Suppression. Zustände wiederholter Burst Suppression stellen einen unabhängigen Risikofaktor für die Entstehung eines postoperativen Delirs dar. Ebenso sind sowohl das Patientenkollektiv mit verminderter kardiovaskulärer Reserve als auch Eingriffe in der Kardiochirurgie (auch aus den genannten Gründen) mit einer höheren Inzidenz von intraoperativer Wachheit und hiermit verbundener Belastungsstörung assoziiert.
Perioperativ kommt es in Bereichen der Herzchirurgie zu mehr oder weniger starken Kreislaufschwankungen. Diese bedingen sich teils durch die Grunderkrankung im Sinne einer Herzinsuffizenz unterschiedlichster Ursache oder durch verfahrensbedingte Einschränkungen durch die Operationstechnik. Überdies bedingt die Verwendung einer extrakorporalen Zirkulation eine umfangreiche Veränderung der Homöostase durch den Wegfall der Pulsatiliät oder Wirkung der Kardioplegie. Ebenso gibt es intraoperativ Zustände eines Low Cardiac Output Syndrome (LCOS). So kommen zur kurz- und mittelfristigen Stabilisation der Hämodynamik häufig Katecholamine, nicht selten als Kombination mehrerer Einzelsubstanzen, zur Verwendung. Sowohl ein LCOS als auch die Verwendung positiv inotroper Substanzen stellt einen Risikofaktor für ein postoperatives Delir dar.
Operationsverfahren in der Herzchirurgie stellen als wesentlichsten Verfahrensunterschied zu anderen operativen Disziplinen *per se einen präzipitierenden Faktor* für ein postoperatives Delir dar.
So sind Eingriffe mit Manipulation der thorakalen Aorta ascendens embolieträchtig und mit einer signifikant höheren Delirinzidenz vergesellschaftet. Diese Manipulationen beinhalten sämtliche Eingriffe an der thorakalen Aorta, aber auch Manipulationen wie Kanülierung oder partielles Ausklemmen für die Insertion von Bypassgrafts der hierdurch ausgelösten Mobilisation wandadhärenter Plaques.
Insgesamt erscheinen herzchirurgische Eingriffe ohne die Verwendung einer extrakorporalen Zirkulation weniger delirogen, so zeigte sich die Off-pump-Bypasschirurgie mit einer geringeren Delirinzidenz als die aortokoronare Bypasschirurgie unter Verwendung einer Herz-Lungen-Maschine.

Das Eröffnen der Herzhöhlen zur Operation an Herzwänden, Herzklappen oder der thorakalen Aorta ascendens stellt einen unabhängigen Risikofaktor für ein postoperatives Delir dar. Diese Eingriffe beinhalten ein Embolierisiko, sowohl durch Plaques und herzklappenadhärente Kalzifikationen, aber vor allem bei Eingriffen mit Kardiotomie durch Gasemboli, welche sich auch über einen längeren postoperativen Zeitraum noch im Trabekelwerk des linken Ventrikels finden. Überdies stellen komplexere Eingriffe ein höheres Delirrisiko dar. So steigt die Delirinzidenz bei Kombinationseingriffen von Koronarrevaskularisation und Herzklappen. Eingriffe am Aortenbogen sind zum einen ebenfalls sehr embolieträchtig, sie erfolgen jedoch zum anderen zumeist in tiefer Hypothermie. Diese dient der Gewebsprotektion, stellt aber auch einen unabhängigen Risikofaktor präzipitierend für ein postoperatives Delir dar. Ebenso erfolgen Teile dieser Operation im systemischen oder im zumindest organbezogenen (hypothermen) Kreislaufstillstand. Zumeist erfolgt hierbei eine selektive (antegrade) Perfusion zumindest des Gehirns, zum Teil mit separat hierzu erfolgten Kanülierungen bilateral, teils auch unilateral mit Perfusion über Kollateralen. Je nach Umfang dieses Kreislaufstillstandes bedingt sich eine direkte zerebrale Wirkung aus dem Perfusionsdefizit, Emboli, lokaler Gewebsreaktion, Hypoxie. Überdies bewirken jedoch auch Ischämie- und Reperfusionseffekte anderer Organe eine systemische Inflammationsreaktion mit Kapillarleck sowie Freisetzung von Zytokinen und neurohumoralen Faktoren, die das Delirrisiko signifikant erhöhen.

Auch die isolierte Dauer der Operation sowie die Dauer der extrakorporalen Zirkulation und der aortalen Klemmzeit, also der (protektionierten) kardialen Ischämie, beeinflussten in Untersuchungen die Entstehung eines postoperativen Delirs.[3]

Ein Großteil der operativen Eingriffe in der Herzchirurgie erfolgt unter Ausklemmung des koronaren Blutflusses und Protektion des Myokards in Kardioplegie. Diese erfolgt über die von der systemischen Perfusion getrennten Koronararterien im Sinne eines Depolarisations- oder Repolarisationsblocks. Dieser wird erzeugt durch Ausgleich der Elektrolytgradienten zwischen intra- und extrazellulär. Für diese Kardioplegie existieren unterschiedlichste Lösungen. Einige davon bestehen aus großen Mengen kristalliner Lösung, welche nach Perfusion der Koronararterien häufig über den Coronarsinus venös dem Systemkreislauf zugeführt werden. Diese führen dann zu einer akuten Hämodilution und je nach Typ der Lösung zu drastischen Elektrolytverschiebungen, vor allem Hyponatriämien. Diese Hyponatriämien sind gekennzeichnet durch eine höhere Delirinzidenz und eine vermehrte Rate an Nierenversagen, welches überdies delirogen ist. Zudem stellt eine kumulative positive Flüssigkeitsbilanz einen weiteren präzipitierenden Risikofaktor auch im weiteren Intensivverlauf dar.

Lange Krankengeschichten und umfangreiche Begleiterkrankungen auch anderer Organsysteme bedingen zumeist auch eine Polypharmazie, stellenweise aus verschiedenen Fachdisziplinen, welche schwierig aufeinander abzustimmen sind. Herzerkrankungen erfordern teils die Behandlung mit Antiarrhythmika. Chronische Erkrankungen bedingen überdies die Ausprägung von Schlafstörungen und chronischen psychischen Erkrankungen. Nicht selten besteht bei diesen Patienten eine über einen langen Zeitraum entstandene Polypharmazie. Diese umfasst häufig anticholinerge Medikation, ebenso psychotrope Substanzen, eventuell auch mit der Gefahr von Entzugssyndromen verbunden. Auch diese Faktoren begünstigen als Ausdruck der medizinischen Vorbehandlung die Entstehung eines postoperativen Delirs.

Bei herzchirurgisch operierten Patienten stellt neu aufgetretenes postoperatives Vorhofflimmern (POAF) eine häufige (transiente) Komplikation dar. Nicht selten ist dies

4

Ausdruck einer operationsbedingten Inflammation. POAF ist in Untersuchungen häufig koinzident mit einem postoperativen Delir. Die Verknüpfung von (auch regionaler) Inflammation und der Delirentstehung kennzeichnet alle Phasen der operativen Medizin prä-, peri- und postoperativ. Akute Bewusstseinsveränderungen in Relation zum Status ante stellen auch im qSOFA-Score ein Kardinalsymptom der Sepsis dar.
Existenzielle Angst oder Angst, direkt an der Operation zu versterben, erscheint in der unmittelbaren Nähe sowohl präoperativ als auch unmittelbar postoperativ eine zentralere Rolle einzunehmen als bei Operationen anderer Fachdisziplinen. So ist die direkte Angst auch in der Konfrontation mit der die Indikation für die Operation auslösenden (kardialen) Diagnose ein wesentlicher Faktor für neu entstehende Angst. Ebenso verstärkt ein präoperativer, durch Angst ausgelöster Stress mögliche Herzbeschwerden.
Durch die notwendige postoperative Intensivmedizin als begrenzte Ressource sind kapazitäts- oder notfallbedingt häufiger Änderungen des OP-Zeitpunktes notwendig als in anderen Fachdisziplinen. So können zum Teil sogar mehrfache Verschiebungen eines geplanten OP-Termins eine präoperativ bestehende Angst oder auch hypochondrische Neurosen verstärken. Nicht selten zeigen Patienten postoperativ wahnhafte Verkennungen oder formale Denkstörungen in der subjektiven Wahrnehmung, sie seien an der Operation verstorben.
Untersuchungen zur Evaluation präoperativer Angst im Hinblick auf die Ausprägung eines postoperativen Delirs ergaben jedoch nicht durchweg evidente Nachweise einer kausalen Verknüpfung.[4]



### 4.4.3 Besonderheiten während der OP und an der Herz-Lungen-Maschine

Bauart- und funktionsbedingt stellt die Herz-Lungen-Maschine den wesentlichen verfahrensbedingten Risikofaktor für ein postoperatives Delir dar. Die Verwendung einer Herz-Lungen-Maschine bedeutet zwangsläufig einen Kontakt von Blutbestandteilen mit Fremdoberflächen. Diese Fremdoberflächen stellen das gesamte Schlauchsystem, die Kanülen, das venöse Reservoir, der Oxygenator und optionale Filtersysteme dar. Die Fremdoberflächen sind entweder die Materialien selbst oder Luft, Schaum, Fett oder lokale Thromben oder Gewebe. Der Kontakt geschieht unter Antikoagulation, um eine Gerinnungsaktivierung und einen Verbrauch an Gerinnungsfaktoren zu verhindern. Er löst jedoch eine systemische Entzündungsreaktion aus im Sinne eines SIRS (**S**ystemic **I**nflammatory **R**esponse **S**yndrome), welches zytokinvermittelt ein Kapillarleck mit Flüssigkeitsverschiebung und die Freisetzung neurohumoraler Faktoren bedingt. Diese Faktoren und das durch das Kapillarleck bedingte Ödem sowie die durch den daraus resultierenden oxidativen Stress hervorgerufene Störungen der Blut-Hirn-Schranke präzipitieren für ein postoperatives Delir. Überdies verstärken sie die systemische Stressreaktion auf den durch das operative Trauma hervorgerufenen Postaggressionsstoffwechsel.[5]
Durch den Blut-Luft-Kontakt im operativen Situs und im venösen Reservoir der Herz-Lungen-Maschine entstehen Mikroemboli aus Luft, Fett, Thromben und Gewebsanteilen, welche wiederum dem Kreislauf zugeführt werden und dort zu Mikroembolisationen führen, die wiederum die Entstehung eines Delirs begünstigen. Mit der Kumulation, nicht mit der Größe von thromboembolischen Ereignissen, steigt die Delirinzidenz. Emboli-

sche Ereignisse führen zur Freisetzung von neuronenspezifischer Enolase (NSE). Dieser Parameter zeigte sich in Untersuchungen bei Patienten mit einem Delir erhöht.[6]
Der zerebrale Blutfluss unterliegt einer Autoregulation, welche in der Lage ist, die Perfusion bei Blutdruckvariationen konstant zu halten. Untersuchungen ergaben, dass diese Autoregulation bei 20–25 % der Patienten gestört ist. So zeigte sich bei diesen Patienten bei hypotonen Kreislaufphasen keine Gefäßreaktion, welche die Perfusion regulierte. Überdies fehlt durch den kontinuierlichen Blutfluss an der Herz-Lungen-Maschine die Pulswelle, resultierend aus diastolischem und systolischem Blutdruck. Ebenso verändert sich an der extrakorporalen Zirkulation durch potenziell aktive venöse Drainage der venöse Abfluss aus dem Gewebe. Dies führt zu einer veränderten Gewebsperfusion. Patienten mit gestörter Autoregulation erleiden intraoperativ häufiger Schlaganfälle, die resultierende Gewebshypoxie kann zu einem anticholinergen Ungleichgewicht führen und ein Delir begünstigen.
Über den Oxygenator der Herz-Lungen-Maschine können rasche Veränderungen der systemischen Blutgase ermöglicht werden. Durch akute Veränderungen des Gasflusses in Relation zum Blutfluss sind Korrekturen, aber auch akute Entgleisungen des Säure-Basen-Haushalts möglich, vermittelt über (bei der selektiven Hirnperfusion auch regionale) Hyper- oder Hypokapnien. Diese haben zum einen direkte Effekte auf den regionalen Blutfluss, die hirnversorgenden Gefäße reagieren sehr sensibel auf Hypo- oder Hyperkapnien. Überdies zeigen auch Veränderungen des Säure-Basen-Status eine Assoziation mit der Präzipitation eines Delirs. Zuletzt zeigte sich in Beobachtungen bei Patienten, welche akut mit einem extrakorporalen Gasaustausch einer ECMO versorgt wurden, dass ein zu rascher Ausgleich einer Hyperkapnie mit einem schlechteren neurologischen Outcome verknüpft ist.
Zum erweiterten zerebralen Monitoring in der Kardioanästhesie gehört auch die Nah-Infrarot-Spektroskopie (NIRS), welche eine regionale Gewebsoxymetrie darstellt. Akute Veränderungen der hier gemessenen Werte > 20 % können neben der durch den Gasaustausch und somit eine Hypoxie auch durch Hypotensionen, Hypokapnien, Blutverluste oder Schocksymptomatiken ausgelöst werden. Alle diese Auslöser führen jedoch direkt zu einer zerebralen Gewebshypoxie, welche per se delirogen wirkt.
So zeigen auch rasche Temperaturveränderungen, insbesondere Erwärmen aus tiefer Hypothermie wie oben erwähnt, perakute Veränderungen der regionalen Gewebsoxymetrie als Ausdruck einer Gewebshypoxie.[7]

### 4.4.4 Möglichkeit der Risikoeinschätzung

Bedingt durch Alter und Vor-, Begleit- und Folgeerkrankungen, haben viele herzchirurgisch operierte Patienten eine lange medizinische Vorgeschichte. Parameter des Alters und signifikanter Vorerkrankungen erhöhen das perioperative Risiko nicht nur für die Entstehung eines Delirs. Herzchirurgisch zu operierende Patienten werden recht umfassend mit dem EuroSCORE im Hinblick auf die Einschätzung des perioperativen Risikos evaluiert. Dieser Score erfasst Parameter zu Alter, Geschlecht, kardialem Status, Mobilität oder Gebrechlichkeit, komplizierenden Vorerkrankungen der Niere, der Gefäße, der Lunge und des Stoffwechsels sowie zu Dringlichkeit und Ausmaß der Operation. Der ursprüngliche EuroSCORE erfasst als additives System Punkte aus Ja/Nein-Antworten. Ältere Untersuchungen konnten zeigen, dass ein ursprünglicher EuroSCORE > 8, welcher schon bei wenigen zusätzlichen komplizierenden Faktoren erreicht wurde, einen unabhängigen Risikofaktor für ein postoperatives Delir darstellte. Aktuelle Berechnungen erfolgen mit dem EuroSCORE II, welcher aus Parametern derselben Gruppen ein operatives Gesamtrisiko errechnet.[8]

### 4.4.5 Die postoperative Phase auf der Intensivstation

Nach herzchirurgischen Operationen werden Patienten postoperativ auf der Intensivstation weiterbehandelt. Es gibt speziell für die herzchirurgischen Eingriffe modifizierte Aufwachraumkonzepte, an die sich jedoch auch ein Stationsaufenthalt auf einer spezialisierten Überwachungseinheit anschließt.
Zumeist erwachen die Patienten erst auf der Intensivstation, also an einem anderen Ort als dem, wo die Narkoseeinleitung erfolgte. Nicht selten sind Extremitäten zum Eigenschutz fixiert, durch die endotracheale Intubation ist keine Lautäußerung möglich, und bedingt durch den Überhang der hochdosierten Opiate besteht initial häufig ein gestörter Atemantrieb, der eine kontrollierte Beatmung erforderlich macht, welche vom erwachenden Patienten als unkomfortabel empfunden wird. Darüber hinaus erzeugen neben der eigentlichen Situation auch die unbekannte Umgebung und die fremden Geräusche der Intensivstation am eigenen und auch an den benachbarten Behandlungsplätzen Angst und Orientierungsstörungen. Diese können eine vorbestehende Angst bestätigen oder aggravieren und wirken so für ein Delir präzipitierend.
Diese Orientierungsstörungen können anhaltend fortbestehen, wieder oder neu auftreten, auch im Verlauf. Gerade in den ersten Stunden und Tagen der Intensivtherapie bedingen viele einzelne und Co-Faktoren eine Delirentstehung.
So präzipitieren Schlafstörungen, Schlafentzug oder ein gestörter Tag-Nacht-Rhythmus, Schmerz, Deprivatisierung, Orientierungsstörung, Isolation und Unbeweglichkeit für ein Delir. Potenziellen Agitationen oder unbeobachteten Gefährdungen durch Entfernung von Kathetern, Drainagen oder Selbstextubation wird häufig mit Sedierung, fraktioniert oder kontinuierlich, begegnet, unter der zumindest ein zeitliches Kontinuum verloren geht. Häufig entsteht hierbei zur oben erwähnten vorbestehenden eine neue Polypharmazie.
Gerade im unmittelbaren postoperativen Zeitfenster sind herzchirurgisch operierte Patienten häufig hämodynamisch instabil. Grund hierfür sind Volumenverschiebungen und myokardiale Funktionsstörungen. Häufig werden diese mit Katecholaminen behandelt, welche wie oben erwähnt präzipitierend wirken. Schocksymptomatiken entstehen jedoch nicht nur kardiogen, im Extremfall als LCOS, sondern bedingt durch die operations- und traumabedingte Inflammation auch im Sinne eines distributiven Schockgeschehens. Sie bedingen eine zumindest regionale Gewebshypoxie, Lactatanstiege, Azidose.
Postoperative Nachblutungen, Bluttransfusionen und eventuell notwendige akute Reoperationen stellen auch im weiteren Verlauf der Intensivbehandlung präzipitierende Risikofaktoren für ein postoperatives Delir dar.
Intensivmedizin und die Verwendung extrakorporaler Verfahren wie ECMO, Dialyse und Beatmung, auch intermittierend, bedeuten für den Patienten über die Angst, von diesen Maschinen abhängig zu sein, auch eine Fixation in bestimmten Positionen.
Akut auftretende Infektsituationen, sowohl operativ als auch sekundär nosokomial, stellen intensivmedizinisch auch im Verlauf der Behandlung einen immerwährenden Risikofaktor für ein Delir dar.

Das Erkennen einer hyperaktiven Delirkomponente ist deutlich leichter, der therapeutische Umgang orientiert sich zunächst am Schutz vor Selbstgefährdung. Fixierungen oder medikamentöse Interventionen sind hier kurzfristig häufig notwendig, verursachen aber natürlich ihrerseits wiederum Agitation und/oder Orientierungsstörungen.
In der Gesamtzahl überwiegt jedoch bei Weitem das hypoaktive Delir. Hier sind scorebasierte Screening-Methoden und Untersuchungen mit prozessierten EEG-Messungen hilfreich in der Erkennung und im Verlaufs-Monitoring. Screenings und auch die vor allem nicht pharmakologischen Interventionen zur Reorientierung sind ein interdisziplinärer und interprofessioneller Ansatz. Er betrifft Erkennen und Therapie am Patienten, aber auch Stationsorganisation, Besuchsregelungen, Kontakte, Verhalten und Integration aller Beteiligten, sowohl Personal aller Berufsgruppen als auch Patienten, Angehörige, Besucher und Mitpatienten.

### 4.4.6 Fazit

Im speziell auf die Herzchirurgie bezogenen postoperativen Delir erscheint durch das Patientenkollektiv, bedingt durch Erkrankungsalter und Begleit- oder Vorerkrankungen, das Ausmaß der prädisponierenden Faktoren größer. Aus der Theorie benötigt es hiermit weniger präzipitierende Faktoren, um ein Delir auszulösen. Verfahrensbedingt gibt es speziell in der Herzchirurgie zusätzliche auslösende Faktoren, die das Auftreten eines postoperativen Delirs begünstigen und verstärken.

**LITERATUR**

[1] Lin Y, Chen J, Wang Z (2012). Meta-Analysis of Factors Which Influence Delirium Following Cardiac Surgery. J Card Surg, 27: 481
[2] Inouye SK, Charpentier PA (1996). Precipitating Factors for Delirium in Hospitalized Elderly Persons. JAMA 275, 11: 852
[3] Hollinger A, Siegemund M, Goettel N, Steiner LA (2015). Postoperative Delirium in Cardiac Surgery: An Unavoidable Menace? J Cardiothorac Vasc Anesth, 29(6): 1677
[4] Milisen K, Van Grootven B, Hermans W, et al. (2020). Is preoperative anxiety associated with postoperative delirium in older persons undergoing cardiac surgery? Secondary data analysis of a randomized controlled trial. BMC Geriatr, 20: 478
[5] Mailhot T, Cossette S, Lambert J et al. (2019). Delirium After Cardiac Surgery and Cumulative Fluid Balance: A Case-Control Cohort Study. J Cardiothorac Vasc Anesth, 33(1): 93
[6] Lopez MG, Hughes CG, DeMatteo A, et al. (2020). Intraoperative Oxidative Damage and Delirium after Cardiac Surgery. Anesthesiology, 132(3): 551
[7] Lei L, Katznelson R, Fedorko L, et al. (2017). Cerebral oximetry and postoperative delirium after cardiac surgery: a randomised, controlled trial. Anaesthesia, 72(12): 1456
[8] Nashef SA, Roques F, Sharples LD, et al. (2012). EuroSCORE II. Eur J Cardiothorac Surg, 41(4): 734

## 4.5 Delir auf der Allgemeinstation und in der Notaufnahme

Juliane Spank, Eva Mennig, Cathleen Koch

Während eines Krankenhausaufenthalts kann grundsätzlich jede Patientin und jeder Patient ein Delir erleiden – das Risiko ist jedoch insbesondere für ältere Menschen (≥ 70 Jahre) deutlich höher. Zudem besteht bei dieser Altersgruppe eine höhere Wahrscheinlichkeit für vorbestehende kognitive Veränderungen und für krankenhausbedingte Komplikationen wie zum Beispiel Dekubitus, Sturz oder Infektion. Ältere Patientinnen und Patienten benötigen daher einen *multiprofessionellen Ansatz,* der neben dem medizinischen Anliegen ihre individuelle und häufig von psychosozialen Faktoren abhängige Lebensqualität sowie die Komplikationsminimierung in den Blick nimmt.

### 4.5.1 Allgemeinstation

Im Krankenhaus machen ältere Patientinnen und Patienten knapp ein Drittel der Klientel aus. In dieser Patientengruppe ist das Delir ein häufig auftretendes Syndrom, das mit einer akuten Beeinträchtigung der Aufmerksamkeit und Kognition einhergeht. Durch eine akute, organisch bedingte Beeinträchtigung des Gehirns kommt es dazu, dass Betroffene auf Umweltreize unangemessen reagieren, oftmals verwirrt wirken und sich nicht mehr orientieren können. Diese Situation führt nicht nur zu einer enormen Belastung für die Patientinnen und Patienten selbst, sondern gleichzeitig auch zu einer stärkeren Beanspruchung des Krankenhauspersonals sowie zu höheren Behandlungs- und Krankheitsfolgekosten (Inouye et al., 2014). Hinzu kommt, dass die Diagnose einer Demenz oder kognitiven Beeinträchtigung häufig nicht in der Krankenakte erwähnt wird. So zeigte die General Hospital Study (GHoSt), dass dies lediglich bei 36,7 % der untersuchten Krankenhauspatientinnen und -patienten dokumentiert wurde (Bickel et al., 2018).

**CAVE!**

Delire werden häufig nicht erkannt oder als vorübergehendes „Durchgangssyndrom" unterschätzt. Es ist daher erforderlich, dass alle Mitarbeiter*innen die Anzeichen eines Delirs – plötzliches Auftreten der Symptome, fluktuierender Verlauf sowie rascher Ablauf der Symptome – kennen und fähig sind, entsprechend zu handeln.

Die Delir-Häufigkeit wird bei Patientinnen und Patienten im Akutkrankenhaus auf 10–30 % geschätzt. Bereits bei der Einweisung ins Krankenhaus entwickeln 10–15 % der Patientinnen und Patienten ein Delir, im Laufe ihres stationären Aufenthalts weitere 10–40 %. Darüber hinaus konnte gezeigt werden, dass ältere Menschen (hier Personen über 65 Jahre) infolge eines operativen Eingriffs in 30–50 % der Fälle und im Zuge einer Behandlung auf der Intensivstation in 70–87 % der Fälle ein Delir entwickelten. Wie die NICE-Guideline angibt, wiesen in der Terminalphase des Lebens sogar 90 % der untersuchten Patientinnen und Patienten eine Delirsymptomatik auf.

Das Auftreten eines Delirs nach einem operativen Eingriff, ein sogenanntes *postoperatives Delir (POD),* ist wesentlich von vorbestehenden delirbegünstigenden Faktoren abhängig. Dazu zählen unter anderem ein höheres Lebensalter, vorbestehende Hirnschädigungen oder Demenz, kognitive und sensorische Einschränkungen, Mobilitätsdefizite sowie Multimorbidität und Polypharmazie (Guenther et al., 2016). Einige Studien zeigen die Relevanz von Frühindikatoren kognitiver Defizite auf wie Hyposmie, die Schlafqualität und eine subjektive Störung des Gedächtnisses. Ein weiterer wesentlicher Auslöser des POD ist die *perioperative Phase* mit ihren Belastungen durch Narkose, operationsbezogenen Parametern wie Operationsdauer, Schmerzen und immunologischer Aktivierung (Guenther et al., 2016).

Nach einem POD tritt zudem häufig eine sogenannte *postoperative kognitive Dysfunktion (POCD)* auf (Rundshagen, 2014). Das POD und die POCD sind mit einer höheren Mortalität und postoperativen Komplikationen wie Infektion, Dekubitus, Inkontinenz (Rundshagen, 2014), verlängerter Aufenthaltsdauer (Visser et al., 2015), intensivierter Pflege und Therapie sowie erhöhter Pflegebedürftigkeit und Demenz assoziiert, wodurch auch die Kosten der Kranken- und Pflegeversicherung steigen (Guenther et al., 2016). Die POCD ist nur zum Teil reversibel und beschleunigt, wie das POD, als unabhängiger Modulator den Verlauf einer Demenz.

Werden die aufgeführten Risikofaktoren jedoch gezielt beachtet und in den Behandlungsprozess einbezogen, ist ein erheblicher Anteil der Delire vermeidbar. Die Häufigkeit des Auftretens von Deliren kann daher als *Qualitätsmerkmal* für eine altersgerechte Therapie herangezogen werden und die Vermeidung von Deliren als wesentlicher Parameter für die Sicherheit der Patientinnen und Patienten.



**GOOD PRACTICE**

Bei frühzeitiger Diagnose ist ein Delir gut behandelbar und bei gezieltem Einsatz von (nichtmedikamentösen) Präventionsmaßnahmen unter Beachtung vorhandener Risikofaktoren oft sogar ganz vermeidbar.

Für das Gesundheitswesen stellt das Delir aufgrund seiner Komplexität und schweren möglichen Folgen eine ernst zu nehmende Herausforderung dar. Ein Delir ist als *akute Notfallsituation* anzusehen und erfordert deshalb eine umgehende Diagnostik und Behandlung. Die „Prävention des postoperativen Delirs bei der Versorgung von älteren Patientinnen und Patienten" findet daher auch als einer der vier Leistungsbereiche Beachtung, die der Gemeinsame Bundesausschuss (G-BA) beschloss, um in zugelassenen Krankenhäusern das Instrument der Qualitätsverträge zur Qualitätssteigerung zu testen. *Ziel* dieses Leistungsbereichs ist es, die stationäre Versorgung älterer Patientinnen und Patienten zu verbessern, die sich einem stationären operativen Eingriff unterziehen, und damit das postoperative Delirrisiko gezielt zu senken. Zur Zielerreichung wird dabei insbesondere auf die Aufrechterhaltung kognitiver und physischer Funktionen während des gesamten Krankenhausaufenthaltes eingegangen.

Im Auftrag des G-BA wurden durch das Institut für Qualitätssicherung und Transparenz im Gesundheitswesen (IQTIG) sieben *Problematiken* herausgearbeitet, die bei der Prävention von PODs älterer Patientinnen und Patienten noch nicht ausreichend abgedeckt sind. Dazu gehören u. a. Wissenslücken beim Personal und damit eine unzureichende Fachkompetenz, das Fehlen standardisierter Prozesse zur Identifikation von Risikopatientinnen und -patienten, mangelnde Durchführung von Delirscreenings und präventiven Maßnahmen sowie eine unzureichende Therapie.

Doch was ist in Akutkrankenhäusern notwendig, damit die Prävention und Therapie von POD gelingen kann? Mit dieser Frage setzte sich jüngst die Multicenter-Studie PAWEL (Patientensicherheit, Wirtschaftlichkeit und Lebensqualität) auseinander (Sánchez et al., 2019). An fast 1.500 Patient*innen wurde hier ein komplexes nichtmedikamentöses Delirpräventionsprogramm evaluiert, das die Delirrate nach verschiedenen Elektivoperationen von mehr als 1 Stunde Dauer um 30 bis hin zu 50 % senken konnte (Deeken et al. 2022). Dies war allerdings nur für die Gruppe der allgemeinchirurgischen, orthopädischen und Wirbelsäulenoperationen der Fall, bei kardialen und vaskulären Operationen zeigte sich

kein Effekt. Das Delirpräventionsprogramm AKTIVER (**A**lltags- und **K**ognitions**t**raining-**I**nterdisziplinarität **v**erbessert das **E**rgebnis und mindert das **R**isiko) beinhaltet nicht nur die Identifikation von Risikofaktoren und die Einführung eines umfassenden, multiprofessionellen und an den individuellen Patientenbedarf angepassten Delirpräventionsprogramms durch spezialisierte Delirexperten (zumeist Pflegefachkräfte mit akademischer Ausbildung), sondern auch ein mehrstufiges *Schulungskonzept* für alle Berufsgruppen im Kontakt mit den Patienten. Ziel ist hierbei, dass Delirrisiken und Delirauslöser im Krankenhausalltag bereichsübergreifend die Beachtung finden, die zu ihrer Vermeidung und Behandlung notwendig ist (Thomas et al. 2021).
*Nichtmedikamentöse Ansätze* stehen im Fokus der Delirprävention und -behandlung. Dabei ist ein getrenntes, stationsübergreifend tätiges Delirpräventionsteam einer stationsintegrierten Schulung und Delirpräventionsumsetzung überlegen, wie die Ergebnisse des englischen „Prevention of Delirium"-Programms von Young et al. (2021) zeigen.



## 4.5.2 Notaufnahme

Aufgrund der immer älter werdenden Menschen muss eine qualitativ hochwertige, sektorenübergreifende notfallmedizinische Versorgung sichergestellt werden. Die Statistik zeigt, dass im Jahr 2018 etwa 16 % der deutschen Bevölkerung 70 Jahre und älter sind. Diese Zahl wird voraussichtlich bis 2030 auf 18 % und 2050 dann auf 23 % steigen, wie das Statistische Bundesamt zeigt. Die Arbeitsgruppe „Der ältere Patient in der Notfallmedizin" (ÄlPaNo) hat in einer Onlineumfrage herausgestellt, dass die Anzahl der über 70-jährigen Patientinnen und Patienten stärker anwuchs als der Anteil der jüngeren Patientinnen und Patienten. Am stärksten nimmt der prozentuale Anteil der über 90-Jährigen zu. Den absolut stärksten Anteil verzeichnen die 70- bis 79-Jährigen. Somit zeigt die Umfrage einen *hohen Anteil älterer Notfallpatienten ab 70 Jahren* in deutschen Notaufnahmen und liegt mit einem Anteil von mehr als 30 % höher als in der internationalen Literatur angegeben. Durch Komorbiditäten der älteren Patientinnen und Patienten, aber auch deren Gebrechlichkeit ist eine Vorstellung in der Notaufnahme häufig komplex. Ältere multimorbide Patient*innen haben eine erhöhte Vulnerabilität, weshalb diese durch vorhandene geriatrische Syndrome häufiger von Akutsituationen betroffen sind. Durch eine so eintretende *Behandlungsdringlichkeit* ist die Triage und Erstuntersuchung mit häufig atypischer Symptomatik dieser Patientinnen und Patienten in der Notaufnahme tückisch. Aufgrund dieser Entwicklung stehen die Notaufnahmen vor großen Herausforderungen, da die Notaufnahme bei geriatrischen Patientinnen und Patienten häufig richtungsweisend für die anschließende stationäre oder ambulante Versorgung ist. Diese Situation kann durch ein bereits bestehendes Delir zusätzlich erschwert werden. Ein Delir in der Notaufnahme steht in Zusammenhang mit einem verlängerten Krankenhausaufenthalt und einer erhöhten 6-Monats-Mortalitätsrate (Emond et al., 2018). Das Delirrisiko steigt mit dem Alter und in Abhängigkeit von vorhandenen Risikofaktoren exponentiell an (Inouye et al., 2014). Rund 40 % der Altersgruppe der über 70-Jährigen weisen zusätzlich eine kognitive Einschränkung oder Demenz auf (Frühwald et al., 2014), die wiederum das Delirrisiko erheblich steigert und auch das Outcome negativ beeinflusst (Inouye et al., 2014).
*Wichtige Zusatzinfo:* Kommt in der Notaufnahme die Indikation eines *Blasenkatheters* für die Patientinnen und Patienten hinzu, so steigt durch diesen das Delirrisiko weiter signifikant an. Die Wahrscheinlichkeit für ein Delir ist dann um mehr als das Dreifache erhöht.

Das Akutkrankenhaus und insbesondere die Notaufnahme ist für viele Patientinnen und Patienten eine unbekannte und unüberschaubare Umgebung, zu der erschwerend andere Tagesabläufe und fehlende Beschäftigungsmöglichkeiten hinzukommen. Des Weiteren können medizinische und pflegerische Handlungen die ältere Patientengruppe verängstigen. Eine fehlende Routine seitens des Personals in der Betreuung und im Umgang mit einer herausfordernden Verhaltensweise kann zudem ein Delir fördern. Dies kann wiederum zu einem vermehrten Einsatz sedierender Medikation führen.

**GOOD PRACTICE**

Gerade für ältere Menschen mit einer demenziellen Entwicklung kann eine demenzsensible Architektur in der Notaufnahme hilfreich sein. So kann z. B. durch eine Warte-Insel in der Notaufnahme das Gefühl von Schutz und Übersicht gegeben werden.



Der Erkennungsgrad des Delirs ist allgemein sehr gering. Das Delir wird in bis zu 60 % der Fälle seitens der Ärzte und in bis zu 40 % der Fälle seitens der Pflegekräfte nicht erkannt (Fick et al., 2007). Delirante Patientinnen und Patienten werden ohne die Verwendung von speziellen Screeninginstrumenten in der Notaufnahme bei 75 % der Fälle nicht identifiziert. Durch die fremde Umgebung der Notaufnahme, häufige räumliche Wechsel wegen diagnostischer und therapeutischer Interventionen sowie durch die fehlende Kontinuität der pflegerischen und ärztlichen Bezugspersonen wird die Orientierung des älteren Notfallpatienten erschwert (Schuster et al., 2016) und eine Delirsymptomatik ausgelöst oder verstärkt. Gründe für die mangelnde Identifizierung sind die fluktuierende Symptomatik, inadäquate Benutzung von Assessmentinstrumenten, Mangel von multiprofessioneller Kommunikation, nicht ausreichende Einbettung des Delirsyndroms in Pflegekonzepte, Überforderung im Umgang mit deliranten Patientinnen und Patienten aufseiten des Pflegepersonals und ähnliches Symptomauftreten bei Delir und Demenz.

Eine effektive Möglichkeit, ein Delir in der Notaufnahme auszuschließen, ist der „**M**onth of the Year **B**ackwards **T**est" (MBT). Patientinnen und Patienten werden hier gebeten, die Monate eines Jahres rückwärts der Reihe nach zu benennen, begonnen mit dem Monat Dezember. Hierbei werden entsprechende Fehler wie folgt bestimmt:

- Jeder Monat, der nicht in der richtigen Reihenfolge genannt werden kann, wird als Fehler gewertet (12 Fehlermöglichkeiten).
- Weiter ist die Zeit mit zu bewerten. Benötigt der Patient oder die Patientin mehr als 30 Sekunden für die Nennung der Monate, wird ein weiterer Fehlerpunkt addiert (Hasemann et al., 2019).

Sollten die Patientinnen und Patienten es nicht schaffen, die Monate bis zum Monat Juli zu benennen, kann dies ein erster Anhaltspunkt für ein Delir sein. Falls Patientinnen und Patienten in diesem Test auffällig sind und ein Delir nicht ausgeschlossen werden kann, so kann in einem zweiten Schritt die **M**odified **C**onfusion **A**ssessment **M**ethod for the **E**mergency **D**epartment (mCAM-ED) durchgeführt werden. Dieses 2-Stufen-Delirscreening und -assessment ist eine modifizierte Version der **C**onfusion **A**ssessment **M**ethod (CAM) speziell für die Notaufnahme. Die mCAM-ED umfasst zunächst die Testung der Aufmerksamkeit (Testung mittels des MBT). In einem zweiten Schritt wird ein Assessment durchgeführt, in welchem den Patientinnen und Patienten mehrere Fragen zur Testung der mentalen Verfassung sowie logische Verständnisfragen gestellt werden. So kann mithilfe des mCAM-ED sowohl ein Delir ausgeschlossen als auch ein Delir bestätigt werden (vgl. auch ➤ Kapitel 3.2).

Bereits 2009 wurden durch die Task Force der **S**ociety for **A**cademic **E**mergeny **M**edicine (SAEM) erste Qualitätsindikatoren für geriatrische Patientinnen und Patienten in der Notaufnahme entwickelt. Die Qualitätsindikatoren können nach den Bereichen *Cognitive Assessment, Pain Assessment* und *Transitional Care* zugeordnet werden. Im Rahmen des seit 2013 bestehenden GeriQ-Projektes wurden Qualitätsindikatoren für eine umfassende Notfallversorgung älterer Patientinnen und Patienten entwickelt. Grundlage für die Entwicklung der Qualitätsindikatoren war eine systematische Literaturrecherche sowie eine empirische Analyse zur Datenverfügbarkeit. Daraus entstanden zwölf Qualitätskategorien mit 69 relevanten Qualitätsindikatoren. Diese lassen sich in Struktur-, Prozess- und Ergebnisindikatoren unterteilen. Dieses Pionierprojekt erstellt somit erstmals in Deutschland einen Katalog mit Qualitätsindikatoren für die Versorgung geriatrischer Notfallpatienten. Ein Indikator, der hierbei vorrangig umgesetzt werden soll, ist der aktive *Ausschluss eines Delirs in der Notaufnahme* (Schuster et al., 2016).



## LITERATUR

Bickel, H., Hendlmeier, I., Baltasar Heßler, J., Junge, M. N., Leonhardt-Achilles, S., Weber, J., Schäufele, M. (2018). Prävalenz von Demenz und kognitiver Beeinträchtigung in Krankenhäusern – Ergebnisse der General Hospital Study (GHoSt). Dtsch Arztebl Int, 115, 733–740. DOI: https://doi.org/10.3238/arztebl.2018.0733

Deeken, F., Sánchez, A., Rapp, M. A., Denkinger, M., Brefka, S., Spank, J., et al. (2022). Outcomes of a Delirium Prevention Program in Older Persons After Elective Surgery: A Stepped-Wedge Cluster Randomized Clinical Trial. JAMA Surg, 157(2): e216370. DOI: https://doi.org/10.1001/jamasurg.2021.6370

Émond, M., Boucher, V., Carmichael, P. H., et al. (2018). Incidence of delirium in the Canadian emergency department and its consequences on hospital length of stay: a prospective observational multicenter cohort study. BMJOpen, 8(3): e018190. DOI: https://doi.org/10.1136/bmjopen-2017-018190

Fick Hodo, D. M., Lawrence, F., Inouye, S. K. (2007): Recognising Delirium Superimposed on Dementia: Assessing Nurses' Knowledge Using Case Vignettes. J Geront Nurs; 33(2): 40–49

Frühwald, T., Weissenberger-Leduc, M., Jagsch, C., et al. (2014). Delir: Eine interdisziplinäre Herausforderung. Zeitschrift für Gerontologie und Geriatrie, 47(5), 425–440

Guenther, U., Riedel, L., Radtke, F. M. (2016). Patients prone for postoperative delirium: preoperative assessment, perioperative prophylaxis, postoperative treatment. Curr Opin Anaesthesiol, 29(3): 384–390

Hasemann W., Grossmann, F. F., Bingisser, R., Hafner, M., Breil, D., Kressig, R. W., Nickel, C. H. (2019). Optimizing the month of the year backwards test for delirium screening of older patients in the emergency department. American Journal of Emergency Medicine, 37(9): 1754–1757

Inouye, S. K., Westendorp, R. G. J., Saczynski, J. S. (2014). Delirium in elderly people. The Lancet, 383(9920): 911–922

Rundshagen, I. (2014). Postoperative cognitive dysfunction. Dtsch Arztebl Int, 111(8): 119–125

Sánchez, A., Thomas C., Deeken F., Wagner S., Klöppel S., Kentischer F., von Arnim C. A. F., Denkinger M., Conzelmann L. O., Biermann-Stallwitz J., Joos S., Sturm H., Metz B., Auer R., Skrobik Y., Eschweiler G. W., Rapp M. A., PAWEL Study group (2019). Patient safety, cost-effectiveness, and quality of life: reduction of delirium risk and postoperative cognitive dysfunction after elective procedures in older adults – study protocol for a stepped-wedge cluster randomized trial (PAWEL Study). Trials, 20(71): 1–15

Schuster S., Singler K., Dormann H. (2016). Geriatrische Notfallpatienten. Qualität in der notfallmedizinischen Versorgung. Notfall Rettungsmed, 19: 657–665

Thomas, C., Spank, J., Weller, S., Eschweiler, G. W. (2021). Nichtmedikamentöse Konzepte zu Prävention und Behandlung eines Delirs. Z Gerontol Geriatr. 54, 759–767. DOI: https://doi.org/10.1007/s00391-021-01988-3

Visser, L., Prent A., van der Laan M. J., van Leeuwen B. L., Izaks G. J., Zeebregts C. J., Pol R. A. (2015). Predicting postoperative delirium after vascular surgical procedures. J Vasc Surg, 62(1): 183–189

Young, J., Green, J., Godfrey, M., Smith, J., Cheater, F., Hulme, C., Collinson, M., Hartley, S., Anwar, S., Fletcher, M., Santorelli, G., Meads, D., Hurst, K., Siddiqi, N., Brooker, D., Teale, E., Brown, A., Forster, A., Farrin, A., Inouye, S. (2021). The Prevention of Delirium system of care for older patients admitted to hospital for emergency care: the POD research programme including feasibility RCT. Southampton (UK): NIHR Journals Library. DOI: https://doi.org/10.3310/pgfar09040

## 4.6 Delir im Kontext von Verlegung und Entlassung

Natascha-Elisabeth Denninger, Martin Müller

Die Symptome eines Delirs treten meist vorübergehend auf und dauern in der Regel ein paar Tage an. Jedoch kann ein Delir auch über eine längere Zeit bestehen, manchmal über mehrere Wochen nach der Entlassung (Cole et al. 2013), und kann so auch zu einer Herausforderung für Verlegung und Entlassung werden. Dazu kommt, dass Orts- und Raumwechsel selbst zusätzliche Risikofaktoren für die Entwicklung eines Delirs sind (McCusker et al. 2001; Goldberg et al. 2015). Studien weisen darauf hin, dass Verlegungen innerhalb von Einrichtungen, wie z. B. in ein anderes Zimmer eines Krankenhauses, auf eine andere Abteilung oder Intensivstation, das Risiko für Delir erhöhen (Li et al. 2020). Je mehr Raumwechsel die Patientinnen und Patienten vornehmen müssen, desto höher ist das Risiko, an einem Delir zu erkranken (McCusker et al. 2001; Goldberg et al. 2015).

**CAVE!**

Raumwechsel und Verlegungen sollten nur in begründeten Ausnahmen bei Patientinnen und Patienten über 65 Jahre erfolgen.

Ältere, multimorbide oder kognitiv eingeschränkte Patientinnen und Patienten, also die Gruppe mit einem hohen Risiko für ein Delir, werden häufig innerhalb von 28 Tagen nach der Entlassung wieder in ein Krankenhaus aufgenommen (Tropea et al. 2017) und durch diese Ortswechsel einem zusätzlichen Risiko für die Entwicklung oder Verschlimmerung eines Delirs ausgesetzt.

Um den möglichen Folgen eines Delirs (vgl. ➤ Kapitel 5) entgegenzuwirken, werden verschiedene Maßnahmen bei (notwendigen) Verlegungen und Entlassungen empfohlen. Begrifflich lassen sich *Verlegung* und *Entlassung* unterscheiden. Die Definitionen dienten in der TRADE-Studie als Arbeitsdefinitionen. Die Interventionen wurden für die Studie entwickelt und auch bereits getestet, die Auswertungen der Ergebnisse stehen jedoch noch aus.

**Definition**

**Entlassung:** Mit der Entlassung endet die Versorgung der Patientinnen und Patienten in der Einrichtung (z. B. Klinik, Rehabilitation). Die Patientinnen und Patienten werden von einer Einrichtung der stationären Akutversorgung oder Rehabilitation in eine dauerhafte Wohnumgebung (nach Hause oder in ein Pflegeheim) gebracht.
**Verlegung:** Patientinnen und Patienten werden vom aktuellen Aufenthaltsort der stationären Akutversorgung oder Rehabilitation in eine andere Einrichtung oder Abteilung der stationären Akutversorgung, Rehabilitation oder Kurzzeitpflege gebracht.

### 4.6.1 Maßnahmen zur Delirprävention und -reduktion

Es gibt bereits verschiedene Interventionen und Konzepte, die darauf abzielen, die Versorgung zu optimieren und damit das Auftreten von Delir im Krankenhaus zu verhindern bzw. zu reduzieren (Hshieh et al. 2018). Meist werden dazu individuell auf die Patientinnen und Patienten zugeschnittene und aus mehreren Komponenten bestehende komplexe Interventionen eingesetzt. Aktuell gibt es keine zuverlässigen wissenschaftlichen Belege für die Wirksamkeit und Sicherheit von Interventionen, die speziell darauf abzielen, das Auftreten von Deliren im Rahmen von Verlegungen oder Entlassungen zu reduzieren oder zu vermeiden. Die im Folgenden dargestellten Maßnahmen basieren größtenteils auf den Empfehlungen der TRADE-Studie („TRAnsport und DElir bei älteren Menschen"), die im Zeitraum von 2019 bis 2023 läuft und vom Innovationsausschuss des Gemeinsamen Bundesausschusses gefördert wird. Die Empfehlungen basieren auf einer Literaturübersichtsarbeit und einer Konsensuskonferenz mit Expertinnen und Experten (Leinert et al. 2021).



**GOOD PRACTICE**

Die hier vorgestellten Maßnahmen zur Prävention und im Umgang mit Delir sollen von allen beteiligten Berufsgruppen angeboten werden. Es ist sinnvoll, diese im *interprofessionellen Team* abzusprechen und zu koordinieren.

### 4.6.2 Maßnahmen nach der Aufnahme und während des Krankenhausaufenthaltes

#### Frühzeitige Delirerkennung

Patientinnen und Patienten jeden Alters können an einem Delir erkranken. Gefährdete Personen sind aber vor allem jene über 65 Jahre. Da es bereits bei Aufnahme zu einem Delir kommen kann oder sogar bereits ein Delir besteht, ist eine frühzeitige Delirerkennung für eine rasche Handlungsstrategie wichtig.
Zur frühzeitigen Delirerkennung bei Patientinnen und Patienten über 65 Jahre wird empfohlen, direkt bei Aufnahme in ein Krankenhaus und in regelmäßigen Abständen während des Krankenhausaufenthalts *Screenings* (zur Risikoerfassung) und *Assessments* (zur Diagnosestellung) (Chin et al. 2016) durchzuführen. Hierdurch können frühzeitig Maßnahmen gegen ein Delir eingeleitet werden. Die verschiedenen Screening- und Assessment-Instrumente sind in ➤ Kapitel 3.2 dargestellt.

#### Entlassungs- und Verlegungsplanung

Die Planung der Verlegung oder Entlassung erfolgt am besten so früh wie möglich und in einem auf die Patientinnen und Patienten und Vertrauenspersonen abgestimmten, personenzentrierten und gut strukturierten Prozess (Zurlo und Zuliani 2018; DNQP 2019, S. 25). Der Begriff *Vertrauensperson* schließt sowohl verwandte Angehörige als auch Bezugspersonen der Patientinnen und Patienten ein, die nicht miteinander verwandt, aber nahestehende Personen für die Patientinnen und Patienten sind.

Wenn in einer Klinik ein *Entlassungsmanagement* vorhanden ist, soll dieses direkt bei Aufnahme oder innerhalb von 24 Stunden nach Aufnahme eingeschaltet werden. Ist kein Entlassungsmanagement vorhanden, sollen die Pflegepersonen auf Station die Entlassungs- oder Verlegungsplanung übernehmen. Bei einem zusätzlichen Bedarf rund um die sozialen Belange (z. B. Anträge für Rehabilitation, Leistungsansprüche, Beantragung eines Schwerbehindertenausweises) soll auch der Sozialdienst einbezogen werden (DNQP 2019, S. 25).

Zur systematischen Einschätzung des allgemeinen Bedarfs nach dem Krankenhausaufenthalt können das initiale und differenzierte Assessment verwendet werden:

- Mit dem *initialen Assessment* werden die Patientinnen und Patienten nach geringem, mittlerem und hohem Risiko für einen Versorgungsbedarf nach dem Krankenhausaufenthalt eingeschätzt. Hierzu können verschiedene Instrumente verwendet werden, wie z. B. das „ISAR Geriatrisches Screening" oder eine gezielte körperliche Untersuchung (DNQP 2019, S. 88).
- Das *differenzierte Assessment* wird bei Patientinnen und Patienten mit einem bereits bekannten mittleren oder hohen Risiko an Unterversorgung nach dem Krankenhausaufenthalt verwendet. Mit diesem werden individuell die Bedarfe jeder einzelnen Patientin und jedes einzelnen Patienten erfasst und dementsprechend danach die Entlassung oder Verlegung organisiert und geplant. Je nach Risiko können verschiedene Instrumente verwendet werden, wie z. B. der ADL-Index nach Katz oder FIM (Funktionaler Selbstständigkeitsindex) und Zusatzkriterien des FAM (Functional Assessment Measure) (DNQP 2019, S. 88).

Durch die systematische Einschätzung des pflegerischen und medizinischen Bedarfs der Patientinnen und Patienten und der Verwendung der Screening- und Assessment-Instrumente zum Delir können frühzeitig u. a. Beratungen oder Schulungen gehalten und andere notwendige Maßnahmen für die poststationäre Zeit arrangiert werden, wie z. B. die Organisation eines ambulanten Pflegedienstes. Somit kann eine bedarfsgerechte und kontinuierliche Versorgung nach der Verlegung oder Entlassung gewährleistet werden (DNQP 2019, S. 25).

## Einbezug von Vertrauenspersonen

In den Entlassungs- und Verlegungsprozess sind neben den Patientinnen und Patienten auch deren Vertrauenspersonen einzubeziehen. Die Wünsche und Erwartungen der Patientinnen und Patienten und deren Vertrauenspersonen werden hierbei besprochen und respektiert (Zurlo und Zuliani 2018).

Die frühzeitige Weitergabe von Informationen über ein Delir (Delirrisiko, Delirsymptome, delirpräventive Maßnahmen, Verlauf) zur aktiven Einbeziehung von Vertrauenspersonen ist hilfreich, denn die Mitwirkung von Vertrauenspersonen hat einen positiven Einfluss auf die Delirprävention: Vertrauenspersonen wollen trotz hoher Belastung die hilfreichen Maßnahmen kennen, um ihre Angehörigen optimal unterstützen zu können. Aufgrund der persönlichen Vertrautheit können Vertrauenspersonen die Veränderungen der Patientinnen und der Patienten oft sehr gut einschätzen und Verhaltensänderungen und Veränderungen im kognitiven Bereich meist früher als das Gesundheitspersonal erkennen. Daher sollte die Ressource der Vertrauenspersonen häufiger genutzt werden (Carbone und Gugliucci 2015).

Der Einbezug von Vertrauenspersonen dient auch der Orientierung der Patientinnen und Patienten. Vertrauenspersonen können den Patientinnen und Patienten ein vertrautes Umfeld und Sicherheit vermitteln und somit Angst und Stress reduzieren.
Folgende Punkte werden den Vertrauenspersonen vermittelt:

- Was ist ein Delir?
- Welche Symptome können auf ein Delir hinweisen?
- Warum können Orts- oder Raumwechsel ein Delir auslösen?
- Was können Vertrauenspersonen konkret gegen ein Delir tun?
- Warum sind Vertrauenspersonen bei der Prävention und Linderung eines Delirs wichtig?

Zudem werden die Vertrauenspersonen über die unterschiedlichen Unterstützungsmöglichkeiten (z. B. Freistellung von der Arbeit für bis zu zehn Tage und finanzielle Kompensation „Pflegeunterstützungsgeld“) informiert.



**GOOD PRACTICE**

Informationen zum Delir eines Angehörigen werden in persönlichen Gesprächen übermittelt. Ist ein persönlicher Kontakt mit den Vertrauenspersonen nicht möglich, sollte ein Telefonat mit diesen erfolgen. Neben dem persönlichen Gespräch oder Telefonat können auch Medien wie z. B. Flyer, Broschüren und Videos zur Informationsvermittlung genutzt werden.

#### Informationen an Patientinnen und Patienten

Die Patientinnen und Patienten ebenso wie deren Vertrauenspersonen werden möglichst genau und so früh wie möglich über den Entlassungs- oder Verlegungsprozess informiert, um Orientierungslosigkeit der Patientinnen und Patienten vorzubeugen und diese optimal auf den Prozess der Entlassung oder Verlegung vorzubereiten.
Folgende Fragen werden geklärt:

- Wann ist die Entlassung oder Verlegung (Tag und Uhrzeit)?
- Wie erfolgt der Transport?
- Wohin erfolgt der Transport?
- Was geschieht nach der Entlassung oder Verlegung?
- Welche Maßnahmen wurden getroffen, um den Unterstützungsbedarf zu decken (wie z. B. Organisation eines ambulanten Pflegedienstes)?

### 4.6.3 Maßnahmen am Tag der Verlegung und Entlassung

#### Begleitung durch Vertrauensperson

Vertrauenspersonen geben gefährdeten Patientinnen und Patienten durch ihre Präsenz Orientierung, wenn sich durch Verlegung oder Entlassung das Umfeld oder die umgebenden Personen plötzlich ändern. Vertrauenspersonen sollen frühzeitig über die Wichtigkeit des Begleitens bei der Verlegung oder Entlassung informiert werden, es soll mit ihnen besprochen werden, ob eine Begleitung möglich ist.
Die Vertrauenspersonen sollen die anstehende Situation der Verlegung oder Entlassung den Patientinnen und Patienten erklären und den Transport begleiten oder selbst durch-

führen. Im Idealfall sind sie noch einige Zeit nach der Entlassung oder Verlegung in der neuen Einrichtung oder zu Hause anwesend.

### Zeitpunkt der Verlegung oder Entlassung

Ein frühmorgendlicher oder spätabendlicher Transport kann den Schlaf-wach-Rhythmus der Patientinnen und Patienten beeinträchtigen und stellt einen Risikofaktor für ein Delir dar. Deshalb soll eine geplante Verlegung oder Entlassung am besten tagsüber, etwa zwischen 7 und 18 Uhr, erfolgen.

## 4.6.4 Maßnahmen nach der Verlegung oder Entlassung



### Weitergabe von Informationen

Die Weitergabe von relevanten Informationen über die Patientinnen und Patienten bei einer Verlegung oder Entlassung ist wichtig: So lernt das Gesundheitspersonal der weiterführenden Station, Abteilung, Einrichtung, des ambulanten Pflegedienstes oder der hausärztlichen Praxis die Patientinnen und Patienten schneller kennen und kann diese besser einschätzen, Bedürfnisse erkennen und danach handeln.
Ein Pflegeüberleitungsbogen und eine zusätzliche mündliche Übergabe an die Pflegepersonen der weiterführenden Station, Abteilung oder Einrichtung sind hilfreich, um die Informationen strukturiert und lückenlos weiterzugeben. Der Entlassungs- oder Verlegungsbericht sollte am Tag der Entlassung oder Verlegung fertiggestellt sein und den Patientinnen und Patienten mitgegeben werden.
Wenn die Patientinnen und Patienten ein hohes Risiko haben, an einem Delir zu erkranken, bei Entlassung noch Symptome aufzeigen oder die Delirsymptome bereits abgeklungen sind, soll dies auch in den Verlegungs- oder Entlassungsdokumenten hinterlegt sein. So sind die weiterführenden Einrichtungen oder auch die hausärztlichen Praxen darüber gut informiert und können der Situation entsprechend handeln.
Die weiterversorgende Einrichtung, der ambulante Pflegedienst, die hausärztliche Praxis und andere Beteiligte sollen über den Entlassungstermin und über ein vergangenes oder bestehendes Delir oder potenzielles Risiko eines Delirs informiert werden.
Falls die Patientinnen und Patienten mit einem Transportdienstunternehmen verlegt oder entlassen werden, soll dieses ebenso über das Delirrisiko bzw. bestehende Symptome informiert werden. Der Transportdienst soll diese Informationen an die weiterführende Einrichtung oder Vertrauenspersonen zu Hause weitergeben. So ist gewährleistet, dass die Informationen auch tatsächlich die weiterführenden Einrichtungen oder Stellen erreichen.

### Kennenlernen der neuen Umgebung

Wenn die Patientinnen und Patienten in eine weiterführende Einrichtung verlegt oder entlassen werden, soll noch am selben Tag die neue Umgebung gezeigt und erklärt werden (u. a. Zimmergegebenheiten, Rufglocke, Tagesablauf, Besonderheiten). So können sich die Patientinnen und Patienten schneller an die neue Umgebung gewöhnen und Orientierung gewinnen.

## Schaffen einer Vertrautheit

Wenn Patientinnen und Patienten in eine neue Einrichtung, Abteilung oder Station verlegt oder entlassen werden, sollte eine Umgebung und Vertrautheit geschaffen werden, die angenehm und weniger fremd für die Patientinnen und Patienten ist. So können vertraute Gegenstände, wie z. B. Fotos, eigene Kleidung oder Decke, mitgebracht werden.
Es soll versucht werden, so wenig Wechsel der pflegerischen Ansprechpersonen wie möglich vorzunehmen, um Vertrautheit zu schaffen. Ein weiterer Vorteil ist, dass die Pflegepersonen die Patientinnen und Patienten durch die kontinuierliche Betreuung kennen und besser einschätzen können.
Vor allem in den Nachmittags- und Abendstunden können Delirsymptome vermehrt auftreten (sogenanntes Sundowning). Hier ist besondere Aufmerksamkeit gefordert. Hilfreich kann es sein, den Patientinnen und Patienten Ruhe und Vertrautheit zu geben und den Schlaf zu fördern. Dies kann z. B. durch ein warmes Getränk oder ein abgedunkeltes Zimmer erfolgen. Auch sollten die Besuchszeiten ausgeweitet oder sogar komplett aufgehoben werden. So können Vertrauenspersonen jederzeit anwesend sein und dadurch den Patientinnen und Patienten Vertrautheit und Orientierung ermöglichen.



## Förderung der Orientierung

Weiter ist es wichtig, den Patientinnen und Patienten in der neuen Einrichtung oder zu Hause eine zeitliche und räumliche Orientierung zu geben.
Das Gesundheitspersonal und die Vertrauenspersonen sollen die Patientinnen und Patienten mehrmals an Ort, Wochentag und Tageszeit erinnern. Ebenso sollten – wenn benötigt – Hörgeräte und Brille bereitliegen und getragen werden.
Auch die Übernachtung der Vertrauensperson („Rooming-in") in der neuen Einrichtung, Station oder zu Hause kann eine Möglichkeit sein, um einem Delir vorzubeugen oder Delirsymptome zu reduzieren.

## Anpassen der Kommunikation

Die Kommunikation mit den Patientinnen und Patienten sollte der Situation entsprechend angepasst werden. Wenn bereits Delirsymptome aufgetreten sind, soll langsam und deutlich in kurzen Sätzen gesprochen, es sollen einfache Wörter verwendet und eine ruhige Atmosphäre geschaffen werden. Sofern Patientinnen und Patienten unangemessenes verbales und nonverbales Verhalten zeigen, darf dieses nicht persönlich genommen werden: Dies können Symptome eines Delirs sein.

## Förderung von Bewegung

Mobilisation ist ein wichtiger Faktor, um einem Delir vorzubeugen oder es zu reduzieren. Wichtig ist daher, die Patientinnen und Patienten zur Bewegung zu motivieren. Der Einbezug von Physiotherapeutinnen und Physiotherapeuten und Vertrauenspersonen in bewegungsfördernde Maßnahmen kann die Mobilisation fördern. Vertrauenspersonen sollen die Patientinnen und Patienten unterstützen und motivieren, sich zu bewegen, wie z. B. durch gemeinsame Spaziergänge in der Wohnung, auf dem Stationsgang, außerhalb der Einrichtung oder zu Hause.

### Anregung von Essen und Trinken

Flüssigkeits- und Nahrungsmangel sind relevante Risikofaktoren für ein Delir. Daher soll darauf geachtet werden, dass die Patientinnen und Patienten ausreichend Flüssigkeit und Nahrung zu sich nehmen. Dazu sind situationsbezogen auch standardisierte Screening- oder Assessment-Instrumente sinnvoll, wie z. B. „Pflegerische Erfassung von Mangelernährung und deren Ursachen“ (PEMU), welches die Ernährungssituation von älteren und pflegebedürftigen Menschen in Langzeiteinrichtungen erfasst (DNQP 2017, S. 66).
Ein Essensplan, abgestimmt auf die Wünsche und Vorlieben der Patientinnen und Patienten, ist hilfreich. Auch können die Vertrauenspersonen gebeten werden, bevorzugte Lebensmittel und Speisen mitzubringen.
Das Tragen einer Zahnprothese kann helfen, dass die Patientinnen und Patienten ausreichend Essen zu sich nehmen können.



### Gestaltung des Alltags

Die Strukturierung des Alltags ist eine wichtige Maßnahme, um einem Delir vorzubeugen oder Symptome zu reduzieren. Um dies zu erreichen, sollten Vertrauenspersonen die Patientinnen und Patienten unterstützen, den Alltag gemeinsam zu gestalten und zusammen kleine Unternehmungen zu machen, wie z. B. Brettspiele oder Kreuzworträtsel.
Auch Rituale, die vor dem Klinikaufenthalt durchgeführt wurden, helfen, Routine und Orientierung in der neuen Einrichtung oder zu Hause zu bekommen bzw. zu erhalten.

## 4.6.5 Weitere Maßnahmen für das Gesundheitspersonal

Dem Gesundheitspersonal in den Einrichtungen und Organisationen sollen regelmäßige Schulungen zum Thema Delir und zu relevanten Maßnahmen angeboten werden.
Im Setting Krankenhaus können z. B. Arbeitsgruppen zu den Themen „Delir“ und „optimaler Prozess einer Verlegung und Entlassung“ initiiert werden. Hierbei ist zu empfehlen, dass Vertreterinnen und Vertreter jeder Berufsgruppe involviert sind. Diese Personen können Standards und Leitlinien speziell für deren jeweiligen Arbeitsbereich ausarbeiten, die Kolleginnen und Kollegen dazu schulen und konkrete Handlungsrichtlinien in der Praxis umsetzen.
Der Einsatz von Pflegeexpertinnen und Pflegeexperten bzw. einer Advanced Practice Nurse (APN) mit Spezialisierung auf Delir ist ebenso sinnvoll, um evidenzbasierte Empfehlungen zu geben, diese in den verschiedenen Settings und Bereichen umzusetzen und regelmäßig zu evaluieren.

**LITERATUR**

Carbone MK, Gugliucci MR. Delirium and the Family Caregiver: The Need for Evidence-based Education Interventions. The Gerontologist, 2015; 55(3): 345–352. DOI: https://doi.org/10.1093/geront/gnu035

Chin YC, Koh GCH, Tay YK, Tan CH, Merchant RA. Underdiagnosis of delirium on admission and prediction of patients who will develop delirium during their inpatient stay: a pilot study. Singapore medical journal, 2016; 57(1): 18–21. DOI: https://doi.org/10.11622/smedj.2016007

Cole MG, McCusker J, Voyer P, Monette J, Champoux N, Ciampi A, Vu M, Dyachenko A, Belzile E. Symptoms of delirium predict incident delirium in older long-term care residents. International psychogeriatrics, 2013; 25(6): 887–894. DOI: https://doi.org/10.1017/S1041610213000215

DNQP – Deutsches Netzwerk für Qualitätsentwicklung in der Pflege (Hrsg.). Expertenstandard Ernährungsmanagement zur Sicherung und Förderung der oralen Ernährung in der Pflege. 1. A. Schriftenreihe des Deutschen Netzwerks für Qualitätssicherung in der Pflege. Osnabrück, 2017

DNQP – Deutsches Netzwerk für Qualitätsentwicklung in der Pflege (Hrsg.). Expertenstandard Entlassungsmanagement in der Pflege. 2. A. Schriftenreihe des Deutschen Netzwerks für Qualitätssicherung in der Pflege. Osnabrück, 2019

Goldberg A, Straus SE, Hamid JS, Wong CL. Room transfers and the risk of delirium incidence amongst hospitalized elderly medical patients: a case-control study. BMC geriatrics, 2015; 15: 69. DOI: https://doi.org/10.1186/s12877-015-0070-8

Hshieh TT, Yang T, Gartaganis SL, Yue J, Inouye SK. Hospital Elder Life Program: Systematic Review and Meta-analysis of Effectiveness. The American journal of geriatric psychiatry, 2018; 26(10): 1015–1033. DOI: https://doi.org/10.1016/j.jagp.2018.06.007

Leinert C, Brefka S, Braisch U, Denninger N, Müller M, Benzinger P, […] Denkinger M. A complex intervention to promote prevention of delirium in older adults by targeting caregiver's participation during and after hospital discharge – study protocol of the TRAnsport and DElirium in older people (TRADE) project. BMC Geriatrics, 2021; 21(646): 1–15. DOI: https://doi.org/10.1186/s12877-021-02585-0

Li X, Zhang L, Gong F, Ai Y. Incidence and Risk Factors for Delirium in Older Patients Following Intensive Care Unit Admission: A Prospective Observational Study. The journal of nursing research, 2020; 28(4): e101. DOI: https://doi.org/10.1097/jnr.0000000000000384

McCusker J, Cole M, Abrahamowicz M, Han L, Podoba JE, Ramman-Haddad L. Environmental risk factors for delirium in hospitalized older people. Journal of the American Geriatrics Society, 2001; 49(10): 1327–1334. DOI: https://doi.org/10.1046/j.1532-5415.2001.49260.x

Tropea J, LoGiudice D, Liew D, Gorelik A, Brand C. Poorer outcomes and greater healthcare costs for hospitalised older people with dementia and delirium: a retrospective cohort study. International journal of geriatric psychiatry, 2017; 32(5): 539–547. DOI: https://doi.org/10.1002/gps.4491

Zurlo A, Zuliani G. Management of care transition and hospital discharge. Aging clinical and experimental research, 2018; 30(3): 263–270. DOI: https://doi.org/10.1007/s40520-017-0885-6

## 4.7 Delir im ambulanten Setting

Nina Bail, Sarah Weller

### 4.7.1 Prävalenz

Während für das Delir im stationären Versorgungsbereich inzwischen einige epidemiologische Zahlen vorliegen (Hewer et al. 2016), ist die Datenlage für das ambulante Setting noch relativ dürftig. Die Wahrscheinlichkeit des Auftretens eines Delirs in der Allgemeinbevölkerung wird mit ca. 1–2 % angegeben (Inouye et al. 2014). Das Risiko für ein Delir steigt mit zunehmendem Alter an und liegt bei über 85-Jährigen bei einer Prävalenz von 10 % (de Lange et al. 2013).

Bei diesen Zahlen ist zu berücksichtigen, dass Delire insbesondere *im ambulanten Umfeld häufig unerkannt* bleiben (de Lange et al. 2013; Jenkin et al. 2016). Hausärzte sind mit der Diagnosestellung oftmals nicht hinreichend vertraut (Bohlken & Kostev 2018) und insbesondere die Abgrenzung eines hypoaktiven Delirs ist bei Vorliegen einer Demenz oder Depression oftmals schwierig (Hewer et al. 2016; de Lange et al. 2013).
Für den ambulanten Sektor ist eine noch höhere Dunkelziffer als in der stationären Versorgung anzunehmen, die dort mit bis zu 30 % angegeben wird (Hewer et al. 2016). Bei über 65-jährigen Patienten besteht bereits bei 15 % bei Aufnahme in den konservativmedizinischen Fächern ein Delir (Hewer et al. 2016).
Die Datenlage zu Deliren in der Langzeitpflege ist sehr heterogen, und es ist davon auszugehen, dass die Diagnose sehr häufig ohne standardisierte Beurteilungsmethoden gestellt wird. Für diesen Bereich werden *Prävalenzen zwischen 1,4 % und 70 %* beschrieben (de Lange et al. 2013). Die Zahlen sind im Wesentlichen abhängig von den diagnostischen Kriterien und dem zusätzlichen Vorliegen einer Demenz. Studien aus Skandinavien, Japan und den Niederlanden, bei denen die Delirium Rating Scale Revised (DRS-R-98) angewendet wurde, berichten von Prävalenzen eines Delirs zwischen 16 % und 24 % in der ambulanten Versorgung bei über 80-Jährigen (Quispel-Aggenbach et al. 2021; Erikkson et al. 2010). Eine kanadische Studie fand im Gegenzug eine geringe Prävalenz von < 0,5 % bei nicht dementen Personen im ambulanten Setting (Andrew et al. 2006), was sich wiederum mit den Zahlen weiterer Studien deckt, die Demenzkranke ebenfalls ausschließen (de Lange et al. 2013).

## 4.7.2 Risikofaktoren im ambulanten Umfeld

Die Risikofaktoren für ein Delir in der ambulanten Versorgung (vgl. auch > Kapitel 2) sind vielfältig und unterscheiden sich neben vielen Gemeinsamkeiten doch in manchen Punkten von denen im stationären Setting. Die Datenlage diesbezüglich ist dürftig, und Lebensumstände sowie Gesundheitszustand der Patienten differieren im Vergleich zu Patienten im Krankenhaus (Quispel-Aggenbach et al. 2021). Die Kenntnis der Risikofaktoren ist aber nicht zuletzt für die Diagnosestellung des Delirs wichtig (Hewer et al. 2016). Neben nicht veränderbaren Risikofaktoren wie Alter, zerebrale Vorschädigung und Komorbidität sind beeinflussbare Faktoren insbesondere hinsichtlich der Prophylaxe eines Delirs bedeutsam (Hewer et al. 2016). Demenz und Alter werden grundsätzlich als die wesentlichen Risikofaktoren für die Entwicklung eines Delirs genannt (Quispel-Aggenbach et al. 2021; de Lange et al. 2013; Inouye et al. 2014), was sich auch in den Prävalenzen widerspiegelt (siehe oben).
Besonderheiten im ambulanten Umfeld ergeben sich bei Alleinlebenden und bei von Angehörigen betreuten Personen, bei denen Risikofaktoren aufgrund der sozialen *Isolation* oder *Unkenntnis* nicht oder zu spät erkannt werden. Hierunter fallen beispielsweise Mangelernährung, Exsikkose oder unerkannte Frakturen mit den jeweiligen Konsequenzen (z. B. Elektrolytverschiebungen, Anämie, Schmerzen), die ebenfalls Risikofaktoren für ein Delir bedeuten können (Quispel-Aggenbach et al. 2021). Bewohner von *Langzeitpflegeeinrichtungen* haben grundsätzlich ein höheres Risiko, ein Delir zu entwickeln, als Menschen, die zu Hause leben (Quispel-Aggenbach et al. 2021, Bohlken & Kostev 2018). Eine eingeschränkte Mobilität (Quispel-Aggenbach et al. 2021), geringe Aktivitäten und Störungen des Tag-Nacht-Rhythmus durch Umgebungsfaktoren wie z. B. Pflegeabläufe

und unruhige Mitbewohner spielen dabei eine wesentliche Rolle. Nicht selten kommt es auch zur Ablehnung von Pflegemaßnahmen, die mit allen sich daraus ergebenden Konsequenzen das Risiko für ein Delir erhöhen.

Ein weiterer wesentlicher Faktor ist in der ambulanten Versorgung die *Polypharmazie,* die bei Beteiligung verschiedener Fachdisziplinen schnell erreicht werden kann. Daraus ergibt sich die Gefahr von unerwünschten Arzneimittelneben- und -wechselwirkungen sowie Intoxikationen und Entzügen, insbesondere bei der Anwendung von Benzodiazepinen und Opioiden. Ähnlich wie im stationären Setting sind Katheter jeglicher Art, Palliativsituationen, Schmerzen, Niereninsuffizienz und Dialysepflicht sowie sensorische, meist multimodale Defizite häufige Risikofaktoren (Quispel-Aggenbach et al. 2021; Inouye et al. 2014).

Die wenigen vorliegenden Untersuchungen geben als wesentliche, *nicht beeinflussbare Risikofaktoren* für ein Delir im ambulanten Umfeld Alter, Demenz, ein vorhergehendes Delir, neuropsychiatrische Erkrankungen sowie eine vorausgehende Krankenhausbehandlung an. Als *modifizierbare Risiken* werden hingegen Polypharmazie, Arzneimittelintoxikation oder -entzug, metabolische Störungen und Infektionen insbesondere der Atem- und ableitenden Harnwege beschrieben (Quispel-Aggenbach et al. 2021; Bohlken & Kostev 2018).

Da ein Delir die Prognose hinsichtlich der 5-Jahres-Überlebensrate und der Entwicklung einer Demenz deutlich verschlechtert, kommt seiner *Erkennung und Prävention* insbesondere auch im ambulanten Setting eine besondere Bedeutung zu (Inouye et al., 2014).

### 4.7.3 Erschwerte Delirerkennung

Die hohe Prävalenz unentdeckter Delire (de Lange et al. 2013) basiert zum einen auf der Charakteristik des Delirs, dessen *fluktuierende* Phänomenologie mit der oft intermittierenden Symptomfreiheit im ambulanten Setting insgesamt nur schwer greifbar ist. Ferner dominiert vor allem bei Älteren eine *hypoaktive* und damit wenig auffällige Delirform, die im Rahmen der oft kurzen Arztkontakte kaum augenfällig wird. Bei Älteren mit einer vorbestehenden *Demenz* besteht zudem häufig das Problem einer nur mit einschlägiger Fachexpertise differenzierbaren Überlagerung der Delirsymptomatik mit der bestehenden Komorbidität (Hewer et al. 2016). Letztlich führt auch die *multifaktorielle Genese* des Delirs zu einer diagnostischen Herausforderung, da mögliche Ursachen wie Polypharmazie, Infekte oder Malnutrition in der Regel unspezifisch und nicht per se einem Delirsyndrom zuordenbar sind.

Ein weiterer Ursachenkomplex liegt in den kontextuellen Bedingungen der einzelnen Menschen begründet und bezieht sich auf Aspekte der *Lebensgestaltung.* Mit zunehmendem Alter steigt etwa der Anteil an Alleinlebenden, von denen rund drei Viertel der Frauen ab 85 Jahren (73 %) sowie ein Drittel der Männer (33 %) betroffen sind (Destatis 2018). Aufgrund eines *Mangels an Krankheitsbewusstsein* bzw. Urteilsfähigkeit ist es dem Erkrankten nicht möglich, sich bei Manifestation eines Delirs eigenständig in Behandlung zu begeben. Doch auch in Mehrpersonenhaushalten bzw. einer guten sozialen Integration bleibt das Delir in der Regel unerkannt, da die entsprechenden Symptome vom Umfeld oftmals verkannt, mit ähnlichen und für den Laien kaum zu differenzierenden Krankheitsbildern (z. B. Demenz) begründet oder zuweilen auch nicht ernst genommen werden. Überdies führen insbesondere die oft herausfordernden Verhaltensveränderungen bei Angehörigen nicht selten zu einem Gefühl der Überforderung und in Folge zu einer *Handlungsunfähigkeit.*

Letztlich begünstigen jedoch auch die Konstitution des ambulanten Versorgungssystems und das meist *rudimentäre Fachwissen* der Fachakteure eine Verkennung von Deliren. Lediglich einzelne innovative Angebote wie eine stationsäquivalente Behandlung (StäB) (Spannhorst et al. 2020) erfüllen die fachlichen Voraussetzungen für die Detektion eines Delirs im häuslichen Umfeld. Obwohl vor allem der *Hausarzt* eine Schlüsselrolle in der ambulanten medizinischen Versorgung einnimmt, liegt mit einer 5-Jahres-Prävalenz von 0,08 % die Vermutung nahe, dass Hausärzte mit der Diagnosestellung eines Delirs wenig vertraut sind (Bohlken & Kostev 2018) und neben einem Bewusstseins- auch ein Mangel an entsprechendem Fachwissen vorliegt (Sturm et al. 2019). Die im ambulanten Setting wenig praktizierte, jedoch für eine Delirerkennung und -behandlung notwendige interdisziplinäre bzw. intersektorale Kooperation verstärkt dieses Problem.



### 4.7.4 Fachadäquate Delirerkennung

Eine zuverlässige Delirerkennung und -behandlung erfordert neben einer spezifisch auf den ambulanten Versorgungskontext bezogenen theoretischen Grundlagenforschung eine Optimierung und Erweiterung der bisherigen Versorgungsgestaltung, die unter anderem folgende Aspekte betrifft:

- **Erstellung von Leitlinien und Implementierung entsprechender Handlungsroutinen in der Praxis:** Aktuell zeigt sich ein Desiderat an Studien, die explizit das ambulante Setting fokussieren. Analog dazu findet der Transfer des evidenzbasierten Erkenntnisstandes in die ambulanten Versorgungsstrukturen nur unzureichend statt. Vor allem das Fehlen verbindlicher Leitlinien verhindert ein standardisiertes Vorgehen in der Praxis, da aktuelle Leitlinien (u. a. DAS-Leitlinie „S3-Leitlinie Analgesie, Sedierung und Delirmanagement in der Intensivmedizin", vgl. DAS-Taskforce 2020) den ambulanten Sektor außen vor lassen. Auch im europäischen Raum finden sich bislang nur vereinzelte fachliche Handreichungen zu Delirprävention, -diagnostik und -management im ambulanten Setting (z. B. in den Niederlanden: van der Weele et al. 2014). In praxi führt dies dazu, dass eine Diagnostik etwa in Hausarztpraxen – wenn überhaupt – zumeist nur vage auf Basis der klinischen Symptomatik ohne Verwendung standardisierter Beurteilungsmethoden erfolgt. Ein auf Konsens basierendes standardisiertes Vorgehen in den ambulanten Versorgungsroutinen wäre etwa realisierbar, indem delirogene Medikamente in die EDV integriert und ähnlich dem Interaktionsprüfer ihr delirogenes Potenzial geprüft werden kann (Sturm et al. 2019). Zudem legt eine italienische Studie nahe, dass der standardisierte Einsatz des *Kurzscreenings 4AT* bei allen durchgeführten Hausbesuchen der hausärztlichen Versorgung die Detektionsrate auf 44 % erhöhen kann (Tremolizzo et al. 2021).
- **Ausweitung der transsektoralen Versorgung und Intensivierung von Interdisziplinarität:** Ferner besteht neben der Notwendigkeit einer erweiterten transsektoralen Versorgung die Notwendigkeit zur Stärkung der interdisziplinären Zusammenarbeit im ambulanten Versorgungssektor sowie an dessen Schnittstellen. Eine standardisierte Zusammenarbeit zwischen Ärzten und Apothekern etwa könnte die Medikation mit Blick auf eine Vermeidung delirogener Substanzen optimieren. Insbesondere zur Identifikation von hochvulnerablen Personen und dem Vermeiden möglicher

Noxen als grundlegende Maßnahme in der Prävention bzw. Therapie des Delirs ist die Zusammenarbeit im interdisziplinären und interprofessionellen Team unter besonderer Einbeziehung der Angehörigen essenziell. Ferner ist auch eine verbesserte Schnittstellenarbeit zwischen Krankenhaus und Hausarzt unerlässlich, da der Hausarzt bei Elektiveingriffen für die Operationsvorbereitung verantwortlich ist und bereits präoperativ Maßnahmen treffen kann, um das Risiko für ein postoperatives Delir zu minimieren (Gerresheim et al. 2020). Da sich andererseits ein postoperatives Delir zuweilen erst nach der stationären Entlassung zurückbildet, ist eine entsprechende Informationsweitergabe an den Hausarzt, den ggf. involvierten häuslichen Pflegedienst bzw. die Angehörigen unerlässlich für eine fachlich adäquate ambulante Nachbetreuung (Sturm et al. 2019).

- **Verstärkung der delirpräventiven Ausrichtung im ambulanten Versorgungssystem:** Zahlreiche Fachgesellschaften plädieren aufgrund der negativen Verlaufs- und Prognoseaspekte des Delirs vor allem bei älteren Menschen für eine primäre Fokussierung delirpräventiver Aspekte (u. a. NICE 2020). Um Risikofaktoren von vulnerablen Personen standardisiert erheben und möglichst frühzeitig präventive Maßnahmen einleiten zu können, ist neben einer Verbesserung des Fachwissens sowie der Einstellung von zentralen Fachakteuren wie Hausärzten (Jenkin et al. 2016) auch der standardisierte Einsatz von präventiven diagnostischen Instrumenten bedeutsam, wie sie z. B. für das Delir bei Demenz entwickelt wurden (Richardson et al. 2017). Zugleich ist auch eine umfassende Aufklärung der vulnerablen Person sowie insbesondere auch deren Angehörigen substanziell (Inouye et al. 2014), da nur auf diesem Wege die bestehenden Risikofaktoren im Alltag bedacht und minimiert werden können.

4

## 4.7.5 Fazit

Resümierend lässt sich konstatieren, dass ein Delir aufgrund seiner hohen Prävalenz bei vulnerablen Personengruppen und seiner oft schwerwiegenden Folgen eine ernst zu nehmende, jedoch bislang *im ambulanten Versorgungskontext stark vernachlässigte Problematik* darstellt. Die bisherige Datenlage hierzu ist gering, und aufgrund des prognoseverschlechternden Einflusses und guter präventiver sowie therapeutischer Möglichkeiten bedarf es dringend weiterführender Untersuchungen. Auf die Erkennung von Risikofaktoren und auf die Anwendung standardisierter Screenings sollte dabei ein besonderes Augenmerk gelegt werden. Eine Erkennung ist nicht nur durch die Charakteristik des Delirs, sondern auch durch personenspezifische sowie kontextuelle Faktoren in praxi stark erschwert.

Erst eine zukünftige Optimierung bestehender Rahmenbedingungen ermöglicht eine entsprechende Prävention, Diagnostik und Behandlung von Deliren im ambulanten Setting.

### LITERATUR

Andrew, K. M.; Freter, S. H.; Rockwood, K. (2006). Prevalence and outcomes of delirium in community and non-acute care settings in people without dementia: a report from the Canadian Study of Health and Aging, BMC Medicie, 4: 15. DOI: https://doi.org/10.1186/1741-7015-4-15

Bohlken, J., & Kostev, K. (2018). Prävalenz und Risikofaktoren von Delirdiagnosen in deutschen Hausarztpraxen. Monitor Versorgungsforschung, 3: 49–53. DOI: https://doi.org/10.24945/MVF.03.18.1866-0533.2081

DAS-Taskforce (Hrsg.) (2020). S3-Leitlinie Analgesie, Sedierung und Delirmanagement in der Intensivmedizin. Revision 2020. Online unter: https://www.awmf.org/leitlinien/detail/ll/001-012.html [letzter Zugriff: 25.09.2021]
de Lange, E.; Verhaak, P. F.; van der Meer, K. (2013). Prevalence, presentation and prognosis of delirium in older people in the population, at home and in long term care: a review. Int J Geriatr Psychiatry, 28(2): 127–134; DOI: https://doi.org/10.1002/gps.3814
Destatis (Hrsg) (2018). Zahl der Woche Nr. 49 vom 4. Dezember 2018. Online unter: https://www.destatis.de/DE/Presse/Pressemitteilungen/Zahl-der-Woche/2018/PD18_49_p002.html [letzter Zugriff: 25.10.2021]
Eriksson, I.; Gustafson, Y.; Fagerström, L.; Olofsson, B. (2010). Prevalence and factors associated with urinary tract infections in very old women. Arch Gerontol Geriatr, 50(2): 132–135. DOI: https://doi.org/10.1016/j.archger.2009.02.013
Gerresheim, G.; Handschu, R.; Winkler, B., et al. (2020). Prophylaxe des postoperativen Delirs. MMW – Fortschritte der Medizin, 162: 50–55; DOI: https://doi.org/10.1007/s15006-020-0013-y
Hewer, W., Thomas, C.; Drach, L. M. (Hrsg.) (2016). Delir beim alten Menschen. Stuttgart: Kohlhammer
Inouye, S. K.; Westendorp, R. G.; Saczynski, J. S. (2014). Delirium in elderly people. Lancet, 383(9920): 911–922; DOI: https://doi.org/10.1016/S0140-6736(13)60688-1
Jenkin, R. P.; Al-Attar, A.; Richardson, S.; Myint, P. K.; MacLullich, A. M.; Davis, D. H. (2016). Increasing delirium skills at the front door: results from a repeated survey on delirium knowledge and attitudes. Age Ageing, 45(4): 517–522; DOI: https://doi.org/10.1093/ageing/afw066
NICE – National Institute for Health and Clinical Excellence (Hrsg.) (2020). Clinical Guideline 103 Delirium: diagnosis, prevention and management. Published: 28 July 2010; Last updated 14 March 2019. Online unter: https://www.nice.org.uk/guidance/cg103/resources/delirium-prevention-diagnosis-and-management-pdf-35109327290821 [letzter Zugriff: 25.10.2021]
Quispel-Aggenbach, D. W. W.; Schep de Ruiter, E. P. R.; van Bergen, W.; Bolling, J. R.; Zuidema, S. U.; Luijendijk, H. J. (2021). International Journal of Geriatric Psychiatry, 36(1): 190–196. DOI: https://doi.org/10.1002/gps.5413
Richardson, S. J.; Davis, D. H. J.; Bellelli, G.; et al. (2017). Detecting delirium superimposed on dementia: diagnostic accuracy of a simple combined arousal and attention testing procedure. Int Psychogeriatr, 29(10): 1585–1593; DOI: https://doi.org/10.1017/S1041610217000916
Spannhorst, S.; Weller, S.; Thomas, C. (2020). Stationsäquivalente Behandlung. Eine neue Versorgungsform auch in der Gerontopsychiatrie. Z Gerontol Geriat, 53(8): 713–720
Sturm, H.; Wildermuth, R.; Stolz, R.; Bertram, L.; Eschweiler, G. W.; Thomas, C., et al. (2019). Diverging Awareness of Postoperative Delirium and Cognitive Dysfunction in German Health Care Providers. Clin Interv Aging, 14: 2125–213. DOI: https://doi.org/10.2147/CIA.S230800
Tremolizzo, L.; Bargossi, L.; Storti, B.; Ferrarese, C.; Bellelli, G.; Appollonio, I. (2021). Delirium in your house: a survey during General Practitioner-programmed home visits. Aging Clin Exp Res, 33(10): 2747–2751. DOI: https://doi.org/10.1007/s40520-021-01806-1
van der Weele, G. M.; Eizenga, W. H.; Dautzenberg, P. L.; Wiersma, T.; Burgers, J. S. (2014). NHG-standaard 'Delier' – Practice guideline 'Delirium' from the Dutch College of General Practitioners. Ned Tijdschr Geneeskd, 158: A7766

## 4.8 Delir am Lebensende

Valery Kitz, Carsten Hermes, Wes Ely

### 4.8.1 Die Bedeutung der Sterbebegleitung auf der Intensivstation

Die Versorgung und Betreuung am Lebensende stellen einen wichtigen Teil der Intensivpflege und Intensivmedizin dar. Die Wiederherstellung der Gesundheit ist Ziel der Intensivpflege, und wenn dies nicht möglich ist, gilt es, den bestmöglichen Zustand zu

erreichen. Sowohl die palliative Versorgung als auch die Sterbebegleitung sind zentrale Aufgaben der Pflegenden auf der Intensivstation (Müller-Wolff & Pfeffer 2016).
Im Zeitraum von 2015 bis 2019 starben in Deutschland pro Jahr durchschnittlich 932554 Menschen (Statistisches Bundesamt 2021). Etwa 45 % der Gesamttodesfälle ereignen sich im Krankenhaus, hierbei ist ein leichter Rückgang zu beobachten (Fleischmann-Struzek et al. 2019). Innerhalb des Krankenhauses kann davon ausgegangen werden, dass ein Drittel der Personen auf einer Intensivstation verstirbt (George et al. 2015). Die steigende Relevanz der Pflege am Lebensende auf der Intensivstation ergibt sich auch daraus, dass sich die Altersstruktur auf der Intensivstation ändert. Das Durchschnittsalter der Patientinnen und Patienten nimmt zu, zwischen 2007 und 2015 stieg es von 69 auf 71 Jahre. Somit ist auch eine Zunahme der alterstypischen Erkrankungen wie Diabetes, Gefäßerkrankungen und Herz-Kreislauf-Erkrankungen zu beobachten. Außerdem weisen mehr als die Hälfte der auf Intensivstationen behandelten Personen mindestens zwei Begleiterkrankungen auf (Fleischmann-Struzek et al. 2019). Wir haben es auf der Intensivstation also vermehrt mit *Komorbiditäten* zu tun, auf die wir individuell und situationsgerecht zu reagieren haben. Es kann davon ausgegangen werden, dass aufgrund des höheren Durchschnittsalters in Verbindung mit Komorbidität das Delir am Lebensende eine zunehmende Rolle spielt.
Die Sterbebegleitung findet auf der Intensivstation häufig nach Festlegung einer Therapiezieländerung statt. Für das multiprofessionelle Behandlungsteam der Intensivstation bedeutet dies, dass sich die Behandlungsschwerpunkte ändern und ein Umdenken in Bezug auf das Berufsverständnis erforderlich ist. Die kurative Behandlung steht nicht mehr im Vordergrund, sondern die konsequente *bedürfnisorientierte Symptomkontrolle* und die Linderung des Leidens am Lebensende hat jetzt höchste Priorität (Janssens et al. 2012; Bundesärztekammer 2011). Es gilt, die apparative Überwachung weitestgehend zu reduzieren und ein angenehmes, reizarmes Umfeld zu schaffen. Der Einbezug von Angehörigen ist bei der Sterbebegleitung – wie auch bei der Delirprophylaxe und -therapie – von großer Bedeutung.
Die Autonomie und der Wille der Patientinnen und Patienten nehmen eine immer wichtigere Rolle ein. Die Mobilisierung und Positionierung beispielsweise wird bei der palliativen Behandlung nicht mehr nur zur Dekubitusprophylaxe, sondern vielmehr im Sinne der Symptomkontrolle eingesetzt. Schmerzen, Dyspnoe und Delir können durch bedürfnisorientierte Positionierung und Mobilisierung positiv beeinflusst werden. Somit haben die Pflegenden einen wichtigen Einfluss in der Sterbebegleitung und tragen maßgeblich zum *Wohlbefinden* der Betroffenen bei.

### 4.8.2 Symptome am Lebensende

Am Lebensende und im Sterbeprozess treten spezifische Symptome auf, auf die es zu reagieren gilt. Zu den Symptomen, die auf einer Intensivstation behandelte Personen am Lebensende aufweisen können und die mitunter einen enormen *Leidensdruck* darstellen, zählen Schmerzen, Atemnot, Hunger und Durst, gastrointestinale Beschwerden sowie Delir und Unruhe (Deutsche Gesellschaft für Palliativmedizin 2019; Vagts et al. 2013). Diesen Symptomen gilt es zu begegnen, um den Betroffenen eine Linderung der Beschwerden zu verschaffen. Hierbei spielen nichtmedikamentöse Maßnahmen eine zentrale Rolle. Der Einsatz validierter Screeninginstrumente (wie z. B. CAM-ICU),

Schmerzerfassungstools und der Richmond Agitation and Sedation Scale (RASS) sollte weiterhin konsequent erfolgen, um im Sinne der Symptomkontrolle adäquat reagieren zu können. Auch gehört das Umsetzen und bei Bedarf das kritische Hinterfragen ärztlicher Anordnungen zu den Aufgaben der Pflegenden auf der Intensivstation, stets im Sinne der Patientin bzw. des Patienten.

### 4.8.3 Bedeutung des Delirs am Lebensende

Die Häufigkeit des Delirs am Lebensende wird mit 90,7 %, auf der Intensivstation mit 98,1 % angegeben (Knoepfel et al. 2021). Diese Zahlen verdeutlichen, dass das Erkennen des Delirs und die adäquate Reaktion darauf für Pflegende auf der Intensivstation eine hohe Relevanz haben sollten.
Dass das Delir auf der Intensivstation ein häufiges Phänomen darstellt, das schwerwiegende Folgen hervorruft, wie z. B. die Erhöhung der Mortalität oder eine Verlängerung des Intensiv- und Krankenhausaufenthaltes, konnte in mehreren Studien belegt werden (vgl. S3-Leitlinie, DGAI & DIVI 2021).
Das Delir am Lebensende stellt für alle Beteiligten eine große zusätzliche Herausforderung dar, die auch emotional eine Belastung bedeuten kann.

### 4.8.4 Dem Delir am Lebensende begegnen

Die professionell Pflegenden auf der Intensivstation nehmen bei der *Sterbebegleitung* eine zentrale Rolle ein, die sie nicht selten vor große Herausforderungen stellt. Wie auch bei der Erkennung und Behandlung des Delirs sind die Pflegenden aufgrund ihres personenzentrierten Betreuungsansatzes stark in die Versorgung am Lebensende eingebunden. Sie versorgen die Patientin bzw. den Patienten 24 Stunden am Tag und verfügen über Erfahrung und Kompetenz in der Betreuung Sterbender und deren Familien (Gastmans 2012). Es kann davon ausgegangen werden, dass die Pflegenden im Laufe ihrer Berufserfahrung *Intuition und Fachwissen* entwickeln, um die individuellen Bedürfnisse Sterbender zu identifizieren.
Die Detektion des Delirs spielt auch am Lebensende eine wichtige Rolle. Screening-Instrumente sollen hierbei Unterstützung bieten (Deutsche Gesellschaft für Palliativmedizin 2019). Außerdem ist es wichtig, dass das hypoaktive Delir von der *Somnolenz,* die viele Sterbende zeigen, abgegrenzt wird (Vagts et al. 2013). Bei der Behandlung des Delirs am Lebensende geht es in erster Linie darum, den Leidensdruck der betroffenen Person sowie der Angehörigen zu mindern. Nach Empfehlungen der Deutschen Gesellschaft für Palliativmedizin (2019) können antipsychotische Substanzen wie z. B. Haloperidol und Benzodiazepine Anwendung finden. Der Einsatz von Benzodiazepinen widerspricht zwar den allgemeinen Grundsätzen der medikamentösen Delirbehandlung, kann aber im Sinne der Symptomkontrolle, etwa zur Anxiolyse, für Sterbende eine sinnvolle Option darstellen. Pflegende sollten sich stets vor Augen führen, dass Sterbende andere Bedürfnisse haben und es letztendlich darum geht, in der verbleibenden Zeit die bestmögliche Lebensqualität zu gewährleisten.
*Nichtmedikamentöse Maßnahmen* stellen bei der Delirprophylaxe und der -behandlung am Lebensende einen wichtigen Baustein dar. Durch Reorientierungsmaßnahmen,

4

den Einbezug von Angehörigen und die Förderung des Tag-Nacht-Rhythmus kann das Auftreten eines Delirs verhindert oder dessen Verlauf positiv beeinflusst werden (vgl. S3-Leitlinie, DGAI & DIVI 2021). Durch die Verhinderung und die Abschwächung der Symptome des Delirs kann das Augenmerk auf die palliative Behandlung gelegt und eine angenehmere Sterbesituation auf der Intensivstation geschaffen werden.

Durch Kommunikation mit den Betroffenen können die Pflegenden dem Delir am Lebensende effektiv begegnen. Sie kommunizieren mit Sterbenden häufig nonverbal, durch ihren Umgang mit ihnen oder einfach dadurch, dass sie anwesend sind (Trovo de Araujo et al. 2004). Diese Art der Kommunikation kann auch das Delir positiv beeinflussen, da die Pflegenden den Sterbenden Orientierung und Sicherheit geben können. Im Kontakt mit Sterbenden beschreiben die Pflegenden ihre Pflegehandlungen und sprechen über alltägliche Dinge (Fridh et al. 2009), was sich auch positiv auf das Delir auswirken kann. Die Pflegenden sprechen auch mit bewusstlosen Menschen und nehmen gezielt wahr, ob ihre Pflegehandlungen effektiv und dem Wohlbefinden der Person zuträglich sind (Kohlen et al. 2015). Diese Formen der Kommunikation gilt es, auf die Delirbehandlung zu übertragen (vgl. ➤ Tab. 4.3).

In der Phase der Sterbebegleitung wird die Situation insgesamt ruhiger, und auch die Pflegenden nehmen sich selbst als ruhiger wahr. Es kann eine gewisse Andächtigkeit entstehen (Fridh et al. 2009), was auch einen positiven Effekt auf die Delirausprägung und -entwicklung haben kann.

**Tab. 4.3** Kompetenzen der Pflegenden im Umgang mit dem Delir am Lebensende (Quelle: V. Kitz)

| Pflegerische Kompetenz | Wirkung/Ziel |
|---|---|
| **Kommunikation**<br>*Verbale Kommunikation*<br>• Pflegehandlungen beschreiben<br>• Über alltägliche Dinge sprechen<br>• Umgebungssituation beschreiben<br>• Anwesende Personen benennen<br>*Nonverbale Kommunikation*<br>• Anwesend sein<br>• Allgemeiner Umgang mit Betroffenen | • Betroffene gewinnen Sicherheit und Orientierung |
| **Fachwissen und Intuition**<br>• Anwendung von Assessment-Instrumenten<br>• Einschätzung der Situation und Erkennen von Bedürfnissen aufgrund Erfahrung, fachlicher Expertise und Intuition | • Der Sterbeprozess und die Bedürfnisse werden identifiziert<br>• Das Delir wird erkannt und kann von anderen Symptomen des Sterbeprozesses abgegrenzt werden |
| **Pharmakologische Kenntnisse**<br>• Medikamentenbedarf einschätzen und im Rahmen des ärztlichen Verordnungsplan Medikamente verabreichen, wenn nichtmedikamentöse Maßnahmen nicht ausreichen | • Durch das Verhindern des Delirs oder die Abschwächung der Ausprägung wird eine bedürfnisorientierte Pflege am Lebensende ermöglicht |

## 4.8.5 Fazit

Pflegende verfügen sowohl bei der Versorgung am Lebensende als auch bei der Delirbehandlung über hohe Kompetenzen und nehmen somit eine zentrale Rolle bei der Behandlung des Delirs am Lebensende ein. Durch ihr Fachwissen, ihre Erfahrung und Intuition sind sie in der Lage, sowohl ein Delir frühzeitig zu erkennen als auch die Bedürfnisse Sterbender zu identifizieren und individuell und situationsgerecht darauf zu reagieren.

### LITERATUR

Bundesärztekammer (2011). Grundsätze der Bundesärztekammer zur ärztlichen Sterbebegleitung. Deutsches Ärzteblatt, 108(7): 346–348

Deutsche Gesellschaft für Palliativmedizin (2019). S3-Leitlinie „Palliativmedizin für Patienten mit einer nicht heilbaren Krebserkrankung", Stand 27.08.2019, gültig bis 26.08.2024

DGAI – Deutsche Gesellschaft für Palliativmedizin & DIVI – Deutsche Interdisziplinäre Vereinigung für Intensiv- und Notfallmedizin (2021). S3-Leitlinie „Analgesie, Sedierung und Delirmanagement in der Intensivmedizin" (DAS-Leitlinie 2020). Online verfügbar unter https://www.awmf.org/leitlinien/detail/ll/001-012.html [zuletzt abgerufen am 30.08.2022]

Fleischmann-Struzek, C.; Mikolajetz, A.; Reinhart, Konrad; Curtis, Randall J.; Haase, Ulrike; Thomas-Rüddel, D.; et al. (2019). Hospitalization and Intensive Therapy at the End of Life. Deutsches Arzteblatt international, 116(39): 653–660. DOI: https://doi.org/10.3238/arztebl.2019.0653

Fridh, I.; Forsberg, A.; Bergbom, I. (2009). Doing one's utmost. Nurses' descriptions of caring for dying patients in an intensive care environment. Intensive & critical care nursing, 25(5): 233–241. DOI: https://doi.org/10.1016/j.iccn.2009.06.007

Gastmans, C. (2012). Nursing ethics perspectives on end-of-life care. Nursing ethics, 19(5): 603–604. DOI: https://doi.org/10.1177/0969733012453234

George, W.; Gruß, M.; Bechtel, T. (2015). Sterben nicht vorgesehen? intensiv, 23(01): 27–34. DOI: https://doi.org/10.1055/s-0034-1396940

Janssens, U.; Burchardi, H.; Duttge, G.; Erchinger, R.; Gretenkort, P.; Mohr, M.; Nauck, F.; Rothärmel, S.; Salomon, F.; Schmucker, P.; Simon, A.; Stopfkuchen, H.; Valentin, A.; Weiler, N.; Neitzke, G. (2012). Therapiezieländerung und Therapiebegrenzung in der Intensivmedizin. Positionspapier der Sektion Ethik der DIVI. Online verfügbar unter: https://www.divi.de/empfehlungen/publikationen/viewdocument/65/therapiezielaenderung-und-therapiebegrenzung [zuletzt abgerufen am: 06.10.2021]

Knoepfel S, Bode L, Gehrke S, Spiller T, Fuchs S, Ernst J, von Känel R, Boettger S. (2021). Delirium at the end of life. Palliat Support Care, 19(3): 268–273. DOI: https://doi.org/10.1017/S1478951520000875

Kohlen, H.; McCarthy, J.; Szylit Buosso, R.; Gallagher, A.; Andrews, T. (2015). Decision-making processes in nursing and activities at the end of life in Intensive care. An international comparative study. Pflege, 28(6): 329–338. DOI: https://doi.org/10.1024/1012-5302/a000458

Müller-Wolff, T. & Pfeffer, S. (2016). Intensivpflege: Ziele und Strategien. In: Larsen, R. (Hrsg.) (2016). Anästhesie und Intensivmedizin für die Fachpflege. Berlin, Heidelberg: Springer, 528–532

Statistisches Bundesamt (2021). Abbildung: Wie viele Tote sind normal? Online verfügbar unter: https://de.statista.com/infografik/23912/anzahl-der-sterbefaelle-pro-jahr-in-deutschland/ [zuletzt abgerufen am 04.05.2021]

Trovo de Araujo, M. M.; & Paes da Silva, M. J. (2004). Communication with dying patients – perception of intensive care units nurses in Brazil. Journal of clinical nursing, 13(2): 143–149. DOI: https://doi.org/10.1046/j.1365-2702.2003.00862.x

Vagts, D. A.; Mutz, C. W.; Gerth, M. A. (2013). Kontrolle häufiger Symptome am Lebensende. In: Michalsen, A.; & Hartog, C. (Hrsg.) (2013). End-of-Life Care in der Intensivmedizin. Berlin: Springer, 95–100

KAPITEL

# 5 Folgen des Delirs

## 5.1 Folgen für das therapeutische Team

Peter Nydahl

### 5.1.1 Einleitung

Ein Delir kann erhebliche Folgen haben. Patienten mit Delir bleiben länger im Krankenhaus, werden eher in Pflegeeinrichtungen als nach Hause verlegt, entwickeln eher langfristige kognitive Störungen bis zur Demenz und sterben früher. Je ausgeprägter ein Delir ist, desto erheblicher sind die Folgen. Im Delir machen Patienten oft sehr erschreckende Erfahrungen, die sie auch danach lebhaft erinnern. Ob ein Delir zu langfristigen psychiatrischen Erkrankungen führt, ist bislang nicht belegt. Die Versorgung von Patienten im Delir führt in den behandelnden Teams oft zu Stress und bei Angehörigen ebenfalls zu einer erheblichen emotionalen Belastung.



### 5.1.2 Folgen für die Betroffenen

Für Betroffene kann ein Delir eine sehr eindringliche Erfahrung sein. Der Charakter dieser Erfahrung ist oftmals *verstörend, beängstigend und verunsichernd* (Gaete Ortega et al. 2020). Delir-Patienten können der eigenen Wahrnehmung, anderen Personen oder der Umwelt nicht trauen. Die Fluktuation des Delirs kann dazu führen, dass sie ein *Wechselbad der Gefühle* erleben und sich selbst und andere nicht mehr verstehen. Der eigene Körper kann als fremd oder auch verändert wahrgenommen werden, als seien Teile abgeschnitten oder Fähigkeiten des Körpers mit Drogen verändert. Man kann sich nicht mehr so bewegen wie sonst, Bewegungen können schlechter koordiniert werden. Auch das Denken verändert sich, man kann sich schlechter konzentrieren, und einfache Aufgaben erscheinen plötzlich unlösbar. Dabei nimmt man wahr, dass etwas anders ist, und kann es sich doch nicht erklären. Es bleibt aber ein feines Gespür für das Verhalten von Außenstehenden, die sich teilweise bevormundend und belehrend verhalten. Wenn Wahrnehmungsstörungen das Äußere und die Stimme der Mitmenschen so weit verändern, dass man in ihnen Kannibalen, Außerirdische oder Dämonen zu sehen glaubt, kann dies furchtbar erschreckend sein.
Eine Patientin beschrieb ihr Delir folgendermaßen (zitiert nach Nydahl und Papengut 2011):

#### Beispiel aus der Praxis

„Und die Schwester sagte zu mir etwas über das Krankenhaus, aber ich habe das Erste nicht verstanden, was sie sagte. Ich konnte mich nicht bewegen, konnte mich überhaupt nicht bewegen, fühlte meine Kehle, und ich wusste, dass ich ein Rohr in meinem Hals hatte, ein dickes Rohr. Ich spürte die Adern, ich hatte Drähte in meinen Armen und Beinen, die ich sehen konnte. Ich wusste einfach nicht, was geschehen war, wo ich gerade war, ich wusste es nicht. Ich hatte keine Ahnung. Und ich dachte, ich dachte: Okay, ich bin entführt worden, und ich bin in einer Klinik, und ich bin irgendwo in Dubai oder irgendwo, aber ich weiß, dass meine Familie nach mir suchen wird. Ich bat die Krankenschwester zu kommen, denn ich konnte nicht sprechen, denn ich hatte überhaupt keine Stimme, da das Rohr in meiner Kehle war und auf meine Stimmbänder drückte, sodass ich sie nach einem

Stift und Papier fragte, [inhaliert] konnte nicht schreiben, es war verrückt, ich konnte einfach nicht schreiben. Es gelang mir zu schreiben: ‚Mein Name ist [Name der Patientin]', so sagte sie: ‚Das wissen wir.' Also schrieb ich: ‚Diabetiker', und so sagte sie: ‚Wir wissen darüber Bescheid, wir haben Ihre Akte.' Und ich dachte: Woher wissen sie das alles? Ich schrieb: ‚Ich bin eine Geisel', und sie sah die Worte und sagte: ‚Okay.' Sie sagte: ‚Ihr Mann kommt zu Besuch. Sie sind keine Geisel. Ich habe Ihren Mann angerufen.' – ‚Was? Wie?', sagte ich. Ich halluzinierte etwas Schreckliches. Ich stellte mir die Schwestern vor, wie sie sagten: ‚Lasst ihren Mann kommen, und wir werden sie töten' und so schreckliche Dinge. Und ich erinnere mich an den Schwesternstützpunkt, wo sie alle saßen und über das Einkaufen und die Dinge redeten, ich meine, es war ein Sonntagnachmittag. Aber ich stellte mir vor, wie sie sagten, diese Krankenschwestern: ‚Du bist neu hier, die meisten Leute hier sind bekloppt, und sie bitten uns, Nachrichten nach draußen zu schicken, aber das tun wir nicht.' Und ich dachte: Wie soll ich jetzt raus? Wie nur? Ich kann mich nicht bewegen, sie haben mich betäubt, ich kann mich nicht bewegen, ich kann nicht sprechen, wie soll ich jetzt raus? Und sie sagten immer zu mir: ‚Ihr Mann kommt gleich, Ihr Mann kommt gleich!' Und ich dachte: Oh ja, ich weiß, er kommt nicht, ich weiß, er kommt nicht!" ❚❚

Zum Erleben des Delirs liegen inzwischen einige Forschungsberichte vor. In einer Synthese von neun qualitativen Studien zum Erleben deliranter Patienten auf Intensivstationen konnten die Forscher ein zentrales Thema identifizieren: *eine veränderte, verstörende Realität* (Gaete Ortega et al. 2020). Man weiß, dass man in einem Gebäude ist, aber es wirkt dennoch fremd und schief, nichts passt zueinander. Man kann sich nicht zurechtfinden und keine Ordnung und Regeln erkennen. In dieser verzerrten Realität lassen sich vier weitere Themen finden (Gaete Ortega et al. 2020):

- **Gestörter Zeitsinn:** Der übliche Tag-Nacht-Rhythmus gerät durcheinander, man versucht, zwischendurch ein Nickerchen zu machen, und wenn man wieder aufwacht, weiß man nicht, wie viel Zeit in der Zwischenzeit vergangen ist. Man verliert das Gefühl für die Zeit. Schlafmangel kann dazu führen, dass man nicht mehr genau weiß, ob man wach ist oder gerade träumt. Ein Patient erzählt dazu: „Morgens sagten sie mir: ‚Schlaf gut', und abends sagten sie ‚Guten Morgen' zu mir. Es passte nichts zusammen."
- **Furcht:** Viele Patienten haben ein allgegenwärtiges Gefühl der Furcht, selbst vor dem Einschlafen, denn sie haben Angst, nie wieder aufzuwachen oder dass die Albträume wiederkommen. Ein Patient erzählt: „Weißt du, ich würde aufwachen, und das war, als ob jemand meinen Kopf unter Wasser halten würde oder mich strangulierte, und so waren die meisten Furcht einflößenden Träume, die ich hatte."
- **Interaktion:** Viele delirante Patienten erleben die Wirkung menschlicher Interaktion – bzw. die fehlende Interaktion. Aufgrund der Beatmung können einige nicht sprechen, und selbst wenn, können sie sich nur unzureichend ausdrücken. Sie fühlen sich isoliert, frustriert und alleingelassen in einem Moment, in dem sie Kontakt am meisten brauchten. Zitat eines Patienten: „Es fühlte sich an, als würde ich in einer Blase leben; ich konnte meine Arme oder Beine nicht bewegen, und ja, da waren Menschen um mich herum, aber keiner hat mir geantwortet. Ich hab sie gerufen, aber niemand hat auch nur hochgeschaut." Manche erleben aber auch vertrauenerweckende Situationen: „Wenn sie [die Pflegende] bei mir war, fühlte es sich an, als ob ich mich für eine Weile ausruhen könnte."

- **Surreale Erlebnisse:** Die meisten Patienten realisieren, dass sie etwas Unwirkliches wahrnehmen. Es handelt sich oftmals um bizarre visuelle Erlebnisse, die durchaus sehr bedrohlich wirken. Oftmals sind es Reisen zu seltsamen Orten, oder es sind sehr „reale Halluzinationen", die mit dem eigenen Tod oder dem eines nahen Familienangehörigen zusammenhängen. Patientenzitat: „Ja, ich bin mit meinem Vater fischen gegangen, und das hat mich sehr erschreckt, denn mein Vater ist seit zehn Jahren tot!"

Es fällt deliranten Patienten schwer, über das Erlebte zu sprechen, selbst mit ihren nächsten Angehörigen ist das nicht immer leicht. Viele Betroffene schweigen darüber und haben es deshalb noch schwerer, die Erfahrungen zu verstehen und ihnen einen Sinn zu geben. Mögliche Hilfen können in Selbsthilfegruppen, Nachsorgebesuchen, Tagebüchern, psychotherapeutischer Unterstützung und ggf. medikamentösen Therapien bestehen (vgl. ➤ Kapitel 13). Die Evidenz dazu ist aber noch relativ gering, weil es nur wenig Studien über delirante Patienten gibt.

**GOOD PRACTICE**

Als sofortige Intervention kann ein *empathisches Gespräch* hilfreich sein, in dem Patienten über ein Delir und die Symptome aufgeklärt werden. Beispiel:
„Herr Meyer, wir haben bei Ihnen eine Art Verwirrtheit festgestellt, wir sagen Delir dazu. Das Gehirn ist durcheinander und spielt einem ständig Streiche. Wir werden die Ursachen herausfinden und Sie gut behandeln. Wir passen gut auf Sie auf. Man ist dann durcheinander, kann nicht schlafen, kann sich nicht konzentrieren, manche haben Halluzinationen, viele haben Angst. Geht es Ihnen auch so? Ist das auszuhalten oder macht es Sie ruhelos?"



### 5.1.3 Morbidität

Ein Delir tritt häufig mit anderen Erkrankungen zusammen auf. Diese Erkrankungen machen es manchmal schwierig, ein Delir sofort zu erkennen, z. B. wenn noch andere Ursachen für Bewusstseinsstörungen wie ein Schädel-Hirn-Trauma oder die Medikation infrage kommen. Mitunter wird auch abgewartet und verharmlost, „weil er sich erst mal ausschlafen muss".

Häufige Co-Erkrankungen sind:

- Kritische Erkrankung mit Intensivaufenthalt
- Demenz
- Depression
- Gebrechlichkeit
- Schädel-Hirn-Trauma
- Lernschwierigkeiten
- Morbus Parkinson
- Zerebrovaskuläre Erkrankungen

Diese Erkrankungen erfordern teilweise umfängliche medikamentöse Therapien mit der Folge, dass gegen Nebenwirkungen weitere Medikamente eingenommen werden müssen. Die Interaktionen zwischen den Medikamenten und Erkrankungen sind nur schwer zu unterscheiden. Es ist daher ratsam, neben Spezialisten wie Neurologen oder Psychiatern auch das Kernteam mit Hausarzt und Pflegedienst sowie Pharmazeuten oder Geriater in Diskussionen einzubinden, um einen Überblick zu bewahren.

### 5.1.4 Stress und Trauma

Ob die erschreckenden Erfahrungen des Delirs mit Halluzinationen zu langfristigen psychischen Erkrankungen führen, wird zurzeit noch diskutiert. Nach aktuellen Metaanalysen über das Vorkommen von Angst, Depression und *posttraumatischer Belastungsstörung (PTBS)* nach einer Intensivbehandlung lässt sich begründet vermuten, dass drei bis zwölf Monate nach dem Intensivaufenthalt jeder vierte Patient von PTBS, jeder dritte von Depression und jeder dritte bis zweite von Angst betroffen ist (Parker et al. 2015; Rabiee et al. 2016; Nikayin et al. 2016).

Wie wir aus ➤ Kapitel 4.2 wissen, ist ein Delir vor allem im Intensivbereich sehr präsent, sodass man schnell zu der Vermutung gelangen könnte, dass ein Delir zwangsläufig zu PTBS, Angst und Depression führe. Problematisch an dieser Vermutung ist, dass es viele weitere Einflussfaktoren gibt, die beides – Delir und die psychischen Folgestörungen – verursachen können. In der Metaanalyse von Parker et al. (2015) erwiesen sich die Gabe von Benzodiazepinen und die Erinnerung an erschreckende Erfahrungen als bedeutsame Risikofaktoren für die Entwicklung einer PTBS. Benzodiazepine stören die Erinnerungsfähigkeit, können aber auch ein Delir fördern, sodass ein Ursache-Wirkung-Zusammenhang vermutet werden könnte.

Wir sprechen hier von *Scheinzusammenhängen:* Patienten sind kritisch krank, erhalten Benzodiazepine, haben ein Delir und machen erschreckende Erfahrungen. Was hier Ursache oder Wirkung und was nur zufällig zusammen mit anderen Bedingungen auftritt, kann nicht genau bestimmt werden.

Weiterhin stellen Faktoren wie Geschlecht, Alter, Lebenserfahrung, individuelle Bewältigungsstrategien, die Familiensituation und andere Faktoren eine wichtige Rolle bei der Entstehung einer PTBS dar, sodass es wissenschaftlich schwierig ist, den komplexen Prozess lückenlos zu beschreiben. Schließlich ist ein Delir auch ein *Syndrom* und kann sowohl unterschiedliche Ursachen wie auch verschiedene Ausprägungen haben – was davon zu Angst, Depression oder PTBS führt und welche Anteile eher nicht, ist bislang nicht geklärt.

5

### 5.1.5 Kognitives Defizit

Ein Delir ist eine zerebrale Dysfunktion, und je länger es besteht, desto langfristiger scheinen die Folgen für das Gehirn zu sein. Saczynski et al. (2012) haben Patienten vor und nach einer Operation im Hinblick auf ihre kognitive Leistungsfähigkeit untersucht. Eingeschlossen wurden 225 Patienten über 60 Jahre, die zu einer Bypass- oder Herzklappenersatz-Operation ins Krankenhaus kamen. Sie wurden mit einem wissenschaftlichen Test (Mini Mental State Examination, MMSE) untersucht, mit dem Werte von 0 bis 30 erreicht werden können; 30 ist der beste Wert und steht für volle kognitive Leistungsfähigkeit. Die Patienten wurden vor der Operation und ab dem zweiten postoperativen Tag täglich mit der MMSE untersucht, außerdem nach 1, 6 und 12 Monaten. Im Ergebnis waren 46 % Patienten delirant. Patienten, die ein Delir hatten, wiesen bereits präoperativ einen geringeren MMSE-Wert auf (im Mittelwert 25,8 vs. 26,9 Punkte bei nicht deliranten Patienten). Am zweiten postoperativen Tag hatten alle Patienten schlechtere Werte als vor der Operation, aber bei deliranten Patienten sank der Wert stärker als bei nicht deliranten Patienten (mittlere Differenz war 7,7 vs. 2,1 Punkte bei nicht deliranten

Patienten). Die Werte deliranter Patienten waren damit auf einem Niveau vergleichbar von Patienten nach einem Schädel-Hirn-Trauma oder Alzheimer. Bei Patienten, deren Delir 3 Tage oder länger anhielt, war der Effekt am stärksten. Dieser Unterschied zwischen deliranten und nicht deliranten Patienten hielt bis zu 1 bzw. 6 Monaten an.
Ein Delir kann das Risiko für die Entwicklung einer Demenz erhöhen. Betroffene bedürfen dann im schlimmsten Fall nach einer eigentlich als Routineoperation geplanten Intervention Hilfe im Haushalt und der ständigen Aufsicht. Sie sind vergesslich, können sich nicht konzentrieren und fühlen sich schnell überfordert. Betroffene nehmen diese Defizite durchaus bewusst wahr, spielen sie oftmals herunter und/oder werden gereizt, wenn sie darauf angesprochen werden. Für die Betroffenen wie auch die Familien kann dies eine sehr belastende Situation sein.

### 5.1.6 Folgen für das therapeutische Team



Patienten im Delir bedürfen aufgrund der damit einhergehenden Bewusstseinsstörung und der Fluktuation der Symptomatik der aufmerksamen und regelmäßigen Überwachung. Sie gelten damit als pflegeaufwendig, was aber nur schwer abgebildet werden kann. Wenn Patienten aufgrund ihres selbstgefährdenden Verhaltens fixiert werden müssen, führt dies zu moralischen Konflikten bei Pflegenden, da diese das Primat der Selbstbestimmung verletzt sehen, wenn Patienten gegen ihren Willen festgebunden werden müssen. Die Betreuung deliranter Patienten kann auch als Belastung und Herausforderung für das Team bzw. einzelne Mitarbeiter angesehen werden (Emme 2020).
Weiterhin gibt es zahlreiche Lücken in der Implementierung von delirrelevanten Leitlinien. Bei einer Studie mit 700 Mitarbeitern der Gesundheitsversorgung in deutschsprachigen Ländern gaben 2017 als die hauptsächlichen Barrieren in der Betreuung deliranter Patienten an: 49 % fehlende Zeit bzw. Wissen, 40 % fehlendes Wissen über das Delir, 29 % Kommunikationslücken zwischen den Professionen (Krotsetis et al. 2018). Interessanterweise gab es keine bedeutsamen Unterschiede zwischen den Mitarbeitern der allgemeinen Stationen und Intensivstationen oder Ärzten und Pflegenden. Die Problematik eines Delirs scheint damit allen bewusst zu sein. Wenn aber gleichzeitig entsprechendes Wissen und Handlungsstrategien fehlen, kann dies Stress auslösen – im besten Fall aber auch die Motivation, die Umstände zu verbessern.

### 5.1.7 Folgen für Angehörige

Angehörige deliranter Patienten machen bei Auftreten des Delirs tiefgreifende Erfahrungen. Sie erleben den geliebten Menschen plötzlich als fremd: „Ein Delir verändert den anderen sehr schnell, man geht nur kurz raus, um einen Kaffee zu trinken, und wenn man wiederkommt, hat man einen Fremden vor sich" (Stenwall et al. 2008). Angehörige fühlen sich dadurch stark verunsichert, wissen nicht genau, wann sie dem Patienten wieder vertrauen können oder ob sie ihm misstrauen sollen. Sie erleben dies als Verlust und können nur sehr schwer darüber sprechen, weil sie den Patienten auch schützen möchten. Sie fühlen sich dadurch bloßgestellt. Angehörige sagten dazu (Stenwall et al. 2008):

- „Ich hatte Angst, ihn nicht erreichen zu können. Ich hatte eine total andere Person vor mir."

- „Es geschah alles so schnell. Eine Demenz entwickelt sich über Jahre, aber dies geschah innerhalb einer Stunde!"
- „Eine der schlimmsten Sachen, die man erleben kann, war, Carl so zu sehen, wie er dastand und klopfte, und ich durfte ihn nicht rauslassen. Das … das ist unmenschlich, weißt du …"

Angehörige grenzen sich oft vom Patienten ab und isolieren sich zugleich von ihrem sozialen Umfeld. Sie wollen das Geheimnis bewahren, den Geliebten schützen und den Zustand des Patienten für sich behalten. Dies erschwert es weiterhin, mit der Situation umzugehen und geeignete Bewältigungsstrategien zu entwickeln.

Angehörige von Intensivpatienten weisen ebenfalls hohe Risiken für Angst, Depression oder PTBS auf (Needham et al. 2012). Sie bedürfen besonderer Aufklärung und Schulung, vor allem, um später mit dem Patienten darüber sprechen zu können (Davidson et al. 2017). Bislang ist wissenschaftlich nicht geklärt, welchen Einfluss ein Delir allein auf die Gesundheit von Angehörigen hat, da delirante Patienten oftmals von mehreren Krankheiten betroffen sind, die das Zusammenleben und die Interaktion erheblich beeinflussen können.

5

## GOOD PRACTICE

Ein Delir ist für viele Angehörige sehr belastend und oft verstörend, da sich der geliebte und vertraute Mensch im Delir stark verändert. Geben Sie den Angehörigen Gelegenheit, ihre Gedanken und Gefühle zu formulieren. Informieren Sie die Angehörigen über ein Delir und geben Sie weitere Hilfen.

### LITERATUR


Davidson JE, Aslakson RA, Long AC, Puntillo KA, Kross EK, Hart J, Cox CE, Wunsch H, Wickline MA, Nunnally ME, Netzer G, Kentish-Barnes N, Sprung CL, Hartog CS, Coombs M, Gerritsen RT, Hopkins RO, Franck LS, Skrobik Y, Kon AA, Scruth EA, Harvey MA, Lewis-Newby M, White DB, Swoboda SM, Cooke CR, Levy MM, Azoulay E, Curtis JR (2017) Guidelines for Family-Centered Care in the Neonatal, Pediatric, and Adult ICU. Crit Care Med, 45(1): 103–128. DOI: https://doi.org/10.1097/ccm.0000000000002169

Emme C (2020) „It should not be that difficult to manage a condition that is so frequent": A qualitative study on hospital nurses' experience of delirium guidelines. J Clin Nurs, 29(15–16): 2849–2862. DOI: https://doi.org/10.1111/jocn.15300

Gaete Ortega D, Papathanassoglou E, Norris CM (2020) The lived experience of delirium in intensive care unit patients: A meta-ethnography. Aust Crit Care, 33(2): 193–202. DOI: https://doi.org/10.1016/j.aucc.2019.01.003

Krotsetis S, Nydahl P, Dubb R, Hermes C, Kaltwasser A, von Haken R (2018) Status quo of delirium management in German-speaking countries: comparison between intensive care units and wards. Intensive Care Med, 44(2): 252–253. DOI: https://doi.org/10.1007/s00134-017-4945-3

Needham DM, Davidson J, Cohen H, Hopkins RO, Weinert C, Wunsch H, Zawistowski C, Bemis-Dougherty A, Berney SC, Bienvenu OJ, Brady SL, Brodsky MB, Denehy L, Elliott D, Flatley C, Harabin AL, Jones C, Louis D, Meltzer W, Muldoon SR, Palmer JB, Perme C, Robinson M, Schmidt DM, Scruth E, Spill GR, Storey CP, Render M, Votto J, Harvey MA (2012) Improving long-term outcomes after discharge from intensive care unit: report from a stakeholders' conference. Crit Care Med, 40(2): 502–509. DOI: https://doi.org/10.1097/CCM.0b013e318232da75

Nikayin S, Rabiee A, Hashem MD, Huang M, Bienvenu OJ, Turnbull AE, Needham DM (2016) Anxiety symptoms in survivors of critical illness: a systematic review and meta-analysis. Gen Hosp Psychiatry, 43: 23–29. DOI: https://doi.org/10.1016/j.genhosppsych.2016.08.005

Nydahl P, Papengut F (2011) Denke ans Delir! Erkennen und Behandeln von Delirpatienten. intensiv, 19(5): 237–245

Parker AM, Sricharoenchai T, Raparla S, Schneck KW, Bienvenu OJ, Needham DM (2015) Posttraumatic stress disorder in critical illness survivors: a metaanalysis. Crit Care Med, 43(5): 1121–1129. DOI: https://doi.org/10.1097/CCM.0000000000000882
Rabiee A, Nikayin S, Hashem MD, Huang M, Dinglas VD, Bienvenu OJ, Turnbull AE, Needham DM (2016) Depressive Symptoms After Critical Illness: A Systematic Review and Meta-Analysis. Crit Care Med, 44(9): 1744–1753. DOI: https://doi.org/10.1097/ccm.0000000000001811
Saczynski JS, Marcantonio ER, Quach L, Fong TG, Gross A, Inouye SK, Jones RN (2012) Cognitive trajectories after postoperative delirium. N Engl J Med, 367(1): 30–39. DOI: https://doi.org/10.1056/NEJMoa1112923
Stenwall E, Sandberg J, Eriksdotter Jönhagen M, Fagerberg I (2008) Relatives' experiences of encountering the older person with acute confusional state: experiencing unfamiliarity in a familiar person. Int J Older People Nurs, 3(4): 243–251

## 5.2 Ökonomische Konsequenzen

Florian Kudlacek, Carsten Hermes

### 5.2.1 Pflege und Ökonomie im Spannungsfeld



Ökonomie im Krankenhaus ist wichtig. Jeder Prozessansatz im Krankenhaus sollte sich auch rechnen – kann jedoch nicht das Maß aller Dinge sein. Aktuell scheint es aus Sicht der Autoren so zu sein, dass Fehlleistungen be- bzw. entlohnt werden.
Bewahrt das Team einen schwer kranken Patienten vor einem Dekubitus, so ist das eine hoch anzurechnende pflegerische Leistung – jedoch ohne Bonus, da es anscheinend als selbstverständlich angesehen wird. Verursacht es allerdings einen Dekubitus, so entfällt hier ein Zusatzentgelt.
Aus rein wirtschaftlicher Sicht sollte länger beatmet und sollten Komplikationen provoziert werden, was ethisch absolut tabu sein muss. Sollten Patienten jedoch zu früh von einer Intensivstation verlegt werden, so kann es schnell zu Komplikationen kommen und die Rückverlegung als rasche Quittung wirken.
Es entsteht oft der Eindruck, dass eine neue Operation wichtiger ist als die Patienten, welche sich aktuell auf einer Intensivstation befinden. Es scheint, als ob hier eine Art von Druck bezüglich Fallzahlen und CMP generiert würde.
In der Praxis ist manchmal ein „falsches Denken" zu beobachten. So wird z. B. oft geglaubt: Je länger ein Patient beatmet wird, desto mehr Erlös würde geschaffen – vor allem, wenn dieser kurz vor der nächsten „DRG-Schwelle" steht und die Möglichkeit besteht, ihn erfolgreich zu „weanen". Dies wären rein ökonomische Überlegungen, und dennoch sind sie zu kurz gedacht. Als klaren Gegensatz muss man hier die Tatsache formulieren: Je länger beatmet wird, desto signifikanter ist auch die Wahrscheinlichkeit eines Delirs und schlechten Outcomes. Kürzere Beatmungszeiten rechnen sich dann letzten Endes auch monetär.

## 5.2.2 Kostenfaktoren bei Delir

Ähnlich verhält es sich bei einem Delir. Ein Delir wird aus Sicht eines Controllers nicht als Komplikation gewertet (CCL = 0; vgl. ➤ Tab. 5.1). Als Codierung wird in den meisten Fällen „ICD-10 F05.9 Delir" oder „ICD-10 F05.8 Durchgangssyndrom" verwendet. Sollte das therapeutische Team es anhand eines konkreten und adäquaten Delirmanagements schaffen, einem Delir weitgehend vorzubeugen bzw. es sogar zu vermeiden, so können Patienten nach komplexen Eingriffen oder Erkrankungen die Intensivstation rascher wieder verlassen. Somit werden auch die Kosten gesenkt, da der Patient dadurch auch schneller komplett entlassen werden kann (vgl. ➤ Abb. 5.1).

**Tab. 5.1** Einteilung der CCL-Werte in 4 Grade und deren Bedeutung (Quelle: Adaptiert nach Reimbursement Institute o. J.)

| Complicationon or Comorbidity Level (CCL) | Bedeutung der Kennzeichnungen |
|---|---|
| CCL = 0 | a) Der Code kennzeichnet, dass keine Komplikation oder Komorbidität besteht;<br>b) oder der Code kennzeichnet eine Komplikation oder Komorbidität, die eng mit der Hauptdiagnose verbunden ist, sofern die Hauptdiagnose CCL > 0 aufweist;<br>c) oder genau derselbe Code ist bereits an einer anderen Stelle des Datensatzes enthalten |
| CCL = 1 | Der Code kennzeichnet eine leichte CC |
| CCL = 2 | Der Code kennzeichnet eine mäßig schwere CC |
| CCL = 3 | Der Code kennzeichnet eine schwere CC |
| CCL = 4 | Der Code kennzeichnet eine äußerst schwere CC |

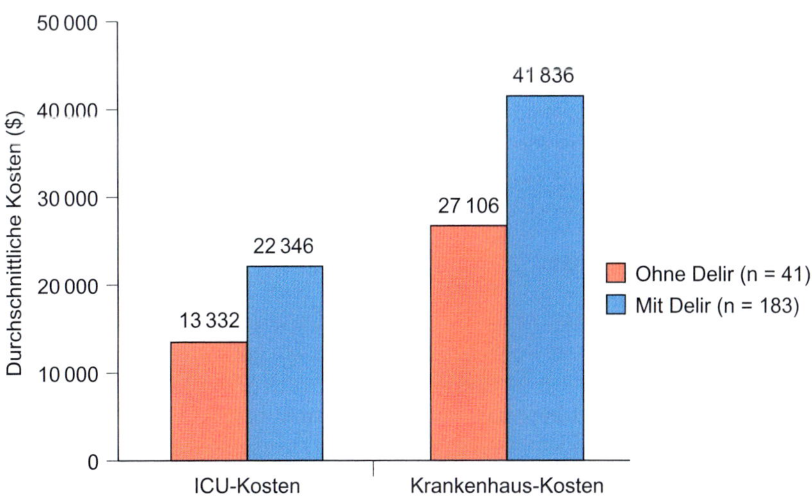


**Abb. 5.1** Unter 224 Patienten in kardiologischen Intensive Care Units hatten 41 kein Delir, bei 183 wurde ein Delir erkannt. Das Delir ist signifikant verbunden mit erhöhten Kosten in der Intensivstation sowie mit erhöhten Krankenhauskosten pro Patient. (Quelle: Milbrandt et al. 2004) [L143/F1096-002]

## 5.2.3 Delirmanagement

**Wie haben wir es in Passau gemacht?**
Seit Einführung eines Delirmanagements konnten wir die Beatmungs- und Tracheotomiezahlen sowie die Verweildauer auf der Station 24a am Klinikum Passau reduzieren.
*Ausgangspunkt* war eine 10-Betten-Intensivstation unter anästhesiologischer Führung, auf der herzchirurgische Patienten postoperativ versorgt wurden. Der pflegerische Schlüssel der Patientenversorgung beläuft sich auf fünf Mitarbeiter in der Früh-, fünf in der Spät- und drei in der Nachtschicht, zudem sind eine Stationsleitung sowie eine Pflegeassistenz im Zwischendienst anwesend. Die ärztliche Besetzung erfolgt in drei Schichten plus einem Oberarzt von 7.30 bis 16 Uhr und anschließend einem Oberarzt im Hintergrund. Das Patientengut erstreckt sich von Patienten, die von mehreren Maschinen (Beatmung, Dialyse, ECMO) abhängig sind, bis auf IMC-Patienten, die wenig Unterstützung benötigen. Ein normaler postoperativer Aufenthalt nach ACVB oder Klappenersatz dauert meist keine 48 Stunden, der Patient wird danach auf die herzchirurgische Normalstation verlegt; Rückverlegungen sind die Ausnahme.
Die *Einführung des Delirmanagements* auf der Station 24a begann im Jahr 2018 und wurde 2019 finalisiert. Im Rahmen einer interdisziplinären Arbeitsgruppe sowie als Projekt während der Weiterbildung zum pflegerischen Stationsleiter wurde es erarbeitet, geschult und umgesetzt.
In den Jahren 2014–2018 hatten wir in Passau durchschnittlich 30.000 Beatmungsstunden bei im Schnitt 810 Patienten. Des Weiteren waren es über 30 Tracheotomien pro Jahr. Die Verweildauer sank von 5,86 Tagen (2014) auf 4,54 Tage (2019) bei nahezu gleichbleibenden, sogar leicht steigenden Patientenzahlen. Zudem reduzierte sich die Beatmungsdauer auf 20.000 Stunden und die Tracheotomien unter 20 pro Jahr.
Diese *positive Entwicklung* ist auf die Einführung eines modernen Sedierungs- und Delirmanagements zurückzuführen.

## 5.2.4 Gewinn-und-Verlust-Rechnung bei Delir

Der Rückgang der Beatmungsstunden ist allerdings aus Sicht eines Medizin-Controllers nicht als positiv zu werten, da dies mit gesunkenen Erlösen einhergeht. Die Autoren sehen hier als Erkenntnis, *dass ein Zugewinn an Qualität samt Prozessoptimierung sich leider nicht positiv auf den Erlös auswirkt.*

### Beispiel aus der Praxis

Eine Patientin (75 Jahre) konnte nach einer minimalinvasiven Mitralklappen-OP regelrecht nach sechs Stunden vom Respirator entwöhnt werden und wurde am nächsten Morgen mobilisiert. Sie zeigte nach durchgeführtem positivem CAM-ICU-Test eine gemischte Form zwischen hypo- und hyperaktivem Delir mit meist ruhigen Phasen, gepaart mit lauten Ausrufen. Bis die Patientin keine Zeichen eines Delirs mehr zeigte und sie wieder auf die Normalstation verlegt werden konnte, vergingen acht Tage.
Der Erlös entsprach 35.000 Euro. Es zeigte sich: Wenn in diesem Fall der Faktor Delir mit einberechnet wurde, ergab sich keine Änderung im Erlös. Bei dieser postoperativen Prozedur ist der Erlös so hoch gewählt, dass die einschneidende Komplikation Delir keine

zusätzlichen Erlöse generiert, obwohl der Aufenthalt um sechs Tage zur gewöhnlichen Verweildauer verlängert war. Durch die Tatsache, dass ein postoperatives Delir entstand, wurde die Aufenthaltsdauer verlängert. Allerdings ist dies abrechnungstechnisch nicht relevant. ▌▌

Die Autoren stellen nun die provokante Frage, ob es aus wirtschaftlicher Sicht überhaupt notwendig ist, Delirprävention und -behandlung durchzuführen.

**▌▌ Beispiel aus der Praxis**

Demgegenüber steht ein komplikationsbehafteter durch ein Delir ausgelöster Verlauf: Eine Patientin (65 Jahre) kam notfallmäßig mit dem Hubschrauber aufgrund einer ACVB-OP auf die Intensivstation. Nach einer Beatmungsdauer von unter zehn Stunden postoperativ und einem problemlosen Weaning der Katecholamine stellte sich nach drei Tagen eine kognitive Verschlechterung mit der Diagnose Delir ein. Die Patientin verweigerte jede physiotherapeutische Therapie wie auch jede Atemgymnastik, was trotz aller weiteren Bemühungen eine respiratorische Verschlechterung bedeutete. Zudem entwickelte sich ein akutes Nierenversagen mitsamt auffälligem Abdomen. Das Ergebnis war ein Anus praeter und ein prolongiertes Weaning samt Tracheotomie mit einem kompletten Aufenthalt von 36 Tagen auf der Intensivstation. Die Patientin konnte dekanüliert heimatnah verlegt werden.
Hier entsprach der Erlös nach dem Aufenthalt 50.085 Euro. ▌▌

Folgende Gedanken sind den Autoren in Bezug auf Ökonomie und Delir hierbei in den Sinn gekommen:
Aufgrund des Delirs wollte die Patientin nicht an therapeutischen Maßnahmen teilnehmen. Dies verschlechterte ihren anfangs guten Zustand zunehmend. Mit einem Patienten ohne Delir wäre ein solcher Verlauf – hypothetisch – nicht so komplikationsträchtig gewesen. Das heißt: Treiber der Komplikationen war eindeutig das Delir.
Ökonomisch gesehen ist es so: Steigt die Komplikationsrate, erhöht dies auch den Erlös. Ethisch und qualitativ sind solche Überlegungen jedoch ausgeschlossen. Damit möchten die Autoren darstellen, dass ein Delir – wie in vielen Studien nachgewiesen – den Aufenthalt auf einer Intensivstation sowie allgemein im Krankenhaus signifikant steigern kann. Die Folgen, welche sich auch im häuslichen Sektor zeigen, werden im Folgenden dargestellt.

### 5.2.5 Kosten in langfristiger Perspektive

Nach der Entlassung aus der stationären Versorgung schließt sich für viele Patienten die ambulante oder stationäre pflegerische Betreuung an. Im ambulanten Sektor erfordert dies oft einen Umbau der Wohnung bzw. eine Anpassung an die neuen Lebensumstände, in denen der Patient stärker hilfsbedürftig ist. Dies zeigt sich auch in den Kosten für Hilfsmittel.
Patienten, welche ein Delir im Krankenhaus durchleben, sind oft noch längere Zeit kognitiv eingeschränkt (wobei dies meist nicht qualitativ nachverfolgt wird). Definitiv spielt für die Langzeitfolgen eines Delirs auch die Entwicklung eines Post-Intensive-Care-Syndroms (PICS) eine entscheidende Rolle. Diese Patienten sollten, wie im Vereinigten

Königreich bislang teilweise implementiert, eine nachstationäre ambulante Versorgung erhalten. Denn so können Langzeitkosten aus dem ambulanten Sektor reduziert werden, um die Betroffenen ressourcenerhaltend zu fördern und psychische wie physische Einschränkungen zu kompensieren.

Es darf nicht sein, dass im Gesundheitswesen, welches dem tertiären Sektor zuzuordnen ist, der Erlös die Behandlung des Patienten bestimmt. *Das Ziel muss ein mit höchster Qualität versorgter Patient sein,* der anhand einer scoregestützten Einschätzung und mithilfe von interdisziplinären Behandlungspfaden versorgt wird. Entscheidend muss zudem sein, den Patienten nach dem einschneidenden Ereignis schnellstmöglich und patientenressourcenabhängig wieder auf das vorherige Level seiner Fähigkeiten zu bringen, und zwar unter Einbindung aller Präventionen und Prophylaxen.

**GOOD PRACTICE**

Der Weg in der Patientenversorgung muss hin zu mehr Qualität führen – und weg vom rein kalkulatorischen Defizit- bzw. Schadenserlös. Ziel sind Fast-Track-Konzepte, um die Verweildauer zu optimieren und nur die wirklich effektive und effiziente Zeit, die der Patient in der Klinik zur Genesung benötigt, abzuleisten.



Gestützt werden die Annahmen durch ein aktuelles Review (van Lieshout et al. 2022). In einer systematischen Suche in *PubMed* und *Embase* für den Zeitraum zwischen Januar 2010 und Dezember 2021 wurden die Datenbanken *MEDLINE* und *Embase* nach relevanten Primärartikeln durchsucht. Die einzuschließenden Studien berichteten über Schätzungen zu den Gesundheitskosten und der Health-Related Quality of Life (HRQOL). Es wurden 14 Studien zu den Kosten im Gesundheitswesen und 11 Studien zur HRQOL einbezogen.

Delir führte demnach zu (bereinigten) Mehrkosten zwischen 1.532 US-Dollar und 22.269 US-Dollar, abhängig von den einbezogenen Kostenkategorien, dem Land und der Art der Krankenhausabteilung. Die längere Verweildauer von Patienten mit Delir lag zwischen 2,5 und 10,4 Tagen und trug am meisten zu den direkten Mehrkosten bei. Heterogenität wurde bei den HRQOL-Ergebnissen beobachtet, die von den Patienten beeinflusst wurden.

Die Analyse deutet darauf hin, dass das Vorliegen einer Delir-Episode zu erhöhten Kosten für den Krankenhausaufenthalt führen kann. Veränderungen in der HRQOL aufgrund von Delir sind nicht gut belegt, und es sind weitere Untersuchungen erforderlich, um die Auswirkungen von Delir auf die HRQOL zu bestimmen.

*Die Autoren danken Herrn Dr. med. Ulrich Molitoris und Herrn PD Dr. med. Ulf Günther für wertvolle Anregungen.*

## LITERATUR

Carrasco G (2016). Dexmedetomidine for the Treatment of Hyperactive Delirium Refractory to Haloperidol in Nonintubated ICU Patients: A Nonrandomized Controlled Trial. Crit Care Med, 44(7): 1295–1306. DOI: https://doi.org/10.1097/CCM.0000000000001622

Dasgupta M, Dumbrell AC (2006). Perioperative risk assessment for delirium after noncardiac surgery: a systemic review. J Am Geriatr Soc, 54: 1578–1589

Leslie DL, Marcantonio ER, Zhang Y, Leo-Summers L, Inouye SK (2008). One-year health care costs associated with delirium in the elderly population. Arch Intern Med, 168(1): 27–32. DOI: https://doi.org/10.1001/archinternmed.2007.4

Milbrandt EB, Deppen S, Harrison PL, et al. (2004). Costs associated with delirium in mechanically ventilated patients. Crit Care Med, 32(4): 955–962. DOI: https://doi.org/10.1097/01.ccm.0000119429.16055.92

Ministerium für Arbeit, Gesundheit und Soziales des Landes Nordrhein-Westfalen (2012). Der alte Mensch im OP. 2012: 36 ff.

Ozlü I (2020). Delir – Bedeutung und Auswirkungen auf Patient und Klinik. intensiv 2020, 28(4): 183–186. DOI: https://doi.org/10.1055/a-1163-4416

Pandharipande PP, Girard TD, Jackson JC, et al. (2013). Long-term cognitive impairment after critical illness. N Engl J Med, 369: 1306–1316

Pezzullo L, Streatfeild J, Hickson J, et al. (2019). Economic impact of delirium in Australia: a cost of illness study. BMJ Open, 9(9): e027514. DOI: https://doi.org/10.1136/bmjopen-2018-027514

Reimbursement Institute – RI Innovation GmbH (o. J.). Homepage. Glossar, Stichwort: CCL – Complication or comorbidity level. Online verfügbar unter: https://reimbursement.institute/glossar/ccl/ [zuletzt aufgerufen am 07.06.2022]

Sato K, Kubota K, Oda H, et al. (2017). The impact of delirium on outcomes in acute, non-intubated cardiac patients. Eur Heart J Acute Cardiovasc Care, 6: 553–559

Shi Q, Presutti R, Selchen D, et al. (2012). Delirium in acute stroke: a systematic review and meta-analysis. Stroke, 43: 645–9

van Lieshout C, Schuit E, Hermes C, Kerrigan M, Frederix GWJ (2022). Hospitalisation costs and Health Related Quality of Life in delirious patients; a scoping review. Z Evid Fortbild Qual Gesundhwes, 169: 28–38. DOI: https://doi.org/10.1016/j.zefq.2022.02.001

Vasilevskis EE, Chandrasekhar R, Holtze CH, et al. (2018). The Cost of ICU Delirium and Coma in the Intensive Care Unit Patient. Med Care, 56(10): 890–897. DOI: https://doi.org/10.1097/MLR.0000000000000975

Weinrebe W, Johannsdottir E, Karaman M, Füsgen I (2016). What does delirium cost? Z Gerontol Geriat, 49: 52–58. DOI: https://doi.org/10.1007/s00391-015-0871-6

Weykam JC (2018). Inzidenz und Folgen des postoperativen Delirs auf einer kardiochirurgischen Intensivstation. Inaugural-Dissertation zur Erlangung des Doktorgrades der Hohen Medizinischen Fakultät der Rheinischen Friedrich-Wilhelms-Universität Bonn

Zoremba N, Coburn M (2019). Delir im Krankenhaus (Acute confusional states in hospital). Dtsch Arztebl Int, 116: 101–106. DOI: https://doi.org/10.3238/arztebl.2019.0101

KAPITEL

# 6 Prävention und therapeutische Maßnahmen

# 6.1 Risikofaktoren und auslösende Faktoren identifizieren

Florian Kudlacek, Andreas Amberger, Ulrich Molitoris

## 6.1.1 Blickwinkel

Um sich der Gefahr eines Delirs bewusst zu werden, ist die Kenntnis möglicher auslösender Faktoren sehr wichtig. Für eine Identifikation der Einfluss nehmenden Kräfte sind eine differenzierte Herangehensweise und verschiedene Blickwinkel notwendig.

Eine systematische Vorgehensweise ist wichtig, um Irritationen und Fehleinschätzungen zu vermeiden. Zunächst wird ein Blick auf organbedingte Faktoren geworfen, danach richtet sich der Blick auf die auslösenden Einflüsse in der Wahrnehmung von Patienten. Darauf folgt die Perspektive in Abhängigkeit von speziellen Substanzen und schließlich ist die medikamentöse Therapie im Fokus.

Zuerst werden also wissenschaftlich belegte Faktoren genannt, bevor zum Abschluss noch einige Ideen der Autoren samt Team vorgestellt werden.

## 6.1.2 Organbedingte Risikofaktoren



Bei der Bestimmung der Risikofaktoren, die ein Delir auslösen können, fällt der Blick zunächst auf die Organsysteme, das zentrale Nervensystem sowie das metabolische, kardiovaskuläre und infektiologische Geschehen. Im Hinblick auf Erkrankungen, die das Gehirn/Nervensystem betreffen, sind Epilepsie, Tumor, Blutung, (Meningo-)Enzephalitis, demenzielle Erkrankungen und autoimmunologische Ereignisse mögliche Faktoren. Ebenso ist das Post-Stroke-Delir zu nennen.

Metabolisch zeigen sich oft Entgleisungen des Blutzuckers mit Hypo- oder Hyperglykämie, Hyperkortisolimus, hepatische Enzephalopathie, Urämie, Elektrolytentgleisung (v. a. Hyponatriämie), Hypo-/Hyperthyreose, Phäochromozytom und eine Anämie als negative Prädisposition. Eigenständig sind auch diverse Kreislaufsituationen wie Myokardinfarkt, Herzrhythmusstörungen, Hypo- oder Hypertonie sowie Herzinsuffizienz und Dehydration zu nennen. Eine beginnende Sepsis, eine Pneumonie, virale Infektionen sowie ein Harnwegsinfekt kündigen sich oft durch eine akute Verwirrtheit an, welche meist in ein Delir mündet.

Man sieht hier bereits, dass viele organbedingte Faktoren ein Delir auslösen können. Prinzipiell muss man jeden Patienten als delirgefährdet ansehen – egal welchen Alters und unabhängig von den jeweiligen Vorerkrankungen, denn auch die Wahrnehmungen des Patienten haben einen großen Einfluss auf die Entstehung eines Delirs.

## 6.1.3 Wahrnehmung und Vertrauen des Patienten

Am ehesten treten delirante Symptome und akute Enzephalopathien nach *Operationen und Narkosen* auf. Sind die Eingriffe geplant, dann kann sich der Betroffene darauf vorbereiten – generell ein entscheidender Faktor für das Ausbleiben einer so einschneidenden „Nebenwirkung“, wie das Delir es darstellt.

Erfolgt die Aufnahme ins Krankenhaus als *Notfall,* dann steigt die Möglichkeit für die Entstehung eines Delirs signifikant an. Das Ereignis und die damit verbundenen Geschehnisse müssen erst psychisch verarbeitet werden. Das Gehirn entwickelt hier wahrscheinlich einen „Schutzmechanismus", um das, was passiert ist, zu verarbeiten. Es scheint, als ob sich eine Art Abschirmung einstellte. Vor allem große Eingriffe am Herz oder an großen Gefäßen sowie eine Fraktur des Schenkelhalses gelten als Eingriffe mit postoperativ hoher Delirwahrscheinlichkeit.

Als stark beeinflussend und auch nach dem Aufenthalt auf einer Intensivstation im Gedächtnis bleibend beschreiben viele Patienten die *künstliche Beatmung.* Hier sind vor allem die wahrgenommene Dyspnoe und Bestimmung durch den Respirator Angst auslösende Trigger. Die verlorene Autonomie bzw. der weitgehende Verlust der Selbstbestimmung sowie das *Gefühl des Ausgeliefertseins* schüren zusätzliche Unsicherheit und Angst, was in einem Delir münden kann.

Der Einfluss diverser *Sedativa und Narkotika* auf den Gehirnmetabolismus, welcher sich negativ auf die Entwicklung einer akuten Enzephalopathie bzw. eines Delirs auswirkt, ist weitreichend bekannt – und doch immer noch ein häufiger Grund.

Die *sensorische Deprivation,* seltener auch „Reizentzug" genannt, ist ein häufiger und dennoch oft vernachlässigter Faktor. Bei Verlust der Hör-, Seh-, Geruchs-, Sprech- und/oder taktilen Fähigkeit entsteht am ehesten eine hypoaktive Wahrnehmung mit verminderter Kommunikation samt Rückzug ohne Zugang. Diese meist nur zeitweisen Einschränkungen können oft leicht behoben werden. Patienten mit Presbyakusis benötigen postoperativ umgehend bzw. allgemein ihre Hörgeräte, Brillenträger ihre Sehhilfe. Sprache und Geruch werden meist durch den Tubus blockiert, selten auch durch Medikamente oder Mundtrockenheit. Oft ist auch die Scham groß, ohne Gebiss zu sprechen, daher sollten den Patienten ihre Zahnprothesen angeboten werden. Die taktile Wahrnehmung ist oft durch eine Schwellung oder Ödeme bzw. eine CIP/CIM eingeschränkt.

Viele Menschen benötigen klare Strukturen, um sich den Gegebenheiten des Stationsablaufs anzupassen. Hier hilft es, *Vorab-Informationen* via Broschüren zu geben und den Patienten von Beginn an in die pflegerischen und ärztlichen Abläufe miteinzubeziehen, um einen stimulierenden Tagesablauf inkl. mehrmaliger Mobilisation zu generieren. Auch die Möglichkeit, den Patienten mittels *Fragebogen* präoperativ besser kennen- und einschätzen zu lernen, sollte genutzt werden. Sollte der Patient nicht bzw. nicht ausreichend in die Abläufe einbezogen sein, so kann dies wieder Ängste und Unsicherheit oder auch Misstrauen hervorrufen.

Unzureichender Schlaf oder sogar *Schlafentzug* ist oft ein ausschlaggebender Faktor für die Entstehung eines Delirs. Hier ist auch der Rhythmus der pflegerischen und ärztlichen Tätigkeiten im Nacht-, aber auch im Tagdienst zu berücksichtigen, und es gilt, den Geräuschpegel und die Lichtverhältnisse im Auge zu behalten und ggf. zu regulieren.

*Nächtliche Verlegungen* sollten vermieden werden, da durch eine meist unvermeidliche Eile oder sogar Hektik eine gewisse Unruhe beim Patienten entsteht. Dieser kann dann meist auch nicht wieder sofort einschlafen und muss sich erst an die Veränderung gewöhnen. Das Ergebnis ist dann wiederum Schlafmangel, verminderte Konzentration am Tag und somit reduzierte Verarbeitung der auftretenden Reize.

*Soziale Interaktion* und *Kommunikation* mit nahen Angehörigen sind für die Prävention eines Delirs entscheidend und für die Patienten zudem motivierend.

Die Schmerzbehandlung zur Lösung der *Agitation* ist unter pharmakologischen und nichtpharmakologischen Gesichtspunkten zu betrachten. Je älter der Patient, desto höher

ist die Wahrscheinlichkeite einer Komplikation durch ein Delir. Zudem muss man in der Anamnese erfragen, ob bei vorherigen Eingriffen oder Aufenthalten bereits Delirformen aufgetreten sind. *Malnutrition* bzw. *Dehydration* sind zu vermeiden oder gezielt und zeitnah auszugleichen. Manche Patienten fühlen sich schon durch kleine Alltäglichkeiten gestört, andere wiederum haben eine Toleranzgrenze bis zur Einschränkung durch einen Katheter. Natürlich ist einleuchtend, dass eine *Fixierung* ungern toleriert wird, auch wenn diese aufgrund einer Eigengefährdung manchmal notwendig ist. Es gilt immer, auf die Agitation einzugehen und eine gangbare Lösung zu finden.
Nicht nur diese Faktoren können die Wahrnehmung des Patienten beeinflussen. Auch Veränderungen durch gewisse Substanzen oder Medikamente spielen eine Rolle.

### 6.1.4 Bewusstseinsverändernde Substanzen

Im Folgenden geht es um Substanzen, welche vor bzw. während des Aufenthalts im Krankenhaus eingenommen wurden bzw. werden. Hierzu zählen zum einen Alkohol, Stimulanzien (Kokain, Nikotin, Amphetamin, Koffein) und Halluzinogene (LSD, Pilze, Mescalin). Im Krankenhaus sind es dann zum anderen die Sedativa (Benzodiazepine) und Opiate, die dem Gehirn falsche Eindrücke vermitteln können. Bei den prähospitalen Genussmitteln ist es oft der *Entzug* (meist der kalte Entzug), der das Auftreten von Delir und Enzephalopathie begünstigen bzw. nach sich ziehen kann. Hier gilt es, detailiert nachzuforschen und Möglichkeiten zu finden, um den Entzug zu mildern.
Auch die tagtägliche Applikation der Medikamente im Krankenhaus könnte für die Entstehung eines Delirs verantwortlich sein. Zudem gibt es diverse Medikamentengruppen, die ein Auftreten eines Delirs begünstigen können. Hierzu gehören anticholinerge Substanzen (Neuroleptika), dopaminerge Präparate (Levodopa, Dopaminagonisten), Lithium, Antikonvulsiva, Antibiotika (v. a. Fluorchinolone), Chemotherapeutika, Glukokortikoide, Antiarrhythmika (z. B. Digitoxin) und Immunsuppressiva (z. B. Cyclosporin).
*Polypharmazie* (siehe auch ➤ Kapitel 6.2) mit all ihren unerforschten bzw. nicht wahrgenommenen Wechselwirkungen bedingt zusätzlich das Auftreten eines Delirs.

### 6.1.5 Beobachtungen des Autorenteams

Zwei Beobachtungen der Autoren und ihres Teams weisen eine Relevanz in Bezug auf das Thema Delir auf:

1. Oben wurde bereits die *Hyponatriämie* genannt. Als besondere Elektrolytverschiebung zeigen sich bei Patienten, die einen herzchirurgischen Eingriff mit Herz-Lungen-Maschine und Kardioplegie benötigen, intraoperativ stark schwankende Natrium- und pH-Werte. Diese können eine Delirentwicklung postoperativ begünstigen.
2. Oft wird auch die *Intelligenz* als Einflussfaktor genannt: Je höher der IQ, umso geringer sei das Risiko für Delir. Diese Einschätzung halten die Autoren allerdings für unzureichend bzw. sogar diskriminierend, sie hat in unserer modernen Zeit nichts zu suchen. Es gilt anzumerken, dass ein gebildeter Mensch sein Delir im Sinne einer *Überspielung* anders darstellen kann.

### 6.1.6 Realisierung einer verbesserten Versorgung

Die Realisierung einer besseren Patientenversorgung sollte ganzheitlich gesehen und angegangen werden: Alle Mitarbeiter samt ihren Bedenken sollten „mitgenommen" werden, ihre Ideen können als Anregung für eine verbesserte Strategie dienen.
Es braucht allerdings auch einiges an Veränderungen und Investitionen. Hierzu muss ein klarer Projektplan samt Ausgaben gezeichnet werden, um Vorgesetzte zu überzeugen. Wenn dies gelingt, gilt es, die Mitarbeiter der verschiedenen Disziplinen für das Vorhaben zu gewinnen. Unterschiedliche Blickwinkel zu Schmerzmanagement, Mobilisation, Tag-Nacht-Rhythmus, Medikation und Lärm sowie eigenes Verhalten sind zu berücksichtigen. Projektleiter und Führungskraft sollten eng an den beteiligten Personen „dran sein" und diese entsprechend coachen.
Um das ganze Vorhaben auf ein solides Fundament samt wissenschaftlicher Stütze zu stellen, ist es wichtig, interdisziplinär zusammenzuarbeiten. Sollte diese Idee nur aus einer Profession aufkeimen, wird es mit der Umsetzung schwierig. So muss vor allem auf pflegerischer und ärztlicher Seite Einigkeit über den Stellenwert des Thema Delirs herrschen; zudem sollten sämtliche weiteren Therapeuten (Physio-, Ergo-, Atemtherapeuten) und auch die Mitarbeiter des Reinigungsdienstes miteinbezogen werden.
Um die jeweiligen Vorgesetzten von diesem Plan zu überzeugen, ist eine Literaturrecherche erforderlich. So können die Vorteile für die Patienten, das Personal, aber auch für die Klinik kurz dargestellt und mit wissenschaftlichen Argumenten untermauert werden.
Als Nächstes sollte im Projektplan die Mitarbeiterschulung im Vordergrund stehen. Hier empfiehlt es sich, neben dem Projektleiter pro Station ein kleines, der Teamgröße angepasstes Team zu bilden, um die Schulungen durchführen zu können und greifbare Ansprechpartner zu haben.
Nach den ersten positiven Erfolgen – und natürlich auch manchen Rückschlägen, aus denen die richtigen Schlüsse gezogen werden können – wird sich bald eine Veränderung des Patientengutes und eine Verbesserung in der Versorgungsqualität zeigen.

#### LITERATUR

Spies, M., Frey, R., Friedrich, M. E., et al. Delir – ein evidenzbasierter Überblick. Wien Klin Wochenschr Educ, 2019; 14: 1–17. DOI: https://doi.org/10.1007/s11812-019-00093-1

## 6.2 Delirogene Arzneimittel

Sebastian Baum

Die Entwicklung und Ausprägung eines Delirs kann durch verschiedene Faktoren induziert oder begünstigt werden. Einer dieser Faktoren ist die Arzneimitteltherapie. Es gibt mittlerweile eine Vielzahl an Wirkstoffen, die nachweislich oder zumindest im Verdacht stehen, die Entwicklung eines Delirs zu fördern (vgl. ➤ Kapitel 2).
Für einen Teil dieser Substanzen ist der dafür zugrunde liegende „Mechanismus" bekannt. Hierzu zählen *dopaminerge, serotonerge und anticholinerge Wirkungen*. Auch kann eine Hyponatriämie eine Ursache sein. Hier existieren ebenfalls viele Arzneistoffe wie Diuretika, Antidepressiva oder Antiepileptika, die zu einem Natriumverlust führen können.

Daher ist es empfehlenswert, bei Patienten mit einem vorliegenden Delir zu prüfen, ob Wirkstoffe eingesetzt werden, die mitursächlich für das Geschehen sind.
Dabei ist zudem zu bedenken, dass vor allem *hochbetagte, multimorbide Patienten* aufgrund ihrer Grunderkrankungen wie auch physiologischer Veränderungen für Komplikationen deutlich empfänglicher sind. Neben der Niereninsuffizienz, die sehr häufig anzutreffen ist, muss bei der medikamentösen Behandlung auch mit Einschränkungen anderer Organsysteme wie Gastrointestinaltrakt oder der Leberfunktion gerechnet werden. Das hat zur Folge, dass Arzneimittel im Vergleich zu jüngeren Patienten deutlich stärker und länger wirken. Auch kann der Wirkeintritt oral applizierter Akutmedikation um ein bis zwei Stunden verzögert sein.

### 6.2.1 Dopaminerge Arzneistoffe

Aufgrund ihres Wirkungsmechanismus ist es verständlich, dass dopaminerge Arzneimittel (vgl. ➤ Tab. 6.1) mit einem erhöhten Risiko für die Entwicklung eines Delirs verbunden sind. Ein Absetzen der Medikation ist hier aufgrund des häufig zugrunde liegenden Morbus Parkinson nicht ratsam. Dennoch zeigt es sich in vielen Fällen als hilfreich, bei älteren Patienten auf Dopaminagonisten zu verzichten und vor allem langfristig auf eine Therapie ausschließlich mit Levodopa-haltigen Arzneimitteln zurückzugreifen.

**Tab. 6.1** Dopaminerge Arzneistoffe im Überblick – eine Auswahl (Quelle: Eigene Darstellung)

| Dopaminagonisten | Dopamin | MAO-B-Hemmer | COMT-Hemmer |
|---|---|---|---|
| • Bromocriptin<br>• Cabergolin<br>• Pramipexol<br>• Quinagolid | • Levodopa<br>• Dopamin | • Rasagilin<br>• Selegilin | • Entacapon<br>• Opicapon |

### 6.2.2 Serotonerge Arzneistoffe

Antidepressiva wie selektive Serotonin-Wiederaufnahme-Hemmer oder Serotonin-Noradrenalin-Wiederaufnahme-Hemmer bergen aufgrund ihrer serotonergen Wirkung (vgl. ➤ Tab. 6.2) das Risiko, die Entwicklung eines Delirs zu begünstigen. Nur sehr wenige Antidepressiva besitzen keine serotonerge Wirkung. Dazu zählen der reine Noradrenalin-Wiederaufnahme-Hemmer Reboxetin und Agomelatin. Viele Antidepressiva besitzen zudem unterschiedlich stark ausgeprägte anticholinerge Effekte.

**Tab. 6.2** Serotonerge Arzneistoffe im Überblick – eine Auswahl (Quelle: Eigene Darstellung)

| Gruppe | Wirkstoff |
|---|---|
| **SSRI** | • Citalopram<br>• Escitalopram<br>• Fluoxetin<br>• Fluvoxamin<br>• Paroxetin<br>• Sertralin<br>• Dapoxetin |

**Tab. 6.2** Serotonerge Arzneistoffe im Überblick – eine Auswahl (Quelle: Eigene Darstellung) *(Forts.)*

| Gruppe | Wirkstoff |
|---|---|
| **SSNRI** | • Venlafaxin<br>• Duloxetin<br>• Milnacipran |
| **MAO-A-Hemmer** | • Tranylcypromin<br>• Moclobemid |
| **Trizyklische Antidepressiva** | • Clomipramin<br>• Imipramin<br>• Amitriptylin<br>• Doxepin<br>• Nortriptylin<br>• Trimipramin |
| **Andere Antidepressiva** | • Bupropion<br>• Lithium<br>• Opipramol<br>• Trazodon<br>• Mirtazapin<br>• Maprotilin<br>• Vortioxetin<br>• Johanniskraut |
| **Opioide** | • Pethidin<br>• Tramadol<br>• Methadon<br>• Fentanyl<br>• Dextromethorphan<br>• Oxycodon<br>• Tapentadol<br>• Hydromorphon |
| **Parkinson-Therapeutika** | • Selegilin<br>• Rasagilin<br>• Levodopa<br>• Amantadin |
| **Antiinfektiva** | • Linezolid |
| **Tumortherapeutika** | • Procarbazin |
| **Antikonvulsiva** | • Carbamazepin<br>• Valproinsäure |
| **Antiemetika** | • Metoclopramid<br>• Ondansetron<br>• Granisetron |
| **Antihistaminika** | • Chlorphenamin<br>• Diphenhydramin<br>• Doxylamin<br>• Dimenhydrinat |
| **Migränetherapeutika** | • Triptane<br>• Dihydroergotamin |
| **Anxiolytika** | • Buspiron |

Auch Opioide haben in unterschiedlichem Maße serotonerge Effekte, vor allem bei Tramadol und Fentanyl ist dies ausgeprägter. Zusätzlich besitzen Opioide anticholinerge Wirkungen, die das erhöhte Risiko für die Entwicklung eines Delirs begründen.
Weniger bekannt ist, dass das Antibiotikum Linezolid neben seiner antiinfektiven Wirkung auch die Aktivität der Monoaminooxidase hemmt. Das kann das Auftreten von serotonergen Effekten begünstigen. Vor allem ist der Einsatz von Linezolid in Kombination mit anderen serotonergen Arzneistoffen wie SSRI und SNRI, aber auch Tramadol und Fentanyl als besonders problematisch zu betrachten.

## 6.2.3 Anticholinerge Arzneistoffe

Vor allem anticholinerge Effekte von Arzneimitteln (vgl. ➢ Tab. 6.3) werden als (Mit-)Auslöser eines Delirs in Verbindung gebracht. Die Anwendung von Substanzen mit hoher anticholinerger Wirkung hat gezeigt, dass das Risiko für die Entwicklung eines Delirs erhöht ist.

**Tab. 6.3** Anticholinerge Arzneistoffe im Überblick – eine Auswahl (Quelle: Eigene Darstellung, modifiziert nach Baum/Radtke 2022)

| | | | | | |
|---|---|---|---|---|---|
| **Leicht anticholinerge Arzneistoffe** | | | | | |
| • Aclidinium<br>• Alprazolam<br>• Ampicillin<br>• Aripiprazol<br>• Atenolol<br>• Azathioprin<br>• Baclofen<br>• Benazepril<br>• Betaxolol<br>• Bisacodyl<br>• Bromocriptin<br>• Bupropion<br>• Captopril<br>• Celecoxib<br>• Cetirizin<br>• Chinidin<br>• Chlordiazepoxid | • Chlorthalidon<br>• Ciclosporin<br>• Citalopram<br>• Clindamycin<br>• Clonazepam<br>• Clorazepat<br>• Codein<br>• Desloratadin<br>• Dexamethason<br>• Dextrometorphan<br>• Diazepam<br>• Digitoxin<br>• Digoxin<br>• Diltiazem<br>• Domperidon<br>• Entacapon | • Escitalopram<br>• Etoricoxib<br>• Famotidin<br>• Fentanyl<br>• Fexofenadin<br>• Flunitrazepam<br>• Fluoxetin<br>• Flurazepam<br>• Fluvoxamin<br>• Furosemid<br>• Gentamicin<br>• Glycopyrronium<br>• Hydralazin<br>• Hydrocortison<br>• Hydromorphon<br>• Ipratropium<br>• Isosorbiddinitrat | • Isosorbidmononitrat<br>• Lansoprazol<br>• Levocetirizin<br>• Levodopa<br>• Lithium<br>• Loratadin<br>• Lorazepam<br>• Melperon<br>• Metformin<br>• Methocarbamol<br>• Methotrexat<br>• Methylprednisolon<br>• Metoclopramid<br>• Metoprolol<br>• Mianserin<br>• Midazolam<br>• Mirtazapin | • Moclobemid<br>• Morphin<br>• Naratriptan<br>• Nifedipin<br>• Oxazepam<br>• Oxycodon<br>• Paliperidon<br>• Pancuronium<br>• Pipamperon<br>• Piperacillin<br>• Pramipexol<br>• Prednisolon<br>• Prednison<br>• Prothipendyl<br>• Pseudoephedrin<br>• Risperidon<br>• Rotigotin | • Selegilin<br>• Sertralin<br>• Sumatriptan<br>• Tapentadol<br>• Temazepam<br>• Tiotropium<br>• Trandolapril<br>• Trazodon<br>• Triamcinolon<br>• Triamteren<br>• Triazolam<br>• Trospiumchlorid<br>• Valproinsäure<br>• Vancomycin<br>• Venlafaxin<br>• Ziprasidon<br>• Zolmitriptan |
| **Mittelstark anticholinerge Arzneistoffe** | | | | | |
| • Amantadin<br>• Carbamazepin<br>• Fluphenazin<br>• Haloperidol<br>• Loperamid<br>• Maprotilin<br>• Methadon<br>• Nortriptylin<br>• Olanzapin | | | • Opipramol<br>• Oxcarbazepin<br>• Paroxetin<br>• Perphenazin<br>• Pethidin<br>• Quetiapin<br>• Ranitidin<br>• Theophyllin<br>• Tramadol | | |

**Tab. 6.3** Anticholinerge Arzneistoffe im Überblick – eine Auswahl (Quelle: Eigene Darstellung, modifiziert nach Baum/Radtke 2022) *(Forts.)*

| Stark anticholinerge Arzneistoffe | | |
|---|---|---|
| • Amitriptylin<br>• Atropin<br>• Biperiden<br>• Chlorpromazin<br>• Chlorprothixen<br>• Cimetidin<br>• Clemastin<br>• Clomipramin<br>• Clozapin<br>• Darifenacin<br>• Desipramin | • Dimenhydrinat<br>• Diphenhydramin<br>• Doxepin<br>• Doxylamin<br>• Fesoterodin<br>• Fluspiren<br>• Imipramin<br>• Levomepromazin | • Oxybutynin<br>• Promethazin<br>• Propiverin<br>• Scopolamin<br>• Solifenacin<br>• Thioridazin<br>• Tizanidin<br>• Tolterodin<br>• Trimipramin |

Es existieren aber viele weitere Substanzen, die zumindest ein geringes anticholinerges Potenzial besitzen. Aufgrund der geringen Ausprägung kann der Einsatz in *Monotherapie* als unproblematisch betrachtet werden. Anders verhält es sich, wenn mehrere Arzneimittel mit geringer anticholinerger Wirkung gleichzeitig eingesetzt werden. Dadurch kann sich die *anticholinerge Last* beim einzelnen Patienten in einem solchen Maße *akkumulieren,* dass das Risiko für die Entwicklung eines Delirs erhöht sein kann.
In den letzten Jahren sind eine Reihe an Listen publiziert worden, welche Arzneistoffe bezüglich ihrer anticholinergen Last und deren Ausprägung aufführen. Mittlerweile sind über einhundert Substanzen mit systemischer anticholinerger Wirkung dort verzeichnet. In diesen Listen wird auch der Grad der Wirkung eingestuft. Wirkstoffe mit geringer anticholinerger Aktivität werden mit dem Wert „1" angegeben. Den Wert „2" erhalten Wirkstoffe mit mittlerer anticholinerger Wirkung. Stark anticholinergen Arzneistoffen wird der Wert „3" zugewiesen. Alle anderen Wirkstoffe erhalten automatisch den Wert „0". Bei der Überprüfung der Medikation kann hier nun eine Summe bezüglich der anticholinergen Last gebildet werden. Ab einer Summe von drei oder höher ist damit zu rechnen, dass der Patient ein höheres Risiko für die Entwicklung eines Delirs beispielsweise im Rahmen einer Operation oder eines Infektes hat.
Es hat sich zudem gezeigt, dass die Senkung der anticholinergen Last bei einem Patienten, der sich aktuell in einem Delir befindet, zu einer Besserung der Symptomatik führt. Auch wird die Dauer eines Delirs durch die Substitution oder das Pausieren der entsprechenden Medikation verkürzt.

### 6.2.4 Andere Arzneistoffe

Es gibt eine große Anzahl an Wirkstoffen, deren Grund für ihr delirogenes Potenzial derzeit komplett geklärt ist. Hier finden sich zum Teil Arzneistoffe wie Antiinfektiva oder Glukokortikoide, die häufig alternativlos sind und deren Substitution im Falle des Auftretens eines Delirs somit nicht vertretbar ist.

### 6.2.5 Fazit

Es gibt eine Reihe von Arzneistoffen, die aus verschiedenen Gründen die Entwicklung eines Delirs begünstigen können. Eine *Evaluation der Pharmakotherapie* als Ursache oder zusätzlicher Faktor für ein aufgetretenes Delir ist grundsätzlich durchzuführen. Dieses kann am effizientesten durch einen Apotheker erfolgen.
Ähnliches gilt im Zuge eines *perioperativen* Managements. Es ist sinnvoll, bereits *präoperativ* die Hausmedikation des Patienten auf mögliche delirogene Substanzen zu prüfen und im Bedarfsfall in Abstimmung mit dem niedergelassenen Verordner eine Strategie der Substitution oder des Pausierens der betroffenen Medikation zu entwickeln.

**LITERATUR**

Baum S, Radtke FM. Das Delir im Krankenhaus, Krankenhauspharmazie, 2022; 43: 81–90
Bhattacharyya S, Darby RR, Raibagkar P, Gonzalez Castro LN, Berkowitz AL. Antibiotic-associated encephalopathy. Neurology, 2016; 86(10): 963–971
Clegg A, Young JB. Which medications to avoid in people at risk of delirium: a systematic review. Age and Ageing, 2011; 40: 23–29
Dispennette R, Elliott D, Nguyen L, Richmond R. Drug Burden Index score and anticholinergic risk scale as predictors of readmission to the hospital. Consult Pharm, 2014; 29(3): 158–168
Durán CE, Azermai M, Vander Stichele RH. Systematic review of anticholinergic risk scales in older adults. Eur J Clin Pharmacol, 2013; 69(7): 1485–1496
Mueller A, Spies CD, Eckardt R, Weiss B, Pohrt A, Wernecke KD, Schmidt M; PERATECS-Group. Anticholinergic burden of long-term medication is an independent risk factor for the development of postoperative delirium: A clinical trial. J Clin Anesth, 2020; 61: 109632
Pasina L, Colzani L, Cortesi L, Tettamanti M, Zambon A, Nobili A, Mazzone A, Mazzola P, Annoni G, Bellelli G, Relation Between Delirium and Anticholinergic Drug Burden in a Cohort of Hospitalized Older Patients: An Observational Study. Drugs Aging, 2019; 36(1): 85–91
Zieschang T, Wolf M, Vellappallil T, Uhlmann L, Oster P, Kopf D. The association of hyponatremia, risk of confusional state, and mortality – a prospective controlled longitudinal study in older patients. Dtsch Arztebl Int, 2016; 113: 855–862



## 6.3 Mobilisation bei Delir

Stefan Nessizius, Peter Nydahl

### 6.3.1 Einleitung

Eine schwere Erkrankung kann zur Bettlägerigkeit führen – sei es, dass dies durch einen schleichenden Prozess wie bei der Multiplen Sklerose oder aufgrund einer akuten Erkrankung wie einem Herzinfarkt oder einer schweren Lungenentzündung mit Intensivbehandlung geschieht. *Bettlägerigkeit und Immobilität* können für eine begrenzte Zeit der Erholung dienen, langfristig – und dies bedeutet nach circa drei bis fünf Tagen – beginnen der Körper und auch der Geist abzubauen: Physische und kognitive Funktionen und Leistungsfähigkeiten lassen deutlich nach. Die körperlichen Beeinträchtigungen zeigen sich meist zuerst im Rahmen einer Muskelschwäche (ICUAW: **I**ntensive **C**are **U**nit **A**cquired **W**eakness) sowie folgenden Funktionsstörungen des Bewegungsapparats und können verschieden stark ausgeprägt sein. Der Bogen spannt sich von leichten Einschränkungen bei den Aktivitäten des Alltags (ADL: **A**ctivities of **D**aily **L**ife) bis hin zur kompletten

Immobilität aufgrund der fehlenden muskulären Funktion. Sie haben mitunter wesentliche Auswirkungen auf die funktionelle Unabhängigkeit und Selbstständigkeit im Alltag.

## Beispiel aus der Praxis

Ein älterer Mensch kommt aufgrund einer schweren Erkrankung ins Krankenhaus. Hat er es vor diesem Aufenthalt gerade noch geschafft, aus dem Bett aufzustehen, wird er mit z. B. 20 % weniger Muskelkraft nach dem Krankenhausaufenthalt das Bett nicht mehr aus eigener Kraft verlassen können. Er ist damit in seinem Aktionsradius massiv eingeschränkt, gefährdet, Folgemorbiditäten zu entwickeln, und vermehrt auf fremde Hilfe angewiesen.

Körperliche Beeinträchtigungen ziehen oftmals auch kognitive Beeinträchtigungen nach sich. Eine Beeinträchtigung der kognitiven Funktionen zeigt sich in Form von Gedächtnisstörungen, einer fehlenden oder reduzierten Aufmerksamkeit sowie einer reduzierten Geschwindigkeit im Verarbeitungsprozess von Informationen und der Schwierigkeit, Probleme zu lösen. Aufgrund der permanenten Überforderung durch die „ungesunde Umgebung" des Krankenzimmers kann es zusätzlich auch zu geistigen Beeinträchtigungen kommen.
Wie schon in ➤ Kapitel 1 dargestellt, ist das Delir ein *multifaktorielles* Geschehen, bei dem die *Frühmobilisation eine der vielversprechenden nichtmedikamentösen Therapieformen* ist. Die genauen Zusammenhänge zwischen Bettruhe bzw. Immobilisierung und Delir sind noch nicht ganz geklärt. Wahrscheinlich führt Bettruhe zu einer geringeren Belastung der Knochen und Muskeln sowie zu einer Umverteilung der Flüssigkeiten im Körper, sodass bestimmte Hormone (Insulin, Dopamin, Serotonin) nicht mehr zuverlässig reguliert und in Balance gehalten werden können. Schwere Entzündungen und auch bestimmte Medikamente können die Blut-Hirn-Schranke – eine körpereigene Barriere, die das Gehirn vor schädlichen Einflüssen im Körper schützt – durchlässig für Entzündungsstoffe machen. Damit wird das empfindliche Gleichgewicht der Botenstoffe im Hirn gestört, es kommt zur Beeinträchtigung des Denkens, und das Hirn gerät „aus der Spur" (Meyfroidt 2019).

6

**MERKE**

Patientinnen und Patienten im Krankenhaus sollten ungefähr *1000 Schritte pro Tag* gehen. Damit bleiben sie körperlich bei Kräften, sind widerstandsfähiger, können besser atmen, sind geistig fitter, und mit der Verdauung klappt es auch besser!

Wie kann Mobilisierung helfen? Mobilisierung wirkt auf verschiedene körperliche Organe und Systeme (z. B. auf Knochen, Muskeln, Gelenke, aber auch auf Hormone, Kreislauf und Flüssigkeitshaushalt). Sie beeinflusst auch das Gehirn und dessen Funktionen. Wahrscheinlich (!) bewirken Mobilisierung und Bewegung im Vergleich zu Bettlägerigkeit eher ein Nervenwachstum, verbessern die Durchblutung des Gehirns und damit das Sauerstoffangebot und den Glucosestoffwechsel. Mobilisierung bewirkt eine Normalisierung der Botenstoffe im Gehirn (Neurotransmitter), damit einen langsameren Abbau der geistigen Funktionen im Alter und könnte somit das Entstehen einer Demenz verzögern bzw. verhindern (Nydahl 2022). Kurzum: *Mobilisierung scheint das Gehirn vor dem Entstehen eines Delirs zu schützen.*

In einer Metaanalyse von sieben Studien senkt Frühmobilisierung das Risiko bei Intensivpatienten, ein Delir zu entwickeln, um die Hälfte! Bei Patientinnen und Patienten, die bereits ein Delir entwickelt hatten, konnte kein Effekt nachgewiesen werden. Mobilisierung scheint damit einen präventiven Effekt, aber einen unklaren Effekt auf ein bestehendes Delir zu haben (Haley 2019). Dies konnte durch eine weitere randomisierte Studie belegt werden, bei der Intensivpatientinnen und -patienten in den Abendstunden zwischen 21 und 23 Uhr noch mal auf die Bettkante oder in einen Stuhl mobilisiert wurden. Auch hier war das Risiko, danach ein Delir zu entwickeln, deutlich geringer, als wenn die Patientinnen und Patienten im Bett liegen blieben.
Wenn fünf Patienten frühmobilisiert werden, wird (statistisch) bei einem dieser Patienten ein Delir vermieden. Dies ist im Vergleich zu Medikamenten ein sehr gutes Ergebnis! Allerdings bewirkt die Mobilisierung in den Abendstunden auch hier keine Verkürzung eines Delirs, d. h., sie wirkt präventiv und könnte ggf. die Stärke eines Delirs lindern (Nydahl 2022). Was aber ist Mobilisierung, und wie wird sie umgesetzt?

## 6.3.2 Definition der Frühmobilisation



Nach der „S2e-Leitlinie" zur Lagerung und Frühmobilisation versteht man unter dem Begriff der *Mobilisation* alle Maßnahmen am Patienten, die passive oder aktive Bewegungsübungen einleiten und/oder unterstützen. Sie dienen darüber hinaus dazu, die Bewegungsfähigkeit zu fördern und/oder zu erhalten. Als Ergänzung dazu wird die Lagerung als Veränderung von Körperpositionen mit dem Ziel der Einwirkung auf schwerkraftbedingte Effekte gesehen. Unter der *Frühmobilisation* versteht man den Beginn der Mobilisation innerhalb von 72 Stunden nach Aufnahme auf die Intensivstation (Bein 2015).
Es gibt eine Vielzahl an möglichen und notwendigen Maßnahmen und Elementen zur Mobilisation, die im Weiteren in drei große Bereiche gegliedert werden (➤ Abb. 6.1). In

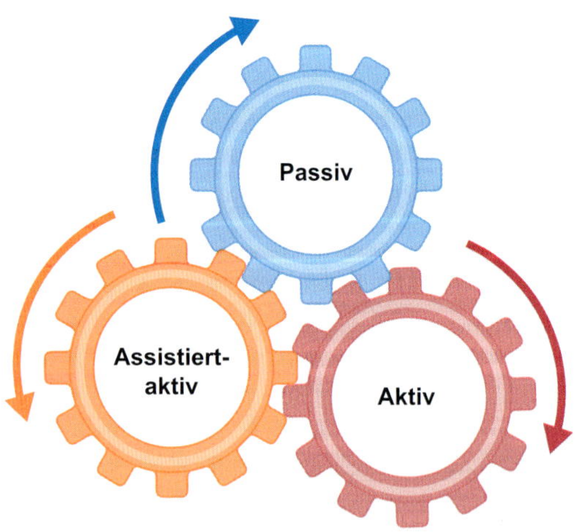


**Abb. 6.1** Die drei Mobilisationsarten „passiv", „assistiert-aktiv" und „aktiv" greifen wie Zahnräder ineinander – so wird der Bewegungsfluss angeregt und gefördert. (Quelle: Eigene Darstellung) [L143/P214]

anderen Bereichen kann ebenfalls von Frühmobilisierung gesprochen werden (wie z. B. auf Stroke-Units nach einem Schlaganfall). Im Allgemeinen wird aber in sonstigen Bereichen einfach von Mobilisierung gesprochen.

In die erste Gruppe der *passiven Mobilisationen* fallen das passive Bewegen aller Extremitäten in alle physiologischen Richtungen. Dies geschieht einerseits durch das tatsächliche Hands-on-Bewegen im Rahmen von pflegerischen und therapeutischen Maßnahmen, aber unter Umständen auch mittels eines Bettfahrrads (passives Cycling) oder einer Bewegungsschiene. Ebenso zählen zu dieser ersten Gruppe die passive vertikale Mobilisation z. B. in einem Stehbett oder auch der passive Transfer in einen Mobilisations- bzw. Rehasessel mittels Kransystem, Rollboard oder ähnlicher Hilfsmittel. Bereits in dieser Phase muss auf die Gefahr einer drohenden Überlastung des Patienten (z. B. stundenlanges unbewegtes Sitzen) geachtet und darauf reagiert werden.

In der zweiten Gruppe werden alle *assistiert-aktiven Mobilisationen* zusammengefasst, d. h., es kommen aktive Bewegungsübungen in Rückenlage mit assistierter manueller Unterstützung zum Einsatz. Sie werden durch selbstständige Mobilisation im Bett, wie z. B. aufrechtes Hinsetzen oder Drehen, ergänzt. In weiterer Folge ist es auch möglich, ein Balancetraining und das assistierte Cycling einzusetzen.

Schlussendlich werden in der dritten Gruppe die Patienten bei der *aktiven Mobilisation* – das Sitzen an der Bettkante (Querbettsitz), Übungen zur Steigerung der Rumpfkontrolle, die aktive Mobilisation in den Stand sowie Stehversuch und Gehen am Platz – unterstützt. Außerdem kommen in dieser Phase das Gehen mit und ohne Gehhilfen, das aktive Cycling oder auch kräftigende Bewegungsübungen mit Hilfsmitteln zum Einsatz.

Es gibt viele Elemente der Mobilisation und damit auch viele Einzelschritte in der Frühmobilisation, die an die jeweiligen Ressourcen des Patienten und des Teams angepasst werden sollten. Als internationale Empfehlung gilt ein *Step-by-Step-Modell,* das die sinnvollste Variante in der Umsetzung der Frühmobilisation ist. Damit wird der Patient nicht überfordert, und er erhält die Möglichkeit, sich wirklich im Sinne der Trainingslehre an die einzelnen Schritte anzupassen und zu verbessern.



### 6.3.3 Trainingslehre in der Mobilisation

Innerhalb der drei Gruppen ist es wichtig, dass die gewählten Maßnahmen und Techniken genau an die jeweiligen Ressourcen des Patienten angepasst werden. Es drängt sich natürlich die Frage auf, ab wann und wie stark ein Patient belastet werden soll. Außerdem ist es auch wichtig zu wissen, ob der Patient ausreichend belastet wird. Das sogenannte Modell der *Superkompensation* beschreibt in der Trainingslehre die trainingsbedingte Verbesserung der funktionellen Leistungsfähigkeit. Dieser Effekt bedingt allerdings das zeitgerechte Setzen eines adäquaten Trainingsreizes, der weder unter- noch überschwellig sein darf. Durch das Wiederholen des Trainings kommt es durch Ermüdung, Erholung und Anpassung zu dem gewünschten Effekt der Superkompensation (Nessizius 2014).

**MERKE**

Eine permanente Überforderung des Patienten führt zu einem Übertraining mit folgender Verschlechterung der funktionellen Performance. Eine zielgerichtete, ressourcenorientierte Mobilisation führt hingegen durch die Superkompensation zu einer *funktionellen Verbesserung.*

## 6.3.4 Risikomanagement

Die Frühmobilisation beatmeter Patienten ist mittlerweile gut etabliert, bedingt durch das Setting auf einer Intensivstation nicht risikolos, aber bei guter Planung sehr sicher. So konnten Nydahl et al. (2017a) in einem Review zeigen, dass es bei über 22.000 Mobilisationen/Interventionen zu weniger als 2 % unerwünschten Ereignissen kam (z. B. hämodynamische Veränderungen oder Desaturationen). Die meisten der beobachteten unerwünschten Ereignisse verschwanden wieder, indem die jeweilige mobilisierende Intervention gestoppt wurde (Nydahl et al. 2017a).

## 6.3.5 Grenzwerte zur Frühmobilisation

In der „PADIS“-Leitlinie zu Schmerz, Agitation, Delir, Immobilisierung und Schlaf der US-amerikanischen Society of Critical Care Medicine finden sich grundlegende Empfehlungen zur Frühmobilisation. Folgende Voraussetzungen sollen geschaffen werden (Devlin 2018, Hermes 2019):

- eine angepasste, scoregesteuerte Symptomkontrolle von Schmerz, Angst, Agitation und Delir (siehe DGAI & DIVI 2021: „S3-Leitlinie“; vgl. auch ➤ Kapitel 3)
- eine ausreichende respiratorische Reserve
- eine ausreichende kardiovaskuläre Reserve

Weitere Orientierung bieten die in ➤ Tab. 6.4 beschriebenen Grenzwerte einiger Vitalparameter und die in ➤ Tab. 6.5 erläuterten Abbruchkriterien.



**Tab. 6.4** Voraussetzungen für die Frühmobilisation nach der „PADIS“-Leitlinie (Quelle: Eigene Darstellung, adaptiert nach Devlin et al. 2018)

| Parameter | Grenzwerte |
|---|---|
| $SpO_2$ | ≥ 88 % |
| HF | 60 bis 130 |
| RRsyst | 90 bis 180 mmHg |
| MAD | 60 bis 100 mmHg |
| AF | 5 bis 40 Atemzüge/Minute |
| Neurologie | Fähig, die Augen auf Ansprache zu öffnen |
| Weiteres | • Keine neuen oder symptomatischen Herzrhythmusstörungen<br>• Keine Schmerzen im Brustkorb<br>• Keine instabilen Brüche der Wirbelsäule<br>• Keine Blutung im Magen-Darm-Bereich<br>• Ein Beatmungszugang ist sicher fixiert |
| *Mobilisierung kann auch mit höher dosierter Vasopressorentherapie, laufenden Nierenersatzverfahren oder femoralen Zugängen schrittweise durchgeführt werden* | |
| $SpO_2$ = periphere Sauerstoffsättigung, HF = Herzfrequenz, RRsyst = systolischer Blutdruck, MAD = mittlerer arterieller Blutdruck, AF = Atemfrequenz | |

**Tab. 6.5** Abbruchkriterien der Frühmobilisation nach der „PADIS"-Leitlinie (Quelle: Eigene Darstellung, adaptiert nach Devlin et al. 2018)

| Parameter | Grenzwerte |
|---|---|
| $SpO_2$ | < 88 % |
| HF | < 60 oder > 130 |
| RRsyst | < 90 oder > 180 mmHg |
| MAD | < 60 oder > 100 mmHg |
| AF | < 5 oder > 40 Atemzüge/Minute |
| Neurologie | Nicht mehr fähig, die Augen auf Ansprache zu öffnen |
| Weiteres | • Neue oder symptomatische Herzrhythmusstörungen<br>• Schmerzen im Brustkorb<br>• Instabile Brüche der Wirbelsäule<br>• Blutung im Magen-Darm-Bereich<br>• Sturz<br>• Entfernung von Zu- oder Ableitungen<br>• Stress bei Patienten oder Personal |

*Bei Auftreten einer kardiopulmonalen Instabilität unter laufender Mobilisation soll die Übungseinheit bis zur Stabilisierung unterbrochen oder in adaptiertem Maße durchgeführt werden*

$SpO_2$ = periphere Sauerstoffsättigung, HF = Herzfrequenz, RRsyst = systolischer Blutdruck, MAD = mittlerer arterieller Blutdruck, AF = Atemfrequenz



### 6.3.6 Ampelsystem

Hodgson et al. haben bereits 2014 ein *Ampelsystem* vorgestellt, das sich an dem aus dem physiotherapeutischen Prozess bekannten System der Red, Yellow und Green Flags orientiert. Dieses Konzept wurde dann von Nydahl et al. ins Deutsche übersetzt und beschreibt drei verschiedene Szenarien (vgl. ➤ Abb. 6.2).

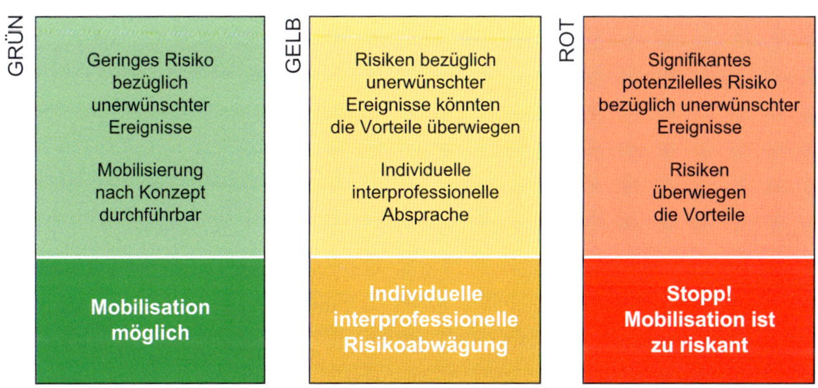


**Abb. 6.2** Möglichkeiten zum Risikomanagement der Mobilisation nach dem „Ampelsystem" (Quelle: Eigene Darstellung in Anlehnung an Hodgson et al. 2014) [L143/P214]

### 6.3.7 Ergänzende Assessments

Aus Sicht der Frühmobilisation ist es neben den in ➤ Kapitel 3.2 schon erwähnten Schmerz- und Delirscores sinnvoll, weitere Assessments zu verwenden. Diese Assessments und Scores bieten die Möglichkeit, den funktionellen Status des Intensivpatienten zu eruieren und zu dokumentieren. Sie bringen damit einen gewissen Überblick und liefern im besten Fall positiv besetzte Erfolgserlebnisse für den Patienten sowie das behandelnde Team (Nessizius et al. 2017).

### 6.3.8 ICU Mobility Scale

Die ICU Mobility Scale schafft einen Überblick zum Mobilisationsverlauf über mehrere Tage, Wochen oder Monate. In ➤ Tab. 6.6 sind die einzelnen Items beschrieben. Teamintern ist es sinnvoll, einzelne Beschreibungen zu erweitern, damit Klarheit herrscht, z. B. ob Phase 4, „Stehen", mit oder ohne Unterstützung stattgefunden hat.

### 6.3.9 FSS-ICU

Beim **F**unctional **S**tatus **S**core for the **I**ntensive **C**are **U**nit (FSS-ICU) werden sieben verschiedene Bewegungsübergänge mit Punkten von 0 (nicht möglich) bis 7 (selbstständig ausgeführt) beurteilt. Je selbstständiger ein Bewegungsübergang ausgeführt wird, desto höher wird die Summe der Punkte. Der Minimalwert beträgt 0, der Maximalwert 35; die fünf Bewegungsübergänge sind:

- Im Bett umdrehen
- Vom Liegen zum Sitzen kommen
- Freies Sitzen
- Aufstehen
- Gehen

**Tab. 6.6** Die ICU Mobility Scale (Quelle: Nach Hodgson 2014, modifiziert nach Nydahl et al. 2016, Nydahl et al. 2017b) [F821-002]

| Wert | Beschreibung |
|---|---|
| 0 | Keine Eigenaktivität |
| 1 | Mobilisation im Bett |
| 2 | Passive Mobilisation in den Stuhl, ohne zu stehen |
| 3 | Mobilisation an die Bettkante |
| 4 | Stehen |
| 5 | Transfer vom Bett zum Stuhl mit zwischenzeitlichem Stehen |
| 6 | Gehen auf der Stelle (mindestens je Bein 2 Schritte) |
| 7 | Gehen mit der Unterstützung von ≥ 2 Personen, > 5 Meter |
| 8 | Gehen mit Unterstützung von 1 Person, > 5 Meter |
| 9 | Gehen mit Gehhilfe, > 5 Meter |
| 10 | Gehen ohne Gehhilfe, > 5 Meter |

## 6.3.10 MRC Sum Score

Anhand von sechs verschiedenen Bewegungen wird mithilfe der **M**edical **R**esearch **C**ouncil (MRC) Scale von 0 (keine Bewegung) bis 5 (maximale Kraftentfaltung) eruiert, wie hoch die momentane tatsächliche Muskelkraft ist. Die einzelnen Bewegungen sind standardisiert:

- Handgelenksextension
- Ellbogenflexion
- Schulterabduktion
- Dorsalflexion Fuß
- Kniestreckung
- Hüftbeugung

Der Maximalwert beträgt 60 Punkte, wobei bereits bei weniger als 48 Punkten per definitionem die Diagnose einer ICU-acquired Weakness bestätigt ist.

**MERKE**

Muskelkraft hängt in erster Linie von den rekrutierbaren Muskelfibrillen eines Muskels oder einer Muskelgruppe ab (inter-/intramuskuläre Koordination) und korreliert nicht zwangsläufig mit einem geringen Muskelumfang (z. B. Verlust an Muskelmasse im Rahmen der ICUAW).

## 6.3.11 Modifizierte Ashworth-Skala

Um einen schnellen basalen Überblick bezüglich eines etwaigen pathologischen Tonus (Spastik) zu bekommen, eignet sich die modifizierte Ashworth-Skala (➤ Tab. 6.7). Sie ist mit 5 Stufen sehr einfach gehalten und muss bei Bedarf durch differenzierte neurologische Assessments ergänzt werden.

**Tab. 6.7** Modifizierte Ashworth-Skala (Quelle: In Anlehnung an Pandyan et al. 1999) [H284-001]

| Wert | Beschreibung |
|---|---|
| **0** | Kein erhöhter Tonus |
| **1** | Leichte Erhöhung des Tonus (vorübergehender oder leichter Widerstand am Ende der Bewegung) |
| **2** | Deutliche Erhöhung des Tonus über 50 % der ROM |
| **3** | Starke Tonuserhöhung, passive ROM erschwert |
| **4** | ROM in Flexion und/oder Extension eingeschränkt |

ROM = Range of Motion

## 6.3.12 Assessment nach Morris

Morris hat ein einfaches Assessment entwickelt, um den kognitiven und funktionalen Status von Patienten zu erfassen (Morris 2008; vgl. ➤ Tab. 6.8). Nach der Beurteilung kann entschieden werden, wie weit ein Patient auf der ICU Mobility Scale mobilisiert werden kann:

**Tab. 6.8** Modifizierte Morris-Skala (Quelle: nach Morris et al. 2008) [F1096-003]

| Kriterium | Stufe auf ICU Mobility Scale | Mögliche Mobilisierung |
|---|---|---|
| Patient ist bewusstlos | 0–2 | Passiv im Bett, Thekla |
| Patient ist bei Bewusstsein | 1–2 | Sitzen im Bett bis Thekla |
| Kann Arme gegen Schwerkraft heben, hat Rumpfspannung | 3 | Sitzen auf Bettkante |
| Kann Beine gegen Schwerkraft heben | 4–10 | Stehen, aktive Transfers usw. |

- Bewusstlose Patienten werden passiv bewegt.
- Sobald eine Patientin bzw. ein Patient die Arme heben kann, ist ggf. ein Sitzen auf der Bettkante möglich.
- Wenn die Beine aktiv gegen die Schwerkraft gehoben werden können, ist auch ein Stehen und ggf. Gehen möglich.

## 6.3.13 Los geht's!

### Wie kann Frühmobilisation gelingen?

Die zielgerichtete Umsetzung der Frühmobilisation gelingt dann, wenn die notwendigen Maßnahmen in ein *interprofessionelles Mobilisationskonzept* eingebettet sind. Sowohl in einschlägigen Fachbüchern, online als auch im Gespräch mit Kollegen aus unterschiedlichen Kliniken und Krankenhäusern entdeckt man immer wieder neue Ideen oder Versionen zu bestehenden Mobilisationskonzepten. Es stellt sich also die Frage, welche wesentlichen Eckpunkte ein gut funktionierendes Mobilisationskonzept aufweisen muss.

Die gute und die schlechte Nachricht ist, dass niemand *das* Mobilisationskonzept erfunden hat, das für alle Patienten, Stationen bzw. in allen Krankenhäusern funktioniert. Vielmehr muss ein Mobilisationskonzept immer an die jeweiligen Gegebenheiten einer Station und ihre Strukturen angepasst werden. Anhand der von Hodgson et al. (2018) beschriebenen Barrieren, die ein Team daran hindern, die Frühmobilisation umzusetzen, sind ebenso die notwendigen Eckpunkte für ein Erfolg versprechendes Mobilisationskonzept erkennbar.

### Mobilisationsbarrieren

Die drei wesentlichen Faktoren inklusive einiger Beispiele, die eine Umsetzung der Frühmobilisation verhindern können, sind in ➤ Abb. 6.3 dargestellt.

Die genannten Barrieren bieten auch die Chance zur erfolgreichen Implementierung eines Mobilisationskonzepts (siehe auch Dubb 2016). Angelehnt an die Empfehlungen von Hodgson et al. (2018), werden im Folgenden mögliche Lösungen aufgezeigt, um Patienten zielgerichtet und ressourcenorientiert mobilisieren zu können und ihnen damit für ihr weiteres Leben eine gute Grundlage zu schaffen.

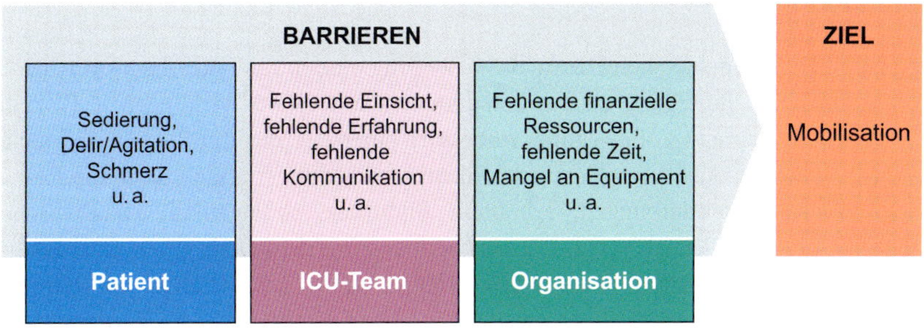


**Abb. 6.3** Barrieren, die eine Mobilisation verhindern, können patientenseitig, im Intensivteam oder in der Organisation (z. B. Krankenhausträger) gesucht werden. (Quelle: Eigene Darstellung in Anlehnung an Hodgson et al. 2018) [L143/P214]

## Patient im Fokus

Es ist auch aus Sicht der Frühmobilisation eminent wichtig, dass Schmerzen erkannt und behandelt werden, da sie die Möglichkeit zur Mobilisation wesentlich beeinflussen. Außerdem muss der Patient über die geplanten Maßnahmen – je nach RASS (Skala für die Wachheit) – informiert und v. a. bezüglich der gewünschten Zielsetzung miteinbezogen werden.

## Behandelndes Team mit klarem Ziel

Frühmobilisation und Mobilisationskonzepte können nur *interprofessionell* gelingen, d. h., es muss jeder Einzelne im Team zumindest grundsätzlich mit den wesentlichen Eckpunkten des stationseigenen Konzepts vertraut sein. Deshalb empfiehlt es sich, dass bei der Entwicklung eines solchen Algorithmus alle Professionen vertreten sind und sich im Prozess der Implementierung aktiv mit einbringen. Gemeinsame Definitionen verschiedener Begriffe aus der Mobilisation helfen, sich auf Augenhöhe zu treffen. Im Team sollte sich die Ansicht durchsetzen, dass es einfach „cool" ist, Patienten in ihren jeweiligen Bewegungsfähigkeiten zu unterstützen und zu fördern. Zudem sollte sich das Bewusstsein bilden, dass es vieler kleiner Schritte bedarf, um das Ziel – ein mobiler Patient, der möglichst viel Selbstständigkeit zeigt – zu erreichen.

## Erfolgreiche Organisation

Auf Verwaltungsebene müssen die finanziellen Ressourcen geschaffen werden, damit das benötigte Personal (therapeutisch und pflegerisch), das Know-how bezüglich der Umsetzung der Frühmobilisation und das notwendige Equipment zur Verfügung gestellt werden können. Durch das Beachten von einschlägigen Richtlinien können diesbezüglich sinnvolle Entscheidungen getroffen und die notwendigen finanziellen Mittel genehmigt werden. Der Erfolg zeigt sich einerseits durch optimal versorgte und selbstbestimmte Patienten und andererseits, indem sowohl Beatmungs- als auch Intensivstations-Tage gespart werden.

### Bewegung als Medikament

Die präventiv-therapeutischen Effekte von Bewegung werden von Fiuza-Luces et al. (2013) betont, indem sie Bewegung als ein „Medikament mit vielen Wirkungen" („Polypill") bezeichnen. Regelmäßige Bewegung verbessert einerseits die muskulär-funktionellen Fähigkeiten (Kraft, Ausdauer, Geschicklichkeit) und reduziert andererseits die Rate an kardiovaskulären Erkrankungen, erhöhtem Blutdruck, Schlaganfall, metabolischem Syndrom sowie Typ-2-Diabetes. Im Zusammenhang mit dem Delir ist ein interessanter Aspekt, dass der sogenannte Brain Derived Neurotrophic Factor (BDNF) bei Bewegung aktiviert wird und positive Effekte auf die kognitiven Funktionen, die Neuroplastizität und auf Depressionen bzw. Angstzustände hat.

## 6.3.14 Zusammenfassung

Der Mensch lebt von Bewegung. Die Aufgabe aller Berufsgruppen, die mit Patienten gemeinsam an ihrer Genesung arbeiten, ist, die *positiven Effekte von Bewegung* zu nutzen. Die Mobilisation und die Frühmobilisation können dahingehend wertvolle Unterstützung bieten. Anhand von *individuell erstellten Mobilisationskonzepten* besteht die Möglichkeit, die Patienten abhängig von ihren körperlichen und geistigen Ressourcen Bewegung erfahren zu lassen. Eine funktionelle Verbesserung im Sinne eines körperlichen Trainings passiert dann, wenn die Belastungs- und die Ruhezeiten richtig gewählt werden. Diesbezüglich werden geeignete Assessments verwendet, und auch das medizinische Bauchgefühl (unbewusstes Erfahrungswissen) sollte nicht außer Acht gelassen werden.

Bewegung und Mobilisation sind wertvolle Bausteine in der *nichtmedikamentösen Therapie* von Patienten und verhindern unter Umständen das Auftreten eines Delirs.



**LITERATUR**


Bein T, Bischoff M, Brückner U, et al. Kurzversion S2e-Leitlinie: Lagerungstherapie und Frühmobilisation zur Prophylaxe oder Therapie von pulmonalen Funktionsstörungen. Anaesthesist. 2015; 64(8): 596–611

Devlin JW, Skrobik Y, Gélinas C, Needham DM, Slooter AJC, et al. Clinical Practice Guidelines for the Prevention and Management of Pain, Agitation/Sedation, Delirium, Immobility, and Sleep Disruption in Adult Patients in the ICU. Crit Care Med. 2018; 46(9): e825–e873

DGAI – Deutsche Gesellschaft für Anästhesiologie und Intensivmedizin & DIVI – Deutsche Interdisziplinäre Vereinigung für Intensiv- und Notfallmedizin (Eds). S3-Leitlinie. Analgesie, Sedierung und Delirmanagement in der Intensivmedizin (DAS-Leitlinie 2020). Stand: 2021. Online verfügbar unter: https://www.awmf.org/leitlinien/detail/ll/001-012.html [letzter Zugriff am 07.07.2022]

Dubb R, Nydahl P, Hermes C, et al. Barriers and Strategies for Early Mobilization of Patients in Intensive Care Units. Ann Am Thorac Soc. 2016; 13(5): 724–730

Fiuza-Luces C, Garatachea N, Berger NA, Lucia A. Exercise is the real polypill. Physiology (Bethesda). 2013; 28(5): 330–358

Haley MN, Casey P, Kane RY, Dārziņš P, Lawler K. Delirium management: Let's get physical? A systematic review and meta-analysis. Australas J Ageing. 2019; 38(4): 231–241

Hermes C, Dewes M, Nydahl P. Leitlinie PADIS – Teil 3. Pflegen Intensiv. 2019; 16(1): 16–20

Hodgson CL, Capell E, Tipping CJ. Early Mobilization of Patients in Intensive Care: Organization, Communication and Safety Factors that Influence Translation into Clinical Practice. Crit Care. 2018; 22(1): 77

Hodgson CL, Stiller K, Needham DM, et al. Expert consensus and recommendations on safety criteria for active mobilization of mechanically ventilated critically ill adults. Crit Care. 2014; 18(6): 658

Meyfroidt G, Smith M. Focus on delirium, sedation and neuro critical care 2019: towards a more brain-friendly environment? Intensive Care Med. 2019; 45(9): 1292–1294

Morris PE, Goad A, Thompson C, et al. Early intensive care unit mobility therapy in the treatment of acute respiratory failure. Crit Care Med 2008; 36(8): 2238–2243

Nessizius S. Aufgaben der Physiotherapie in der Intensivmedizin. Med Klin Intensivmed Notfmed. 2014; 109: 547–554

Nessizius S, Rottensteiner C, Nydahl P. Frührehabilitation in der Intensivmedizin – Interprofessionelles Management. München: Elsevier Urban & Fischer, 2017

Nydahl P, Dubb R, Filipovic S, Hermes C, Jüttner F, Kaltwasser A, Klarmann S, Mende H, Nessizius S, Rottensteiner C. Algorithmen zur Frühmobilisierung auf Intensivstationen. KleinKlin Intensivmed Notfmed. 2017 [2017b]; 112(2): 156–162

Nydahl P, Dubb R, Filipovic S, Hermes C, Jüttner F, Kaltwasser A, Klarmann S, Mende H, Nessizius S, Rottensteiner C. Algorithmen und Checklisten unterstützen Frühmobilisierung. Pflegen Intensiv. 2016; 4: 12–19

Nydahl P, Sricharoenchai T, Chandra S, Kundt FS, Huang M, Fischill M, Needham DM. Safety of Patient Mobilization and Rehabilitation in the Intensive Care Unit. Systematic Review with Meta-Analysis. Ann Am Thorac Soc. 2017 [2017a]; 14(5): 766–777

Nydahl P, McWilliams D, Weiler N, Borzikowsky C, Howroyd F, Brobeil A, Kott M, Lindner M, von Haken R. Mobilization in the evening to prevent delirium: A pilot randomized trial. Nurs Crit Care, 2022; 27(4): 519–527

Pandyan AD, Johnson GR, Price CI, Curless RH, Barnes MP, Rodgers H. A review of the properties and limitations of the Ashworth and modified Ashworth Scales as measures of spasticity. Clin Rehabil. 1999; 13(5): 373–383

KAPITEL

Fenna Weller

# 7 Delir und die Bedeutung von Schlaf

## 7.1 Hintergrund

Im Jahr 2013 wurden in Deutschland insgesamt 19,2 Millionen Patient*innen stationär behandelt (Robert Koch-Institut, 2015), ca. 700.000 davon auf Intensivstationen (Fleischmann-Struzek et al., 2019). Das Durchschnittsalter der Patient*innen mit Intensivbehandlung lag 2011 bei 70 Jahren (Fleischmann-Struzek et al., 2019). Für ältere Patient*innen liegt die Wahrscheinlichkeit, während eines Krankenhausaufenthalts ein Delir zu entwickeln, bei 29–31 % (Levkoff et al., 1991; O'Keeffe & Lavan, 2015). In einer multizentrischen Studie wurde das PRE-DELIRIC-Modell („**Pre**diction of **Deliri**um in **IC**U Patients") entwickelt (van den Boogaard et al., 2012). Darin sind zehn *Risikofaktoren* zusammengefasst, die nachweislich eine Auskunft darüber geben können, ob Patient*innen innerhalb ihres Intensivaufenthalts ein Delir entwickeln. Neben dem *höheren Alter* als prädisponierendem Faktor werden als Auslöser *Schlafmangel/-entzug* und auch die Gabe von *Benzodiazepinen* genannt (van den Boogaard et al., 2012).
Ein Schlafmangel oder -entzug hat Folgen, wie zum Beispiel die Beeinträchtigung der psychomotorischen Vigilanz mit Aufmerksamkeitsstörungen und vermehrter Tagesmüdigkeit und Reizbarkeit (Bonnet & Arand, 2003; Weinhouse et al., 2009). Diese Symptomatik tritt ebenfalls bei einem Delir auf (Spies et al., 2019). Durch nächtliche pflegerische oder ärztliche Tätigkeiten, alarmierende Geräte, helles Licht, bestimmte Medikamente oder die individuell hohe Erkrankungsschwere wird die *Schlafqualität* negativ beeinflusst (Freedman et al., 2001; Pinzon & Galetke, 2020; Schönhofer, 2012). Weinhouse et al. (2009) führen in ihrem Review Studien auf, die bestätigen, dass mangelnder Schlaf bei Intensivpatient*innen in Zusammenhang mit der Entwicklung eines Delirs steht.
Ist ein/e Patient*in an einem Delir erkrankt, kann dies zu einem längeren Intensivaufenthalt, einer erhöhten Mortalität und Morbidität führen (Weinhouse et al., 2009). Sowohl zur Prävention und Behandlung eines Delirs als auch von *Schlafstörungen* werden in aktuellen *Leitlinien* und themenbezogenen Studien *nichtpharmakologische Interventionen* empfohlen (Baron et al., 2015; Riemann et al., 2017; AWMF, 2020).



### 7.1.1 Lernziel

Dieser Beitrag verfolgt das Ziel, pflegerisches und medizinisches Personal auf den Intensivstationen dafür zu sensibilisieren, wie bedeutsam ausreichender und erholsamer Schlaf generell und insbesondere im Rahmen des Delirmanagements für die Patient*innen ist.

### 7.1.2 Verwendete Literatur

Die Inhalte beruhen auf aktuellen Leitlinien der AWMF (Riemann et al., 2017; AWMF, 2020) sowie Fachinformationen der **D**eutschen **G**esellschaft für **S**chlafforschung und Schlaf**m**edizin (DGSM) und der **A**merican **A**cademy of **S**leep **M**edicine (AASM). Ebenso wurden Publikationen aus den Datenbanken *PubMed* und *Cochrane* für die kommenden Abschnitte selektiv ausgewählt.

## 7.2 Schlaf und seine Bedeutung für Intensivpatient*innen

Der Neurowissenschaftler Prof. Dr. Matthew Walker schreibt, dass er früher davon ausgegangen sei, dass Schlaf neben Ernährung und Sport die dritte Säule einer guten Gesundheit sei. Davon sei er jetzt abgekommen, denn nach langjähriger Forschung stehe für ihn fest: „Schlaf ist nicht nur eine Säule, sondern das Fundament“ (ebd. Walker, 2018).

### 7.2.1 Physiologie und Funktion

Unsere „innere Uhr“, der zirkadiane Rhythmus, wird im Gehirn vom Nucleus suprachiasmaticus gesteuert, welcher im ventralen Hypothalamus verortet ist (Wiater, 2016). Dieser ist indirekt mit der Retina (Netzhaut) verbunden, über die wiederum Lichtreize aufgenommen werden. Vom Nucleus suprachiasmaticus wird die Lichtinformation über efferente Verbindungen an den Corpus pineale weitergeleitet, wo das Hormon Melatonin gebildet und bei Einbruch der Dunkelheit vermehrt ausgeschüttet wird (ebd. Wiater, 2016).

Während ein Mensch schläft, durchläuft er normalerweise mehrere Zyklen, in denen sich Leicht- und Tiefschlafphasen (N1–3) mit REM-Schlafphasen (**R**apid **E**ye **M**ovements) abwechseln (Wiater, 2016). Nach den Kriterien der AASM zählt man als fünfte Phase ebenfalls das Wachsein hinzu (AASM, 2007). Je länger wir wach sind, desto mehr Adenosin häuft sich infolge des Energiestoffwechsels der Nervenzellen im Extrazellularraum des Gehirns an. Adenosin bewirkt eine verminderte Erregbarkeit und somit eine Art „Schlafdruck“ (Wiater, 2016; Walker, 2018). Die erste *Non-REM-Schlafphase N1* (Non REM = NREM) steht für den Übergang vom Wachsein zum Schlafen. Der Mensch „döst“, die Augen beginnen langsam zu rollen, und der Muskeltonus nimmt ab. Der Thalamus blockiert das Durchdringen von Wahrnehmungen und Sinnesreizen (Walker, 2018). Danach beginnt die zweite, stabilere *Schlafphase N2*. Der Muskeltonus nimmt weiter ab, in der Elektroenzephalografie (EEG) sind Theta-Wellen erkennbar, und in der Elektrookulografie (EOG) sind keine Augenbewegungen mehr sichtbar (siehe auch ➤ Kapitel 3.3). Zusammen nennt man N1 und N2 auch *Leichtschlafphasen*, sie machen circa 55–60 % des Gesamtschlafes bei einem Erwachsenen aus. Anschließend folgt dann die *Tiefschlafphase N3* (10–25 % des Gesamtschlafs). Von N1 zu N3 nimmt die Hirnaktivität deutlich ab, in N3 werden Delta-Wellen im EEG aufgezeichnet. Abschließend folgt die *REM-Schlafphase* (20–25 % des Gesamtschlafs), die man auch Traumschlaf oder paradoxen Schlaf nennt. Paradox deshalb, weil es plötzlich zu raschen Augenbewegungen, erhöhter Atemfrequenz und neuronaler Aktivität kommt (AASM, 2007; Weeß & Landwehr, 2009; Wiater, 2016). Diese Informationen sind in ➤ Tab. 7.1 zusammengefasst (Abgrenzung zur Delirdiagnostik: siehe ➤ Kapitel 3).

Vier- bis siebenmal pro Nacht durchlaufen Erwachsene nacheinander die NREM- und REM-Schlafphasen. Einen „Durchlauf“ nennt man Schlafzyklus, und dieser dauert circa 70–110 Minuten. Dabei nimmt der Anteil des Tiefschlafs (NREM 3) kontinuierlich ab und der Anteil des REM-Schlafes zu. Insgesamt ergibt sich daraus ein Durchschnittswert der regelhaften Gesamtschlafdauer eines Erwachsenen zwischen 7,5 bis 8,5 Stunden (Weeß & Landwehr, 2009; Wiater, 2016).

**Tab. 7.1** Charakteristika der Schlafstadien (Quelle: Eigene Darstellung)

| Stadium | EEG *Aktivität der Gehirnwellen* | EOG *Aktivität der Augenbewegungen* | EMG (Elektromyografie) *Muskelaktivität* | Anteile vom Gesamtschlaf (mittleres Lebensalter: ca. 30 Jahre) in Prozent |
|---|---|---|---|---|
| **Wach** | Dominierende Alpha- und Beta-Aktivität | Lidschläge, rasche Augenbewegungen | Hoher Tonus, Bewegungsartefakte | <5 % |
| **NREM I** | Theta-Aktivität (Vertexzacken) | Langsame, z.T. rollende Augenbewegungen | Abnahme des Muskeltonus | ca. 5 % |
| **NREM II** | Theta-Aktivität, K-Komplexe, Schlafspindeln | Keine Augenbewegungen, EEG-Artefakte | Abnahme des Muskeltonus | ca. 45–55 % |
| **NREM III** | Delta-Aktivität | Keine Augenbewegungen, EEG-Artefakte | Abnahme des Muskeltonus | ca. 10–25 % |
| **REM** | Theta- (auch langsame Alpha-) Aktivität, Sägezahnwellen | Konjugierte, rasche Augenbewegungen | Niedrigster mittlerer Tonus, z.T. phasische Aktivierung | ca. 20–25 % |



In den NREM-Schlafphasen finden physiologische Wachstums- und Erholungsprozesse u. a. des Immun- und Nervensystems, der Knochen und Muskeln statt. So wird zum Beispiel das Wachstumshormon STH (somatotropes Hormon) in der ersten Hälfte des Schlafs vermehrt ausgeschieden. Neben einer anabolen Wirkung für Knochen und Muskeln erhöht STH den Blutzuckerspiegel und wirkt auf Adipozyten (Fettzellen) lipolytisch, also fettabbauend (Weeß & Landwehr, 2009). Das angeborene und adaptive Immunsystem weist eine erhöhte Aktivität (d. h. Entzündungen) im nächtlichen Schlaf auf, welche u. a. abhängig ist vom Kortisol und seiner suppressiven Wirkung. Die Sekretion von Kortisol ist dabei stark vom zirkadianen Rhythmus abhängig, Kortisol wird vor allem nachts ausgeschieden (Weeß & Landwehr, 2009; Irwin, 2015).

Leichte Schlafstörungen oder Schlafentzug führen zu einer Reduktion der natürlichen Immunantwort, der T-Zell- und Zytokinproduktion (Asif et al., 2017; Irwin et al., 1996; Irwin, 2015; Novaes et al., 1997). Dadurch sind Betroffene anfälliger für Infektionskrankheiten und reagieren langsamer auf Impfstoffe (Irwin, 2015). Laut Irwin (2015) stehen die Abnahme des Wachstumshormons STH und die Zunahme der Sympathikusaktivierung während der Tiefschlafphasen mit der reduzierten antiviralen Immunantwort im Zusammenhang. (Für die intensivere Auseinandersetzung wird auf die Forschungsarbeit von Besedovsky et al. [2019] und Irwin [2015] verwiesen.)

Wiater (2016) erklärt, dass im Schlaf neuronale Netzwerke organisiert und verändert werden. Daten werden reguliert, gelöscht und gespeichert. Der Mensch verarbeitet dabei, vor allem im REM-Schlaf, Erfahrungen und reift kognitiv (Weeß & Landwehr, 2009; Wiater, 2016; Walker, 2018). (Weitere Informationen zu den physiologischen Prozessen des zirkadianen Rhythmus sind in den Publikationen von Weeß & Landwehr [2009] und Asif et al. [2017] zu finden.)

### 7.2.2 Diagnostik und Monitoring

Zur Diagnostik von Schlafstörungen und Erfassung von physiologischen Parametern im Schlaf gilt die *Polysomnografie* als *Goldstandard* (BaHammam, 2006; Beltrami et al., 2015; Pinzon & Galetke, 2020). Für die tägliche Praxis auf der Intensivstation wird die Polysomnografie als nicht praktikabel angesehen, da das Verfahren aufwendig ist und zusätzlichen Personals bedarf (Pinzon & Galetke, 2020).
Mittels *Aktigraf,* einem Sensor, der wie eine Armbanduhr am Handgelenk befestigt wird, kann über mehrere Tage die Bewegungsaktivität gemessen werden. Dieser lässt Rückschlüsse auf die Schlaf- und Wachphasen zu (Tilmanne et al., 2009; Pinzon & Galetke, 2020).
Ein gängiges Verfahren zum Monitoring der Sedierungstiefe von Intensivpatient*innen ist der *Bispektralindex* (BIS). Über Elektroden, die auf der Stirn angeklebt werden, können Hirnströme erfasst und eine Echtzeit-EEG-Spur abgeleitet werden. Auf dem Monitor erscheinen Zahlen zwischen 0 (kortikale elektrische Stille) und 100 (normale kortikale elektrische Aktivität) (BaHammam, 2006; Beltrami et al., 2015). Die BIS-Messung lässt keine genaue Charakterisierung der Schlafstadien zu (BaHammam, 2006; Pinzon & Galetke, 2020), da lediglich die Hirnaktivität gemessen wird.

### 7.2.3 Dokumentation und Einschätzung von Schlaf

Die Dokumentation von Schlaf auf den Intensivstationen ist bisher sehr unterschiedlich. Oft fehlt eine angemessene Möglichkeit, Schlaf zu erfassen, einzuschätzen oder zu dokumentieren. Abuja (2010) empfiehlt, morgens nach dem Schlafempfinden der vergangenen Nacht zu fragen, um so ggf. Interventionen des Vorabends zu evaluieren.
Das wohl bekannteste *Selbsteinschätzungsinstrument* für kritisch kranke Intensivpatient*innen ist der **R**ichard **C**ampbell **S**leep **Q**uestionnaire (RCSQ). Darin beurteilen Patient*innen auf einer visuellen Analogskala Schlafdauer, -tiefe, -qualität und zwei weitere Items (Reuschenbach & Mahler, 2020). In der Studie von Alsulami et al. (2019) wurde der RCSQ auf seine Güte und Wirksamkeit hin untersucht. In ihrer Studie wandten sie das besagte Assessment bei 120 Intensivpatient*innen an und empfehlen es aufgrund ihrer Ergebnisse für die Anwendung in der klinischen Praxis. Sie stellten fest, dass Schlafen am Tag zwar den Nachtschlaf erschwert, aber es den Patient*innen laut eigener Aussagen oft schwerfällt, am Tag wach zu bleiben (Alsulami et al., 2019). So kommen sie zu dem Entschluss, dass dieses Assessment vor allem bei Patient*innen geeignet ist, die sich nicht verbal mitteilen können (Alsulami et al., 2019).
Weitere Assessments zur Erfassung von Schlafstörungen sind der **P**ittsburgher **S**chlaf**q**ualitäts**i**ndex (PSQI), der **S**chlaf**f**ragebogen **A** (SF-A), der **I**nsomnia **S**everity Index (ISI) oder das Schlaftagebuch (Riemann et al., 2017).
Die objektive Erfassung durch Pflegende wird von Pinzon & Galetke (2020) als kritisch angesehen. Pflegende schätzen laut einer Studie von Kamdar et al. (2012) die Schlafdauer und -qualität besser ein als die Patient*innen selbst.

### 7.2.4 Risikofaktoren für Schlafstörungen

BaHammam (2006) erwähnt in einem Review eine Querschnittstudie, in der 50 Intensivpatient*innen hinsichtlich ihres Stressempfindens befragt wurden. Neben Schmerz wurde Schlaflosigkeit aufgrund von Lärm als zweitwichtigster Stressor identifiziert (Novaes et al., 1997). Weitere Studien verweisen auf Risikofaktoren, die zu Schlafstörungen führen können (BaHammam, 2006; van den Boogaard et al., 2012; Beltrami et al., 2015; Pinzon & Galetke, 2020).
Zur Übersicht sind in ➤ Tab. 7.2 diese Risikofaktoren in extrinsische und intrinsische Faktoren aufgeteilt. Für den Vergleich sind ebenfalls die zehn Risikofaktoren des oben genannten PRE-DELIRIC-Modells aufgeführt (van den Boogaard et al., 2012).

**Tab. 7.2** Risikofaktoren für Schlafstörungen (Quelle: Eigene Darstellung)

| Referenz | Extrinsische Risikofaktoren | Intrinsische Risikofaktoren |
|---|---|---|
| *Pinzon & Galetke, 2020* | • Lärm<br>• Licht<br>• Beatmung<br>• Tätigkeiten an den Patient*innen<br>• Besuche<br>• Medikamente | • Schmerzen<br>• Angst<br>• Erkrankungsschwere |
| *BaHammam, 2006* | • Lärm zwischen 60 und 84 dB über 24 Stunden<br>• Pflegerische Tätigkeiten (Wundversorgung, Richten von Medikamenten, Körperpflege)<br>• Medikamente<br>• Beatmung (Panik aufgrund bestimmter Einstellungen) | • Schlafen am Tag<br>• Veränderte Melatoninproduktion bei kritisch Kranken<br>• Erkrankungsschwere (↑APACHE II Score) |
| *Beltrami et al., 2015* | • Lärm (Gespräche des Personals, Telefonklingeln, alarmierende Geräte und Infusionspumpen)<br>• Licht<br>• Pflegerische Tätigkeiten (Mundhygiene, Körperpflege, Bett beziehen, Drainagen- und Kathetermanagement)<br>• Beatmung (Modus, Tubusumlagerung, Alarm)<br>• Medikamente | • Obstruktive Lungenerkrankungen<br>• Erkrankungsschwere |
| *van den Boogaard et al., 2012* | • Sedierung<br>• Chirurgischer Eingriff<br>• Einnahme/Gabe von Morphin<br>• Sedierende Medikamente<br>• Notaufnahme<br>• Höheres Alter<br>• Erkrankungsschwere (gemessen am APACHE II Score)<br>• Infektion<br>• Harnstoff (Serum-)Konzentration<br>• Metabolische Azidose | |

Studien belegen, dass über 50 pflegerische Tätigkeiten pro Patient*in in einer Nacht durchgeführt werden, die meisten um Mitternacht und fünf Uhr morgens (BaHammam, 2006; Beltrami et al., 2015). (Weitere Hinweise zum Einfluss der Beatmung auf den Schlaf sind bei Pinzon & Galetke [2020] zu finden.)

Riemann et al. (2017) führen u. a. folgende organische Erkrankungen auf, die zu Schlafstörungen führen können: chronische Nieren- und Magen-Darm-Erkrankungen, chronische Schmerzen, endokrinologische Erkrankungen, Epilepsien, maligne Erkrankungen, Polyneuropathien und Schlaganfälle.

Obwohl der Fokus auf nichtpharmakologischen Interventionen liegt, wird kurz auf die *Medikamente* eingegangen, die häufig in der Intensivmedizin eingesetzt werden und den Schlaf negativ beeinflussen können. In ➤ Tab. 7.3 wird eine Auswahl dieser Medikamente mit ihren Auswirkungen auf die Schlafstadien im Überblick dargestellt.

Weitere Medikamente, die den Schlaf negativ beeinflussen können, sind Diuretika, Antidementiva (z. B. Piracetam) oder auch manche Antibiotika (z. B. Gyrasehemmer).

Ebenso können *Substanzen* wie Alkohol und Kaffee oder synthetische Substanzen wie Ecstasy Schlafstörungen initiieren (Riemann et al., 2017). Für tiefergehendes Interesse wird auf die Forschungsarbeiten von Beltrami et al. (2015), Patel et al. (2008), Schönhofer (2012) und Riemann et al. (2017) verwiesen.

**Tab. 7.3** Auswirkungen von Medikamenten auf den Schlaf (Quelle: Eigene Darstellung)

| Wirkstoffgruppe | Medikament | Störung der Schlafstadien |
|---|---|---|
| **Sedativa** | • Benzodiazepine | • ↓ REM |
| | • Propofol | • ∅ REM |
| | • Clonidin | • ↓ REM |
| **Antipsychotika** | • Haloperidol<br>• Olanzapin<br>• Risperidon | • ↑ NREM II |
| **Analgetika** | • Opioide | • ∅ REM |
| | • NSAID (nichtsteroidale Antiphlogistika)<br>• NSAR (nichtsteroidale Antirheumatika) | • ↓ Schlafqualität |
| **Kardiovaskuläre Medikamente**<br>*Katecholamine* | • Betablocker | • ∅ REM<br>• Insomnie<br>• Albträume |
| | • Norepinephrin<br>• Epinephrin<br>• Dopamin | • Insomnie<br>• ∅ REM |
| | • Amiodaron | • Albträume |

↓ reduzieren, ↑ erhöhen oder steigern, ∅ blockieren

# 7.3 Folgen von Schlafstörungen

## 7.3.1 Allgemeine Folgen

Bei Schlafstörungen unterscheidet man zwischen organisch (ICD-11: G.25 und G.47) und nicht organisch bedingten (ICD-11: F.51) Insomnien. Riemann et al. (2017) betonen das Risiko, durch Schlafstörungen eine kardiovaskuläre Erkrankung, wie z. B. einen Herzinfarkt oder Bluthochdruck, zu entwickeln. Des Weiteren erhöhen Insomnien die Wahrscheinlichkeit, an Diabetes, Adipositas oder Depressionen zu erkranken (Riemann et al., 2017).

## 7.3.2 Schlafstörungen und Delir

Ein gestörter Schlaf oder Schlafentzug kann zu gravierenden Hirnfunktionsstörungen führen, die sich als Delir manifestieren können (Pisani et al., 2015). Sowohl bei deliranten Patient*innen als auch bei Patient*innen mit Schlafentzug besteht ein Ungleichgewicht verschiedener Neurotransmitter, insbesondere von Acetylcholin und Dopamin, und eine veränderte Melatoninproduktion (Figueroa-Ramos et al., 2009). Die pathophysiologischen Veränderungen bei Schlafentzug und einem Delir sind in denselben Regionen des zentralen Nervensystems verortet (Weinhouse et al., 2009).



# 7.4 Interventionen zur Schlafförderung

Viele Übersichtsarbeiten und Leitlinien empfehlen zur *Prävention* von Schlafstörungen, die *individuelle Schlafhygiene* zu berücksichtigen (Riemann et al., 2017; Brito et al., 2020; Pinzon & Galetke, 2020). Dazu gehören persönliche Einschlafrituale (Hörspiele, Kuscheltiere usw.), gewohnte Schlafpositionen, eine kühle und dunkle Umgebung und Ruhe (Riemann et al., 2017). Im Folgenden wird auf *nichtpharmakologische Interventionen* eingegangen, die für das intensivtherapeutische Setting bedeutsam sind.

## 7.4.1 Lärmreduktion

Alarmierende Geräte, wie z. B. Perfusoren, das Telefonklingeln oder Gespräche unter dem Personal erzeugen eine laute Umgebung. Es wurden bereits Lautstärken von 50 bis 85 dB auf Intensivstationen gemessen, wobei die Weltgesundheitsorganisation einen Wert von 35 dB in der Nacht und 45 dB am Tag für gerade noch angemessen hält (Hirsch, 2015). Um den Lärm zu reduzieren, wird u. a. Folgendes empfohlen:

- Frühzeitiges Wechseln der Infusionslösungen oder Spritzenpumpen
- Geräte, wie z. B. die Absaugung, bei Nichtgebrauch abschalten
- Geräte möglichst weit von Patient*innen entfernt platzieren (Hirsch, 2015)

Darüber hinaus können Ohrstöpsel angeboten werden (Hu et al., 2015; Litton et al., 2016).

Viele Projekte beschäftigen sich mittlerweile mit Maßnahmen zur Lärmreduktion. In einer Bremer Klinik werden *Ampelsysteme* eingesetzt, um das Personal auf eine zu laute Umgebung aufmerksam zu machen. Bei Intensivpatient*innen werden auch Kopfhörer mit sogenannten Noise-Cancelling-Systemen zur Abschottung von Geräuschen aus der Umgebung eingesetzt (Beneker, 2017).

### 7.4.2 Angepasste Lichtverhältnisse

Durch übermäßig helles Licht in der Nacht kann die Melatoninsekretion gestört werden (Beltrami et al., 2015). Auch wenn Intensivpatient*innen helles Licht als nicht so störend wie Geräusche empfinden (Bihari et al., 2012), sollten Pflegende und Ärzt*innen darauf achten, in der Nacht das Licht auf ein Minimum zu reduzieren. In ihrem systematischen Review belegen Locihova et al. (2017), dass Schlafmasken und Ohrstöpsel einen positiven Effekt auf die Schlafqualität von Intensivpatient*innen haben können.

### 7.4.3 Pflegerische und ärztliche Tätigkeiten

Mundpflege, Drainagenmangement, Betten beziehen und Lagerungswechsel führen dazu, dass Patient*innen in ihrem Schlaf häufig unterbrochen werden (Beltrami et al., 2015).
In einer Pilotstudie wurde auf einer Intensivstation in England eine „*Naptime*" (Nickerchen-Zeit) von 0 bis 4 Uhr eingeführt (Knauert et al., 2018). Sie bestätigt, dass der Lärmpegel, Interventionen (z. B. Medikamentengabe) und Angst hauptsächliche Ursachen für Störungen des Schlafes sind. Empfehlung ist, dass sich das Behandlungsteam von Intensivstationen auf solche Nickerchen-Zeiten einigt und währenddessen nur für die notwendigsten Interventionen das Patientenzimmer betritt (Knauert et al., 2018).

7

### 7.4.4 Reduktion von Stress und Angst

Aus emotionaler Sicht sind Angst und Stress die am meisten störenden Faktoren, um ruhig schlafen zu können (Alsulami et al., 2019). Professionelle und reflektierte *Berührungen* gehören zu pflegerischen und ärztlichen Tätigkeiten dazu. Bei Menschen, die kognitiv beeinträchtigt sind, können Berührungen beruhigend wirken (Schiff, 2006). Fragen, auf die mit Ja oder Nein geantwortet werden kann, sowie *Geduld* sind hilfreich für eine gelungene Kommunikation und können so Stress minimieren (Schiff, 2006). Interventionen anzukündigen und Geräusche oder Ableitungen zu erklären erzeugen Vertrauen, *Entspannung* und geben *Orientierung* (Schiff, 2006).
Die AWMF (2020) empfiehlt gegen Stress Maßnahmen zur Orientierung (Einsatz von sensorischen Hilfsmitteln, wie z. B. Brille oder Hörgeräte), den Einbezug Angehöriger und das Führen eines Intensivtagebuchs. In Bezug auf das Monitoring von Angst werden verschiedene Assessments aufgeführt, dennoch wird weiterhin auf den erheblichen Forschungsbedarf bezüglich des Umgangs mit Angst von Intensivpatient*innen verwiesen (AWMF, 2020).

### 7.4.5 Analgesie

Schmerzen (siehe auch ➤ Kapitel 3.1) werden in einigen Studien als Risikofaktor für die Entstehung von Schlafstörungen bewertet (BaHammam, 2006; Beltrami et al., 2015; Pinzon & Galetke, 2020). Lautenbacher et al. (2006) haben die Fragestellung untersucht, ob Schlafstörungen auch akute und chronische *Schmerzen verursachen oder modulieren.* Sie fanden heraus, dass Schlafentzug zu hyperalgetischen Veränderungen führt und die analgetische Behandlung mit opiodergen und serotoninergen Wirkmechanismen beeinträchtigt (Lautenbacher et al., 2006).
*Opioide* sind eine der wichtigsten Medikamentengruppen zur Behandlung von Schmerzen bei kritisch Kranken. Da sie die NREM-III- und REM-Schlafphasen negativ beeinflussen, sollte eine ausgewogene Verabreichung angestrebt werden (Beltrami et al., 2015). Entspannungstechniken wie *Aromapflege* oder *Musikinterventionen* können positiv zum Schmerzmanagement beitragen (Deutsches Netzwerk für Qualitätsentwicklung in der Pflege [DNQP], 2020).

### 7.4.6 (Früh-)Mobilisation

Der frühzeitigen Bewegung und Mobilisation von Intensivpatient*innen kommt eine *immense Bedeutung* vor allem in der Delirprävention zu (siehe ➤ Kapitel 6.3). Um die Wachheit von Patient*innen am Tage zu fördern, Angst und Stress positiv zu beeinflussen und ein Delir zu vermeiden, wird die frühe Mobilisation von Intensivpatient*innen empfohlen (Nydahl et al., 2017). Pun et al. (2019) konnten belegen, dass durch die Anwendung des „ABCDEF Bundle" (beinhaltet u. a. einen täglichen Aufwach- und Spontanatmungsversuch, Delir-Assessments, Frühmobilisierung, Familienintegration) das Delir positiv beeinflusst werden kann. Eine weitere Studie bestätigt, dass Frühmobilisation die Inzidenz von einem Delir reduzieren kann, wenn auch nicht die Delirdauer (Nydahl et al., 2019).



### 7.4.7 Ernährung

Viele Intensivpatient*innen haben ein *Durstgefühl,* welches sie stresst und nur selten vom Personal erkannt wird (So & Chan, 2004). Einige Studien identifizieren Durst als häufiges, intensives und nicht erkanntes Symptom von Intensivpatient*innen (Persenius et al., 2009; Rose et al., 2014). Von Stein et al. (2019) belegen in ihrer quasiexperimentellen Studie, dass Intensivpatient*innen weniger Durst bei regelmäßig wiederkehrender Mundbefeuchtung haben.
Kaffee bzw. *Koffein* blockiert die Wirkung von Adenosin und vermindert so den Schlafdruck (Wiater, 2016). Nach Walker (2018) sollte deshalb nur bis mittags Kaffee getrunken werden, da Koffein eine lange Halbwertszeit im Blut hat (Walker, 2018). Für manche Patient*innen ist Kaffee kurz vorm Schlafen anfangs aber auch schlafförderlich. Nach Abuja (2010) kommt es darauf an, innerhalb von wenigen Minuten nach dem Kaffee (ca. 15 Minuten) einzuschlafen. Würde man länger als 40 Minuten warten, wirke der Kaffee eher aktivierend (Abuja, 2010).
Patient*innen, die ganz normal essen dürfen, sollten abends auf üppige Portionen verzichten (Riemann et al., 2017).

### 7.4.8 Basale Stimulation und Aromapflege

Abuja (2010) plädiert für ein Umdenken bei den Abläufen der Früh- und Spätschicht des pflegerischen Personals, indem z. B. die Körperpflege am Abend durchgeführt werden könnte. Durch eine beruhigende *Waschung* im Sinne der basalen Stimulation könnten Intensivpatient*innen besser zur Ruhe kommen und leichter einschlafen (Abuja, 2010). Mit ätherischen Ölen können Waschungen, Einreibungen oder auch Raumbeduftungen durchgeführt werden. Die Teilwaschung der Füße und Beine mit einer Lavendel-Milch-Öl-Mischung hat eine positive Wirkung auf neurologische Gefühlsstörungen (Bienstein & Fröhlich, 2008; Abuja, 2010). Hinweise zur korrekten Durchführung von Waschungen und Einreibungen mit ätherischen Ölen gibt Abuja (2010).
Schiff (2016) belegt in seiner Interventionsstudie, dass eine atemstimulierende *Einreibung* am Abend zu einer schnelleren Einschlafzeit, zu selteneren Schlafunterbrechungen und insgesamt zu einem verbesserten Erholungsgefühl am folgenden Morgen führt. Eine atemstimulierende Einreibung kann ebenfalls mit ätherischen Ölen, wie z. B. Lavendel, Bergamotte oder Neroli, durchgeführt werden (Wollner & Wollner, 2012).

### 7.4.9 Patientenorientierte Musikintervention

In einer randomisierten Studie konnten durch patientenorientierte Musikinterventionen (PDMI) Ängste, Sorgen und der Bedarf an sedierenden Medikamenten reduziert werden (Chlan et al., 2013). Riemann et al. (2017) bewerten die Studienlage zur Aromapflege und Musiktherapie kritisch, es besteht zur Wirksamkeit dieser Interventionen weiterhin Forschungsbedarf.

## 7.5 Fazit

Eine Behandlung auf der Intensivstation ist geprägt von Angst, Stress, Schmerzen und nicht erholsamem Schlaf. Es ergibt sich ein *Spannungsfeld* zwischen der Behandlung von starken Schmerzen kritisch Kranker und der Tatsache, dass erholsamer Schlaf auf einer Intensivstation kaum möglich scheint. Solange das Phänomen Schlaf nicht in den Fokus der Intensivmediziner*innen und -pflegenden rückt, sind viele Patient*innen dem Risikofaktor eines gestörten Schlafes ausgesetzt.
Nach Erfahrungsberichten wirken nichtpharmakologische Maßnahmen in der Versorgung von Delirpatient*innen durchaus positiv – ihre Wirksamkeit ist aber noch nicht abschließend geklärt. Für eine überzeugendere Argumentation zu vermehrt schlaffördernden Maßnahmen sind weitere Forschungsarbeiten bzgl. des Themas erforderlich.

**LITERATUR**

AASM – American Academy of Sleep Medicine (2007). Rules for Scoring Respiratory Events in Sleep: Update of the 2007 AASM Manual for the Scoring of Sleep and Associated Events. Online verfügbar unter: https://www.ncbi.nlm.nih.gov/pmc/articles/PMC3459210/ [letzter Aufruf am 22.01.2021]
Abuja, N. (2010). Schlafen. Pflegerische Interventionen zur Schlafförderung. Norderstedt: Diplomica Verlag GmbH

7

Alsulami, G., Rice, A. M., & Kidd, L. (2019). Prospective repeated assessment of self-reported sleep quality and sleep disruptive factors in the intensive care unit: Acceptability of daily assessment of sleep quality. BMJ Open, 9(6), e029957. DOI: https://doi.org/10.1136/bmjopen-2019-029957

Asif, N., Iqbal, R., & Nazir, C. F. (2017). Human immune system during sleep. American Journal of Clinical and Experimental Immunology, 6(6), 92–96

AWMF – Arbeitsgemeinschaft für Wissenschaftliche Medizinische Fachgesellschaften (2020). S3-Leitlinie Analgesie, Sedierung und Delirmanagement in der Intensivmedizin (DAS-Leitlinie 2020). AWMF-Registernummer: 001/012

BaHammam, A. (2006). Sleep in acute care units. Sleep and Breathing, 10(1), 6–15. DOI: https://doi.org/10.1007/s11325-005-0044-8

Baron, R., Binder, A., Biniek, R., Braune, S., Buerkle, H., Dall, P., Demirakca, S., Eckardt, R., Eggers, V., Eichler, I., Fietze, I., Freys, S., Fründ, A., Garten, L., Gohrbandt, B., Harth, I., Hartl, W., Heppner, H.-J., Horter, J., […] Weisshaar, G. (2015). Evidence and consensus based guideline for the management of delirium, analgesia, and sedation in intensive care medicine. Revision 2015 (DAS-Guideline 2015) – short version. GMS German Medical Science, 13. DOI: https://doi.org/10.3205/000223

Beltrami, F. G., Nguyen, X.-L., Pichereau, C., Maury, E., Fleury, B., & Fagondes, S. (2015). Sleep in the intensive care unit. Jornal Brasileiro de Pneumologia, 41(6), 539–546. DOI: https://doi.org/10.1590/S1806-37562015000000056

Beneker, C. (2017). Lärm auf der Intensivstation – laut wie an Durchgangsstraßen. AerzteZeitung.de. Online verfügbar unter: https://www.aerztezeitung.de/Wirtschaft/Laerm-auf-der-Intensivstation-laut-wie-an-Durchgangsstrassen-307007.html [letzter Aufruf am 20.01.2021]

Besedovsky, L., Lange, T., & Haack, M. (2019). The Sleep-Immune Crosstalk in Health and Disease. Physiological Reviews, 99(3), 1325–1380. DOI: https://doi.org/10.1152/physrev.00010.2018

Bihari, S., Doug McEvoy, R., Matheson, E., Kim, S., Woodman, R. J., & Bersten, A. D. (2012). Factors Affecting Sleep Quality of Patients in Intensive Care Unit. Journal of Clinical Sleep Medicine : JCSM : Official Publication of the American Academy of Sleep Medicine, 8(3), 301–307. DOI: https://doi.org/10.5664/jcsm.1920

Brito, R. A., do Nascimento Rebouças Viana, S. M., Beltrão, B. A., de Araújo Magalhães, C. B., de Bruin, V. M. S., & de Bruin, P. F. C. (2020). Pharmacological and non-pharmacological interventions to promote sleep in intensive care units: A critical review. Sleep and Breathing, 24(1), 25–35. DOI: https://doi.org/10.1007/s11325-019-01902-7

Chlan, L. L., Weinert, C. R., Heiderscheit, A., Tracy, M. F., Skaar, D. J., Guttormson, J. L., & Savik, K. (2013). Effects of patient-directed music intervention on anxiety and sedative exposure in critically ill patients receiving mechanical-ventilatory support: A randomized clinical trial. JAMA : the journal of the American Medical Association, 309(22), 2335–2344. DOI: https://doi.org/10.1001/jama.2013.5670

Deutsches Netzwerk für Qualitätsentwicklung in der Pflege (DNQP) (2020). Expertenstandard Schmerzmanagement in der Pflege. Osnabrück: 2020

Figueroa-Ramos, M. I., Arroyo-Novoa, C. M., Lee, K. A., Padilla, G., & Puntillo, K. A. (2009). Sleep and delirium in ICU patients: A review of mechanisms and manifestations. Intensive Care Medicine, 35(5), 781–795. DOI: https://doi.org/10.1007/s00134-009-1397-4

Fleischmann-Struzek, C., Mikolajetz, A., Reinhart, K., Curtis, J. R., Haase, U., Thomas-Rüddel, D., Dennler, U., & Hartog, C. S. (2019, September 27). Hospitalisierung und Intensivtherapie am Lebensende. Deutsches Ärzteblatt. Online verfügbar unter: https://www.aerzteblatt.de/archiv/209976/Hospitalisierung-und-Intensivtherapie-am-Lebensende [letzter Aufruf am 20.01.2021]

Freedman, N. S., Gazendam, J., Levan, L., Pack, A. I., & Schwab, R. J. (2001). Abnormal Sleep/Wake Cycles and the Effect of Environmental Noise on Sleep Disruption in the Intensive Care Unit. American Journal of Respiratory and Critical Care Medicine, 163(2), 451–457. DOI: https://doi.org/10.1164/ajrccm.163.2.9912128

Hirsch, I. (2015). Störfaktor Lärm (2). intensiv, 23(02), 68–74. DOI: https://doi.org/10.1055/s-0035-1547199

Hu, R., Jiang, X., Chen, J., Zeng, Z., Chen, X. Y., Li, Y., Huining, X., Evans, D. J., & Wang, S. (2015). Non-pharmacological interventions for sleep promotion in the intensive care unit. The Cochrane Database of Systematic Reviews, 2015(10). DOI: https://doi.org/10.1002/14651858.CD008808.pub2

Irwin, M., McClintick, J., Costlow, C., Fortner, M., White, J., & Gillin, J. C. (1996). Partial night sleep deprivation reduces natural killer and celhdar immune responses in humans. The FASEB Journal, 10(5), 643–653. DOI: https://doi.org/10.1096/fasebj.10.5.8621064

Irwin, M. R. (2015). Why Sleep Is Important for Health: A Psychoneuroimmunology Perspective. Annual review of psychology, 66, 143–172. DOI: https://doi.org/10.1146/annurev-psych-010213-115205

Kamdar, B. B., Shah, P. A., King, L. M., Kho, M. E., Zhou, X., Colantuoni, E., Collop, N. A., & Needham, D. M. (2012). Patient-Nurse Interrater Reliability and Agreement of the Richards-Campbell Sleep Questionnaire. American journal of critical care: an official publication, American Association of Critical-Care Nurses, 21(4), 261–269. DOI: https://doi.org/10.4037/ajcc2012111

Knauert, M. P., Redeker, N. S., Yaggi, H. K., Bennick, M., & Pisani, M. A. (2018). Creating Naptime: An Overnight, Nonpharmacologic Intensive Care Unit Sleep Promotion Protocol. Journal of Patient Experience, 5(3), 180–187. DOI: https://doi.org/10.1177/2374373517747242

Lautenbacher, S., Kundermann, B., & Krieg, J.-C. (2006). Sleep deprivation and pain perception. Sleep Medicine Reviews, 10(5), 357–369. DOI: https://doi.org/10.1016/j.smrv.2005.08.001

Levkoff, S., Cleary, P., Liptzin, B., & Evans, D. A. (1991). Epidemiology of delirium: An overview of research issues and findings. International Psychogeriatrics, 3(2), 149–167. DOI: https://doi.org/10.1017/s1041610291000625

Litton, E., Carnegie, V., Elliott, R., & Webb, S. A. R. (2016). The Efficacy of Earplugs as a Sleep Hygiene Strategy for Reducing Delirium in the ICU: A Systematic Review and Meta-Analysis. Critical Care Medicine, 44(5), 992–999. DOI: https://doi.org/10.1097/CCM.0000000000001557

Novaes, M. A. F. P., Aronovich, A., Ferraz, M. B., & Knobel, E. (1997). Stressors in ICU: Patients' evaluation. Intensive Care Medicine, 23(12), 1282–1285. DOI: https://doi.org/10.1007/s001340050500

Nydahl, P., Dubb, R., Filipovic, S., Hermes, C., Jüttner, F., Kaltwasser, A., Klarmann, S., Mende, H., Nessizius, S., & Rottensteiner, C. (2017). Algorithmen zur Frühmobilisierung auf Intensivstationen. Medizinische Klinik – Intensivmedizin und Notfallmedizin, 112(2), 156–162. DOI: https://doi.org/10.1007/s00063-016-0210-8

Nydahl, P., McWilliams, D., Weiler, N., Borzikowsky, C., Howroyd, F., Brobeil, A., Kott, M., & von Haken, R. (2019). Mobilization in the evening reduces delirium in critically ill patients: The MENTAL randomized, controlled trial [Preprint]. In Review. DOI: https://doi.org/10.21203/rs.2.19733/v1

O'Keeffe, S., & Lavan, J. (2015). The Prognostic Significance of Delirium in Older Hospital Patients. Journal of the American Geriatrics Society, 45(2), 174–178. DOI: https://doi.org/10.1111/j.1532-5415.1997.tb04503.x

Patel, M., Chipman, J., Carlin, B. W., & Shade, D. (2008). Sleep in the Intensive Care Unit Setting. Journal of Critical Care Nursing, 31(4), 309–318. DOI: https://doi.org/10.1097/01.CNQ.0000336816.89300.41.

Persenius, M. W., Hall-Lord, M. L., & Wilde-Larsson, B. (2009). Grasping the nutritional situation: A grounded theory study of patients' experiences in intensive care. Nursing in Critical Care, 14(4), 166–174. DOI: https://doi.org/10.1111/j.1478-5153.2009.00331.x

Pinzon, D., & Galetke, W. (2020). Schlaf auf der Intensivstation. Somnologie, 24(1), 16–20. DOI: https://doi.org/10.1007/s11818-020-00246-9

Pisani, M. A., Friese, R. S., Gehlbach, B. K., Schwab, R. J., Weinhouse, G. L., & Jones, S. F. (2015). Sleep in the Intensive Care Unit. American Journal of Respiratory and Critical Care Medicine, 191(7), 731–738. DOI: https://doi.org/10.1164/rccm.201411-2099CI

Pun, B. T., Balas, M. C., Barnes-Daly, M. A., Thompson, J. L., Aldrich, J. M. et. al (2019). Caring for Critically Ill Patients with the ABCDEF Bundle: Results of the ICU Liberation Collaborative in Over 15,000 Adults. Critical care medicine, 47(1), 3–14. DOI: https://doi.org/10.1097/CCM.0000000000003482

Reuschenbach, B., & Mahler, C. (Hrsg.). (2020). Pflegebezogene Assessmentinstrumente. Internationales Handbuch für Pflegeforschung und -praxis (2. Aufl.). Hogrefe Verlag

Riemann, D., Baum, E., Cohrs, S., Crönlein, T., Hajak, G., Hertenstein, E., Klose, P., Langhorst, J., Mayer, G., Nissen, C., Pollmächer, T., Rabstein, S., Schlarb, A., Sitter, H., Weeß, H.-G., Wetter, T., & Spiegelhalder, K. (2017). S3-Leitlinie. Nicht erholsamer Schlaf/Schlafstörungen: Kapitel „Insomnie bei Erwachsenen" (AWMF-Registernummer 063-003), Update 2016. Somnologie, 21(1), 2–44. DOI: https://doi.org/10.1007/s11818-016-0097-x

Robert Koch-Institut (RKI) (2015). Gesundheit in Deutschland – Gesundheitsberichterstattung des Bundes. Gemeinsam getragen vom RKI und Destatis. Gesundheit in Deutschland. Berlin: 2015. DOI: https://doi.org/10.17886/rkipubl-2015-003

Rose, L., Nonoyama, M., Rezaie, S., & Fraser, I. (2014). Psychological wellbeing, health related quality of life and memories of intensive care and a specialised weaning centre reported by survivors of prolonged mechanical ventilation. Intensive and Critical Care Nursing, 30(3), 145–151. DOI: https://doi.org/10.1016/j.iccn.2013.11.002

Schönhofer, B. (2012). Der gestörte Schlaf in der Intensivmedizin. Somnologie – Schlafforschung und Schlafmedizin, 16(1), 5–9. DOI: https://doi.org/10.1007/s11818-011-0540-y

So, H. M., & Chan, D. S. K. (2004). Perception of stressors by patients and nurses of critical care units in Hong Kong. International Journal of Nursing Studies, 41(1), 77–84. DOI: https://doi.org/10.1016/S0020-7489(03)00082-8

Spies, M., Frey, R., Friedrich, M.-E., Kasper, S., & Baldinger-Melich, P. (2019). Delir – ein evidenzbasierter Überblick. Wiener klinische Wochenschrift Education, 14(1), 1–17. DOI: https://doi.org/10.1007/s11812-019-00093-1

Tilmanne, J., Urbain, J., Kothare, M. V., Wouwer, A. V., & Kothare, S. V. (2009). Algorithms for sleep–wake identification using actigraphy: A comparative study and new results. Journal of Sleep Research, 18(1), 85–98. DOI: https://doi.org/10.1111/j.1365-2869.2008.00706.x

van den Boogaard, M., Pickkers, P., Slooter, A. J. C., Kuiper, M. A., Spronk, P. E., van der Voort, P. H. J., van der Hoeven, J. G., Donders, R., van Achterberg, T., & Schoonhoven, L. (2012). Development and validation of PRE-DELIRIC (PREdiction of DELIRium in ICu patients) delirium prediction model for intensive care patients: Observational multicentre study. The BMJ, 344. DOI: https://doi.org/10.1136/bmj.e420

Walker, M. (2018). Das große Buch vom Schlaf. (5. Aufl.) München: Wilhelm Goldmann Verlag

Weeß, H.-G., & Landwehr, R. (2009). Phänomenologie, Funktion und Physiologie des Schlafes. PiD – Psychotherapie im Dialog, 10(02), 101–106. DOI: https://doi.org/10.1055/s-0029-1223312

Weinhouse, G. L., Schwab, R. J., Watson, P. L., Patil, N., Vaccaro, B., Pandharipande, P., & Ely, E. W. (2009). Bench-to-bedside review: Delirium in ICU patients – importance of sleep deprivation. Critical Care, 13(6), 234. DOI: https://doi.org/10.1186/cc8131

Wiater, A. (2016). Physiologie und Pathophysiologie des Schlafens. Monatsschrift Kinderheilkunde, 164(12), 1070–1077. DOI: https://doi.org/10.1007/s00112-016-0160-5

Wollner, F., Wollner, I. (2012). Der neue Duftführer. Görisried: Buchverlag Wollner

KAPITEL

Georg Roth, Martin Schniertshauer

# 8 Psychologische Aspekte bei Delir

## 8.1 Grundlagen und Hintergrund

Die Psychologie beschäftigt sich mit den bewussten und unbewussten psychischen Vorgängen und mit dem Erleben und Verhalten von Menschen. Ein Ziel ist es, dieses Erleben und Verhalten und die dafür verantwortlichen internen und externen Ursachen und Bedingungen zu beschreiben und zu erklären.

Jeder Mensch „verhält" sich. Das erste Axiom von Watzlawick beschreibt, wie jegliches menschliche Verhalten eine Art Kommunikation mit der Umwelt darstellt, sodass es unmöglich ist, nicht zu kommunizieren bzw. sich nicht zu verhalten (Watzlawick et al. 2017).

Auch das Verhalten eines Menschen im Delir wird von seinen Mitmenschen wie Angehörigen, Pflegekräften und Medizinern wahrgenommen und bewertet. Im Allgemeinen findet die Bewertung menschlichen Verhaltens nach den Maßstäben der gesellschaftlichen Norm statt. Das heißt: Weicht das Verhalten eines Menschen von der Norm ab, wird es oft einfach als „unnormal" klassifiziert und meist mit einem negativ besetzten Wortsinn versehen. Nun ist es durchaus nachvollziehbar, dass das Verhalten eines Patienten, der sich wie aus dem Nichts heraus plötzlich aggressiv, verwirrt und orientierungslos, unruhig, uneinsichtig und agitiert verhält, von Außenstehenden als „nicht normal" eingestuft wird. Doch dies ist eine Frage der Perspektive.

*Angehörige* von deliranten Patienten reagieren oft überrascht und erschrocken bei einem solch fremd erscheinenden Verhalten und können es bei der eigentlich vertrauten Person ohne Beratung und Unterstützung des medizinischen Personals nicht richtig einordnen.

Es ist bekannt, dass auch *Pflegende und Mediziner* Schwierigkeiten im Umgang mit Patienten, die z. B. auf Intensivstationen ein solches Verhalten zeigen, beschreiben. Zwar können sie dieses Verhalten in der Regel sehr gut einem Delir zuordnen, dennoch scheint vor allem bei hyperaktivem Delir und z. B. zielgerichteten Aggressionen des Patienten manche Situation eine große Belastung und nur schwer aushaltbar zu sein.

Und dann ist da noch die *Perspektive des Patienten* und die Frage: Wie erlebt dieser seine vielleicht von Angst, Unsicherheit und Hilflosigkeit geprägte Situation und seine Umwelt in diesem Moment? Welche Wahrnehmungsstörungen führen dabei zu einem Verhalten, das (in den Augen anderer) so sehr von der Norm abweicht?



## 8.2 Delir aus Patientensicht

### Übung

*Stellen Sie sich folgende Situation vor:*

Sie wachen plötzlich in einer absolut fremden Umgebung auf, fühlen sich völlig unsicher und ängstlich. Sie können sich nicht bewegen und nehmen alles um sich herum nur undeutlich wahr. Die Umgebung ist sehr hell und das Licht grell. Die Menschen um Sie herum sind hektisch und laut. Sie verstehen sie zwar, können das Gesagte aber nicht einordnen. Manche schreien Sie an, andere halten Sie fest, und wieder andere stechen spitze Dinge in Ihren Arm. Sie haben Schmerzen und fühlen sich ausgeliefert. Sie wollen hier

weg. Sie suchen nach bekannten Gesichtern und fragen sich, wo denn Ihre Angehörigen sind. Doch alle sind Ihnen fremd. Sie versuchen wegzukommen, Sie wollen aufstehen, Sie wollen nach Hause. Doch mit jeder Bemühung, der Situation zu entfliehen, werden die Menschen nur noch lauter.
Irgendwann scheint die Umgebung wieder mehr zu verschwimmen, und Sie werden ruhiger. Nach einem Moment der Ruhe erwachen Sie wieder. Mittlerweile ist es dunkler um Sie herum. Das Licht ist nur noch ein Schimmer, und Sie stellen fest: Sie sind allein. Ihre Hände sind gefesselt. Im Hintergrund machen Geräte unbekannte und laute Geräusche und geben Töne von sich, die Sie nicht einordnen können. Sie versuchen, wieder aufzustehen, um von hier wegzukommen. Sie wollen doch einfach nur nach Hause! Und plötzlich sind sie wieder da. Diese fremden Menschen, die von Dingen reden, die Sie nicht verstehen. „Bleiben Sie liegen!", sagen die Fremden. Aber Sie wollen nicht liegen bleiben, Sie wollen hier weg! Doch sosehr Sie sich auch bemühen: Es klappt nicht! Alles scheint völlig ausweglos zu sein. Offensichtlich ist nichts mehr, wie es einmal war … ■

Diese Schilderung scheint vielleicht etwas plakativ, soll aber exemplarisch ein mögliches Erleben eines Patienten in einer Delir-Situation zeigen.
Eine Patientin beschrieb die Erlebnisse im Delir nach einer Lebertransplantation als einem *Albtraum* vergleichbar. In einem Moment glaubte sie, in einem Raumschiff zu sein – und im nächsten Moment in einem Forschungslabor. Die Menschen um sie herum schienen sie umbringen zu wollen (USZ 2019).
Eine *veränderte Wahrnehmung* und eine starke Emotionalität im Delir führen oft zum Erleben intensiver Angst. Hinzu kommt ein starkes Gefühl der Bedrohung durch die Menschen in der Umgebung und durch die Situation selbst. Der wahrgenommene Kontrollverlust über die persönliche Situation führt zudem zu Stress, welcher wiederum zu anderen Stressreaktionen und aggressivem Verhalten führen kann.

## 8.2.1 Angst als Ursprung der Aggression

Angst ist zunächst eine physiologische, ungerichtete Reaktion des Menschen bei der Wahrnehmung von Gefahren. Die Angst soll helfen, gefährliche Situationen zu erkennen und ein Verhalten auszulösen, welches dazu führt, sich zu *schützen.* Ist eine Gefahr oder Bedrohung identifiziert, stellt sich eine spezifische motorische Furchtreaktion ein. Die *Furchtreaktion* als Bewältigungsreaktion ist ein in der Regel durch klassisches und operantes Konditionieren erlerntes Verhalten (Gerrig und Zimbardo 2016). Der Mensch hat gelernt, bedrohliche Situationen zu identifizieren und sich effektiv aus diesen Situationen zu befreien, z. B. durch *Flucht oder Kampf.*
Nun wird aus Sicht des Patienten die Situation im Delir, also die Fehldeutung der vorherrschenden Situation, als *Bedrohung* wahrgenommen und eine Furchtreaktion ausgelöst. Der Patient versucht, sich aus der bedrohlichen Situation zu befreien. Die Angst aktiviert zusätzlich das sympathische Nervensystem und verursacht eine Überaktivierung, welche sich beispielsweise über die Vitalzeichen (gesteigerte Herzfrequenz, Hypertonie usw.) messen lässt. Scheitert der Versuch der eigenen Befreiung (Flucht), stellt sich infolge der Furchtreaktion eine *Aggression* ein, welche eine *Kampfbereitschaft zum Schutz des eigenen Lebens* zum Ausdruck bringt.

### 8.2.2 Gestörte Wahrnehmung als Ursache verzerrter Realität

Der Mensch nimmt über seine Sinnesorgane unterschiedliche Reize wahr und wandelt diese durch Transduktion in Nervenimpulse um. Diese Nervenimpulse werden im Gehirn den spezifischen Sinnesbereichen im Kortex (Großhirnrinde) zugeordnet und weiterverarbeitet. Die Verarbeitung und Organisation der sensorischen Informationen wird als *Wahrnehmungsorganisation* bezeichnet. Hierbei werden die Informationen interpretiert, geordnet, gruppiert und in Bezug zu unseren Erinnerungen und Erfahrungen gesetzt, um den Informationen eine Bedeutung zuzuordnen. Diese Verarbeitungsschritte ermöglichen es, sich mit der Umwelt auseinanderzusetzen und sich darin zurechtzufinden.

Ist nun diese Verarbeitung der Sinneseindrücke gestört und läuft sie nicht wie erwartet ab, entstehen *Wahrnehmungsstörungen* ganz unterschiedlicher Art (Gerrig und Zimbardo 2016). Eine solche Störung liegt auch beim Patienten mit Delir vor und verursacht für diesen eine andere – für Außenstehende „verzerrte" – Realität. Von Außenstehenden kann die Situation des Patienten (z. B. nach einer Operation auf der Intensivstation liegen zu müssen) als plausibel betrachtet werden, doch für den Patienten selbst ist sie dies keineswegs.

Fremde, blau gekleidete Menschen mit Masken, im Bett liegend, aber nicht zu Hause, Schläuche und Kabel, die in einem stecken, Bildschirme mit Zahlen und Kurven, grelles weißes Licht – die Verarbeitung dieser Eindrücke für einen Menschen ohne Delir und im Bewusstsein, dass er gerade eine Operation hatte oder schwer krank ist, signalisiert ihm: Er ist auf der *Intensivstation.* – Für den Menschen mit Delir kann dieser Zusammenhang kognitiv jedoch nicht hergestellt werden. Es bleiben eine Menge zusammenhangloser und unverständlicher Eindrücke, welche entweder gar nicht in eine Sinn machende Situation übertragen werden können oder in einen anderen (für den Patienten in dem Moment plausiblen) Zusammenhang gebracht werden. So werden Kabel und Schläuche, weißes Licht, Menschen mit Masken zum Setting in einem *bedrohlichen Forschungslabor* oder Geräusche zur Geräuschkulisse am Flughafen oder Bahnhof.



### 8.2.3 Persönliche Kontrolle und Stress

Der *Verlust von Kontrolle* über eine Situation löst Stress aus. Diesen Stress kann man durch einen erhöhten Stresshormon-Spiegel sowie am Anstieg des Blutdrucks messen (Fleming et al. 1987). Unkontrollierbare Bedrohungen lösen die stärksten Stressreaktionen aus.

Im Erleben eines Delirs löst die wahrgenommene Situation ebenso entsprechende *Stressreaktionen* aus. In diesem Zusammenhang wird auch von der „Kampf-oder-Flucht-Reaktion" (Cannon 1915) gesprochen. Meist wissen die Patienten in den „delirfreien" Intervallen von ihrem vorherigen Verhalten, viele äußern Scham darüber. Hier sind ein sensibler Umgang und die Aufklärung über die Delir-Symptomatik äußerst wichtig.

**MERKE**

Physiologische Prozesse können zu einer Störung der Wahrnehmungsfunktion führen. → Die gestörte Wahrnehmung führt zu einer verzerrten, oft albtraumhaft erlebten Realität. → Die als bedrohlich empfundene Situation löst Angst aus. → Angst und der Verlust von Kontrolle über die Situation können aggressives Verhalten bedingen.

# 8.3 Delir aus Sicht des Personals

## 8.3.1 Herausforderung im klinischen Alltag

Delir – eine Herausforderung für das Personal? Diese Frage lässt sich klar mit Ja beantworten. Dennoch scheint der Umgang mit den Symptomen und Stimmungen von Patienten im Delir heterogen zu sein. Bekannt sind auch fehlende Strategien und Pflegekonzepte im Rahmen eines interprofessionellen Delirmanagements.
Ein Vergleich mit der Pflege von Demenzkranken, z. B. auf einer Intensivstation, ist dabei nicht wirklich zielführend, dennoch bringt er eine wichtige Erkenntnis bzw. Fragestellung ans Tageslicht: Sind Pflegepersonen kompetent im Umgang mit herausforderndem Verhalten im Rahmen des Delirs, wie z. B. Aggression, Wut oder Orientierungslosigkeit?
Die Antwort wird unterschiedlich ausfallen, je nach Abteilung und Personen. Diese Unklarheit wirkt sich automatisch auf das Personal aus. Die Diagnosestellung „Delir" hilft schon automatisch in der Akzeptanz des Patienten in seiner Notlage, sofern Konsequenzen für die Behandlung folgen. Der Umgang insbesondere mit Agitation und Aggression bleibt ebenso herausfordernd, und das hypoaktive Delir wird – sofern wahrgenommen – gern als „nicht störend" hingenommen. Besteht dann zusätzlich noch eine Demenz, sind objektive Abgrenzungen zwischen Delir und Demenz faktisch mit den gängigen Testverfahren bettseitig kaum möglich.

## 8.3.2 Klare Diagnose als Basis der Therapie

Die Klarheit über Diagnose und Pflegesituation entscheidet automatisch über den Verlauf und die Therapie eines deliranten Patienten. Im besten Fall werden die Frühwarnzeichen eines Delirs erkannt und präventive Maßnahmen zur Vermeidung eines Delirs getroffen. Aggression und Aggressivität sind unterschiedlich in der Wirkung auf Personal und Angehörige und bewirken einen erschwerten Therapieplan und oft Polypharmazie. Der Zugang zum aggressiven Patienten ist deshalb so komplex und herausfordernd, weil die Patienten oft wenig bis keine Krankheitseinsicht und, daraus resultierend, kaum Therapieeinsicht erkennen lassen.
Dabei stimmt die Dramatik der Symptomatik nicht immer mit der tatsächlichen Fremdgefährdung überein (Pajonk, 2001). Für einen professionellen Umgang mit hyperaktiven, aggressiv deliranten Patienten braucht es Zeit, Ruhe, Einfühlungsvermögen und Kompetenz, also: Erfahrung im Umgang. Doch diese Faktoren sind in der Hektik des Alltags im Gesundheitswesen unterschiedlich stark ausgeprägt und ausgebildet. Hinzu kommt die Erwartung von Angehörigen, die selbst überfordert und z. T. wenig informiert sind, ebenfalls begleitet und bestärkt zu werden.

## 8.3.3 Interprofessionelles Teamwork

In der Tat gleicht der Umgang mit Patienten im Delir einem Spannungsbogen, bei dem das interprofessionelle Team nur gemeinsam bestehen und wachsen kann. Der Umgang erfahrener Kollegen im Umgang mit Delirpatienten hat eine *Vorbildfunktion* und damit

klare Signalwirkung für junge Mitarbeitende, die vielleicht neu im Beruf sind. Ein respektvoller und achtsamer Umgang mit deliranten Patienten sagt auch etwas über das berufliche Selbstverständnis und die Haltung gegenüber Gesundheit und Krankheit im Allgemeinen aus. Diese Wirkung darf nicht unterschätzt werden.
Im Rahmen des Delirs kann es patientenseitig zu gewalttätigen Handlungen kommen. Die Konfrontation mit verbaler und evtl. körperlicher Gewalt ist für das Personal nicht einfach; sie erfordert Strategien, eine stetige Auseinandersetzung und Fortbildung im Umgang. So helfen z. B. Rollenspiele und Workshops, eine Deeskalation einzuüben. Gespräche, Informationen und ein gezieltes Sich-in die-Situation-Hineinversetzen sind hilfreiche Mittel, müssen aber trainiert werden, um die herausfordernde Situation gut zu meistern.
Den Patienten in seiner Erlebniswelt ernst zu nehmen ist wichtig; unabdingbar sind jedoch auch eine innere Abgrenzung sowie der Abgleich zwischen subjektiv Wahrgenommenem und objektiven Ereignissen in der gemachten Erfahrung (Pajonk 2001). Bei der Reflexion im interprofessionellen Team wird es den Kolleginnen und Kollegen ähnlich gehen. Für das Personal gilt es also, im Umgang mit deliranten Patienten und deren Angehörigen den Spannungsbogen von Herausforderung, Empathie, Kompetenz und Klarheit in Begleitung und Therapie auszuhalten und sich regelmäßig zu reflektieren.

**Übung**

Setzen Sie das Thema „Umgang mit herausfordernden Patienten im Rahmen des Delirs" auf Ihren internen Fortbildungskalender. Trainieren Sie in Kleingruppen und im Team unterschiedliche Fallsituationen mithilfe von Rollenspielen (mit Perspektivwechseln).

## 8.3.4 Zuschreibungsfehler vermeiden

8

In der Sozialpsychologie ist das Phänomen des Zuschreibungs- oder Attributionsfehlers bekannt. *Attributionsfehler* entstehen, wenn der Einfluss von Persönlichkeitsmerkmalen und -eigenschaften auf das Verhalten von Personen überschätzt und zugleich der Einfluss äußerer, situativer Faktoren unterschätzt wird. Beim fundamentalen Attributionsfehler wird durch den Beobachter die Ursache des Verhaltens einer Person (z. B. des Verhaltens eines Patienten im Delir) eher auf dessen persönliche Disposition („er neigt zu Aggressionen", „aggressives Verhalten ist Teil seines Wesens") zurückgeführt als auf äußere Einflüsse der Situation („physiologische Prozesse lösen starke Angstzustände aus") (Aronson et al. 2008).
Unbewusst kann es also passieren, dass aggressives Verhalten eines Patienten mit seinen Persönlichkeitseigenschaften begründet wird, im Sinne von: „Dieser Mensch ist halt so, wie er ist." Den zwar offensichtlich vorhandenen äußeren Faktoren – wie das Auftreten eines hirnorganischen Psychosyndroms mit seinen Auswirkungen auf die Wahrnehmung des Patienten – wird hingegen weniger Bedeutung zugeschrieben.
Auch wenn wahrscheinlich die meisten im Umgang mit deliranten Patienten erfahrenen Fachkräfte diesen Zuschreibungsfehler nicht vornehmen, ist es dennoch eine Frage der persönlichen und individuellen Leistungsfähigkeit in einem konkreten Moment (Pettigrew 1979). Der Attributionsfehler passiert nämlich nahezu automatisch und vor allem dann, wenn dem Personal wenige bis keine persönlichen Leistungsressourcen zur Verfü-

gung stehen. Diesen Fehler zu vermeiden erfordert Aufmerksamkeit und freie Ressourcen, um eine fehlerhafte Zuschreibung zu erkennen, infrage zu stellen und ggf. zu korrigieren. Der Zuschreibungsfehler macht also deutlich, dass es dem handelnden Personal vor allem in Situationen, in denen wenig bis keine Ressourcen zur Verfügung stehen, passieren kann, dass das z. B. aggressive und unangepasste Verhalten des Patienten unbewusst seiner Persönlichkeit zugeschrieben wird. In so einem Fall kann sein Verhalten sehr schnell als verletzend angesehen und persönlich genommen werden.

**GOOD PRACTICE**

In belastenden Situationen, in denen das Verhalten des Patienten im Delir persönlich und verletzend wirkt, kann es helfen, ein Gespräch mit Kollegen darüber zu führen und den Fokus auf die faktische Situation des Patienten und die Symptomatik seiner Erkrankung zu lenken.

## 8.4 Delir aus Sicht der Angehörigen

Für Angehörige (siehe auch ➤ Kapitel 5.1 sowie ➤ Kapitel 10.1) eines deliranten Patienten ist die Situation oft belastend und herausfordernd zugleich. Meist fehlen Handlungs- und Bewältigungsstrategien im Umgang mit den Symptomen, aber es mangelt auch an kompetenter Begleitung in krisenhaften Situationen und Momenten. Einen nahestehenden Menschen in einer deliranten Ausnahmesituation zu erleben ist nicht einfach und erfordert Informationen und Kommunikation, um alle Eindrücke verarbeiten zu können. Das Wissen um geeignete Strategien und Hilfestellungen machen die Auseinandersetzung mit Machtlosigkeit und Verzweiflung einfacher. Im Folgenden wird auf die besondere Situation der Angehörigen im Rahmen des Delirmanagements eingegangen – aus psychologischer, psychosozialer und emotionaler Sicht.

### 8.4.1 Machtlosigkeit und Verzweiflung

Angehörige erleben ein Delir bei einem nahestehenden Menschen als belastend und in den meisten Fällen als etwas Neues und noch nie Dagewesenes. Wenn Bewältigungsstrategien im Umgang (Copingstrategien) fehlen, entsteht eine starke psychische Herausforderung und Belastung. Dieser Zustand wird auch als *„existenzielle Erfahrung“ von Angehörigen* beschrieben. Sie fühlen sich macht- und hilflos, denn oftmals fehlt die Erfahrung, mit der ein Abgleich stattfinden könnte: „War ich als Angehöriger schon einmal in solch einer Situation? Wenn ja, wie habe ich mich damals verhalten? Kenne ich meinen Partner bzw. den Angehörigen eigentlich wirklich gut und habe ich ihn so schon einmal erlebt?“
Für Angehörige geht es im Erleben eines Delirs bei einem nahestehenden Menschen also um ganz konkrete Fragen und Ankerpunkte. Vorab unterstützt eine klare Diagnosestellung und Aufklärung Angehörige im Verständnis. Wenn sie verstehen, dass diese „Störungen“ Folge physiologischer Prozesse sind, sich in kurzer Zeit, z. B. postoperativ, entwickeln und fluktuieren (innerhalb 24 Stunden; vgl. Schiemann & Spies 2011), finden sie leichter Möglichkeiten des Umgangs.

Ein Delir zeigt sich oft von ganz unterschiedlichen Seiten, z. B. in massiver Agitiertheit (Nesteln, Schreien, Rufen), durch vegetative Symptome (starkes Schwitzen, roter Kopf) und durch die Kombination mit psychotischen Symptomen wie Halluzination oder Wahnvorstellungen. Häufig kommen noch Schlafstörungen hinzu. Für einen Nicht-Fachmann, für eine Nicht-Fachfrau sind dies schwer zu verkraftende und kaum einordenbare Phänomene, die nur mit Unterstützung und Begleitung gut und gesund verarbeitet werden können (Hermes und Nydahl 2020).

Hinzu kommt die Angst um den nahestehenden Menschen aufgrund seiner Grunderkrankung und die Hoffnung, dass er bald wieder gesund und fit werde. Vielen Angehörigen ist indes die erhöhte Gefahr einer Mortalität bei Delir-Patienten nicht voll bewusst (Westhoff et al. 2013). Auch hier ist eine behutsame Aufklärung erforderlich.

Patienten spüren nach dem Delir Angst, Frustration und Ärger, dazu kommen Scham- und Schuldgefühle, aber auch Gefühle der Erleichterung und der Sicherheit, dass Angehörige bei ihnen waren und die Situation mit ausgehalten haben. Als Angehöriger ist man mit sehr unterschiedlichen Gefühlszuständen konfrontiert. Viele nehmen im Rahmen des Delir-Erlebens eine *Doppelrolle* ein: Zum einen zeigen sie als nahestehende Person (Partnerin, Partner) Stärke und Unterstützung – aber sie sind auch Co-Betroffene, die Unterstützung brauchen. Dies zeigt sich durch die Gefühle der Macht- und Hilflosigkeit.

Hier kommt dem *interprofessionellen Team* eine wichtige Aufgabe zu. Angehörige wünschen sich in diesen Momenten Beratung und Begleitung. Sie haben das Bedürfnis nach Information und Kommunikation, Einblick und Einbezug in den Therapie- und Pflegeprozess sowie der Möglichkeit der Nähe zum Patienten. Das verzweifelte Gefühl der Machtlosigkeit entsteht mitunter aus dem Gefühl heraus, in der Situation alleingelassen zu werden und ihr ausgeliefert zu sein. Wenn das interprofessionelle Team professionell und kommunikativ gut abgestimmt agiert, so wird es als wichtiger *Anker und Halt im Rahmen der Angehörigenbegleitung* empfunden. Um ein solches Verhältnis aufzubauen, kann eine Familien- oder *Angehörigenkonferenz* stattfinden, um die Familie und das interprofessionelle Team zusammenzubringen. Hier können Sorgen, Nöte und Ängste thematisiert, Unterstützungsbedarfe und Bedürfnisse aufgenommen sowie geeignete Maßnahmen besprochen werden.



**MERKE**

Fast immer richtig – und passt auch zum Umgang mit Angehörigen und Patienten im Rahmen eines Delirs: *„Geht es dem Patienten gut, dann geht es auch den Angehörigen gut!“*

Viele Angehörige möchten gern in die Therapieschritte und Pflegepläne eingebunden werden. Das aktive Miteinbinden von Angehörigen kann Schuldgefühle minimieren und abschwächen.

Manche Angehörige fühlen sich verantwortlich für die Einweisung ins Krankenhaus oder in die Pflegeeinrichtung („Nur durch diesen Schritt kam es überhaupt zu diesem deliranten Zustand“). Quälende Fragen drängen sich auf: „Hätte ich bloß nicht, dann wäre …?!“ In diesem Fall kann eine aktive Mitarbeit bzw. die praktische Unterstützung der Pflegepersonen sehr hilfreich sein. Informationen, Einsichten und Einbezug in die Pflege sowie die Möglichkeit zur räumlichen und körperlichen Nähe zum Patienten sind wichtige Eckpfeiler in der Akzeptanz der Mitarbeit am Patientenbett. „Nur da zu sein“ und „nichts zu tun“ wird von vielen Angehörigen hingegen als sehr belastend empfunden.

Eine angeleitete und nicht überfordernde Mitarbeit kann gelingen, wenn folgende Voraussetzungen für die gemeinsame Zusammenarbeit von Pflegepersonen und Angehörigen am Patientenbett erfüllt sind:

- Grundlagenwissen zum Delir ist vorhanden
- Wie wird ein Delir erkannt, und ab wann spricht man überhaupt von Delir?
- Erkennen und Beachten von Kommunikations- und Handlungsbarrieren
- Gemeinsame Anwendung von Assessment-Instrumenten (Team/Angehörige)
- Transparenz in den Pflege- und Behandlungszielen
- Erkennen der eigenen (Belastungs-)Grenzen und No-Gos in der aktiven Mitarbeit („Was bin ich bereit mitzumachen?")

### 8.4.2 Strategien des Teams für Angehörige

Das Gefühlschaos, in dem Angehörige sich befinden, bedarf eines Bündels an Maßnahmen und Angeboten. Angehörige sind eine wichtige *Ressource* in der Begleitung und Pflege von Delir-Patienten – gerade auch in der Prävention und im Erkennen eines Delirs. Die Angehörigen kennen den nahestehenden und schwer erkrankten Menschen meist besser als das Pflege- und Therapieteam. Angehörige wünschen sich eine optimale und qualitativ hochwertige Versorgung, Therapie und Pflege der nahestehenden Person und richten somit *Erwartungen* an die Mitarbeitenden.

#### Übung

**Tipp:** Im Anhang finden Sie „Hilfsadressen und Internetlinks". An dieser Stelle empfehlen wir den Podcast „EKG: Delir 2.0", und zwar insbesondere die Folge „Delir und Angehörige" mit Dominik Stark (Stark 2022).

Was kann das Pflegeteam tun? Was kann die Situation entlasten? Was ist für beide Seiten – Team und Angehörige – sinnvoll und hilfreich? (Wesch et al. 2013)

- Empathische, kongruente, authentische und abgestimmte Performanz von interprofessionellen Teammitgliedern (Teamperformance)
- Aufklärungsmaterial und Hilfestellung zur Informationsbeschaffung für Angehörige (z. B. Flyer, Netzwerk, Selbsthilfegruppe, Web-Angebote)
- Gegenseitiges Vertrauensverhältnis aufbauen
- Sorgen, Nöte und Ängste ernst nehmen und aktiv zuhören
- Konkrete Abmachungen treffen; klare, offene, transparente und ehrliche Kommunikation
- Angehörige konkret ansprechen: „Wie geht es Ihnen? Wie kommen Sie mit der Situation klar? Was beschäftigt Sie derzeit am meisten?"
- Angehörige bei erschwerter Kommunikation (z. B. bei Aphasie und Delir) anleiten
- Angebot von interprofessionellen Familienkonferenzen und regelmäßigen Besprechungen
- Erhöhte Präsenz des Pflegepersonals im Patientenzimmer, auch wenn Angehörige zu Besuch sind (Wichtig: Angehörige sind kein „Störfaktor", sondern für den Patienten *überlebenswichtig*)
- Gesprächsangebote aufzeigen bzw. eine Überleitung anbieten für interne und externe Ressourcen (Seelsorge, Psychologie, Sozialdienst etc.)

- Vonseiten des interprofessionellen Teams vorsichtiges Herantasten an eine aktive Mitarbeit in der Pflege bei einfachen Tätigkeiten
- Empathische und deeskalative Kommunikation, auch Aufklärung, was alles passieren könnte
- Sinnstiftende und reale Hoffnung äußern, falls angezeigt (**Cave:** Unrealistisches Hoffen zu äußern oder zu unterstützen stellt im Medizinsetting einen schwerwiegenden Kommunikationsfehler dar)
- Die positive Wirkung von Angehörigen auf den Patienten verbalisieren und somit Angehörige in ihrem Da-Sein und Tun bestärken
- Regelmäßige Fort- und Weiterbildung für das interprofessionelle Team im Umgang mit Angehörigen von Patienten während eines Delirs
- Psychoedukation zu Stressreaktionen und Belastungen, die bei Angehörigen im Rahmen eines Aufenthalts auftreten können

Die genannten Handlungsmöglichkeiten und Tipps sind nur eine beispielhafte Aufzählung von entlastenden Möglichkeiten. Für eine Abteilung, die Delir-Patienten versorgt und begleitet, ist es unabdingbar, sich professionell mit dem Krankheitsbild auseinanderzusetzen – und das nicht nur medizinisch, therapeutisch und pflegerisch, sondern auch emotional, psychosozial und reflexiv.

Schließlich zählt die innere Haltung, sie führt zum Behandlungs- und Pflegeoutcome bei Patienten mit Delir. Angehörige in dieser Ausnahmesituation fachlich und emotional begleiten zu können erfordert ein regelmäßiges Reflektieren der eigenen Werte und Haltungen.

## LITERATUR

Aronson, E., Wilson, T. D., Akert, R. M. Sozialpsychologie. 6. aktualisierte Auflage. Reihe Pearson Studium. Hallbergmoos, Germany: Pearson, 2008

Cannon, W. B. Wut, Hunger, Angst und Schmerz: eine Physiologie der Emotionen. Erste englische Ausgabe 1915. Aus dem Englischen übersetzt von Helmut Junker. Hrsg. von Thure von Uexküll. München, Berlin, Wien: Urban und Schwarzenberg, 1975

Fleming, I., Baum, A., Weiss, L. Social density and perceived control as mediators of crowding stress in high-density residential neighborhoods. Journal of Personality and Social Psychology, 1987; 52(5), 899–906. DOI: https://doi.org/10.1037/0022-3514.52.5.899

Gerrig, R. J., Zimbardo, P. G. Psychologie. 20. Auflage. Reihe Pearson Studium. Hallbergmoos, Germany: 2016

Hermes, C., Nydahl, P. Delir – eine Aufgabe für alle. Pflegez, 2020; 73(3), 16–18. DOI: https://doi.org/10.1007/s41906-019-0654-6

Pajonk, F. G. Der aggressive Patient im Rettungsdienst und seine Herausforderungen. Notfall & Rettungsmedizin, 2001; 4(3), 206–216. DOI: https://doi.org/10.1007/s100490170074

Pettigrew, T. F. The ultimate attribution error: Extending Allport's cognitive analysis of prejudice. Personality and Social Psychology Bulletin, 1979; 5(4): 461–476

Schiemann, A., Spies, C. Analgesie, Sedierung und Delir in der Intensivmedizin. Intensivmedi, 2011; 48(2), 135–158. DOI: https://doi.org/10.1007/s00390-011-0265-y

Stark, D. Delir und Angehörige – mit Dominik Stark [Audio-Podcast]. EKG – Ein Konstruktives Gespräch. Der Podcast für die Fach- und Funktionspflege. Gesendet am: 18.03.2022. Online verfügbar unter: https://ekg.letscast.fm/episode/delir-und-angehoerige-mit-dominik-stark [zuletzt aufgerufen am 11.08.2022]

USZ – Universitätsspital Zürich. Delir: Schilderungen einer Patientin. Zürich, 2019. Online verfügbar unter: https://www.usz.ch/delir-schilderungen-patientin/ [zuletzt abgerufen am 27.09.2021]

Watzlawick, P., Beavin, J. H., Jackson, D. D. Menschliche Kommunikation: Formen, Störungen, Paradoxien. 13. Auflage. Bern: Hogrefe, 2017

Wesch, C., Barandun Schäfer, U., Frei, I. A., Massarotto, P. Einbezug der Angehörigen in die Pflege bei Patient(inn)en mit Delir auf Intensivstationen. Pflege, 2013; 26(2), 129–141. DOI: https://doi.org/10.1024/1012-5302/a000277

Westhoff, D., Witlox, J., Koenderman, L., Kalisvaart, K. J., de Jonghe, J. F. M., van Stijn, M. F. M., Houdijk, A. P. J., Hoogland, I. C. M., MacLullich, A. M. J., van Westerloo, D. J., van de Beek, D., Eikelenboom, P., van Gool, W. A. Preoperative cerebrospinal fluid cytokine levels and the risk of postoperative delirium in elderly hip fracture patients. Journal of Neuroinflammation, 2013; 10(1), 889. DOI: https://doi.org/10.1186/1742-2094-10-122

KAPITEL

# 9 Die Rolle der Kommunikation bei Delir

## 9.1 Einflussfaktoren der Kommunikation auf Patienten im Delir

Doris Wengert

Kommunikation ist ein hochkomplexes Phänomen und kann als soziale Handlung verstanden werden, in der zwei oder mehrere Personen miteinander interagieren. Dabei geht Kommunikation weit über das *gesprochene Wort* hinaus. Nach Watzlawick kann jedes Verhalten, jede Interaktion als Kommunikation gedeutet werden (Watzlawick et al. 2017). Dabei entfallen 80 % der Gesamtinformationen auf die *nonverbale Kommunikation* wie Körpersprache, Blickkontakt, Mimik und Gestik (Kreddig und Karimi 2013). Sie machen somit den Hauptteil der Kommunikation aus. Dies ist von besonderer Bedeutung, da die Art und Weise, wie wir Kommunikation erleben, deuten und auf sie reagieren, eben nicht nur vom Inhalt der Nachricht, sondern auch stark von unserer eigenen, individuellen Wahrnehmung nonverbaler Aspekte in der Kommunikation abhängig (Helle 2006) und entscheidend dafür ist, wie das gesagte Wort bei unserem Gesprächspartner ankommt und aufgenommen wird. Eine professionelle und zielgerichtete Kommunikation kann demnach nur gelingen, wenn wir verstehen, welche Faktoren die Kommunikation beeinflussen können, welchen Stellenwert das Krankheitsbild Delir dabei einnimmt und welche Kommunikationsstrategien einen sinnvollen Lösungsansatz bieten. Bei Patienten, die in ihrer Aufmerksamkeit, ihrer Kognition, ihrer Psychomotorik und ihrer emotionalen Reaktion eingeschränkt sind (siehe ➤ Kapitel 9.2), ist eine professionelle, *zielgerichtete Kommunikation* nicht nur in Bezug auf die Delirprophylaxe, die Reorientierung und Verminderung bzw. Vermeidung von Stress und Angst von besonderer Bedeutung. Sie kann auch dazu beitragen, Eskalationen zu vermeiden.
Einen wesentlichen Bestandteil unseres pflegerischen Alltags macht die Kommunikation und die Interaktion mit Patienten aus. Doch gerade bei Patienten im Delir wird die Kommunikation durch vielfältige Faktoren beeinflusst und gestaltet sich oft als schwierig. Wir stoßen schnell an unsere Grenzen.
Wer kennt die Situation nicht? Der Patient liegt unruhig im Bett und versucht immer wieder, sich die Zu- und Ableitungen zu ziehen. Alle Bemühungen, ihm zu erklären, dass er im Krankenhaus ist und er diese noch benötigt, scheitern. Sie scheinen den Patienten nur noch unruhiger zu machen. Irgendwann eskaliert die Situation. Das gesprochene Wort scheint zum Patienten *nicht mehr durchzudringen.*



### 9.1.1 Halluzinationen und illusionäre Verkennungen als kommunikative Hürden

Halluzinationen und illusionäre Verkennungen stellen uns wohl vor die größte Herausforderung im Rahmen der Kommunikation mit Menschen im Delir. Nach Watzlawick lebt jeder Mensch in einer von ihm konstruierten Wirklichkeit, die auf der Grundlage persönlicher Erfahrungen und Urteile gebildet wird. Die Gesprächspartner strukturieren den Ablauf der Kommunikation dabei individuell in eine für sie sinnvolle Abfolge der Ereignisse, auf die sie dann wieder als Reaktion auf das Verhalten des anderen reagieren. Das heißt: Auf jedes Verhalten im Rahmen einer Kommunikation bzw. Interaktion erfolgt eine Reaktion, die durch die *subjektive Wahrnehmung* der Ereignisse geprägt ist (vgl. Watzlawick et al. 2017).

Diese subjektive Wahrnehmung unterscheidet sich jedoch gerade bei Patienten im Delir in vielerlei Hinsicht sehr stark von unserer Wahrnehmung, da sie durch Halluzinationen, illusionäre Verkennung und Orientierungsstörungen beeinflusst wird. Nach Schulz von Thun kann jede Kommunikation als Sachinformation, als Information über die Befindlichkeit (Selbstoffenbarungsebene), als Beziehungsbotschaft oder aber als Appell verstanden werden (Schulz von Thun 2011). Patienten im Delir leben teilweise in einer anderen, *für sie realen Welt,* in der die Kommunikation auf der Sachebene massiv beeinträchtigt ist.

**Beispiel aus der Praxis**

Ein 68-jähriger Patient am zweiten Tag nach einem herzchirurgischen Eingriff wähnt sich in einem Verlies, von Terroristen gefangen gehalten und gefoltert. In Angst und Panik versucht er, sich gegen die Folter zu wehren, schlägt um sich und schreit.
Sie versuchen, beruhigend auf den Patienten einzureden, und erklären ihm, dass er im Krankenhaus ist und keine Angst haben muss.

Der inhaltliche Aspekt der Nachricht „Sie sind im Krankenhaus" ist für den Patienten völlig unlogisch, unglaubwürdig und unverständlich. In seiner Wahrnehmung, die für ihn real ist, befindet er sich in einem Verlies. Für den Patienten steht das *Gefühlsleben,* welches von Angst, Panik und Verzweiflung geprägt ist, viel mehr im Vordergrund als die Kommunikation auf der *Inhaltsebene.* Die Wehrhaftigkeit und das Schreien können als Kommunikation über die Selbstoffenbarungsebene verstanden werden, auf der der Patient uns mitteilt: „Ich habe Angst, ich brauche Hilfe!" Kommunizieren nun Sender und Empfänger auf zwei unterschiedlichen Ebenen, kommt es zu *Störungen in der Kommunikation* (Röhner und Schütz 2012), die nicht selten eine Eskalation nach sich ziehen.

**MERKE**

Bei Patienten mit illusionärer Verkennung und Halluzinationen ist die Kommunikation auf der Sachebene gestört. Sie teilen sich uns häufig auf der Selbstoffenbarungs- und Beziehungsebene mit und hören auf dem Appell-Ohr.

### 9.1.2 Folgen von Aufmerksamkeitsstörungen und kognitivem Defizit

Aufmerksamkeitsstörungen, Gedächtnisstörungen und Beeinträchtigungen des Denkens gehören zu den wesentlichen Symptomen des Delirs (Zoremba et al. 2018). Dies hat auch Auswirkungen auf die Kommunikation.
Aufmerksamkeitsstörungen und Einschränkungen des Denkvermögens führen dazu, dass die Patienten komplexen Sachinhalten und Informationen nicht folgen können. Die *Konzentration* kann nicht über einen längeren Zeitraum aufrechterhalten werden. Sätze, die mehrere Informationen enthalten, *überfordern* die Patienten und führen zu Unsicherheit und ggf. Aggressionen. Zudem führen die Gedächtnisstörungen dazu, dass die Patienten viele Sachinformationen nach kurzer Zeit wieder *vergessen.* Hinzu kommt, dass bei vielen Patienten Wortfindungsstörungen auftreten können. Und in Sprechpausen, in denen die Patienten „das richtige Wort" suchen, wird der Gesprächsfaden schnell verloren. Teilweise versuchen die Betroffenen auch, durch Floskeln oder Ersatzwörter die Kommunikation fortzusetzen, sodass der Sinnzusammenhang verloren geht und die Kommunikation auf

der inhaltlichen Ebene massiv gestört wird. Wird den Patienten die Situation bewusst, reagieren sie oft mit Verzweiflung oder Aggressionen. Dennoch bemerken sie auch, dass etwas nicht stimmt (siehe auch ➤ Kapitel 11).

### 9.1.3 Einfluss sprachlicher Mittel und Signalwörter in Extremsituationen

Patienten im Krankenhaus, insbesondere Patienten auf einer Intensivstation und Patienten im Delir, befinden sich in einer Extremsituation. Die ungewohnte Umgebung, Angst, eine unter Umständen lebensbedrohliche Erkrankung, Schmerzen, ein ständiger Lärmpegel und der Verlust von Autonomie kennzeichnen ihre Lebenswelt. In einer solchen Situation kann es passieren, dass sich Menschen in einen anderen Bewusstseinszustand, einen natürlichen *Trancezustand* begeben (Held und Grunwald 2019).
Die Aufmerksamkeit des Patienten ist nach innen gewandt, Gedanken können abschweifen und Emotionen hochsteigen. Das Verständnis ist eher bildhaft und weniger rational. Logische kognitive Leistungen sind im Trancezustand vermindert, die Wahrnehmung, Kognition und Reaktion auf Suggestion sind verändert. Abstraktionen können in einem solchen Zustand nur begrenzt verstanden werden. Der Patient richtet seine Konzentration auf alles, was für ihn von persönlicher Bedeutung sein könnte, und *bezieht alles, was um ihn herum passiert, auf sich.*

**Beispiel aus der Praxis**

Ihre Kollegin ruft laut über den Flur nach dem „*Giftschlüssel*" (gemeint ist der Schlüssel zum Schrank, in dem die Betäubungsmittel aufbewahrt werden).
Als Sie später zu einem Patienten ans Bett treten und ihm die Medikamente verabreichen wollen, schaut dieser Sie entsetzt an und ruft: „Nein, kein Gift, bitte kein Gift!"

Zudem nehmen viele Patienten Negationen (Verneinungen) nicht wahr, und Sätze mit eigentlich positiver Aussage verkehren sich ins Negative (Hansen und Bejenke 2010).

**Übung**

Nehmen Sie eine für sich bequeme Position ein und schließen Sie die Augen. Lassen Sie sich von einem Partner die unten stehenden Sätze laut und deutlich vorlesen. Auf jeden Satz folgt eine Pause. Konzentrieren Sie sich nun ganz auf die Wörter, die Ihnen gesagt wurden. Welches Wort hören Sie besonders deutlich heraus? Welches Wort bleibt Ihnen besonders im Gedächtnis? Notieren Sie sich dieses eine Signalwort nach jedem Satz. (Wenn Sie niemanden zur Hand haben, der Ihnen die Sätze vorlesen kann, sagen Sie sich die Sätze selbst in Gedanken vor.)

- „Sie brauchen keine Angst zu haben."
- „Es ist nicht schlimm."
- „Es kann kurz unangenehm werden."
- „Das kann brennen, geht aber gleich vorbei."
- „Sie müssen sich keine Sorgen machen."

Sie haben die oben vorgeschlagene Übung sicherlich nicht in einer Extremsituation durchgeführt, dennoch mögen Ihnen bei den Sätzen die Wörter „Angst", „schlimm", „unangenehm", „brennen" und „Sorgen" besonders im Gedächtnis geblieben sein – die Negationen, wie „keine" und „nicht", waren Ihnen vielleicht weniger präsent.
Dieses Phänomen ist bei vielen Patienten in Extremsituationen wie einem Delir besonders stark ausgeprägt. Ein gut gemeinter Satz wie „Sie brauchen keine Angst zu haben" oder „Sie müssen sich keine Sorgen machen" kann also das Gegenteil bewirken, weil die Negation „keine" nicht verarbeitet wird und das Signalwort „Angst" bzw. „Sorge" stärker ins Bewusstsein rückt. Statt den Patienten zu beruhigen, kann die Unruhe so noch verstärkt werden.
Von besonderer Bedeutung ist in diesem Zusammenhang, dass Negativsuggestionen subjektive Empfindungen wie Angst und Schmerz durch Aktivierung bestimmter Hirnareale *verstärken* können, das heißt, der Patient wird die Angst und/oder den Schmerz noch intensiver spüren, was zu massivem *Stress* führen kann (Hansen und Bejenke 2010).

**MERKE**

In der Kommunikation mit Delir-Patienten beachten:

- *Negationen* wie „nicht" und „keine" werden nicht wahrgenommen. Möglichst vermeiden.
- *Signalwörter* wie „Angst", „Sorge", „Schmerz" prägen sich ein und können die Empfindung noch intensivieren. Positive Signalwörter bewusst einsetzen.

Die Anwendung positiver Suggestion kann Angst und Stress vermeiden und ist ein wesentlicher Bestandteil der Delirprophylaxe und nichtmedikamentösen Delirtherapie. Bei der Verwendung positiver Suggestion im Rahmen der hypnotischen Kommunikation steht nicht das rationale Denken im Vordergrund, sondern das bildhafte Denken (Hansen und Bejenke 2010).
Beispiele für *positive Suggestionen:* „Wir werden uns um Ihre Sicherheit und Ihr Wohlbefinden kümmern." – „Wir werden alles tun, damit es Ihnen gut geht." – „Sie dürfen sich entspannen, wir passen gut auf Sie auf."
Zwei wesentliche Aspekte, die an die Situation eines Patienten im Delir anknüpfen: 1. Vermeiden Sie Negationen und versuchen Sie 2., positive Suggestion einzusetzen. Dabei sollen Wörter, die für Patienten von großer Bedeutung sind – wie „Sicherheit", „Ruhe", „Wohlbefinden" und „Heilung" –, einen hohen Stellenwert in der Kommunikation einnehmen (Hansen und Bejenke 2010).



## 9.1.4 Wie können wir uns schützen?

Die Betreuung der Patienten im Delir stellt uns alle vor große Herausforderungen und geht mit einem hohen Maß an Belastung einher. Häufig kommen wir an unsere Grenzen, haben das Gefühl, dass trotz aller Bemühungen kein Erfolg zu verzeichnen ist. Hier gilt es, individuelle Strategien und Handlungsmöglichkeiten zu finden, die helfen, sich zu fokussieren und neu aufzustellen.

## Handlungsstrategien

- Nehmen Sie verbale und nonverbale aggressive Verhaltensweisen der Patienten nicht persönlich. Nicht Sie sind das Problem – das Problem liegt in der Situation.
- Verlassen Sie zwischendurch für eine kurze Zeit den Raum, um sich zu sammeln und die Situation zu unterbrechen.
- Holen Sie sich Hilfe von Kollegen.
- Bringen Sie Ihre eigenen Bedürfnisse im Team zum Ausdruck.
- Bitten Sie Kollegen, die Betreuung des Patienten zu übernehmen, wenn die Situation für Sie zu belastend wird.
- Nehmen Sie Angebote im Rahmen der Work-Life-Balance wie „mentales Training", „Achtsamkeitstraining", „Umgang mit Stress" wahr und erlernen Sie Methoden der körperlichen und geistigen Entspannung.

## Minuten-Meditation

Meditation ist eine einfach anzuwendende und effektive Methode, sich schnell zu entspannen. Sie kann in unterschiedlichster Form überall durchgeführt werden. Durch Meditation kann das sympathische Nervensystem gedämpft werden, Stress kann reduziert werden, Erregungszustände können nachlassen. Dabei gilt: Je häufiger und regelmäßiger Sie meditieren, desto eher gelingt es Ihnen, in einen Zustand der Entspannung zu kommen und sich innerhalb kürzester Zeit zu fokussieren. Das heißt, Meditation muss erlernt und geübt werden (Gamsjäger 2019). Exemplarisch werden hier drei Möglichkeiten aufgezeigt.

**Meditation über die Atmung:** Verlassen Sie das Zimmer und suchen Sie sich einen ruhigen Ort. Nehmen Sie eine für sich bequeme Position ein, schließen Sie die Augen und atmen Sie zunächst dreimal tief ein und aus. Dann atmen Sie in Ihrem normalen Atemrhythmus weiter. Fokussieren Sie nun Ihre Aufmerksamkeit ganz auf Ihre Atmung. Spüren Sie, wie Sie mit jedem Atemzug ruhiger werden, wie Ihre Gedanken zur Ruhe kommen und immer stärker verblassen. Versuchen Sie, ganz im Hier und Jetzt zu sein.

**Meditation über den „Save Place":** Bei dieser Meditation geht es darum, für sich einen imaginären Ort der inneren Ruhe und der Sicherheit zu schaffen. Nehmen Sie eine bequeme Position ein, schließen Sie die Augen. Versuchen Sie zunächst, sich ein klares Bild von Ihrem „sicheren Ort" zu machen. Atmen Sie einige Male tief ein und aus und versuchen Sie, sich diesen Ort, den Sie besonders gerne mögen, mit all Ihren Sinnen vorzustellen. Zuerst versuchen Sie, diesen Ort zu sehen, Sie stellen sich die verschiedenen Farben vor und nehmen diese in sich auf. Vielleicht gibt es auch einen besonders schönen Geruch an diesem Ort oder ein Geräusch, das Sie gerne mögen. Spüren Sie, wie dieser Ort Ihnen guttut, wie alles Belastende von Ihnen abfällt. Ruhen Sie sich etwas aus, hier an Ihrem Ort der Ruhe. Wenn Sie spüren, dass Sie nun wieder Kraft geschöpft haben, kehren Sie mit der Gewissheit zurück, dass Sie jederzeit an diesen Ort der Ruhe zurückkehren können.

**Kurze Meditation am Abend:** Suchen Sie sich einen für Sie schönen Ort und machen Sie es sich bequem. Schließen Sie die Augen und atmen Sie zunächst zweimal tief ein und aus. Dann atmen Sie in Ihrem normalen Atemrhythmus weiter. Während Ihre Gedanken zur Ruhe kommen, lassen Sie die Bilder des Tages ganz bewusst an sich vorbeiziehen, ohne an Ihnen haften zu bleiben. Fühlen Sie, wie sich Ihr Körper mehr und mehr entspannt. Dann richten Sie Ihre Aufmerksamkeit auf Ihre momentane Wahrnehmung, auf das Hier und Jetzt. Atmen Sie noch einmal tief ein, und mit der Ausatmung kommen Sie zurück ins Hier und Jetzt.

## Supervision

Supervision kann als eine berufliche Beratung verstanden werden. Sie kann helfen, professionelle Kompetenzen zu erweitern und mit schwierigen Situationen besser umzugehen. Gerade in Situationen, in denen man häufig einer starken Belastung ausgesetzt ist, kann Supervision helfen, die Arbeitszufriedenheit zu erhöhen und Burn-out-Symptomen entgegenzuwirken.

Bestimmte Rahmenbedingungen sind Voraussetzung für den Erfolg der Supervision. So müssen Zeitpunkt, Zeitdauer, Ort und Ablauf vorab geklärt werden. Ebenso muss vorab geklärt werden, wer an der Supervision teilnimmt. Supervision kann sowohl als Einzelsitzung als auch als Teamsitzung oder als interdisziplinäre Gruppensitzung stattfinden. Die Durchführung der Supervision erfolgt durch einen externen Supervisor.

Supervision kann in verschiedenen Settings durchgeführt werden. Eine Möglichkeit ist die fall- und patientenbezogene Supervision. Der Ablauf der fallbezogenen Supervision gliedert sich in folgende Schwerpunkte:

- Einbringen von Fällen
- Klärung, welcher Fall bearbeitet werden soll
- Darstellung des Falls
- Erarbeitung eines Verstehens-Horizontes
- Perspektivwechsel
- Veränderung von Deutungen
- Erweiterung des Handlungsspektrums

Die Supervision bietet in einem geschützten Rahmen die Möglichkeit der Selbstreflexion, sie kann helfen, schwierige Situationen zu analysieren und dadurch Handlungsstrategien zu entwickeln (Bannert 2012).

### LITERATUR

Bannert R. Ethische Fallbesprechung und Supervision. In Frewer A, Bruns F, May AT (Hrsg.) Ethikberatung in der Medizin. Springer, 2012; 45–63

Gamsjäger T. Meditation für Berufstätige. Independently published, 2019; 14–15

Hansen E, Bejenke C. Negative und positive Suggestionen in der Anästhesie. [Negative and positive suggestions in anaesthesia : Improved communication with anxious surgical patients.] Anaesthesist, 2010; 59: 199–209

Held A, Grunwald K. Hypnosetechniken auf der Intensivstation. intensiv 2019; 27(04): 183–186

Helle M. Kommunikation und Gesprächsführung. In: Gaßmann M, Marschall W, Utschakowski J (Hrsg): Psychiatrische Gesundheits- und Krankenpflege. Mental Health Care. Springer, 2006; 125–137

Kreddig M, Karimi Z. Psychologie für Pflege- und Gesundheitsmanagement. Springer, 2013

Röhner J, Schütz A. Psychologie der Kommunikation. Basiswissen Psychologie. Springer, 2012

Schulz von Thun F. Miteinander reden: 1 Störungen und Klärungen. Allgemeine Psychologie der Kommunikation. 49. Aufl. Rowohlt, 2011

Watzlawick P, Beavin JH, Jackson DD. Menschliche Kommunikation. Formen, Störungen, Paradoxien. 13. unveränd. Aufl. Hogrefe, 2017

Willemse J, von Ameln F. Theorie und Praxis des systemischen Ansatzes. Die Systemtheorie Watzlawicks und Luhmanns verständlich erklärt. Springer, 2018

Zoremba N, Coburn M, Schälte G. Delir beim Intensivpatienten. [Delirium in intensive care patients: A multiprofessional challenge.] Anaesthesist, 2018; 67(11): 811–820

## 9.2 Kommunikation ermöglichen

Peter Nydahl

### 9.2.1 Typische Situationen

Zwischenmenschliche Kommunikation ist essenziell für unser Zusammenleben, aber nie ganz frei von Missverständnissen. Vor allem bei Menschen mit Bewusstseinsstörungen müssen bisherige Kommunikationsgewohnheiten reflektiert und angepasst werden.

#### Beispiel aus der Praxis

Herr Krause ist nach seiner Hüftoperation auf einer Überwachungsstation und *delirant,* agitiert, hat sich die venösen Zugänge gezogen und ruft um Hilfe.
Pflegefachfrau Frau Meier geht zu ihm und sagt zu ihm: „Herr Krause, was machen Sie denn da? Sie sind hier im Krankenhaus, bitte bleiben Sie im Bett liegen! Wenn Sie sich alles rausziehen, muss ich Sie jetzt festbinden! Sie haben selbst Schuld, wenn Sie das machen." Herr Krause ruft daraufhin noch lauter um Hilfe.

Sicherlich kennen Sie dieses Beispiel in der einen oder anderen Form aus Ihrer eigenen Praxis. Delirante Patienten verhalten sich nicht der Norm entsprechend und werden meist energisch angesprochen und zurechtgewiesen, um sie wieder „in die Spur" zu bringen, das Gegenteil des Aus-der-Spur-Geratens („delirare"). Der Erfolg dieser Form der Gesprächsführung ist allerdings begrenzt. Die Kommunikation mit deliranten Patienten kann herausfordernd sein. In der Kommunikation mit deliranten Patienten müssen einige weitere Faktoren berücksichtigt werden.
In der Kommunikation mit allen Risikopatienten ist es daher empfehlenswert, sie über ein Delir aufzuklären und hierbei die möglichen Symptome zu benennen.

#### Beispiel aus der Praxis

„Herr Krause, einige Patienten erleiden eine Art Krankenhauskoller, wir sagen *Delir* dazu. Man ist dann durcheinander, hat Schwierigkeiten zu verstehen, was los ist, kann nicht schlafen, kann sich nicht konzentrieren, manche haben Halluzinationen … Haben Sie heute an sich solche Symptome bemerkt?"
Antwort: „…"
Weiter: „Sollte das vorkommen, sagen Sie bitte gleich Bescheid. Es ist wichtig, dass man das früh erkennt, dann kann man auch gut was dagegen machen."



Wenn Patienten über ein Delir aufgeklärt werden, können sie sich auch zeitnah melden, wenn sie entsprechende Symptome benennen. Dies hat den entscheidenden Vorteil, dass dies in der Frühphase des Delirs geschehen kann und dadurch eher die Chance besteht, die Ursachen zu beheben und das Delir so kurz wie möglich zu halten. Außerdem ist dann das Risiko von eskalierendem Verhalten (Fallbeispiel Herr Krause, s. o.) deutlich geringer.

## 9.2.2 Kurze Sätze

Dass Sprache und Denken sich gegenseitig beeinflussen, ist zwar bekannt, wie sich dies aber im Delir auswirkt, muss noch genauer untersucht werden. Zum Delir gehört die kognitive Leistungseinschränkung, d. h., delirante Patienten verwenden in der Kommunikation und Beschreibung weniger Worte als nicht delirante Patienten (Green et al. 2018). Sie wiederholen oft dieselben Begriffe, weil ihnen andere Begriffe nicht zur Verfügung stehen, und sie sind nicht so eloquent wie sonst.
Sie sind aber auch in der Perzeption eingeschränkt. Sie verstehen lange, verschachtelte Sätze nicht so gut wie sonst. Dies bedeutet für die Kommunikation mit ihnen, dass kurze, einfache Sätze verwendet werden sollten, um Informationen zu vermitteln.

**MERKE**

Kurze, einfache Sätze verwenden, um Informationen zu vermitteln.
Keine doppelten Bedeutungen, keine Ironie, keine Bandwurmsätze, keine langen Aufzählungen.

**Beispiel aus der Praxis**

„Herr Krause, mein Name ist Meier. Ich bin Pflegefachfrau. Ich betreue Sie."

## 9.2.3 Desorientierung

Im Delir können Patienten zeitlich, örtlich, zur Person und im Kontext desorientiert sein (müssen es aber nicht immer sein). Dies kann dazu führen, dass die Situation, der Kontext oder auch die Kommunikationspartner in ihrer Identität und Bedeutung verkannt bzw. verwechselt werden. In der Folge kann es vorkommen, dass Patienten sich woanders wähnen und sich entsprechend verhalten.
Man stellt einem Patienten einen Tee und Kekse hin, und etwas später sagt dieser: „Herr Ober, ich möchte gerne zahlen und dann nach Hause!" Man ist im Mittelalter, im Krieg, auf dem Schiff, in einem Raumschiff, man ist jemand anders: Kellner, Fahrkartenschaffner, Kapitän oder Folterknecht.
Sollte man mitspielen? Nein, die Realität ist immer eine gute Chance zur Reorientierung.

**Beispiel aus der Praxis**

„Herr Krause, Sie sind im Krankenhaus. Sie sind operiert worden. Ich kümmere mich um Sie."
Oder: „Herr Krause, Sie sind operiert worden. Sie müssen noch ein paar Tage hierbleiben."

## 9.2.4 Halluzinationen

Etwa ein Drittel der deliranten Patienten erlebt Halluzinationen (Mehegan et al. 2020). Manche Halluzinationen erleben Betroffene wie ein Kopfkino, bei dem sie z. B. in ihrer Umgebung Pokémons oder Kaninchen sehen und darüber eher amüsiert sind, aber schon auch bemerken, dass das so nicht stimmen kann.

Andere Patienten können die Halluzinationen als sehr *bedrohlich* und real erleben, bei denen sie riesige Spinnen oder Schlangen auf dem Bett sehen oder Würmer, die über und in den Körper kriechen. Ein Patient erlebte das Personal als Teufel, denen Hörner wuchsen, sobald sie ins Zimmer traten. Dieser Patient stellte sich dann tot, andere kämpfen (siehe ➤ Kapitel 9.1).

**GOOD PRACTICE**

Halluziniert ein Patient, empfiehlt es sich in jedem Fall, zunächst etwas weiter weg zu stehen als üblich, um ihm nicht zu nahe zu kommen oder bedrohlich auf ihn zu wirken – es sei denn, er bittet darum.
*Vertraute* Personen sind wichtig – Familienangehörige oder Personal, das eine positive und längere Beziehung zum Patienten pflegen kann. Weiter benötigen Patienten das Gefühl, ernst genommen zu werden, dass sich jemand um sie kümmert und sie sich sicher fühlen können.

### Beispiel aus der Praxis

„Herr Krause, ich glaube Ihnen, dass Sie Dinge sehen, die Ihnen Angst machen. Ich passe auf Sie auf. Sie sind hier in Sicherheit."

Delirante, halluzinierende Patienten erleben es als beruhigend, wenn sie Erklärungen für ihren Zustand bekommen.

### Beispiel aus der Praxis

„Herr Krause, Sie haben ein Delir. Das ist eine Art Funktionsstörung im Gehirn. Es passiert nach Operationen, nach Infektionen, als Nebenwirkung von Medikamenten. Oder wenn alles zusammenkommt. Es geht auch wieder weg. Aber das Gehirn spielt einem Streiche. Manche sehen oder hören Dinge, die manchmal sehr echt wirken können, sodass sie einem Angst machen."
Eventuell nachfragen: „Erleben Sie das auch?"
Und immer wieder versichern: „Sie sind im Krankenhaus. Sie sind in Sicherheit. Wir alle passen auf Sie auf."

## 9.2.5 Emotionale Beteiligung



Delirante Patienten berichten von intensiven Emotionen, die sie während des Delirs erlebten und die es schwierig machten, einem Gespräch zu folgen. Sie können dadurch unruhig und agitiert oder auch sehr zurückgezogen wirken. Hier hilft ein Ausflug in die *Integrative Validation,* ein Konzept zur Begleitung altersdementer Menschen von Feil und in Weiterentwicklung von Richards (Rabes 2014).
Demnach sind die meisten bewegenden Gefühle: Unruhe, Aufregung, Sorge, Angst und Liebe; daneben gibt es Antriebe wie Verzweiflung, Pflichtbewusstsein und Verlässlichkeit. Demenzkranke (und wahrscheinlich auch delirante jüngere) Patienten erleben diese Gefühle und Antriebe, die sie selbst nicht kontrollieren können.

**GOOD PRACTICE**

Bei deutlicher emotionaler Beteiligung kann es als sehr hilfreich und entlastend erlebt werden, wenn diese Gefühle verbalisiert werden:
„Sie sind ja ganz unruhig!“, „Sie sind ganz aufgeregt!“, „Sie wirken so besorgt“, „Sie scheinen ganz verängstigt zu sein ...“, „Sie fühlen sich ganz hingezogen ...“ bzw. „Das ist ja zum Verzweifeln!“, „Sie sind sehr pflichtbewusst“, „Auf Sie kann man sich verlassen!“

In der Integrativen Validation wird empfohlen, sich auf die Erlebniswelt des anderen einzulassen und ihn dabei zu begleiten. Hier kommt das Konzept in der Begleitung deliranter Patienten an Grenzen. Es empfiehlt sich *nicht,* gemeinsam auf einen Bus zu warten oder sich vor den Rittern in Acht zu nehmen. Das Ziel ist die Reorientierung und gleichzeitige emotionale Entlastung. Die Verbalisierung kann dazu führen, sich verstanden zu fühlen und den emotionalen Druck abzubauen. Es wird oft als Hilfe erlebt, und man ist dadurch eher in der Lage, sich zu reorientieren.
Aufgrund der persönlichen Erfahrung lässt sich das leicht modifizierte Konzept der Integrativen Validation zur Gesprächsführung mit deliranten Patienten durchaus erfolgreich anwenden, aber die Belege dafür fehlen, und es besteht noch viel Forschungsbedarf.

### Beispiel aus der Praxis

„Herr Krause, Sie sind so unruhig. Sie scheinen ganz verängstigt zu sein!“

**MERKE**

Kommunikation mit deliranten Patienten ist anders als mit nicht deliranten Patienten.

**GOOD PRACTICE**

Empfehlenswert sind:
- Kurze, eindeutige Sätze
- Reorientierende Informationen
- Vermittlung von Sicherheit
- Erklärungen
- Aufklärung
- Ernstnehmen von Halluzinationen, ohne mitzuspielen
- Verbalisierung von Gefühlen und Antrieben
- Gegenwart vertrauter Personen, ggf. via Video oder Telefon

Weitere Hilfen sind der Gebrauch von Dialekt, Kultur und auch eine zugewandte, vertrauenswürdige nonverbale Kommunikation. Diese Empfehlungen können gleichermaßen für Mitarbeiter wie für Angehörige gelten.
Bei nicht sprechenden Patienten wie beatmeten und/oder tracheostomierten Patienten werden zusätzliche Hilfsmittel zur Kommunikation eingesetzt: Mimik, Gestik, Schreibblock, Buchstabentafel, Symboltafeln, Smartphones, Tablets und entsprechende Programme.

## LITERATUR

Green S, Reivonen S, Rutter LM, Nouzova E, Duncan N, Clarke C, MacLullich AMJ, Tieges Z. Investigating speech and language impairments in delirium: A preliminary case-control study. PLoS One, 2018; 13(11): e0207527

Rabes, C. Die Integrative Validation nach Nicole Richard. Die Schwester | Der Pfleger, 2014. Online verfügbar unter: https://www.bibliomed-pflege.de/news/29234-die-integrative-validation-nach-nicole-richard [letzter Zugriff am 08.03.2021]

Mehegan L, Lampkin C, Rainville GC. Delirium Awareness Doesn't Match Risk. AARP Delirium and Brain Health Survey, 2020. Online verfügbar unter: https://www.aarp.org/research/topics/health/info-2020/delirium-and-brain-health.html [letzter Zugriff am 08.03.2021]

KAPITEL

# 10 Angehörige und freiwillig Helfende

# 10.1 Angehörige deliranter Patienten beraten

Sabrina Sayk, Susanne Krotsetis

## 10.1.1 Bedeutung des Einbezugs von Angehörigen

Ein Ansatz eines erfolgreichen Delir-Managements kann das sogenannte ABCDEF-Maßnahmenbündel sein (Marra et al. 2017; vgl. auch ➤ Kapitel 4.2). Das ABCDEF ist ein standardisiertes „Bündel" von Interventionen, welche vorwiegend auf einer Intensivstation umgesetzt werden. Diese Maßnahmen beinhalten

- **A:** tägliche Aufweckversuche bei sedierten Patient:innen,
- **B:** spontane Atmungsversuche bei invasiv beatmeten Patient:innen,
- **C:** die Auswahl von Sedativa,
- **D:** das Delir-Monitoring,
- **E:** die Frühmobilisation und
- **F:** den Einbezug der Familie.

Jede einzelne Komponente dieses Bündels ist evidenzbasiert, hilft bei der standardisierten Kommunikation, fördert die interdisziplinäre Behandlung der Patient:innen, reduziert die Mortalität und verbessert langfristig kognitive und physische Funktionen der Patient:innen (Pun et al. 2019).

Angehörige spielen eine *zentrale Rolle im Genesungsprozess* – insbesondere im Hinblick auf das Delir. Zu berücksichtigen ist, dass mit dem Begriff „Angehörige" sowohl *Familienangehörige* als auch den Patient:innen sozial und/oder emotional *nahestehende Personen* gemeint sein können.

Patient:innen, die ein Delir durchlebt haben, beschreiben die Besuche von Angehörigen als wohltuend und nennen Gefühle der Erleichterung, wenn für sie wichtige und vertraute Personen bei ihnen sind (van Rompaey et al. 2015). Dies gilt für jedes Setting, unerheblich ob in der Akut- bzw. Langzeittherapie oder in unterschiedlichen Pflegebereichen. Somit erhält das F (**F**amilie) aus dem ABCDEF-Bündel als Einzelintervention in jedem Bereich der Krankenversorgung eine maßgebliche Funktion.

Damit Angehörige partizipativ in den Prozess des Delir-Managements integriert werden können, sollte sich das therapeutische Team bewusst machen, dass dafür *Anleitung und Beratung* notwendig sind. Angehörige fühlen sich von der Situation des Delirs bei einer ihnen nahestehenden Person häufig zutiefst betroffen und verunsichert (Day und Higgins 2015). Die Angehörigen brauchen und erwarten vom therapeutischen Team Informationen über die Ursachen, die Symptome, den Verlauf und das Management von Delir sowie Hilfestellungen, wie sie ihre erkrankten Angehörigen (aktuell und längerfristig) unterstützen können (Toye et al. 2014).



## 10.1.2 Strukturelle Voraussetzungen

Obwohl das Delir in den letzten Jahren in der Krankenversorgung immer mehr in den Fokus gerückt ist, wird als eine der Hauptbarrieren bei der erfolgreichen Umsetzung des Delir-Managements die *fehlende interprofessionelle Ausbildung* und *mangelndes Wissen* in Bezug auf das Delir angegeben (Morandi et al. 2019). Um ein wirkungsvolles Beratungs- und Schulungsangebot zu gewährleisten, ist evidenzbasiertes Wissen in Verbindung mit der Erfahrung im Umgang mit deliranten Patient:innen (bzw. Bewohner:innen, Klient:innen) ausschlaggebend. Hier kommt den professionell Pflegenden im multi-/interprofessionellen bzw. interdisziplinären Team eine besondere Funktion zu, da sie die Patient:innen im Delir kontinuierlich erleben und begleiten.

Zentrale Aspekte in der systematischen und strukturierten Aufklärung und Beratung wie auch in der An- und Begleitung von unterstützenden Maßnahmen sind der Gebrauch einer *laienverständlichen Sprache* und die Vermeidung von spezifischen Fachtermini. Individuelle Lebenssituationen und Bedürfnisse, kulturelle Hintergründe sowie unterschiedliche Wissensgrade der Angehörigen über die Situation der von Delir Betroffenen sind im Gespräch zu berücksichtigen (KBV 2017). Weiterhin ist es wichtig, räumliche und zeitliche *Ressourcen* zu beachten. Anstehende Gespräche, Beratung und eventuelle Anleitungssituationen sollten in einer *ruhigen Atmosphäre* durchgeführt und nicht von einer hektischen oder lauten Arbeitsumgebung beeinflusst oder unterbrochen werden (DIVI 2014).

Individuell *angepasste Besuchszeiten* sind sowohl für die Angehörigen als auch für die Patient:innen von Vorteil. Für die Angehörigen bieten sie in einer emotional angespannten Situation eine gewisse Flexibilität, die Besuche in den ggf. veränderten Tagesablauf zu integrieren. Patient:innen können durch regelmäßigen, wenn möglich sogar mehrmaligen Besuch hinsichtlich einer verkürzten Delir-Dauer profitieren (Khalifezadeh et al. 2011). Hierbei ist es unerheblich, wie lange die Dauer der Besuchszeit festgelegt ist – das Wichtigste für die Betroffenen und ihre Angehörigen ist die Gewährleistung einer Besuchsmöglichkeit (Rosa et al. 2019).

### 10.1.3 Schriftliche Informationen

Als Gesprächs- und Beratungsgrundlage können schriftliche Informationen unterstützend hinzugezogen werden. Informationsschriften sollten über Hintergründe, Symptome und zusätzlich über präventive und therapeutische Maßnahmen zur Behandlung des Delirs aufklären (z. B. in Form eines Flyers).

**GOOD PRACTICE**

Zentrale Punkte in einem **Informationsflyer** können sein:

- Was ist ein Delir?
- Warum entsteht ein Delir?
- Wie erkennt man ein Delir?
- Wie lange dauert ein Delir?
- Verursacht ein Delir bleibende Schäden?
- Wenn Ihr Angehöriger ein Delir hat …
- Wie Sie während eines Delirs helfen können …
- Was Sie nach dem Delir tun können …
- Weitere Hilfen wie Adressen, Web-Links, Telefonnummern, Netzwerkadressen, Selbsthilfegruppen usw.
- Ansprechpartner im Klinikum/in der Institution

Mittels einer begleitenden schriftlichen Information konnte eine bessere Informationszufriedenheit der Angehörigen von Intensivpatient:innen nachgewiesen werden (Azoulay et al. 2002). Die Arbeit von Partridge et al. (2013) zeigte, dass mithilfe von Informationsbroschüren

auch die psychische Gesundheit von Angehörigen deliranter Patient:innen gefördert und ergänzend der Stress vermindert werden konnten.
Zur weiteren Unterstützung eines Beratungsgesprächs kann ein **Informationsposter,** aufgehängt in den Stationsbereichen, dienen. Auf diesem können beispielhaft Tätigkeiten aufgeführt sein, die Angehörige ausführen können (Krotsetis und Nydahl 2014), z. B.:

- Arme und Beine eincremen
- Gemeinsam Musik hören
- Tagebuch schreiben
- Etwas vorlesen

### 10.1.4 Die Doppelrolle der Angehörigen

Angehörige nehmen im Falle eines Delirs eine zweifache Rolle ein: Einerseits wirken sie in der Funktion des Unterstützens und Begleitens, andererseits sind sie selbst *Mitbetroffene,* die emotional mit der Situation der Grunderkrankung und der Folgekomplikation des Delirs umgehen müssen (Scheichenberger und Ebert-Birnbaumer 2016). Somit sind Angehörige einem *hohen Stresslevel* ausgesetzt (Toye et al. 2014). Insbesondere Angehörige von Patient:innen auf den Intensivstationen, welche sich häufig in einer lebensbedrohlichen Situation befinden, erleben oft eine tiefe *emotionale Krise* (Johnson et al. 1995). Als besonders belastend für Angehörige sind Situationen, in denen

- sie für den/die Patient:in schmerzhafte Momente beobachten und erleben,
- der/die Patient:in negative Emotionen äußert oder
- sich der/die Patient:in ihnen gegenüber ablehnend, misstrauisch oder verweigernd verhält (Choi et al. 2011).

Somit steigt für Angehörige während oder nach dem Besuch auf der Intensivstation das Risiko einer posttraumatische Belastungsstörung enorm (Azoulay et al. 2005). Für die Angehörigen ist es somit sehr wichtig, über die akute Situation, die Hintergründe und Auswirkungen eines Delirs informiert zu sein, um diese verstehen und einschätzen zu können.
Den Angehörigen sollte – wenn machbar und von ihnen gewünscht – die Möglichkeit gegeben werden, für den/die Patient:in da zu sein. Sie können mit den Patient:innen Gespräche führen, bei sedierten Patient:innen aus einem Lieblingsbuch oder der Tageszeitung vorlesen und bei Bedarf spontan atmenden Patient:innen zuhören. Schon durch die Ansprache von einer für Patient:innen bekannten und *vertrauten Stimme* konnten positive Effekte belegt werden (Munro et al. 2017, Elcokany und Ahmed 2019). In einer akuten Situation kann dies die Patient:innen dabei unterstützen, in die Realität zurückzufinden.
Patient:innen, die ein Delir durchleben, empfinden oft Misstrauen und das Gefühl einer Trennung von der ihnen bekannten Lebenswelt (Pollard et al. 2015). Hier können Angehörige die wichtige Rolle des „Vertrauten" einnehmen, müssen aber auch auf eventuelle abweisende oder argwöhnische Reaktionen der Patient:innen vorbereitet werden. Somit brauchen Angehörige Vorbereitung und Unterstützung durch das therapeutische bzw. interprofessionelle Team, um mit einer solch *herausfordernden Situation* umgehen zu können.

Angehörige sind im Idealfall „echte Helfer“ in der Betreuung der Betroffenen. Sie können unterstützend und „zweckmäßig“ unter die Arme greifen und den betroffenen Patient:innen ein Gefühl von Sicherheit und Kontinuität vermitteln. Notwendig sind Erläuterungen seitens des therapeutischen Teams, dass der/die betroffene Patient:in das Delir mit Halluzinationen und starken Gefühlen der Bedrohung und/oder Angst erleben könnte. Diese Informationen helfen den Angehörigen, sich in die Situation der Patient:innen hineinversetzen zu können.

Angehörige sollten durch das therapeutische Team auf die *Achtung ihrer eigenen Ressourcen* hingewiesen werden. Ebenfalls wertvoll ist es, in der Gesprächs- und Beratungssituation Hinweise auf ausreichende Ruhe- und Schlafphasen sowie auf weitergehende Unterstützung durch den Sozialdienst und/oder die Angebote der Krankenhaus-Seelsorge einfließen zu lassen.

**MERKE**

Praxis-Tipp: Eine strukturierte Gesprächs- und **Beratungskultur** ist für Angehörige essenziell. Benötigt wird hierzu:

- Hintergrundwissen über Delir
- Gebrauch einer laienverständlichen Sprache
- Geeignetes Umfeld (zeitlich/räumlich)
- Ggf. Informationsbroschüren, Flyer und Poster
- Individuell professionelle Bereitschaft zur Beratung und Anleitung

### 10.1.5 Fazit

Der positive Einfluss auf Patient:innen im Delir, generiert durch die Anwesenheit und die Mitarbeit von Angehörigen, wird durch nationale und internationale Primär- und Sekundärforschung (siehe „DAS-Leitlinie“, DGAI und DIVI 2021) belegt, die Integration der Angehörigen in das Delir-Management wird empfohlen. Angehörige nehmen in der Prävention des Delirs sowie in der Begleitung deliranter Patient:innen eine zentrale Rolle ein. Um die Partizipation der Angehörigen in der Begleitung und Behandlung von Delir-Patient:innen zu gewährleisten, muss sich das therapeutische Team über die notwendige Beratung, Wissensvermittlung sowie An- und Begleitung von unterstützenden Maßnahmen bewusst sein.

Angehörige müssen auch in der Position des Co-Betroffenen wahrgenommen werden, um individuell bestehende Ressourcen zu erkennen und einer Überlastung vorzubeugen.

Hierfür sind als strukturelle Voraussetzungen im gesamten therapeutischen Team ein Grundwissen über das klinische Bild des Delirs, eine klare interne und externe Kommunikation, verbindliche evidenzbasierte Maßnahmenbündel und Standards zur Prävention und Versorgung sowie das Wissen um ein pharmakologisches und nichtpharmakologisches Management der verschiedenen Delirformen erforderlich.

## LITERATUR


Azoulay, E., Pochard, F., Chevret, S., Jourdain, M., Bornstain, C., Wernet, A., Zahar, J. R. (2002). Impact of a family information leaflet on effectiveness of information provided to family members of intensive care unit patients: a multicenter, prospective, randomized, controlled trial. American journal of respiratory and critical care medicine, 165(4), 438–442

Azoulay, E., Pochard, F., Kentish-Barnes, N., Chevret, S., Aboab, J., Adrie, C., Fassier, T. (2005). Risk of post-traumatic stress symptoms in family members of intensive care unit patients. American journal of respiratory and critical care medicine, 171(9), 987–994

Choi, J., Donahoe, M. P., Zullo, T. G., Hoffman, L. A. (2011). Caregivers of the chronically critically ill after discharge from the intensive care unit: six months' experience. American Journal of Critical Care, 20(1), 12–23

Day, J., Higgins, I. (2015). Existential absence: The lived experience of family members during their older loved one's delirium. Qualitative health research, 25(12), 1700–1718

DGAI – Deutsche Gesellschaft für Anästhesiologie und Intensivmedizin e. V., DIVI – Deutsche Interdisziplinäre Vereinigung für Intensiv- und Notfallmedizin e. V. (2021) Analgesie, Sedierung und Delirmanagement in der Intensivmedizin (DAS-Leitlinie). Online verfügbar unter: https://www.awmf.org/leitlinien/detail/ll/001-012.html [zuletzt abgerufen am 08.08.2022]

DIVI – Deutsche Interdisziplinäre Vereinigung für Intensiv-und Notfallmedizin (2014). Bessere Genesungschancen – DIVI möchte Angehörige mehr einbinden. Online verfügbar unter: https://www.divi.de/pressemeldungen-nach-themen/viewdocument/39/141101-pressemeldungen-divi-angehoerigeneinbindung [zuletzt abgerufen am 12.08.2022]

Elcokany, N. M., Ahmed, F. R. (2019). Effect of family reorientation messages on delirium prevention among critically ill patients. Journal of Nursing Education and Practice, 9(10)

Johnson, S. K., Craft, M., Titler, M., Halm, M., Kleiber, C., Montgomery, L. A., Buckwalter, K. (1995). Perceived changes in adult family members' roles and responsibilities during critical illness. Image: the Journal of Nursing Scholarship, 27(3), 238–243

KBV – Kassenärztliche Bundesvereinigung (2017). Vielfalt in der Praxis. Patienten mit Migrationshintergrund: Infos zur Gesundheitskompetenz und Tipps für die Kommunikation. Praxis Wissen. KBV, Berlin

Khalifezadeh, A., Safazadeh, S., Mehrabi, T., Mansour, B. A. (2011). Reviewing the effect of nursing interventions on delirious patients admitted to intensive care unit of neurosurgery ward in Al-Zahra Hospital, Isfahan University of Medical Sciences. Iranian journal of nursing and midwifery research, 16(1), 106

Krotsetis, S., Nydahl, P. (2014). Delir und Angehörige auf ITS – ein ganzheitlicher Ansatz. intensiv, 22(04), 198–201

Marra, A., Ely, E. W., Pandharipande, P. P., Patel, M. B. (2017). The ABCDEF bundle in critical care. Critical Care Clinics, 33(2), 225–243

Morandi, A., Pozzi, C., Milisen, K., Hobbelen, H., Bottomley, J. M., Lanzoni, A., MacLullich, A. M. (2019). An interdisciplinary statement of scientific societies for the advancement of delirium care across Europe (EDA, EANS, EUGMS, COTEC, IPTOP/WCPT). BMC geriatrics, 19(1), 1–11

Munro, C. L., Cairns, P., Ji, M., Calero, K., Anderson, W. M., Liang, Z. (2017). Delirium prevention in critically ill adults through an automated reorientation intervention – A pilot randomized controlled trial. Heart & Lung, 46(4), 234–238

Partridge, J. S., Martin, F. C., Harari, D., Dhesi, J. K. (2013). The delirium experience: what is the effect on patients, relatives and staff and what can be done to modify this? International journal of geriatric psychiatry, 28(8), 804–812

Pun, B. T., Balas, M. C., Barnes-Daly, M. A., Thompson, J. L., Aldrich, J. M., Barr, J., Esbrook, C. L. (2019). Caring for critically ill patients with the ABCDEF bundle: results of the ICU liberation collaborative in over 15,000 adults. Critical care medicine, 47(1), 3–14

Rosa RG, Falavigna M, da Silva DB, Sganzerla D, Santos MMS, Kochhann R, de Moura RM, Eugênio CS, Haack TDSR, Barbosa MG, Robinson CC, Schneider D, de Oliveira DM, Jeffman RW, Cavalcanti AB, Machado FR, Azevedo LCP, Salluh JIF, Pellegrini JAS, Moraes RB, Foernges RB, Torelly AP, Ayres LO, Duarte PAD, Lovato WJ, Sampaio PHS, de Oliveira Júnior LC, Paranhos JLDR, Dantas ADS, de Brito PIPGG, Paulo EAP, Gallindo MAC, Pilau J, Valentim HM, Meira Teles JM, Nobre V, Birriel DC, Corrêa E Castro L, Specht AM, Medeiros GS, Tonietto TF, Mesquita EC, da Silva NB, Korte JE, Hammes LS, Giannini A, Bozza FA, Teixeira C; ICU Visits Study Group Investigators and the Brazilian Research in Intensive Care Network (BRICNet) (2019). Effect of Flexible Family Visitation on

Delirium Among Patients in the Intensive Care Unit: The ICU Visits Randomized Clinical Trial. JAMA, 322(3): 216–228. DOI: https://doi.org/10.1001/jama.2019.8766
Scheichenberger, S., Ebert-Birnbaumer A. (2016). Doppelrolle der Angehörigen beim Delir: Unterstützer und Co-Betroffene. Pflegezeitschrift, 69 (10), 610–613
Toye, C., Matthews, A., Hill, A., Maher, S. (2014). Experiences, understandings and support needs of family carers of older patients with delirium: a descriptive mixed methods study in a hospital delirium unit. International journal of older people nursing, 9(3), 200–208
van Rompaey, B., Van Hoof, A., Van Bogaert, P., Timmermans, O., Dilles, T. (2016). The patient's perception of a delirium: A qualitative research in a Belgian intensive care unit. Intensive and critical care nursing, 32, 66–74

## 10.2 Einsatz von Freiwilligen in der Delirprävention im Krankenhaus

Julia Bringemeier, Annika Maybaum, Dania Kitzig, Stefan Kreisel

### 10.2.1 Freiwilligenarbeit im klinischen Alltag

Ein Krankenhausaufenthalt stellt für ältere Patienten*innen eine große Herausforderung dar. Sie gelten als besonders vulnerabel, weil sie die zugrunde liegende Akuterkrankung, die zur Einweisung geführt hat, oft schlechter kompensieren können und ein deutlich höheres Risiko für Komplikationen wie das Delir tragen. Eine Ursache ist neben der eigentlichen Belastung durch die Erkrankung die erschwerte Anpassung an die ungewohnten Strukturen und Abläufe. Kliniken sind oft nicht hinreichend auf die speziellen Bedürfnisse älterer Menschen eingestellt (Hibbeler 2013).

Gerade mit Blick auf begrenzte personelle und zeitliche Ressourcen im Klinikalltag kann die Begleitung der Patient*innen durch die persönliche Zuwendung von Freiwilligen einen wertvollen Beitrag zur Delirprävention und zur Steigerung der Versorgungsqualität leisten (Bringemeier et al. 2015). Im Folgenden stellen wir unsere Erfahrungen mit dem Einsatz von Freiwilligen in der Delirprävention im Programm *help*⁺ vor. Wir möchten herausstellen, welche Rahmenbedingungen erfüllt sein müssen und welche Herausforderungen und Chancen mit dem Engagement von Freiwilligen einhergehen.

Im Bereich der Freiwilligenarbeit lassen sich prinzipiell verschiedene Engagement-Typen unterscheiden, z. B. klassische Ehrenamtliche (Personen, die ein- oder mehrmals pro Woche für wenige Stunden ehrenamtlich aktiv sind, z. B. neben dem Beruf oder als Rentner bzw. Rentnerin) oder Teilnehmende am Freiwilligen Sozialen Jahr (FSJ). Das Engagement von Ehrenamtlichen im *help*⁺-Programm war bisher meist von eher kurzer Dauer (maximal ein Jahr). Gründe dafür mögen in dem ausgeprägten Schulungsbedarf und im relativ hohen zeitlichen Aufwand (mindestens einmal wöchentlich) liegen. Zudem ist die Möglichkeit, sich für Delirprävention im Akutkrankenhaus zu engagieren, außerhalb des Krankenhauses weitestgehend unbekannt. Trotz struktureller Unterstützung durch die hauptamtliche Ehrenamtskoordination im Gesamtkrankenhaus, die die Öffentlichkeitsarbeit und Vermittlung übernimmt, konnten bisher keine längerfristigen Engagements aufgebaut werden (Bringemeier et al. 2019). Reichlich Erfahrung gibt es jedoch im Bereich des Engagements von *Freiwilligen im Sozialen Jahr.* Die nachfolgenden Ausführungen beziehen sich daher ausschließlich auf diesen Bereich.

## 10.2.2 Was ist *help*⁺?

*help*⁺ ist eine Adaption des US-Delirpräventionsprogramms *HELP* („Hospital Elder Life Program" nach Sharon Inouye, Harvard University, USA) im deutschsprachigen Raum, welches seit 2012 am Evangelischen Klinikum Bethel (EvKB; Krankenhaus mit Maximalversorgung, ca. 1.300 stationäre Betten) in Bielefeld angepasst und lokal weiterentwickelt wurde (vgl. EvKB o. J.). Es handelt sich um ein *nichtpharmakologisches Multikomponenten-Programm* zur Delirprävention bei älteren Patient*innen im Akutkrankenhaus.

Durch *HELP* lässt sich Studien zufolge ca. ein Drittel der Delirien bei älteren Patient*innen im Krankenhaus vermeiden (Inouye et al. 1999). Weitere Outcomes sind u. a. die Verkürzung der Verweildauer (Rubin et al. 2011), die Reduzierung von Stürzen und Dekubiti (Davis et al. 2012) sowie die Verbesserung der pflegerischen Versorgung von älteren Patient*innen (Steunenberg et al. 2016). *help*⁺ wird im EvKB auf insgesamt fünf Stationen verschiedener Fachbereiche umgesetzt. Dazu zählen Stationen der Klinik für Unfallchirurgie und Orthopädie, Stationen der Klinik für Neurologie und eine Station der Klinik für Kardiologie und Pneumologie.

Die *help*⁺-Mitarbeitenden unterstützen als autarkes Team die Arbeit der pflegerischen und ärztlichen Mitarbeitenden bei der Begleitung älterer Patient*innen mittels eines am Risikoprofil orientierten individuellen Interventionsplans. Eingeschlossen werden Patient*innen, die über 70 Jahre alt sind und Risikofaktoren für ein Delir aufweisen. Dazu gehören unter anderem kognitive Defizite, Einschränkungen im Bereich Hören und/oder Sehen, ein besonderer geriatrischer Hilfebedarf oder ein Delir in der Vorgeschichte. Darüber hinaus werden Schulungen zu psychogeriatrischen Themen (Delir, Delirprävention, Demenz, Depression, seniorengerechte Medikation) für das Krankenhauspersonal angeboten, um hinsichtlich der Situation älterer Patient*innen zu sensibilisieren. Bislang wird *help*⁺ zu einem großen Teil durch Spendenmittel finanziert. Aktuell werden Möglichkeiten einer regelhaften Finanzierung, beispielsweise durch das Pflegepersonal-Stärkungsgesetz, geprüft (PpSG 2018).

Das *help*⁺-Team besteht aus unterschiedlicher Professionen, die unterschiedliche Bausteine der Delirprävention abdecken. Dazu gehören die Mitarbeitenden des *help*⁺-Koordinationsteams (Diplom-Sozialpädagogin, Gesundheitswissenschaftlerin und Diplom-Gerontologin). Sie sind u. a. für die Anleitung der Freiwilligen, die Einsatzplanung, die Öffentlichkeitsarbeit, die wissenschaftliche Evaluation und die inhaltliche Weiterentwicklung des Programms, das Patientenscreening und weitere Aufgabenbereiche zuständig. Die fachliche Leitung (M.Sc. Public Health) des *help*⁺-Programms deckt u. a. die Bereiche Finanzierung, Projektmanagement und Forschung ab. Die Programmverantwortung liegt bei der ärztlichen Leitung der Abteilung für Gerontopsychiatrie des EvKB. Des Weiteren sind aktuell drei psychogeriatrische Pflegefachkräfte im *help*⁺ tätig. Diese Mitarbeiterinnen weisen langjährige Erfahrung im Bereich der Gerontopsychiatrie auf und beraten die Pflegekräfte und Ärzt*innen auf den *help*⁺-Stationen im Rahmen von Einzelfallvisiten hinsichtlich seniorengerechter Pflege und psychogeriatrischer Medikation.

Anfänglich wurde *help*⁺ zusätzlich von einem ärztlichen Kollegen unterstützt, der konsiliarisch auf den *help*⁺-Stationen tätig war und z. B. hinsichtlich Medikation beriet und schulte. Die Gruppe des *help*⁺-Teams mit der größten Kapazität sind die Freiwilligen im FSJ mit insgesamt 5–8 Stellen. Neben der Betreuung der Patient*innen werden individuell festgelegte Interventionen zur Delirprävention durchgeführt. Sie unterstützen auch das Datenmanagement und das Delirscreening.

### 10.2.3 Rahmenbedingungen für das FSJ

#### Struktur und Trägerschaft FSJ

Das Jugendfreiwilligendienstgesetz (JFDG 2008) und Bundesfreiwilligendienstgesetz (BFDG 2011) setzen den gesetzlichen Rahmen. Dazu zählen das Freiwillige Soziale Jahr (FSJ), der Bundesfreiwilligendienst und der Bundesfreiwilligendienst über 27 Jahren. Inhaltlich und strukturell unterscheiden sich die Formen nur unwesentlich. *Freiwillige* sind demnach Personen, die „einen freiwilligen Dienst ohne Erwerbsabsicht, außerhalb einer Berufsausbildung und vergleichbar einer Vollzeitbeschäftigung leisten" (§ 2 Abs. 1 S. 1 JFDG). Die Engagementbedingungen werden durch den Träger vorgegeben und überprüft. Die von Bodelschwinghschen Stiftungen Bethel organisieren das Engagement im FSJ über die Einrichtung der „Freiwilligenagentur Bethel", die jedes Jahr um die 500 Freiwillige in unterschiedliche Arbeitsbereiche, wie z. B. das Programm *help*⁺, entsendet. Bewerber*innen aus dem Ausland sind zugelassen und können sich engagieren. Vertraglich verpflichten sich die FSJler, ein Jahr im gewählten Einsatzbereich tätig zu sein. In Ausnahmefällen kann der Einsatz auf wenigstens sechs Monate verkürzt werden. Die Dienstzeiten gestalten sich nach den Erfordernissen in den Einsatzstellen. Im *help*⁺ sind die Freiwilligen wochentags und am Wochenende in der Zeit von 07:30 bis 15:45 Uhr tätig. Nach zehn Tagen Dienst folgen vier dienstfreie Tage.
Die Freiwilligen erhalten monatlich eine Aufwandsentschädigung, die sich aus einem Taschengeld sowie aus Bezügen für Verpflegung und Unterkunft zusammensetzt. Darüber hinaus werden die Beiträge zur Sozialversicherung übernommen. Den Teilnehmenden im FSJ werden pädagogisch ausgebildete Referent*innen zur Seite gestellt, die den Einsatz begleiten. Die Aufgaben der Referent*innen bestehen darin, die Seminare im FSJ zu organisieren und durchzuführen, regelmäßige Reflexionsgespräche in der Einsatzstelle abzuhalten und bei ggf. auftretenden Problemen zu unterstützen. Zudem werden Praxisanleiter*innen in den Einsatzstellen benannt, die Ansprechpartner*innen für die Freiwilligen sind und deren Tätigkeit begleiten.

#### Betheljahr

Das Freiwillige Soziale Jahr in Bethel, das sogenannte Betheljahr (vgl. Stiftung Bethel o. J.), ist beliebt und genießt über die Grenzen Bielefelds hinaus einen guten Ruf. Die Freiwilligenagentur übernimmt die Öffentlichkeitsarbeit und koordiniert den Bewerbungs- und Einstellungsprozess. Im Vorstellungsgespräch werden verschiedene Einsatzstellenprofile, darunter auch *help*⁺, vorgestellt. Im Anschluss erfolgt in Absprache mit der Einsatzstelle eine Hospitation im gewählten Bereich. Die Mitarbeitenden der Einsatzstelle können so Erwartungen abgleichen und die individuelle Eignung feststellen. Persönliche Eigenschaften und Eignungen sind im Bereich der Delirprävention wichtig und umfassen z. B. die Freude am Umgang mit älteren Menschen, Kommunikationsfähigkeit, Empathie und Selbstständigkeit.

### 10.2.4 Aufgaben im FSJ

Zum Aufgabengebiet der „FSJler*innen“ zählen vor allem die Betreuung und *Aktivierung* der delirgefährdeten älteren Patient*innen auf den jeweiligen Stationen. Je nach Bedarf werden eine oder mehrere von fünf Interventionen durchgeführt, die jeweils unterschiedliche Komponenten der Delirprävention abdecken:

- Plus-Besuch
- Aktiv-Besuch
- Mahlzeitenbegleitung
- Fit-Besuch
- Schlafförderung

Darüber hinaus wird ein tägliches *Delirscreening* inkl. Datenerhebung und Verwaltung durchgeführt. Diese Datensammlung wird für wissenschaftliche Auswertungen und zur Qualitätssicherung genutzt. Zudem bildet die ausführliche Dokumentation die einzelnen Arbeitsschritte der Freiwilligenarbeit im help⁺-Programm ab und zeigt neben den Inhalten auch den Arbeitsumfang auf.

#### Individuelle Aktivierung der Patient*innen

Ziel der individuellen Aktivierung ist es, die Teilhabe älterer Patient*innen am Krankenhausalltag zu unterstützen sowie ihre kognitiven und motorischen Fähigkeiten zu fördern. Die Entscheidung, welche Interventionen die Freiwilligen konkret umsetzen, wird von den hauptamtlichen Mitarbeitenden im *help⁺*-Programm getroffen. Anhand der individuellen Risikofaktoren und der Bedürfnisse der Patient*innen wird der Interventionsplan zur Delirprävention gestaltet, für dessen Umsetzung die Freiwilligen zuständig sind.

#### Plus-Besuch

Der Plus-Besuch ist die Basisintervention des *help⁺*-Programmes, die alle Patient*innen erhalten. Er dient der Orientierung und dem Wohlbefinden der Patient*innen. Mindestens einmal täglich besuchen die Freiwilligen die Patient*innen und unterstützen sie in ihrer zeitlichen, örtlichen und situativen Orientierung.
Maßnahmen können sein, das Datum auf ein Whiteboard im Zimmer zu schreiben, das vom Bett aus gut sichtbar ist. Es wird darauf geachtet, dass die Patient*innen ggf. vorhandene Hör- und Sehhilfen tragen. Sie werden daran erinnert, ausreichend zu trinken. Mit einem „Rundumblick“ sorgen die freiwillig Tätigen dafür, dass kleine Dinge, die zum Wohlbefinden beitragen (z. B. Lüften, Telefonieren ermöglichen, Kissen aufschütteln), erledigt werden.

10

#### Aktiv-Besuch

Der Aktiv-Besuch soll eine kognitive Deprivation während des Krankenhausaufenthaltes verhindern. Hierzu aktivieren die Freiwilligen die Patienten*innen durch individuell ausgewählte Beschäftigungsmöglichkeiten und gezielte kognitive Trainingsangebote.

Dazu zählen beispielsweise Gesellschaftsspiele, Kreuzworträtsel, „Gehirnjogging", das gemeinsame Lesen der Zeitung oder aber auch die gemeinsame Beschäftigung mit dem PC-Tablet, auf dem Applikationen mit seniorengerechten Anwendungen zu finden sind. Um dem oft hohen Redebedarf der Patient*innen zu begegnen, werden entlastende Gespräche angeboten.

### Mahlzeitenbegleitung

Die Freiwilligen begleiten Patient*innen, die Unterstützung bei den Mahlzeiten benötigen. Bereits das Tablettsystem im Krankenhaus stellt für ältere Patient*innen mit sensorischen oder kognitiven Einschränkungen häufig eine Überforderung dar. Die Freiwilligen bereiten das Essen vor, öffnen z. B. Joghurtdeckel, motivieren die Patient*innen zu essen und bleiben während der gesamten Mahlzeit bei den Patient*innen. Das Anreichen der Mahlzeit (sprich: das aktive Führen des Essens zum Mund durch die Freiwilligen) ist nicht Bestandteil dieser Intervention und obliegt aufgrund häufig vorliegender oder unbekannter Schluckstörungen bei Menschen mit kognitiven Beeinträchtigungen dem pflegerischen Personal auf den Stationen.

### Fit-Besuch

Das Ziel des Fit-Besuchs ist die körperliche Aktivierung zum Erhalt und zur Förderung der Mobilität, welche von der Mobilisierung oder Bewegungstherapie abzugrenzen ist. Der Fit-Besuch ist eine Anregung, sich eigenständig zu bewegen und körperlich aktiv zu werden. Die Freiwilligen motivieren die Patient*innen beispielsweise zu gemeinsamen Spaziergängen auf dem Stationsflur oder draußen. Bei bettlägerigen Patient*innen bieten die Freiwilligen Bewegungsübungen im Sitzen oder Liegen an, die Bewegungsabläufen des Alltags ähneln.

### Schlafförderung

Die nichtmedikamentöse Schlafförderung hilft den Patient*innen abends dabei, zur Ruhe zu kommen und besser einzuschlafen. Der natürliche Schlaf-wach-Rhythmus soll auf diese Weise unterstützt werden. Helfen können die Freiwilligen beispielsweise durch das abendliche Vorlesen einer Geschichte, mit einer zusätzlichen wärmenden Decke oder einem Kräutertee. Die Schlafförderung wird zurzeit nicht angeboten. Die Ergebnisse eines eigenen laufenden Forschungsprojektes zum Thema „Schlaf und Delir" sollen in die Neukonzeption dieser Intervention mit einfließen.



### Delirscreening

Die Freiwilligen im *help*⁺-Programm sind in einem engen persönlichen Kontakt mit den Patient*innen. Sie verbringen viel Zeit mit ihnen und lernen sie gut kennen. Indem sie die Patient*innen beobachten und frühzeitig etwaige Veränderungen, z. B. der Wachheit, der Aufmerksamkeit, der Orientierung, oder eine fluktuierende Symptomatik bemerken und dokumentieren, leisten sie einen wichtigen Beitrag zur Delirerkennung. Mindestens einmal täglich führen die Freiwilligen ein Delirscreening mittels **4 AT** (Rapid Assessment Test for Delirium, vgl. MacLullich et al. 2019) durch. Der 4 AT ist ein kurzes Screeningtool zur Detektion von Delir und kognitiven Einschränkungen bei älteren Krankenhauspatient*innen.

## 10.2.5 Schulungen im FSJ

Da die Freiwilligen im Sozialen Jahr größtenteils keine Berufserfahrungen in der Pflege und der Seniorenarbeit sowie im Arbeitsfeld Krankenhaus haben, wird im *help*⁺-Programm ein besonderes Augenmerk auf die fachliche Qualifikation und Einarbeitung gelegt. Ein umfangreiches Angebot an praktischen und theoretischen Schulungen startet jeweils zu Beginn des FSJ und bereitet die Freiwilligen auf die Arbeit mit den Patient*innen vor.
Anfangs wird eine ganztägige Basisschulung angeboten. Daran schließt ein einwöchiges Praktikum (Hospitation) im Bereich der Pflege auf einer internistischen, unfallchirurgischen oder neurologischen Station an. Im weiteren Verlauf des Jahres werden medizinische Schulungen zu altersspezifischen Krankheitsbildern sowie weitere fachspezifische Schulungen angeboten. Des Weiteren geben die täglichen Dienstübergaben den Freiwilligen Möglichkeiten der Reflexion des eigenen Handelns und der fachlichen Beratung durch die hauptamtlichen Mitarbeitenden.

### Basisschulung

In der Basisschulung zu Beginn des Sozialen Jahres werden die Freiwilligen grundlegend an die besondere Situation von älteren Patient*innen im Krankenhaus herangeführt und für diese sensibilisiert. Besondere Belastungssituationen, Sorgen und Wünsche älterer Patient*innen im Krankenhaus werden gemeinsam erarbeitet. Gefühle wie Angst oder Scham, die Befürchtung, im Krankenhaus nicht ernst genommen zu werden, die Ärzt*innen nicht zu verstehen oder nach dem Krankenhausaufenthalt nicht mehr selbstständig leben zu können, sind Sorgen, die viele ältere Patient*innen während eines Krankenhausaufenthaltes begleiten.
Den Mitarbeiter*innen des *help*⁺-Programms ist es ein Anliegen, die Freiwilligen dazu zu befähigen, sich in die Lebenswelt der Patient*innen *einzudenken und einzufühlen.* Anschließend werden Ansätze (z. B. Gesprächstechniken) aufgezeigt, wie diesen Sorgen begegnet werden kann und welche Rolle die Freiwilligen dabei einnehmen können.
Der Aspekt der *Selbsterfahrung* hat einen zentralen Stellenwert innerhalb des Schulungsmoduls. Selbsterfahrung und *Reflexion* des eigenen Handelns werden u. a. durch praktische Übungen und Rollenspiele angeleitet. So nehmen die Freiwilligen beispielsweise selbst die Rolle von bettlägerigen Patient*innen ein und erleben die Wirkungen von Nähe und Distanz. Die unangenehmen Wirkungen von zu viel oder unerwünschter Nähe (z. B. über das Bett beugen, unangekündigte Lagerung) werden auf diese Weise erfahrbar.
Großes Potenzial des *help*⁺-Programms liegt v. a. in den zeitlichen Ressourcen, die den Freiwilligen für die Betreuung der Patient*innen zur Verfügung stehen. Kaum eine andere

Berufsgruppe im Krankenhaus hat im routinierten Klinikalltag die Möglichkeit, sich für längere Zeit zu den Patient*innen ans Bett zu setzen. Sich ausreichend Zeit für alle Patient*innen zu nehmen und im Kontakt Ruhe, Interesse und Wertschätzung zu vermitteln sind Kernelemente und spiegeln eine zentrale Grundhaltung wider. Gezielte Übungen und Rollenspiele zur Körpersprache und zur nonverbalen Kommunikation sollen die Interaktion mit den Patient*innen fördern.

Zentrale Schulungsinhalte der Basisschulung sind entsprechend dem Einsatz- und Tätigkeitsbereich der Freiwilligen die Themen Delir, Delirscreening und Maßnahmen der Delirprävention. Weitere Inhalte sind der konkrete Umgang mit hör- und sehbehinderten sowie mit kognitiv eingeschränkten Patient*innen sowie spezielle Situationen und „schwierige" Verhaltensweisen (z. B. Verweigerungshaltung, Verwirrtheit). Zudem wird das Verhalten in Notfallsituationen besprochen (z. B. Patient*in stürzt, Patient*in ist nicht mehr ansprechbar).

Für den Arbeitsalltag der Freiwilligen ist es erforderlich, praktische Handgriffe und Abläufe zu kennen, mit denen sie die Patient*innen in ihrer Mobilität unterstützen und fördern können. Die Freiwilligen begleiten die Patient*innen beispielsweise bei Spaziergängen, gehen mit ihnen in die Cafeteria oder setzen sich gemeinsam an einen Tisch, um dort Gesellschaftsspiele zu spielen. Um Patient*innen beim Aufstehen zu unterstützen oder ihnen eine bequemere Position im Bett zu ermöglichen, benötigen die Freiwilligen praktische Handgriffe und darüber hinaus Hintergrundwissen zum rückenschonenden Arbeiten. Teil der Basisschulung ist es, diese Techniken zu erlernen und zu erproben. Grundsätzlich sollen die Patient*innen die jeweiligen Bewegungsabläufe selbstständig durchführen. So lernen die Freiwilligen in erster Linie, die Patient*innen dazu anzuleiten, sich selbstständig in eine andere Position zu bringen. Explizite pflegerische und physiotherapeutische Lagerungsmethoden sind nicht Teil der Schulung der Freiwilligen im *help*⁺-Programm.

Im Rahmen der Basisschulung sollen sich die Freiwilligen sowohl ihrer Aufgaben als auch der Grenzen ihrer Arbeit bewusst werden. Wichtig ist es, die Tätigkeiten der Freiwilligen gegenüber fachpflegerischen Tätigkeiten abzugrenzen und die unterschiedlichen *Kompetenz- und Aufgabenbereiche* sichtbar zu machen. Die Kenntnis über den eigenen Zuständigkeits- und Verantwortungsbereich ist von Bedeutung, um sich im Stationsalltag und im Kontakt mit den unterschiedlichen Berufsgruppen durchsetzen und gleichzeitig abgrenzen zu können. Das Tätigkeitsgebiet der Freiwilligen ist nicht allen Krankenhausmitarbeitenden gleichermaßen bekannt, und gelegentlich kann es vorkommen, dass Freiwillige gebeten werden, Aufgaben zu übernehmen, für die sie nicht originär zuständig sind. Die Weisungsbefugnis für die Freiwilligen liegt ausschließlich bei den Mitarbeiter*innen des *help*⁺-Teams. In der Basisschulung lernen die *help*⁺-Freiwilligen, wie sie die Zusammenarbeit mit anderen Berufsgruppen gestalten und sich in möglichen Konfliktsituationen verhalten können.



### Pflegepraktikum

Zum FSJ im *help*⁺-Programm gehört am Anfang ein einwöchiges Praktikum im Bereich der Pflege auf einer der Stationen, auf denen das *help*⁺-Programm angeboten wird. Auf diese Weise erlangen die Freiwilligen einen Einblick in die Pflege und kommen in persönlichen Kontakt mit den Mitarbeitenden der Klinik. Da die Freiwilligen im *help*⁺-Programm im selben Arbeitsumfeld tätig sind und im Rahmen ihrer Tätigkeit in regelmäßigem Austausch mit den Kolleg*innen der Pflege stehen, hat sich das Pflegepraktikum als vorteilhaft für die weitere Arbeit und als gewinnbringend für alle Beteiligten erwiesen.

## Medizinische Fortbildungen

Da die Freiwilligen im Setting des Akutkrankenhauses tätig sind und ältere Menschen betreuen, die häufig *multimorbide* sind, sind sie unmittelbar mit vielen verschiedenen Krankheitsbildern konfrontiert. Daher werden vorrangig Schulungen zu solchen Krankheitsbildern angeboten, die den Freiwilligen in ihrem Arbeitsalltag häufig begegnen. Die Schulungen zu den Themen Delir, Demenzen, Schlaganfall und Depression werden von einem Oberarzt bzw. einer Oberärztin der Klinik für Gerontopsychiatrie durchgeführt.
Zusätzlich wird die *Multiprofessionalität* des EvKB genutzt, und es werden regelmäßig Kolleg*innen aus den Bereichen der Seelsorge, Logopädie und Hospizarbeit eingeladen. So lernen die Freiwilligen verschiedene Tätigkeitsbereiche kennen und erhalten z. B. von der Seelsorge konkrete Unterstützung im professionellen Umgang mit traurigen Patient*innen.
Des Weiteren werden *Hospitationen* in anderen Bereichen des EvKB, z. B. in der gerontopsychiatrischen Tagespflege, der Geriatrie oder der Ergotherapie, angeboten, um ein umfassendes Bild über den Umgang mit älteren Patient*innen zu bekommen.
Eine weitere Möglichkeit ist das sogenannte *Schnupperpraktikum:* Bis zu zwei Wochen haben die Freiwilligen im Rahmen der Berufsorientierung die Möglichkeit, einen anderen Bereich der von Bodelschwinghschen Stiftungen Bethel kennenzulernen, wie z. B. die Verwaltung.

## Multiprofessionelle Dienstübergabe

Die tägliche Dienstübergabe im *help*$^{+}$-Team verläuft in drei Phasen.
**In der ersten Phase** berichten die Freiwilligen zunächst detailliert über die von ihnen besuchten Patient*innen. Besonderheiten wie schwankende Orientierung oder auffällige Verhaltensweisen werden von den Freiwilligen oft frühzeitig erkannt und führen häufig direkt zu einem Arbeitsauftrag an die hauptamtlichen Mitarbeiter*innen, nämlich die jeweiligen Patient*innen erneut fachlich zu begutachten. Des Weiteren werden von den hauptamtlichen Mitarbeiter*innen Fragen zu speziellen Krankheitsbildern beantwortet, medizinische, pflegerische und therapeutische Maßnahmen erläutert sowie Verhaltensweisen von Patient*innen eingeordnet.
**In der zweiten Phase** stellen die hauptamtlichen Mitarbeiter*innen neu aufgenommene Patient*innen vor. Sie geben einen kurzen Abriss über den Grund des Krankenhausaufenthalts, die kognitiven Fähigkeiten bzw. Beeinträchtigungen, Informationen zur Lebenssituation und erklären, welche Interventionen von den Freiwilligen durchgeführt werden sollen. Sie machen auch Vorschläge, welche Aktivierungsmethoden für die Patient*innen angemessen sind oder was sich die Patient*innen wünschen.
**Die dritte Phase** der Übergabe wird zur Klärung organisatorischer Fragen oder für weitere Kurzschulungen genutzt. So werden u. a. verschiedene Formen des kognitiven Trainings und die praktische Umsetzung bei Patient*innen mit unterschiedlichen

Fähigkeitsniveaus vorgestellt. Fordernde Situationen im Arbeitsalltag und im Patientenkontakt (z. B. Schwierigkeiten, Patient*innen zu motivieren) werden in den Übergaben ebenfalls thematisiert.

### 10.2.6 Ergebnisse aus Freiwilligen-Interviews

Im Rahmen einer wissenschaftlichen Begleitforschung der Abteilung für Gerontopsychiatrie am EvKB wurden sechs Freiwillige zum Ende ihrer Tätigkeit im *help*⁺-Programm interviewt (EvKB 2019).
Die befragten Freiwilligen (drei weiblich, drei männlich) waren zum Interviewzeitpunkt zwischen 18 und 23 Jahre alt und hatten vor ihrer Tätigkeit im *help*⁺-Programm ihr (Fach-)Abitur absolviert. Gründe zur Aufnahme des Freiwilligendienstes waren beispielsweise der Wunsch, eine Ausbildung in der Krankenpflege zu beginnen, jedoch waren einzelne Freiwillige nach dem Schulabschluss zu jung für den Ausbildungsbeginn im EvKB. Sie erfuhren dann im Rahmen eines Berufsbildungstages von der Möglichkeit, ein FSJ in Bethel zu absolvieren. Andere nutzten die Zeit zwischen dem Abitur und der Aufnahme eines Studiums für ein FSJ, und ein Freiwilliger unterbrach sein Medizinstudium im Ausland, um seine Deutschkenntnisse zu verbessern.
Zu Beginn ihres Einsatzes fühlten sich einige Freiwillige noch unsicher im Kontakt mit den Patient*innen, insbesondere, wenn sie diese noch nicht kannten; diese Unsicherheiten legten sich jedoch bereits in der Einarbeitungsphase.

*„Ich war sehr nervös, das erste Mal alleine in ein Zimmer reinzugehen. […] Den (Patienten) kannte ich überhaupt nicht. Und das ist schon eine sehr merkwürdige Situation, in ein Zimmer reinzugehen, wo ein wildfremder Mensch liegt […], und das ist am Anfang sehr gewöhnungsbedürftig […]. Aber mittlerweile macht man das einfach und geht einfach rein […]. Das ist das Normalste der Welt." (EvKB 2019)*

*„Und das ist ja auch nicht immer so, dass die Patienten dann gut drauf sind. Wer weiß, was die eventuell vorher für Nachrichten bekommen hatten oder so, und dann ist es oft auch einfach schon mal schwierig, irgendwie zu versuchen, mit denen zu kommunizieren." (EvKB 2019)*

Im weiteren Gesprächsverlauf wurde deutlich, dass alle Freiwilligen bereits während der Einarbeitungsphase eine individuelle Herangehensweise an die Aktivierung der Patient*innen entwickelten und eigene Vorstellungen und Ideen umsetzen konnten.

*„Ich fand es auch total schön, das alleine machen zu können, und habe dann auch gemerkt, dass ich das [die Durchführung der Aktivierung] dann wirklich alleine entscheiden kann […]. Also ich rede halt irgendwie viel mit den Patienten und versuche, immer sehr persönlich zu sein sozusagen. Und dann konnte ich halt auch das so umsetzen, wie ich mir das halt vorstelle, wie das gut ist. Also das war für mich total gut dann." (EvKB 2019)*

Neben der individuellen Herangehensweise war die Durchführung der Aktivierung zudem von den Wünschen, Interessen, Bedürfnissen und den kognitiven Fähigkeiten der Patient*innen sowie von der Persönlichkeit der Freiwilligen abhängig. Diese lernten im weiteren Verlauf ihrer Tätigkeiten zuverlässig einzuschätzen, welche Form und welcher Schwierigkeitsgrad der kognitiven Aktivierung für die jeweiligen Patient*innen passend waren.

*„Das [der Aktivbesuch] hängt wieder total stark vom Patienten ab. Also wenn die Patienten fit sind, haben die auch total Spaß daran, richtige Spiele zu spielen. Also die auch geistig fordernd sind. Also so was wie Kniffel oder halt auch leichtere Sachen wie Mensch ärgere dich nicht. Aber sonst sind die auch einfach dankbar, dass man da ist, und viele wollen auch irgendwie reden und sind froh, wenn jemand zuhört […]. Und was wir oft machen mit Patienten, wo wir vielleicht erst mal nicht wissen, wozu die kognitiv in der Lage sind, dann machen wir immer ganz gerne Sprichwortkarten, weil die einfach ziemlich einfach sind. Und wenn man merkt, das läuft nicht so gut, dann kann man sehr viel helfen." (EvKB 2019)*

*„Wir haben auch immer so Bücher, die in den 50ern, 60ern spielen, und dann erinnern sie sich oft an Ereignisse, und das ist auch ein guter Einstieg ins Gespräch. Und ja, darüber freuen sich wirklich viele." (EvKB 2019)*

Das Vorlesen aus der Tageszeitung, einem Buch oder einer Zeitschrift empfanden die Freiwilligen zunächst als „komisch", weil es früher „andersherum" war, indem die Älteren den Kindern vorlasen.

*„Das ist dann halt ein bisschen ein komisches Gefühl. Aber an sich auch schön." (EvKB 2019)*

Das Bereitstellen oder Vorlesen aus der Tageszeitung half Patient*innen, das aktuelle Tagesgeschehen zu verfolgen. Sie waren an aktuellen Informationen (z. B. Nachrichten, Fußballergebnissen) interessiert, was darüber hinaus dazu führte, dass die Freiwilligen die Aktivierung auch technikunterstützt, z. B. durch Smartphones, umsetzten.

*„Wir haben ja alle Handys, und wir sind immer informiert, und eigentlich 24 Stunden am Tag bekommen wir neue Informationen – und die sitzen da, haben oft nicht mal ein Klapphandy […]. Dann wissen die gar nicht, was draußen so los ist in der Welt. Und viele gucken auch gar kein Fernsehen, oder der [der Fernseher] ist auch viel zu leise […], dann hören die das nicht und freuen sich dann oft schon, nur wenn man sagt, was in der Welt passiert." (EvKB 2019)*

*„Ich war zum Beispiel mal bei einem Patienten, der halt irgendwie wissen wollte, wie es bei Arminia [Arminia Bielefeld] steht, und halt unbedingt den Liveticker vorgelesen haben wollte […]. Das sind dann halt manchmal Sachen, die den halt wirklich einfach so glücklich machen." (EvKB 2019)*

Des Weiteren konnte den Patient*innen Musik, die sie beispielsweise mit ihrer Kindheit in Verbindung brachten, vorgespielt werden.

*„[…] und ich hatte das dann vorgespielt, und das war halt auch total schön, dass man das irgendwie so im Hinterkopf hat, dass Musik auch bei vielen was auslösen kann […]." (EvKB 2019)*



Weiterhin beschrieben die Freiwilligen, dass es Patient*innen gab, die ein intrinsisch motiviertes Interesse am Lernen im Umgang mit Technik, z. B. Handys, hatten.

*„Und bei vielen ist auch voll das Interesse eigentlich da, weil das total was Neues ist und was Interessantes, und wir können denen das so zeigen […]. Einen [Patienten] hatten wir doch, der irgendwie Snapchat-Filter ausprobiert hat […]. Der fand das total toll." (EvKB 2019)*

Das *help*$^{+}$-Team reagierte auf diese Information und schaffte Tablets an, die ausschließlich zur Aktivierung der *help*$^{+}$-Patient*innen eingesetzt werden.

Die Technisierung in der Versorgung von kognitiv leicht eingeschränkten Patient*innen einschließlich der Erwartungen und Sichtweisen von Betroffenen und deren Angehörigen untersuchten das EvKB und die Universität Bielefeld in dem gemeinschaftlichen Forschungsprojekt „Technikunterstützte Versorgung der Zukunft bei beginnender und leichtgradiger Demenz" (TechV-D). Erste Projektergebnisse weisen darauf hin, dass sowohl die Akzeptanz als auch die tatsächliche Nutzung von Technik biografisch geprägt sind und durch persönliche Einstellungen und Erfahrungen beeinflusst werden.
Auf die Frage, was den Freiwilligen rückblickend auf ihre Zeit im *help*⁺-Programm besonders gut gefallen hat, antworteten sie:

*„Super ist es, wenn man beim Patienten war und man sieht, dass es ihm geholfen hat oder ihr geholfen hat, wenn man da war. Wenn es denen vorher richtig mies ging, und man ist dann wirklich die ganze Zeit drangeblieben, ist wirklich immer wieder bei demjenigen und derjenigen gewesen – und am Ende danken die einem […], also dann weiß man wenigstens: Die Arbeit hat sich gelohnt, die man hier reingesteckt hat." (EvKB 2019)*

*„Ich finde es immer schön, wenn man so eine persönliche Beziehung zu den Patienten aufgebaut hat. Gerade, wenn man die länger kennt […]. Also wir teilen uns die Patienten ja auch immer so auf […], und dann hat man schon seine Patienten, die man jeden Tag wirklich sieht, und das finde ich immer schön, wenn sich das so entwickelt, dass die einem auch mehr vertrauen […]." (EvKB 2019)*

Durch das zum Teil sehr vertraute Verhältnis zwischen Freiwilligen und Patient*innen bekamen die Freiwilligen einen guten Eindruck von den persönlichen Vorlieben und zum Teil auch von den familiären Beziehungen der Patient*innen. Das gesteigerte Wohlbefinden der Patient*innen führte wiederum bei den Freiwilligen dazu, dass sie motiviert arbeiteten.

*„Das [die positive Rückmeldung von Angehörigen] gibt einem dann auch wieder Motivation, und dann macht es wieder Spaß." (EvKB 2019)*

Die Freiwilligen berichteten, dass besonders der morgendliche Plus-Besuch als Begrüßung und Start in einen gemeinsamen Tag allen Beteiligten Freude bereitete. Während ihrer Besuche signalisierten die Freiwilligen, dass sie Zeit für jeden Einzelnen hatten, was von den Patient*innen positiv wahrgenommen und zurückgemeldet wurde.
Im Kontakt zu weiteren Akteuren auf den *help*⁺-Stationen empfanden die Freiwilligen Akzeptanz und Wertschätzung ihrer Arbeit, jedoch machten sie auch deutlich, dass neue Mitarbeitende regelmäßig über das Angebot der Delirprävention informiert werden sollten. Sie wünschten, dass alle Akteure im Krankenhaus, einschließlich Mitarbeitende vom Reinigungsdienst oder von der Essensbestellung, wissen, was die Inhalte des *help*⁺-Programms sind, damit die Akzeptanz und Wertschätzung der nichtpharmakologischen Delirprävention auf einem hohen Niveau gehalten werden kann.
Die ärztlichen Schulungen zu Beginn ihrer Tätigkeit im *help*⁺-Programm zu den häufigsten, vorwiegend psychischen Erkrankungen älterer Menschen nahmen die Freiwilligen gerne und interessiert an.
Abschließend fragten wir nach persönlichen Auswirkungen der Tätigkeit im Freiwilligendienst. Die Freiwilligen berichteten, dass sie durch ihren Einsatz im *help*⁺-Programm offener geworden seien und sich eher trauten, Menschen anzusprechen. Zudem empfinden sie es so, dass sie beispielsweise ihre Schüchternheit überwinden konnten und selbstbewusster geworden sind, offener auf Menschen mit einer Behinderung zugehen können

und nun mit schwierigen Situationen besser umgehen können. Zudem können sie nun besser nachempfinden, wie sich Patient*innen im Krankenhaus fühlen, und glauben, dass diese Erfahrung ihnen in der Ausbildung zum/zur Gesundheits- und Krankenpfleger*in helfen wird. Das FSJ absolviert zu haben hat zwei Freiwillige darin bestärkt, die Ausbildung in der Gesundheits- und Krankenpflege zu beginnen. Vier weitere Freiwillige entschieden sich für ein Studium, u. a. der Gesundheitskommunikation, Psychologie und Sozialen Arbeit. Der Medizinstudent nahm sein Studium in Russland wieder auf.

### 10.2.7 Herausforderungen und Chancen

Das Engagement von Freiwilligen in der Delirprävention hat einen positiven Einfluss auf die Krankenhausversorgung älterer, vulnerabler Patient*innen (Blair et al. 2019; Steunenberg et al. 2016). Der Einsatz bietet älteren Menschen im Krankenhaus ein gewisses Maß an Normalität und Sicherheit. Die Freiwilligen („FSJler*innen") haben Zeit, sich mit Patient*innen auszutauschen, sie bei kleinen Verrichtungen zu unterstützen und sie zu begleiten. Sie unterstützen Patient*innen in ihrer Teilhabe am Krankenhausalltag und fördern gezielt ihre kognitiven und motorischen Fähigkeiten. Im Rahmen des *help*⁺-Programms leisten die Freiwilligen somit einen *wesentlichen und professionellen Beitrag zur Delirerkennung und Delirprävention.*

Die Summe der Hilfe- und Unterstützungsleistungen und Interventionen, die im Unterschied zu den Maßnahmen anderer Berufsgruppen im Krankenhaus auf den ersten Blick eher alltagsnah und „lowtech" wirken, zeigen gute Effekte in der Delirprävention (Inouye et al. 1999). Auch im Rahmen einer 5-jährigen Beobachtungsstudie (2012–2017, n = 2.500 Patient*innen) im eigenen Haus konnte nachgewiesen werden, dass die Delirinzidenz von ca. 8 % auf 2–3 % sank (vgl. Kreisel/Guhra 2017).

Während der Einsatz von FSJler*innen im *help*⁺-Programm seit vielen Jahren etabliert ist und sich bewährt hat, ist eine stärkere Beteiligung von klassischen Ehrenamtlichen ausbaufähig und zukünftig wünschenswert. Mit der Unterstützung von Ehrenamtlichen könnten beispielsweise Ideen umgesetzt und weitere Angebote realisiert werden. Zudem könnte durch ein heterogenes Team aus klassischen Ehrenamtlichen und Teilnehmenden aus dem FSJ die individuelle Betreuung und Begleitung der Patient*innen weiterhin optimiert und noch passgenauer gestaltet werden.

Das Engagement im Freiwilligen Sozialen Jahr erweist sich als erkenntnisreich und zielführend. Es zeigt sich immer wieder, dass die FSJler*innen in ihren Berufswünschen gestärkt werden und im Anschluss beispielsweise eine Ausbildung zur Pflegefachkraft, ein Medizinstudium oder ein Studium im sozialwissenschaftlichen bzw. gesundheitswissenschaftlichen Bereich aufnehmen. Neben dem Aspekt der Berufsorientierung leisten die Erfahrungen im FSJ einen Beitrag zur Persönlichkeitsentwicklung. Die generationsübergreifenden Begegnungen sind dabei von besonderem Wert und werden von allen als gewinnbringend erlebt.

Um die Versorgung der Patient*innen auf einem qualitativ hohen Niveau gewährleisten zu können, entsteht ein kontinuierlicher zeit- und personalintensiver Aufwand für Schulungen, Anleitung und pädagogische Betreuung. Hauptamtlich Mitarbeitende organisieren darüber hinaus die Versorgung und Abläufe und kümmern sich um die Personaleinsatzplanung. Die zahlreichen Schnittstellen erfordern ein hohes Maß an multiprofessioneller und fachübergreifender Kooperation.

Die Implementierung eines Multikomponentenprogramms zur Delirprävention im Akutkrankenhaus setzt den Willen der Geschäftsführung sowie die gemeinsame Bereitschaft und Zielsetzung im Haus voraus. Die dadurch entstehenden Aufwendungen, die u. a. durch Personalkosten für Hauptamtliche und Freiwillige im *help*⁺-Programm entstehen, müssen durch das Krankenhaus finanziert werden. Kosteneinsparungen durch eine hohe Versorgungsqualität, die Zufriedenheit der Patient*innen und Chancen der Fachkräftegewinnung stehen dem gegenüber.
Der Einsatz von Freiwilligen (FSJler*innen wie auch Ehrenamtliche) in der Betreuung delirgefährdeter Patient*innen im Akutkrankenhaus ist mit Blick auf das *help*⁺-Programm am EvKB nicht mehr wegzudenken. Die staatliche Förderung gesellschaftlichen Engagements – egal in welcher Form – trägt dazu bei, Programme wie *help*⁺ auf eine solide Basis zu stellen.

## LITERATUR


Blair A, Bateman C, Anderson K. „They take a lot of pressure off us": Volunteers reducing staff and family care burden and contributing to quality of care for older patients with cognitive impairment in rural hospitals. Australas J Ageing, 2019; 38 (Suppl 2): 34–45. DOI: https://doi.org/10.1111/ajag.12612

Bringemeier J, Guhra M, Kreisel S. Delirprävention am Evangelischen Klinikum Bethel: *help*⁺ – Ein Plus für ältere Patienten. In: Löhr M, Meißnest B, Volmar B (Hrsg.). Menschen mit Demenz im Allgemeinkrankenhaus. Innovative Konzepte für eine multiprofessionelle Versorgung. Kohlhammer, 2019: 105–123

Bringemeier J, Thomas C, Guhra M, Kreisel S. HELP zur Vermeidung von Delirien. PSYCH up2date, 2015; 9(03): 137–148. DOI: https://doi.org/10.1055/s-0041-100095

Davis D, Muniz Terrera G, Keage H., et al. Delirium is a strong risk factor for dementia in the oldest-old: a population based-cohort study. Brain, 2012; 135(Pt 9): 2809–2816. DOI: https://doi.org/10.1093/brain/aws190

EvKB – Evangelisches Klinikum Bethel. Interviews mit Freiwilligen im Sozialen Jahr. Eigenmittelfinanzierte Begleitforschung im *help*⁺-Programm. Gruppendiskussion. Digitale Aufzeichnung auf Tonträger, anschließende Transkription. Bielefeld, 19.03.2019. Unveröffentlicht

EvKB – Evangelisches Klinikum Bethel. *help*⁺ Ein Programm zur Vermeidung des Delirs. Informationen zum Programm und Flyer zum Download auf der Homepage (o. J.), online verfügbar unter: https://evkb.de/kliniken-zentren/besondere-angebote/delir-praevention-help/ueber-help/ [zuletzt aufgerufen am 26.08.2022]

Hibbeler, B. Stationäre Behandlung: Der alte Patient wird zum Normalfall. Dtsch Arzteblt, 2013; 110(21): A-1036

Inouye SK, Bogardus ST, Charpentier PA, et al. A multicomponent intervention to prevent delirium in hospitalized older persons. N Engl J Med, 1999; 340(9): 669–676. DOI: https://doi.org/10.1056/NEJM199903043400901

Kreisel S, Guhra M. Delirium Real world delirium prevention: The results of five years of standardized delirium prevention. Präsentiert auf der Jahrestagung der European Delirium Association in Oslo, Norwegen. 2017

MacLullich AM, Shenkin SD, Goodacre S, et al. The 4 'A's test for detecting delirium in acute medical patients: a diagnostic accuracy study. Health Technol Assess, 2019; 23(40): 1–194. DOI: https://doi.org/10.3310/hta23400

Rubin FH, Neal K, Fenlon K, Hassan S, Inouye SK. Sustainability and scalability of the hospital elder life program at a community hospital. J Am Geriatr Soc., 2011; 59(2): 359–365. DOI: https://doi.org/10.1111/j.1532-5415.2010.03243.x

Steunenberg B, van der Mast R, Strijbos MJ, Inouye SK, Schuurmans MJ. How trained volunteers can improve the quality of hospital care for older patients. A qualitative evaluation within the Hospital Elder Life Program (HELP). Geriatr Nurs, 2016; 37(6): 458–463. DOI: https://doi.org/10.1016/j.gerinurse.2016.06.014

Stiftung Bethel. Betheljahr. Dein FSJ/BFD mit Bethel! Homepage (o. J.), online verfügbar unter: https://www.bethel.de/betheljahr [zuletzt aufgerufen am 26.08.2022]

von Bodelschwinghsche Stiftungen Bethel. Bildungsangebote Bethel. Für Studierende, Schülerinnen und Schüler. Homepage (o. J.), online verfügbar unter: https://www.bethel.de/angebote/fuer-studierende-schuelerinnen-und-schueler [zuletzt aufgerufen am 26.08.2022]

BFDG – *Gesetz zur Einführung eines Bundesfreiwilligendienstes. Vom 28. April 2011.* Bundesgesetzblatt, Jahrgang 2011, Teil I, Nr. 19, ausgegeben zu Bonn am 2. Mai 2011. Online verfügbar unter: https://www.bgbl.de/xaver/bgbl/start.xav?start=%2F%2F*%5B%40attr_id%3D%27bgbl111s0687.pdf%27%5D#__bgbl__%2F%2F*%5B%40attr_id%3D%27bgbl111s0687.pdf%27%5D__1611842749881 [zuletzt aufgerufen am 28.01.2021]

JFDG – *Gesetz zur Förderung von Jugendfreiwilligendiensten. Vom 16. Mai 2008.* Bundesgesetzblatt, Jahrgang 2008, Teil I, Nr. 19, ausgegeben zu Bonn am 26. Mai 2008. Online verfügbar unter: https://www.bgbl.de/xaver/bgbl/start.xav?start=//*%5B@attr_id=%27bgbl108s0842.pdf%27%5D#__bgbl__%2F%2F*%5B%40attr_id%3D%27bgbl108s0842.pdf%27%5D__1611909947150 [zuletzt aufgerufen am 29.01.2021]

PpSG – *Gesetz zur Stärkung des Pflegepersonals (Pflegepersonal-Stärkungsgesetz – PpSG). Vom 11. Dezember 2018.* Bundesgesetzblatt, Jahrgang 2018, Teil I, Nr. 45, ausgegeben zu Bonn am 14. Dezember 2018. Online verfügbar unter: https://www.bgbl.de/xaver/bgbl/start.xav?startbk=Bundesanzeiger_BGBl&start=%2F%2F%2A%5B%40attr_id=%27bgbl118s2394.pdf%27%5D#__bgbl__%2F%2F*%5B%40attr_id%3D%27bgbl118s2394.pdf%27%5D__1611909525748 [zuletzt aufgerufen am 29.01.2021]

KAPITEL

Alexandra Meck, Lisa Stricker

# 11 Delir: Plötzlich ein Leben zwischen Realität und Albtraum

## 11.1 Authentische Interviews

Dieses Kapitel ist ein Blick auf internationale Studien und Reviews zum Thema Delir, kombiniert mit Interviews, die die Autorinnen dieses Kapitels an ihrer Arbeitsstelle, einer gastroenterologischen Intensivstation, seit mehreren Jahren durchgeführt haben. Die Erlebnisse während des Delirs wurden in Absprache mit den Patienten und ihren Angehörigen festgehalten. Sie sind beeindruckende authentische Zeugnisse und geben Einblick in das subjektive Erleben in einem Delir.

## 11.2 Forschungsstand

Es ist ausreichend bewiesen, dass Delir sich negativ auf Mortalität und Morbidität auswirkt und eine Zunahme der Pflegebedürftigkeit zur Folge hat. Wie Patienten Delir wahrnehmen, wie verwirrte, traumähnliche, wahnhafte Erinnerungen in das Gedächtnis gerufen werden, ist bislang nicht ausreichend verstanden (vgl. Partridge et al. 2013: S. 804). Es besteht ein Mangel an Bewusstsein für diese Thematik, die darin begründet sein kann, dass alles, was im Kopf der Patienten vor sich geht, für die Umgebung nicht klar ersichtlich ist. Außerdem steht oftmals die vitale Bedrohung durch die Grunderkrankung im Vordergrund.
Die Literatur, die sich mit Delir-Erfahrungen befasst, bezieht sich oftmals qualitativ auf kleine Patientenzahlen und unterschiedliche Patientenpopulationen. Es fehlt bislang eine zusammenfassende Metaanalyse, die verschiedene Patientengruppen in unterschiedliche Settings einbindet und sowohl qualitativ als auch quantitativ studienumfassend überprüft (vgl. Partridge et al. 2013: S. 805). Erfasst werden Patienten in Notambulanzen, auf Intensivstationen, auf onkologischen Stationen, im operativen Bereich, in Pflegeheimen und Hospizen. In Studien, die sich mit Delir und den Erfahrungen bzw. Erinnerungen der Patienten auf der Intensivstation befassen, ist eine sichere und konstante Diagnose von Delir oft nicht gegeben. Jedoch scheint es wahrscheinlich zu sein, dass Patienten, die sich an verwirrte Träume erinnern oder wahnhafte Erinnerungen beschreiben, auch tatsächlich ein Delir erlitten haben.
Die *Inzidenz* für wahnhafte oder traumähnliche Erinnerungen schwankt stark zwischen 20 % und 75 %, was auf verschiedene Faktoren zurückzuführen ist wie Alter, Sepsis, Sedierung oder die Tatsache, dass Patienten aus Angst vor Stigmatisierung Informationen über Erlebtes zurückhalten (vgl. Partridge et al. 2013: S. 805). Patienten, die sich an ihre Erfahrungen erinnern, können ausgeprägten *Leiderfahrungen* ausgesetzt sein – mit Folgen für ihre psychische Gesundheit, die Monate oder Jahre andauern können.



## 11.3 Delir aus Sicht des Patienten

### 11.3.1 Angst als vorherrschende Emotion

Neben Gefühlen wie Hoffnungslosigkeit, Einsamkeit und Depression wird in den verschiedenen Studien Furcht und Angst als bedeutendste Emotion beschrieben.

„Also, ich hatte in der Zeit nur Albträume. Alle meine Träume waren richtig schlimm für mich, und ich hatte oft Angst." *(Auszug Interview 2019, vgl. Meck/Stricker o. J.)*
„Alles war verbunden mit großer Angst. Ein Gefühl des Fremdseins. Ich wusste gar nicht, wo ich war. Das fand ich ganz schrecklich. So hatte ich die Vorstellung, von schrecklich aussehenden Krankenschwestern behandelt zu werden, die mir großes Unbehagen, ja Angst eingeflößt haben." *(Auszug Interview 2008, vgl. Meck/Stricker o. J.)*
Die Patienten fühlen sich oftmals bedroht, was ein aggressives Verhalten zur Folge haben kann und dieses auch erklärt (vgl. O'Malley et al. 2008: S. 225):
„Auf jeden Fall wurde ich fast immer verfolgt, und mir oder meiner Familie sollte was Schlimmes angetan werden." *(Auszug Interview 2019, vgl. Meck/Stricker o. J.)*
„Einmal haben mich so drei Weiber zum Sterben wo hingeschickt, und ich hab mich selbst erstochen, damit meine Mum leben kann – und so wirres Zeug." *(Auszug Interview 2019, vgl. Meck/Stricker o. J.)*
Oftmals baut sich in der verzerrten Wahrnehmung der Realität ein bedrohliches Szenario auf, dem die Patienten mit Flucht oder Aggression begegnen.

## 11.3.2 Zwischen Realität und Einbildung

Die Erfahrung mit Delir wird verglichen mit einem Zustand im Grenzbereich („Borderland") zwischen Realität und Einbildung, Vergangenheit und Gegenwart, Bewusstsein und Unterbewusstsein. Oft fließen äußere Ereignisse der eigenen Situation mit ein.
„Für mich war alles total real. Ich dachte, dass es schon 2025 ist. Hab damals die Ärztin […] gefragt, welches Jahr ist, und als sie mir sagte, 2019, war ich so was von erleichtert. Ich dachte, ich hätte die ganzen Jahre verschlafen und könnte mich an nichts mehr erinnern." *(Auszug Interview 2019, vgl. Meck/Stricker o. J.)*
Die Patienten schwanken oft zwischen Im-Delir-Sein und der Situation, sich aus der Außenperspektive zu sehen, sozusagen als „unreale Erfahrung". Sie erklären, sie scien komplett wach gewesen und hätten diese surreale Wahrnehmung als tatsächlich und real empfunden.
„Die Träume waren meist im Krankenhaus, und ich wusste oft nicht, ob ich jetzt wach bin oder im Traum." *(Auszug Interview 2019, vgl. Meck/Stricker o. J.)*
Die Patienten verwenden zur Beschreibung ihrer Erinnerungen Ausdrücke wie „Traum", „verrückter Traum", „Albtraum", „verrückte Fantasien", „Perspektivwechsel", „Illusion" oder „traumhafte Erfahrung". Dabei können die Patienten ihre Illusionen und Halluzinationen oft sehr detailliert beschreiben.
„Einmal wurde ich entführt im Flugzeug, von einem, der Frauen verkauft hat, und plötzlich war ich wie so eine Zeichentrickfigur." *(Auszug Interview 2019, vgl. Meck/Stricker o. J.)*
Solche Erlebnisse können schon bestehende Ängste noch verstärken. Zusätzliche Furcht erzeugen der Wechsel von Bewusstsein und unbewussten Situationen (vgl. Partridge et al. 2013: S. 806) sowie visuelle Halluzinationen von Menschen und Tieren, Wahrnehmungsstörungen und bedrohliche Täuschungen. Irritierende Geräusche, Stimmen, Gesten oder medizinisch notwendige Handlungen wie Injektionen werden fehl- und überinterpretiert und erscheinen dem Patienten als bedrohlich. Selbst reorientierende Versuche von Angehörigen und Klinikpersonal werden als verdächtig empfunden.
Die Patienten sind überempfindlich gegenüber ihrer Umgebung, und jeder Stimulus kann eine signifikante Bedeutung bekommen. Das Pflegepersonal scheint die Patienten nicht

zu erreichen und kann von diesen als Bedrohung wahrgenommen werden. Die Patienten hören, dass mit ihnen gesprochen wird, verstehen allerdings den Inhalt des Gesagten nicht. Oder sie realisieren Irritation und Ungeduld in der Kommunikation mit ihnen und sind verstört. Solche *Kommunikationsbarrieren* erschweren den Patienten zusätzlich den Umgang mit ihren Angehörigen, die Patienten fühlen sich nicht verstanden und reagieren aggressiv oder auch resigniert:

„Es waren Schwestern, die ganz schwarz waren, von oben bis unten, und mit weißen Strichen bemalt. Sie hatten sehr lange schwarze Haare, schwarze Haut. Sie haben mich angestarrt und auch mit mir geredet. Aber eher in einer Weise, dass mir unheimlich wurde, ich Angst bekam. Ich habe aber nicht verstanden, was sie sagten. Sie sagten es auch in einer komischen, mir nicht verständlichen Sprache mit Angst einflößender Stimme. Ich dachte auch, gar nicht in Deutschland zu sein, sondern in Afghanistan oder im Iran." *(Auszug Interview 2008, vgl. Meck/Stricker o. J.)*

Die Patienten leiden nicht nur während der Delirepisoden, sondern auch danach, wenn sie sich an ihre Erfahrungen erinnern. Dies hat Konsequenzen für ihre psychische Gesundheit und kann zu einer *posttraumatischen Belastungsstörung* (**P**ost-**T**raumatic **S**tress **D**isorder, PTSD) führen. Folgende Faktoren wurden in diesem Zusammenhang in einem Review von Williams et al. (2020) aufgeführt:

- Auf Intensivstationen, assoziiert mit einer Delirinzidenz von bis zu 87 %, ist Delir mit erhöhter psychischer Morbidität, Angstzuständen, Depression, Symptomen von PTSD und erhöhtem Risiko für psychische Langzeitschäden verbunden. Patienten, die sich an Wahrnehmungsstörungen erinnern konnten, waren bis zu zwölf Monate nach der Delirepisode noch nicht arbeitsfähig.
- Persistierende Wahnvorstellungen, die länger als drei Monate andauern, sind mit der Entwicklung eines PTSD assoziiert, unabhängig von der zugrunde liegenden Erkrankung.
- In einer Studie von Breitbart et al. (2002) bei Tumorpatienten wird ein schlechter funktioneller Status mit erhöhtem Leid durch Delir verknüpft.
- Kognitive Einschränkungen, Demenz und Alter sind Risikofaktoren für Delir. Ob diese Risikofaktoren Einfluss auf das Erinnerungsvermögen der Patienten bezüglich Delir haben und ob diese Patienten mehr oder weniger unter Delir leiden, wird zu diesem Zeitpunkt kontrovers diskutiert.
- Das Ausmaß des Leidens scheint unabhängig vom Subtypus des Delirs zu sein (hypoaktiv, hyperaktiv oder gemischt). Das heißt, Patienten mit diagnostiziertem hypoaktivem Delir scheinen denselben Leiderfahrungen ausgesetzt zu sein wie Patienten mit starker Agitation.
- Der Schweregrad der Leiderfahrungen korreliert mit dem Ausmaß der Delirerinnerung. Bei Tumorpatienten und Intensivpatienten z. B. gilt: Je schwerer die Delirepisode, desto geringer das Erinnerungsvermögen.

## 11.3.3 Erinnerung und Bewältigung



Auch nach überstandenem Delir ist Angst das vorherrschende Gefühl. Die Patienten können sich nicht vorstellen, „so" gewesen zu sein, oder sie fühlen sich schuldig und empfinden Scham und Reue, wenn sie sich an ihr Verhalten im Delir erinnern.

Viele Patienten wollen über ihre Erfahrungen sprechen, um ihre Erlebnisse und ihr Verhalten zu verstehen, und betrachten die Beschäftigung mit ihren Erinnerungen als therapeutisches Mittel. Andere Patienten hingegen würden diese Zeit am liebsten vergessen (vgl. O'Malley et al. 2008: S. 206).

**MERKE**

Im Delir befindet sich der Patient in einem akuten Verwirrtheitszustand, der mit starken Bewusstseins- und Wahrnehmungsstörungen einhergeht. Der Patient erlebt alltägliche Situationen als Bedrohungsszenarien, die für ihn real und tatsächlich stattfinden. Die alles beherrschende Emotion ist Angst.

## 11.4 Delir aus Sicht der Angehörigen

Es gibt nicht viel Literatur, die sich mit der Perspektive Angehöriger von Patienten im Delir befasst. Überwiegend handelt es sich um retrospektive qualitative Studien, die sich mit den Gefühlen von Familienangehörigen in der Post-Delir-Phase auseinandersetzen (vgl. Patil 2018).

Angehörige von Patienten im Delir befinden sich in einer *Ausnahmesituation:* Zu der schon bestehenden Sorge um die zugrunde liegende Erkrankung kommt noch die Belastung durch das Delir hinzu (vgl. O'Malley et al. 2008: S. 227). Die Angehörigen sehen sich mit einer unerwarteten, plötzlichen Veränderung ihres Familienmitglieds konfrontiert und sind oft schockiert über das dramatische Ausmaß. Plötzlich müssen sie sich mit völlig uncharakteristischen Verhaltensweisen wie einem starken In-sich-gekehrt-Sein, Angstzuständen, Aggressionen oder mit unglaubwürdigen Erzählungen auseinandersetzen (vgl. Day/Higgins 2015a: S. 1700).

Die Fluktuation der Symptome im Tagesverlauf mit den daraus resultierenden schwankenden Veränderungen der kognitiven Fähigkeiten und des Verhaltens des Patienten hat einen großen Einfluss darauf, wie Angehörige Delir wahrnehmen, z. B. wird ein hyperaktives Delir als beunruhigender empfunden als ein hypoaktives.

Die Erfahrungen, die die Angehörigen beschreiben, sind teilweise abhängig von dem Setting, in dem sich die Patienten befinden: Im Hospiz und Palliativ-Care-Bereich wird Delir als Teil des Sterbeprozesses wahrgenommen und damit leichter verarbeitet, während die Angehörigen im klinischen Bereich akut mit Delir konfrontiert werden (siehe ➤ Kapitel 10.1).

### 11.4.1 Angst vor Kontaktverlust

Der Patient lebt in einer Realität, die sich von der der Angehörigen unterscheidet. Oft versuchen Angehörige, ihn dort, in seiner Welt, zu erreichen. Sie können sich nicht sicher sein, in welchem Zustand sie das Familienmitglied antreffen, ob sie einen „völlig fremden" Menschen vor sich haben oder ob sie hoffen können, dass sie durch intermittierende adäquate Aussagen wieder den Menschen vorfinden, den sie doch so gut kennen (vgl. Stenwall et al. 2008).

Viele Angehörige haben Angst, den Kontakt zu ihrem an Delir leidenden Familienmitglied zu verlieren. Der Patient ist zwar körperlich anwesend, nicht aber geistig als die bekannte und vertraute Person. Dieser Zustand erzeugt Distanz und die Angst, keine Verbindung mehr aufbauen zu können, sowie ein Gefühl des Getrennt-Seins (vgl. Day/Higgins 2015b).
In diesem Zusammenhang können sich auch Ärger oder Enttäuschung entwickeln, wenn Angehörige feststellen, dass eine sinnvolle Interaktion nicht mehr möglich ist. Angehörige wünschen sich und warten darauf, dass der Mensch, den sie kennen, wieder zurückkommt (vgl. Day/Higgins 2015a: S. 1701). Sie sind verletzlich und voller Verunsicherung bezüglich der gemeinsamen Zukunft, ausgelöst durch die Angst, das Delir könnte bestehen bleiben. Besonders schwer und zermürbend ist es für sie, ein persistierendes Delir durchzuhalten.

### 11.4.2 Hilflosigkeit, Unwissen, Frustration

Erschwerend kommt hinzu, dass die meisten Angehörigen dem Delir des Betroffenen hilflos gegenüberstehen, da sie diesbezüglich keinerlei Kenntnisse und Erfahrungen haben und nicht wissen, wie sie helfen können (vgl. Day/Higgins 2015a: S. 1701). In ihrer Unwissenheit interpretieren viele Betroffene die Symptome von Delir, die der Patient zeigt, als Ausdruck von Schmerz, Medikamenten-Nebenwirkungen, seelischem Leid und Angst vor dem Tod – und leiden mit dem Patienten.
Die Angehörigen zweifeln an der pflegerischen und medizinischen Versorgung und wünschen sich mehr Informationen und Verständnis vonseiten des Personals über die subjektive Welt ihres Familienmitglieds (vgl. O'Malley et al. 2008: S. 227). Sie sind oftmals mit den Erklärungen des medizinischen Personals nicht zufrieden. Angehörige erleben die mit Delir zusammenhängenden Verhaltensänderungen meist intensiver und häufiger als das behandelnde Personal, was oft zusätzlich zu Konflikten und einem höheren Stresslevel im Umgang führt (vgl. Bruera et al. 2009: S. 2005).
Oft wissen die Angehörigen nicht, wie sie sich im Umgang mit ihrem Familienmitglied verhalten sollen. Das erzeugt wiederum Hilflosigkeit, Frustration und das Gefühl, mit der Situation alleingelassen zu werden (vgl. Day/Higgins 2015a: S. 1701). Oft wissen sie auch nicht, ob sie die Aussagen des Patienten bestärken oder abstreiten sollen. Deshalb sind sie verunsichert oder verspüren auch Ärger, wenn ihnen misstraut wird. Die Angehörigen wollen das erkrankte Familienmitglied z. B. dazu bewegen, sich so zu verhalten, wie sie es kennen und gewohnt sind, und versuchen mit allen Mitteln, den Patienten z. B. zum Sprechen zu bringen (vgl. Stenwall et al. 2008).

### 11.4.3 Leiderfahrung



Das Ausmaß des Leides von Angehörigen von Tumorpatienten im Delir wurde bei Breitbart et al. (2002) beschrieben. Während 80 % der Patienten ihre Erfahrung als extrem leidvoll beschreiben, trifft dies zu 76 % gleichermaßen auf Angehörige zu. In diesem Setting war die Ausprägung der Verzweiflung abhängig von der körperlichen Schwäche der Patienten, dem Vorhandensein in diesem Fall von Hirnmetastasen als Auslöser für Delir

im Allgemeinen und in seiner hyperaktiven Form mit erhöhter motorischer Aktivität, aggressivem Verhalten oder Bettflüchtigkeit (vgl. Breitbart et al. 2002: S. 192).
Angehörige leiden demzufolge in entsprechend starken Ausmaßen mit, was wiederum Folgen für ihre psychische Gesundheit haben kann.

### 11.4.4 Verhalten im klinischen Alltag

Die betroffenen Angehörigen begegnen diesen ungewohnten Herausforderungen auf sehr unterschiedliche Art und Weise. Sie stützen sich auf ihre Ressourcen, konzentrieren sich auf eigens gesetzte Prioritäten, versuchen, sich durch Wiederaufnahme des normalen Alltags und der Arbeit abzulenken. Oder sie stellen ihre eigenen Gefühle und Bedürfnisse zurück und wollen ihr Familienmitglied nicht allein lassen, etwa aus Sorge, es könnte etwas passieren, oder auch aus Schamgefühl vor inadäquatem Verhalten ihres Familienmitgliedes gegenüber dem medizinischen Personal. Diese ausgeprägte Fürsorge kann zu körperlicher Erschöpfung, Depression und Angstzuständen führen. In dieser Situation fällt es den Betroffenen oftmals schwer, für sich selbst Hilfe einzufordern.

### 11.4.5 Die Post-Delir-Phase

Haben Patienten ein Delir überstanden, können sie sich manchmal nicht mehr an diese Zeit erinnern – im Gegensatz zu ihren Angehörigen, die jede Phase bewusst miterlebt haben, aber oftmals Aussagen zu der Zeit im Delir zurückhalten, um den Genesenden zu schützen. Dies wiederum kann als Belastung empfunden werden (vgl. Day/Higgins 2015a: S. 1701).
Erfahren die Angehörigen selbst Fürsorge, Anteilnahme und Verständnis für ihre Belange und Sicherheit, können sie eine wichtige Ressource zur Behandlung von Delir sein. So können sie z. B. zur Verbesserung der Kommunikation und Weitergabe von für den Patienten verständlichen Informationen sorgen. Angehörige können bei der Diagnose von Delir hilfreich sein, da sie genaue Informationen über den kognitiven Ausgangszustand des Patienten geben und Veränderungen im Verhalten oft schneller als das medizinische Personal erkennen können. Sie können Aussagen treffen zu Risikofaktoren und Vorlieben, und sie können in delirpräventive Maßnahmen wie z. B. die Reorientierung eingebunden werden.

#### LITERATUR

Breitbart W, Gibson C, Tremblay A. The delirium experience: delirium recall and delirium-related distress in hospitalized patients with cancer, their spouses/caregivers, and their nurses. Psychosomatics, 2002; 43 (3): 183–194. DOI: https://doi.org/10.1176/appi.psy.43.3.183

Bruera E, Bush SH, Willey J, Paraskevopoulos T, Li Z, Palmer JL, Cohen MZ, Sivesind D, Elsayem A. Impact of delirium and recall on the level of distress in patients with advanced cancer and their family caregivers. Cancer, 2009; 115 (9): 2004–2012. DOI: https://doi.org/10.1002/cncr.24215

Day J, Higgins I. Adult family member experiences during an older loved one's delirium: a narrative literature review. J Clin Nurs, 2015 [2015b]; 24 (11–12): 1447–1456. DOI: https://doi.org/10.1111/jocn.12771

Day J, Higgins I. Existential Absence: The Lived Experience of Family Members During Their Older Loved One's Delirium. Qual Health Res, 2015 [2015a]; 25 (12): 1700–1718. DOI: https://doi.org/10.1177/1049732314568321

Meck A, Stricker L. Interviews mit Patienten nach einem durchlebten Delir. Auszüge 2008–2019. Unveröffentlicht, o. J.

O'Malley G, Leonard M, Meagher D, O'Keeffe ST. The delirium experience: a review. J Psychosom Res, 2008; 65 (3): 223–228. DOI: https://doi.org/10.1016/j.jpsychores.2008.05.017

Partridge JSL, Martin FC, Harari D, Dhesi JK. The delirium experience: what is the effect on patients, relatives and staff and what can be done to modify this? Int J Geriatr Psychiatry, 2013; 28 (8): 804–812. DOI: https://doi.org/10.1002/gps.3900

Patil N. Patient Family Perspective on the Delirium Experience. Posted on April 24, 2018 by NIDUS Blogger. NIDUS Network for Investigation of Delirium: Unifying Scientists. 2018. Online verfügbar unter: https://deliriumnetwork.org/patient-family-perspective/ [zuletzt abgerufen am 10.08.2021]

Stenwall E, Sandberg J, Jönhagen ME, Fagerberg I. Relatives' experiences of encountering the older person with acute confusional state: experiencing unfamiliarity in a familiar person. Int J Older People Nurs, 2008; 3 (4), 243–251. DOI: https://doi.org/10.1111/j.1748-3743.2008.00125.x

Williams ST, Dheesi JK, Partridge JSL. Review. Distress in delirium: causes, assessment and management. Eur Geriatr Med, 2020; 11 (1): 63–70. DOI: https://doi.org/10.1007/s41999-019-00276-z

KAPITEL

Juliane Spank, Christine Thomas

# 12 Delir und Demenz: Unterscheidung und Hilfen für das Team

## 12.1 Einleitung

Menschen mit Demenz sind während des stationären Aufenthaltes einem erhöhten Komplikations- und Delirrisiko ausgesetzt (Fick et al., 2002), insbesondere bei invasiver Diagnostik oder Therapie und wenn ein intensivmedizinischer Aufenthalt nötig wird. Wird eine demenzielle Beeinträchtigung nicht kommuniziert oder gar nicht diagnostiziert, kann ein Delirsyndrom – aufgrund der Schwierigkeit einer Differenzialdiagnose – häufig nicht erkannt werden. Entsprechend werden medikamentöse und nichtmedikamentöse Maßnahmen nicht ergriffen und eingeleitet.

## 12.2 Unterscheidung von Delir und Demenz

Eine bestehende Demenz gilt als einer der wichtigsten Risikofaktoren für die Entwicklung eines Delirs. Umgekehrt erhöht ein bestehendes Delir das Risiko für eine Verschlechterung und raschere Progredienz einer demenziellen Entwicklung (Saczynski et al., 2012). Das Delirrisiko steigt mit dem Alter und in Abhängigkeit von vorhandenen Risikofaktoren exponentiell an (Inouye et al., 2014). Rund 40 % der Altersgruppe der über 70-Jährigen weisen im Krankenhaus eine kognitive Einschränkung oder Demenz auf (Bickel et al., 2018; Frühwald et al., 2014), die wiederum das Delirrisiko erheblich steigert und auch deren Outcome negativ beeinflusst (Inouye et al., 2014; Saczynski et al., 2012). Aktuell leben in Deutschland rund 1,8 Millionen Menschen mit einer Demenz. Im Jahr 2018 hatten in Deutschland 490.770 Männer und 1.043.410 Frauen die Diagnose Demenz (Deutsche Alzheimer Gesellschaft, 2022). Die meisten, ungefähr zwei Drittel, sind dabei von einer Alzheimer-Demenz betroffen. Bis zum Jahr 2050 wird diese Zahl vermutlich auf etwa 2,4 bis 2,8 Millionen Betroffene ansteigen.

Hinzu kommt, dass die Diagnose einer Demenz oder kognitiven Beeinträchtigung in der Krankenakte häufig nicht erwähnt wird. So war bei einer Querschnittsuntersuchung die Demenzdiagnose nur bei 36,7 % der Patientinnen und Patienten, die in ein Krankenhaus eingewiesen wurden, dokumentiert (Bickel et al., 2018). Zudem werden Menschen mit Demenz häufiger akut in ein Krankenhaus eingewiesen als kognitiv gesunde ältere und hochaltrige Menschen (Kricheldorff & Hofmann, 2013).

Es konnte nachgewiesen werden, dass Patienten und Patientinnen mit einer diagnostizierten Alzheimer-Demenz nach einem Delir eine raschere, fast doppelt so schnelle Symptomverschlechterung hatten (Fong et al., 2012). Eine jüngere Metaanalyse aus 23 Studien an chirurgischen und nichtchirurgischen Patienten und Patientinnen bestätigt den Effekt eines Delirs auf die kognitive Verschlechterung in der Folge und berichtet eine mittlere Effektstärke von 0,45 (Goldberg et al., 2020).

Delir-Risikofaktoren wie Schmerzen, somatische Beschwerden jeglicher Art oder auch emotionaler Stress werden bei Menschen mit Demenz häufig zu spät oder gar nicht erkannt. Weiter werden die Symptome falsch interpretiert, sodass diese häufig unzureichend oder gar nicht behandelt werden, was wiederum zum Persistieren eines Delirs führen kann. Zudem entsteht ein Delir nach der Schwellenhypothese bei Menschen mit einer Demenz bereits bei schwächeren Noxen, alltäglicheren Auslösern wie Harnwegsinfekten, Obstipation oder Stresserleben aufgrund von Orts- oder Betreuerwechseln.

Die Differenzierung eines Delirs bei einer bestehenden, v. a. bei fortgeschrittener Demenz gestaltet sich häufig schwierig (Morandi et al., 2017). Dennoch lassen sich die klinischen Bilder bei vorhandener klinischer Expertise und nach Erhebung einer ausführlichen Fremdanamnese zumeist recht gut unterscheiden (vgl. ➤ Tab. 12.1).
Die häufigsten Demenzformen im höheren Lebensalter stellen Alzheimerkrankheit (ca 65–70 %) und die vaskulären Demenzen (Multiinfarktdemenz und subkortikale vaskuläre Demenz, ca. 10 %) sowie deren Mischformen dar (ca. 10 %; vgl. Arvanitakis et al., 2019). Seltener treten die Lewy-Körperchen-Demenz, bei der sich Parkinsonsymptomatik und kognitive Defizite innerhalb eines Jahres entwickeln, Neuroleptikasensitivität und Stürze häufig sind, und die Parkinson-Demenz auf, die sich erst Jahre nach der Parkinson-Diagnose ausbildet. Gerade die Lewy-Körperchen-Demenz ähnelt in vielerlei Hinsicht dem Delir, da hier neben der Fluktuation der Wachheit oft ausgeformte optische Halluzinationen bestehen (Morandi et al., 2017). Hier ist eine Differenzierung über den zeitlichen Verlauf oft recht gut möglich, doch können Delire auch eine Lewy-Körperchen-Demenz komplizieren.
In ➤ Tab. 12.1 sind die unterschiedlich auftretenden Symptome von Delir und Demenz aufgezeigt, die ebenfalls für die Diagnosestellung wichtig sind. So können die Hauptunterschiede in der Akuität, den Fluktuationen und der Bewusstseinsstörung festgemacht werden. Eine Bewusstseinsstörung ist allerdings oft schwer zu operationalisieren. Daher kommt der Untersuchung der Aufmerksamkeit eine zentrale Bedeutung zu. Screening- und Assessment-Instrumente (siehe ➤ Kapitel 3) können hier weiterhelfen und das Delir auch bei Demenzkranken gut differenzieren.

**Tab. 12.1** Delir und Demenz – Differenzialdiagnosen und klinisches Bild (Quelle: Eigene Darstellung)

| Klinisches Bild | Delir | Demenz |
|---|---|---|
| **Psychiatrische Vogeschichte** | Meistens leer, ggf. früheres Delir | Oft leer, ggf. Depression im Alter |
| **Beginn** | Akut | Schleichend oder in Stufen (vaskulär) |
| **Verlauf** | Fluktuierend | Progredient/kontinuierlich oder in Stufen (vaskulär) |
| **Dauer** | Stunden bis Wochen | Jahre |
| **Bewusstsein** | Möglicherweise getrübt | Klar |
| **Aufmerksamkeit** | Reduziert, rasch wechselnd | Normal/erst im späten Stadium reduziert |
| **Orientierung** | Zeitlich, örtlich und situativ gestört | Zunächst zeitlich, dann örtlich gestört, erst spät situativ und zur Person gestört |
| **Halluzinationen** | Häufig; meist optisch, seltener akustisch | Bei Lewy-Körperchen-Demenz und Parkinson-Demenz möglich |
| **Wahn** | Häufig, fluktuierend | Gelegentlich |
| **Psychomotorik** | Hypo- und/oder hyperaktiv | Meistens normal, ggf. Verlangsamung (PD) |
| **EEG** | Allgemeinveränderung mit okzipital betonter Verlangsamung (Theta), fehlender visueller Blockade (akute Enzephalopathie) | Meist unverändert oder unspezifisch; bei AD ggf. leichte Verlangsamung (–8 Hz) im Verlauf |

Dennoch bleibt die Diagnosestellung des Delirs bei Patientinnen und Patienten mit einer schwergradigen Demenz und bei einer fehlenden Fremdanamnese zum aktuellen kognitiven und alltäglichen Leistungsniveau oft schwer abschließend zu klären. Wird ein Mensch mit fortgeschrittener Demenz aus der gewohnten Umgebung „herausgerissen“, z. B. durch einen Krankenhausaufenthalt, so kann dies dazu führen, dass er im Krankenhaus nichts mehr wiederfindet. Jahrelange Gewohnheiten und Routinen werden durch den Aufenthalt im Krankenhaus durchbrochen, und es kann zu einem Zustand der Angst kommen. Dies kann den Verdacht auf ein Delir aufkommen lassen. Bei Nichtvorliegen einer Aufmerksamkeitsstörung handelt es sich hier jedoch eher um eine Anpassungsstörung. Ebenfalls hilft die fremdanamnestisch festgestellte vorbestehende Gedächtnisverschlechterung zur Differenzialdiagnose (Thomas et al., 2010; Reischies, 2016).
Die Elektroenzephalografie (EEG) kann bei Patientinnen und Patienten ebenfalls zur Differenzierung von Delir und Demenz behilflich sein (Thomas et al., 2008). Allerdings kann die Anwendung und Durchführung eines EEG bei Patientinnen und Patienten in einem agitierten (hyperaktiven) Delir schwierig sein (Khan et al., 2011).
Eine zusätzliche intensivmedizinische Behandlung kann in ähnlicher Weise ein Delir auslösen. So beeinflussen nicht nur zur Intensivtherapie führende Akuterkrankungen, wie z. B. systemische Infektionen, Hypoxämien oder kardiale Rhythmusstörungen, die Delirentstehung, sondern auch die Umgebungsfaktoren. Schlafmangel, Schmerzen, Ängste, Stress und Medikationseinflüsse führen häufig zu einem Delir (Hewer & Thomas, 2016). Bei Menschen mit einer Demenz führen diese Faktoren durch fehlende Kompensationsmöglichkeiten des Gehirns schneller zu einem Delir.
Alle Demenzformen erhöhen hierbei das Delirrisiko enorm – aus vielfältigen Gründen. So liegen bei der Alzheimer-Demenz und der Lewy-Körperchen-Demenz frühe Degenerationen der Neuronen des Nucleus basalis und medialen Septums des basalen Vorderhirns vor. Es findet eine frühzeitige Degeneration der Zellköper statt, was wiederum zu einem Abbau und Funktionsverlust der kortikalen cholinergen Innervation führt (Schliebs & Arendt, 2011). So kommt es zu einem Zelltod, der nicht verhindert werden kann. Weiter stellt der Verlust von cholinergen Bahnen eine hauptsächliche Ursache für die hohe Vulnerabilität von Menschen mit Demenz dar. Da angemessene Möglichkeiten zur Stressregulation oft fehlen, kommt es insbesondere zu stressbedingten Deliren (Thomas, 2016). Menschen mit Demenz, die ein Delir hatten, haben eine anhaltende Beeinträchtigung der Kognition (Witlox et al., 2010). Weiter kann durch ein bestehendes Delir eine Demenz verschlechtert werden, oder es kommt zu einer Neumanifestation einer Demenz (Davis et al., 2012). Dies kann am ehesten auf eine beschleunigte Neurodegeneration, auf eine überaktivierte Mikroglia oder anticholinerge Einwirkung zurückgeführt werden (van Gool et al., 2010).

## 12.3 Handlungsempfehlungen für das Team

Patienten und Patientinnen mit einer Demenz benötigen statt der sonst üblichen „organbezogenen“ Fokussierung einen multidisziplinären bzw. Mehrkomponenten-Ansatz, der die individuelle und oft von psychosozialen Faktoren abhängige Lebensqualität und die Komplikationsminimierung der auch für Hochaltrige heute verfügbaren Behandlungsoptionen in den Blick nimmt. Allerdings ist die Evidenz der nichtmedikamentösen Mehrkomponenten-Programme für Demenzkranke nicht ausreichend. Auf internationaler Ebene wurde das **H**ospital **E**lder **L**ife **P**rogramm (HELP) geprüft. Der Fokus liegt hier insbesondere auf der nichtpharmakologischen Intervention, in welcher Laien für Reorientierung, therapeutische Aktivitäten, rasche Mobilisierung, Ausgleich von Seh- und Hörbeeinträchtigungen, Vermeidung der Dehydrierung und Regulierung des zirkadianen Rhythmus geschult und eingesetzt wurden (Inouye et al., 2014; Siddiqi et al., 2011).

In Deutschland bietet der Expertenstandard „Beziehungsgestaltung in der Pflege von Menschen mit Demenz“ des Deutschen Netzwerks für Qualitätsentwicklung in der Pflege eine Grundlage für pflegefachliches Handeln (DNQP, 2019). Außerdem gibt es einige Beispiele für den Umgang mit delirgefährdeten und von einer Demenz betroffenen älteren Patientinnen und Patienten im Krankenhaus, welche sich in der Praxis bewährt haben. So werden am St.-Franziskus-Hospital in Münster Patientinnen und Patienten ab dem 65. Lebensjahr mit einem zuvor eingeschätzten hohen Delirrisiko und einer demenziellen Entwicklung vor, während und nach einer Operation überwiegend von Altenpflegerinnen und -pflegern betreut, um so das Risiko eines Delirs zu senken (Gurlit, 2008).

Das durch die Robert Bosch Stiftung geförderte Projekt HuBerTDA („**H**andeln im Hier **u**nd Jetzt! **Ber**eit zum **D**emenz- und **A**lterssensiblen Krankenhaus“) am Klinikum Stuttgart wurde 2018 sowohl in der Notaufnahme als auch auf einer orthopädischen Station des Klinikums Stuttgart implementiert. Der Behandlungspfad wird an die Bedürfnisse für Menschen mit Demenz angepasst, indem ein standardisiertes geriatrisches Risiko-Screening erfolgt, Angehörige eng einbezogen werden und eine pharmakologische Beratung stattfindet. Des Weiteren werden OP-Lotsen und ein Tagesaktivierungs- und Delirvermeidungskonzept eingesetzt. Ein spezifisches Farb-, Licht- und Raumkonzept gibt Orientierung und sorgt für eine Wohlfühl-Atmosphäre.

Die aktuelle, mit knapp 1.500 Patient*innen sehr große, randomisierte multizentrische Studie PAWEL („Patientensicherheit, Wirtschaftlichkeit und Lebensqualität“) schließt aufgrund des erhöhten Delirrisikos kognitiv eingeschränkte Personen mit ein. Durch ein separat geschultes Delirpräventions-Team wurden durch die individuelle Anwendung von sechs Modulen die Delirraten bei Patientinnen und Patienten ab 70 Jahren im Krankenhaus gesenkt. Diese Module wurden, basierend auf international bekannten Modellen, weiterentwickelt und umfassen die Punkte: (Re)Orientierung, Aktivierung, Diagnostikbegleitung, Mahlzeitenbegleitung, Schlafförderung und Entspannung sowie Mobilisierung (Sánchez et al., 2019). Auch bei Kontrolle für die vorbestehende kognitive Einschränkung konnte hier eine Delirprävention erreicht werden (Deeken et al., 2022).

Wie in der SIGN-Guideline („The **S**cottish **I**ntercollegiate **G**uidelines **N**etwork“) von 2019 (vgl. Soiza & Myint, 2019) empfohlen, wird bei Risikopatienten und -patientinnen der Kontakt zu Angehörigen gefördert. Zudem findet im Team ein Austausch über Risikofaktoren und mögliche Therapien statt (ebd.). Gerade für Menschen mit Demenz ist es wichtig, dass ihre Angehörigen involviert sind. Der Einbezug Angehöriger, beginnend mit der Therapie der Betroffenen, gilt daher als unerlässlich. Die Aufklärung von Angehörigen mit ausreichend Informationen kann den Therapieverlauf erleichtern, die Kooperation fördern und Missverständnisse ausräumen, sogar die Beziehung zwischen Patienten und Patientinnen und deren Angehörigen kann gefestigt werden. Angehörige sollten über die Vielfältigkeit der Delir-Risikofaktoren aufgeklärt werden, sie können dann in der Prävention und Therapie mit eingebunden werden (Hasemann et al., 2017; Weller & Thomas, 2016). Ein sogenanntes Rooming-in, bei dem die Angehörigen im Patientenzimmer

anwesend sein und auch übernachten können, sollte ermöglicht werden, um Stress und Angst zu senken, Vertrautheit zu fördern und so das Delirrisiko zu senken.
Jedoch darf nicht außer Acht gelassen werden, dass solche Ansätze in Anbetracht der knappen Ressourcen und des häufig überlasteten Pflegefachpersonals oft nur schwer umsetzbar sind. Auch sind die Lebenspartner Demenzkranker häufig selbst in höherem Lebensalter, sie leiden an Einschränkungen und chronischen Erkrankungen, jüngere Angehörige haben berufliche und soziale Verpflichtungen, sodass ein Rooming-in nicht wahrgenommen werden kann. Die psychische und körperliche Belastung der Pflege eines Demenzkranken ist oft so hoch, dass eine zusätzliche Begleitung durch die Angehörigen im Krankenhaus nicht mehr geleistet werden kann.
Sehr kurze Liegedauern und eine den Fallpauschalen geschuldete Fokussierung auf eine Hauptdiagnose stellen eine weitere Hürde für die Implementierung von Delirpräventionsansätzen dar. Dennoch können während der täglich stattfindenden professionellen pflegerischen Arbeit oft auch nichtpharmakologische Maßnahmen genutzt und ergriffen werden (Soiza & Myint, 2019; Zoremba & Coburn, 2019; vgl. auch ➤ Kapitel 6).

## LITERATUR

Arvanitakis, Z., Shah, R. C., & Bennett, D. A. (2019). Diagnosis and Management of Dementia: Review. JAMA, 322(16), 1589–1599. DOI: https://doi.org/10.1001/jama.2019.4782

Bickel, H., Hendlmeier, I., Baltasar Heßler, J., Junge, M. N., Leonhardt-Achilles, S., Weber, J., & Schäufele, M. (2018). Prävalenz von Demenz und kognitiver Beeinträchtigung in Krankenhäusern. Deutsches Aerzteblatt, 44(115), 733–740. DOI: https://doi.org/10.3238/arztebl.2018.0733

Davis, D. H., Muniz Terrera, G., Keage, H., Rahkonen, T., Oinas, M., Matthews, F. E., […] & Brayne, C. (2012). Delirium is a strong risk factor for dementia in the oldest-old: a population-based cohort study. Brain, 135(Pt9), 2809–2816. DOI: https://doi.org/10.1093/brain/aws190

Deeken, F., Sánchez, A., Rapp, M. A., Denkinger, M., Brefka, S., Spank, J., Bruns, C., von Arnim, C. A. F., Küster, O. C., Conzelmann, L. O., Metz, B. R., Maurer, C., Skrobik, Y., Forkavets, O., Eschweiler, G. W., & Thomas, C.; PAWEL Study Group (2022). Outcomes of a Delirium Prevention Program in Older Persons After Elective Surgery: A Stepped-Wedge Cluster Randomized Clinical Trial. JAMA Surg, 157(2), e216370. DOI: https://doi.org/10.1001/jamasurg.2021.6370

Deutsche Alzheimer Gesellschaft (2022). Die Häufigkeit von Demenzerkrankungen. Online verfügbar unter: https://www.deutsche-alzheimer.de/fileadmin/alz/pdf/factsheets/infoblatt1_haeufigkeit_demenzerkrankungen_dalzg.pdf [zuletzt aufgerufen am 19.09.2022]

DNQP – Deutsches Netzwerk für Qualitätsentwicklung in der Pflege (2019). Beziehungsgestaltung in der Pflege von Menschen mit Demenz. Osnabrück: Hochschule Osnabrück

Fick, D. M., Agostini, J. V., & Inouye, S. K. (2002). Delirium superimposed on dementia: a systematic review. J Am Geriatr Soc, 50(10): 1723–1732. DOI: https://doi.org/10.1046/j.1532-5415.2002.50468.x

Fong, T. G., Jones, R. N., Marcantonio, E. R., Tommet, D., Gross, A. L., Habtemariam, D., & Inouye, S. K. (2012). Adverse outcomes after hospitalization and delirium in persons with Alzheimer disease. Ann Intern Med, 156(12), 848–856, W296. DOI: https://doi.org/10.7326/0003-4819-156-12-201206190-00005

Frühwald, T., Weissenberger-Leduc, M., Jagsch, C., Singler, K., Gurlit, S., Hofmann, W., & Iglseder, B. (2014). Delir: Eine interdisziplinäre Herausforderung. [Delirium: an interdisciplinary challenge.] Z Gerontol Geriatr, 47(5), 425–438; quiz 439–440. DOI: https://doi.org/10.1007/s00391-014-0613-1

Goldberg, T. E., Chen, C., Wang, Y., Jung, E., Swanson, A., Ing, C., Garcia, P. S., Whittington, R. A., & Moitra, V. (2020) Association of Delirium With Long-term Cognitive Decline: A Meta-analysis. JAMA Neurol, 77(11), 1373–1381. DOI: https://doi.org/10.1001/jamaneurol.2020.2273

Gurlit, S. (2008). Spezialisierte Betreuung von an Demenz erkrankten Menschen für den OP: „Mehr als nur Händchen halten". Pflege Z, 61(3), 130–132

Hasemann, W., Rohrbach, E., Schmid, R., & Verloo, H. (2017). Nichtpharmakologische Interventionen für die Prävention. In: Hasemann, W., & Savaskan, E. (Eds.), Leitlinie Delir. Empfehlungen zur Prävention, Diagnostik und Therapie des Delirs im Alter. Vol. 1. Bern: Hogrefe, 63–74

Hewer, W., & Thomas, C. (2016). Ursachen und Auslöser. In: Thomas, C., Hewer, W., & Drach, L. M. (Eds.), Delir beim alten Menschen. Grundlagen – Diagnostik – Therapie – Prävention. Vol. 1. Stuttgart: Kohlhammer, 52–67

Inouye, S. K., Westendorp, R. G. J., & Saczynski, J. S. (2014). Delirium in elderly people. The Lancet, 383(9920), 911–922. DOI: https://doi.org/10.1016/s0140-6736(13)60688-1

Khan, B. A., Zawahiri, M., Campbell, N. L., & Boustani, M. A. (2011). Biomarkers for delirium – a review. J Am Geriatr Soc, 59 Suppl 2, S256–261. DOI: https://doi.org/10.1111/j.1532-5415.2011.03702.x

Kricheldorff, C., & Hofmann, W. (2013). Demenz im Akutkrankenhaus. Z Gerontol Geriatr, 46(3), 196–197. DOI: https://doi.org/10.1007/s00391-013-0484-x

Morandi, A., Davis, D., Bellelli, G., Arora, R. C., Caplan, G. A., Kamholz, B., Kolanowski, A., Fick, D. M., Kreisel, S., MacLullich, A., Meagher, D., Neufeld, K., Pandharipande, P. P., Richardson, S., Slooter, A. J., Taylor, J. P., Thomas, C., Tieges, Z., Teodorczuk, A., Voyer, P., & Rudolph, J. L. (2017). The Diagnosis of Delirium Superimposed on Dementia: An Emerging Challenge. J Am Med Dir Assoc, 18(1), 12–18. DOI: https://doi.org/10.1016/j.jamda.2016.07.01

Reischies, F. M. (2016). Symptome und Syndrome des Delirs. In: Thomas, C., Hewer, W., & Drach, L. M. (Eds.), Delir beim alten Menschen. Grundlagen – Diagnostik – Therapie – Prävention. Stuttgart: Kohlhammer, 16–49

Saczynski, J. S., Marcantonio, E. R., Quach, L., Fong, T. G., Gross, A., Inouye, S. K., & Jones, R. N. (2012). Cognitive trajectories after postoperative delirium. N Engl J Med, 367(1), 30–39. DOI: https://doi.org/10.1056/NEJMoa1112923

Sánchez, A., Thomas, C., Deeken, F., Wagner, S., Klöppel, S., Kentischer, F., […] & Rapp, M. A. (2019). Patient safety, cost-effectiveness, and quality of life: reduction of delirium risk and postoperative cognitive dysfunction after elective procedures in older adults-study protocol for a stepped-wedge cluster randomized trial (PAWEL Study). Trials, 20(1), 71. DOI: https://doi.org/10.1186/s13063-018-3148-8

Schliebs, R., & Arendt, T. (2011). The cholinergic system in aging and neuronal degeneration. Behav Brain Res, 221(2), 555–563. DOI: https://doi.org/10.1016/j.bbr.2010.11.058

Siddiqi, N., Young, J., House, A. O., Featherstone, I., Hopton, A., Martin, C., […] & Holt, R. (2011). Stop Delirium! A complex intervention to prevent delirium in care homes: a mixed-methods feasibility study. Age Ageing, 40(1), 90–98. DOI: https://doi.org/10.1093/ageing/afq126

Soiza, R. L., & Myint, P. K. (2019). The Scottish Intercollegiate Guidelines Network (SIGN) 157: Guidelines on Risk Reduction and Management of Delirium. Medicina (Kaunas), 55(8). DOI: https://doi.org/10.3390/medicina55080491

Thomas, C. (2016). Risikofaktoren für ein Delir im Alter. In: Thomas, C., Hewer, W., & Drach, L. M. (Eds.), Delir beim alten Menschen. Grundlagen – Diagnostik – Therapie – Prävention. Vol. 1. Stuttgart: Kohlhammer, 67–75

Thomas, C., Driessen, M. & Arolt, V. (2010). Diagnostik und Behandlung akuter psychoorganischer Syndrome. Nervenarzt, 81(5), 613–628. DOI: https://doi.org/10.1007/s00115-010-3013-9

Thomas, C., Hestermann, U., Walther, S., et al. (2008). Prolonged activation EEG differentiates dementia with and without delirium in frail elderly patients. J Neurol Neurosurg Psychiatry, 79(2), 119–125

van Gool, W. A., van de Beek, D., & Eikelenboom, P. (2010). Systemic infection and delirium: when cytokines and acetylcholine collide. Lancet, 375(9716), 773–775. DOI: https://doi.org/10.1016/S0140-6736(09)61158-2

Weller, S., & Thomas, C. (2016). Notwendigkeit nicht-medikamentöser Präventionsmaßnahmen. In: Thomas, C., Hewer, W., & Drach, L. M. (Eds.), Delir beim alten Menschen. Grundlagen – Diagnostik – Therapie – Prävention. Vol. 1. Stuttgart: Kohlhammer, 209–234

Witlox, J., Eurelings, L. S., de Jonghe, J. F., Kalisvaart, K. J., Eikelenboom, P., & van Gool, W. A. (2010). Delirium in elderly patients and the risk of postdischarge mortality, institutionalization, and dementia: a meta-analysis. JAMA, 304(4), 443–451. DOI: https://doi.org/10.1001/jama.2010.1013

Zoremba, N., & Coburn, M. (2019). Delir im Krankenhaus. Deutsches Aerzteblatt, 116(7), 101–114

KAPITEL

Fatima Yürek

# 13 Therapieoptionen bei Delir

## 13.1 Therapieziel

Die Therapie des Delirs ist eine multiprofessionelle und interdisziplinäre Herausforderung. Nichtpharmakologische Präventionsmaßnahmen bilden in der Delirtherapie ein sehr wichtiges Fundament, weil durch ihre stetige und konsequente Anwendung Defizite ausgeglichen und dadurch potenzielle Ursachen beseitigt werden. Präventionsmaßnahmen des Delirs haben auch bei betroffenen Patienten einen protektiven Effekt und sollten daher während der Therapie des Delirs fortgesetzt werden. Der Algorithmus im Delirmanagement sieht folgende *Ziele in der Therapie des Delirs* vor:

1. die frühe und sichere Diagnosestellung eines Delirs,
2. die schnelle Identifikation der Ursache des Delirs,
3. die sofortige Therapie der Ursache.

Alle drei genannten Ziele bestimmen maßgeblich den Therapieerfolg. Wird eines der Ziele nicht umgesetzt, kann das schwerwiegende Komplikationen zur Folge haben und Patienten gefährden.

Für die praktische Umsetzung des Delirmanagements sind *Flowcharts* in der „S3-Leitlinie. Analgesie, Sedierung und Delirmanagement in der Intensivmedizin" publiziert, die den Algorithmus übersichtlich und kompakt abbilden, z. B. für ITS-Patienten bzw. für stationäre Patienten im operativen Setting (siehe DGAI/DIVI 2021).

**MERKE**

Therapie der Ursache des Delirs = Therapie des Delirs!

Ist ein Delir mit validierten Screening-Instrumenten diagnostiziert (➤ Kapitel 2), folgt unmittelbar darauf die Identifizierung der Ursache des Delirs, um die Therapie der zugrunde liegenden Ursache einzuleiten.

Delir ist ein medizinischer *Notfall* mit akuter Organfunktionsstörung des Gehirns, dem eine medizinische bzw. organische Ursache zugrunde liegt. So wie bei einem akuten Herz-, Nieren- oder Lungenversagen muss bei Auftreten des Delirs durch eine *schnelle und zielgerichtete Diagnostik* evaluiert werden, welche Pathologie(n) als Ursache(n) des Delirs infrage kommen. Ziel ist dabei, die Therapie der Ursache nicht zu verzögern. Die Behandlung der Ursache ist nämlich die Behandlung des Delirs!

Delir ist eine schwere Belastung für Patienten, Angehörige und für das medizinische Personal. Betroffene Patienten leiden akut und fluktuierend an Aufmerksamkeitsstörungen, die mit Bewusstseinsstörungen oder Störungen des Denkens einhergehen. Gleichzeitig imponiert Delir durch hypo- oder hyperaktive vegetative Symptome, sodass eine medikamentöse symptomatische Therapie erforderlich sein kann. Die medikamentöse Symptomkontrolle darf nicht mit der eigentlichen Behandlung der Ursache(n) verwechselt werden. Eine medikamentöse Symptomkontrolle mit Neuroleptika, Benzodiazepinen, Alpha-2-Agonisten etc. ist eine *isolierte Behandlung der zugrunde liegenden Symptome* – sie ist keine kausale Behandlung der medizinischen bzw. organischen Ursache(n) und somit auch keine kausale Behandlung des Delirs!

Dieses Kapitel zeigt ein strukturiertes und systematisches Vorgehen in der Ursachenforschung und der sich anschließenden Therapie des Delirs, das sich in der klinischen Praxis sehr gut bewährt hat.

## 13.2 Phänotypen des Delirs

Die unterschiedlichen Phänotypen des Delirs können isoliert oder als Mischtypen auftreten (vgl. Video von UR Medicine 2012). Wichtig ist, mit validierten Screening-Instrumenten ein Delir einfach und schnell zu diagnostizieren.
Man unterscheidet drei Phänotypen des Delirs (Lütz et al. 2010, O'Keeffe 1999):

- hypoaktives Delir (ca. 30 % aller Delire)
- hyperaktives Delir (ca. 5 % aller Delire)
- Mischbild aus hypo- und hyperaktivem Delir (häufigste Form des Delirs, ca. 65 % aller Delire)

*Ein hypoaktives Delir* imponiert durch Affektlabilität. Patienten im hypoaktiven Delir präsentieren sich klinisch adynam, teilnahmslos, schläfrig, bewusstseinsgestört, sind psychomotorisch verlangsamt, wirken apathisch mit verminderter und/oder verlangsamter Ansprechbarkeit (Meagher et al. 2011). *Das hypoaktive Delir* tritt in ca. 30 % der Fälle auf, wird aber im Vergleich zu den anderen Phänotypen viel seltener diagnostiziert, wenn kein evidenzbasiertes Delirscreening durchgeführt wird. Dadurch wird bei Patienten im hypoaktiven Delir in bis zu zwei Drittel aller Fälle das Delir nicht diagnostiziert. Daher ist es besonders wichtig, regelmäßig das Delir aktiv zu messen, um auch das hypoaktive Delir sicher zu diagnostizieren.
*Ein hyperaktives Delir* ist das gänzliche Gegenteil zum hypoaktiven Delir. Patienten, die vom hyperaktiven Phänotyp des Delirs betroffen sind, leiden unter psychomotorischer Unruhe mit starker Agitiertheit (positive Richmond Agitation-Sedation Scale [RASS]), sind noncompliant bis hin zu Eigen- und/oder Fremdgefährdung. Die Diagnose des hyperaktiven Delirs ist klinisch meistens sehr eindeutig und wird häufiger diagnostiziert als der hypoaktive Phänotyp (van Eijk et al. 2009). Der isolierte hyperaktive Subtyp ist mit ca. 5 % der seltenste Phänotyp unter den Deliren (Lütz et al. 2010). Bei Eigen- oder Fremdgefährdung bietet sich eine zeitlich limitierte medikamentöse Therapie zur Symptomkontrolle an.
Der häufigste Phänotyp unter den Deliren ist eine *Mischform* aus den ersten beiden Phänotypen. Phasen hyperaktiver und hypoaktiver Symptome wechseln sich unregelmäßig ab. Mit ca. 65 % macht diese Mischform den größten Anteil aller Delire aus (O'Keeffe 1999; Peterson et al. 2006; Grover et al. 2014).
Achten Sie darauf, dass Ihr Screening-Instrument eine hohe Sensitivität und Spezifität für das Delir aufweist. In Deutschland nutzen viele Kollegen für das Delirscreening auf der Intensivstation die CAM-ICU. Evidenzbasierte Leitlinien legen mit dem höchsten Grad der Empfehlung fest, das Delirscreening mindestens einmal pro Schicht durchzuführen und zu dokumentieren („S3-Leitlinie. Analgesie, Sedierung und Delirmanagement in der Intensivmedizin", vgl. DGAI/DIVI 2021; „ESA Guideline", vgl. Aldecoa et al. 2017).
Wenn die evidenzbasierte Nutzung von objektiven validierten Scores keine Anwendung findet, kann es zur Fehlinterpretation von Symptomen kommen. Geben Sie sich nicht mit vagen Beschreibungen von Symptomen zufrieden, sondern messen Sie aktiv mit validierten Scores, ob ein Delir vorliegt oder nicht. Nur so haben Sie Gewissheit, ob Ihr Patient ein Delir hat und in Gefahr ist.
Egal welcher Phänotyp des Delirs vorliegt: Delir ist ein medizinischer Notfall. Dieser Diagnose müssen Handlungskonsequenzen folgen. Die *Folgen eines unbehandelten Delirs* sind hohe Komplikations- und erhöhte Mortalitätsraten und eine längere

Krankenhausverweildauer. Zudem werden Patienten nach einem Delir seltener nach Hause entlassen, sondern müssen langfristig in betreuten Einrichtungen (Pflegeheim) versorgt werden. Sie haben ein erhöhtes Risiko zu versterben (Pisani et al. 2009; Kim et al. 2015). Der Leidensdruck für betroffene Patienten und ebenso für deren Angehörige und Freunde ist sehr hoch. Hohe Behandlungskosten, die durch akute Komplikationen und Langzeitfolgen des Delirs entstehen, belasten das Gesundheitssystem zusätzlich. Jedes abwendbare Delir ist ein Gewinn für alle Beteiligten.

## 13.3 Mnemonics unterstützen Ursachensuche

Sehr häufig hat das Delir eine multifaktorielle Genese. Das bedeutet, dass man oft mindestens zwei oder mehr Ursachen findet, die das Delir erklären. Die Identifizierung der Ursache(n) ist für die Therapie des Delirs essenziell und ausnahmslos obligat, denn sie bestimmt den Therapieerfolg. Ohne die kausale Therapie der auslösenden Ursache(n) wird sich das Delir nicht wesentlich bessern. Fokussiert man sich nur auf ein Problem und lässt andere Ursachen aus, bleibt auch der Therapieerfolg limitiert.

**Info**

Die Therapie des Delirs bedeutet in erster Linie die Identifizierung und Behandlung der zugrunde liegenden Auslöser – sei es eine akute Infektion, gestörter Gasaustausch, gestörter Elektrolythaushalt, Hypoglykämie, Anämie, Schmerzen, Exsikkose u. v. a.

Wichtig ist es, den Patienten ganzheitlich zu untersuchen sowie die Anamnese, Medikamenteneinnahme und Laborbefunde in der Gesamtschau zu betrachten. Das ist bei komplexen Krankheitsbildern und Patienten mit schweren Erkrankungen nicht immer einfach. Um bei der Ursachenforschung alle Differenzialdiagnosen zu berücksichtigen, eignet sich daher die Nutzung von *Mnemonics* („Merksprüchen"). Beispielsweise sind „I WATCH DEATH" (vgl. ➤ Tab. 13.1) und „ICU DELIRIUM (S)" (vgl. ➤ Tab. 13.2) Mnemonics aus dem angloamerikanischen Sprachraum, die die häufigsten ätiologischen Differenzialdiagnosen des Delirs zusammenfassen (Wise/Trzepacz 1996) und sich in der klinischen Praxis als Teil des Algorithmus im Delirmanagement bewährt haben.

**MERKE**

Gewöhnen Sie sich an, immer *alle* Differenzialdiagnosen des Akronyms „I WATCH DEATH" systematisch zu prüfen, und halten Sie sich an den Algorithmus, um nichts zu übersehen.

Nutzen Sie Mnemonics, um die Differenzialdiagnosen des Delirs schnell und unkompliziert einzugrenzen. Verschaffen Sie sich einen Überblick über die Differenzialdiagnosen Ihres Patienten und stellen Sie einen ganzheitlichen Behandlungsplan auf. Berücksichtigen Sie dabei jede Ursache des Delirs in Ihrem Behandlungskonzept und setzen Sie die nichtmedikamentösen Präventionsmaßnahmen unbedingt weiterhin fort.

## 13.4 Therapieschritte

### 13.4.1 Algorithmus zur strukturierten Vorgehensweise

Das *Delirscreening* ist der wichtigste Schritt, um ein Delir zu diagnostizieren. Trotz der hohen Relevanz und Inzidenz des Delirs bei kritisch kranken Patienten sowie bei Patienten mit vielen Risikofaktoren wird Delir in der Routineversorgung in vielen Fällen nicht adäquat diagnostiziert. Findet kein regelmäßiges Delirscreening mit validierten Instrumenten statt, bleiben zwei Drittel aller Delire unentdeckt und werden dadurch nicht evidenzbasiert oder gar falsch therapiert (de la Cruz et al. 2015; Inouye et al. 2001).
Dabei sind *validierte Instrumente* zum Delirscreening anwenderfreundlich, schnell in der Durchführung, und sie weisen eine hohe Sensitivität und Spezifität auf. Außerdem wird durch das regelmäßige Screening ein Delir in einem sehr frühen Stadium diagnostiziert, sodass schwerwiegende Komplikationen noch abwendbar sind.
Ein Delirscreening kann von Pflegekräften, Ärzten und geschultem Personal durchgeführt werden. Berufsgruppen mit häufigem direkten Kontakt zu Patienten eignen sich für die Durchführung des Screenings sehr gut, weil sie Veränderungen (Fluktuation bzw. akuter Beginn des Delirs) besser einschätzen können. Eine evidenzbasierte Umsetzung ist dann erreicht, wenn konsequent einmal pro Schicht das Delirscreening bei Patienten angewendet und dokumentiert wird. Die Nachtruhe des Patienten und der physiologische Schlaf sollten für das Delirscreening *nicht gestört* werden!

**Tab. 13.1** Die Ursachen für Delir sind vielfältig (multifaktoriell). Merkspruch zur ätiologischen Differenzialdiagnose von Delir: „I WATCH DEATH" (Quelle: Eigene Darstellung nach Wise/Trzepacz 1996)

| „I WATCH DEATH" | Erläuterung der ätiologischen Differenzialdiagnose |
|---|---|
| **I**nfection (Infektion) | • Sepsis, Pneumonie, Harnwegsinfekt, Wundinfekt, Infektionskrankheiten (HIV) |
| **W**ithdrawal (Entzug) | • Alkohol, Barbiturate, Hypnotika |
| **A**cute metabolic (akut metabolisch) | • Azidose, Alkalose, Elektrolytstörung, Leberversagen, Nierenversagen |
| **T**rauma | • Postoperatives Trauma, Sturz, Verbrennungen |
| **C**NS Pathology (ZNS-Pathologie) | • Abszess, Blutung, Hydrozephalus, Subduralhämatom, Infektion, Krampfanfälle (Epilepsie), Schlaganfall, Tumoren, Metastasen, Vaskulitis, Enzephalitis, Meningitis, Syphilis |
| **H**ypoxia (Hypoxie) | • Anämie, Hypotonie, Lungen- oder Herzversagen, Kohlenmonoxidvergiftung |
| **D**eficiencies (Mangelzustände) | • Mangel an Vitamin $B_{12}$, Folsäure, Niacin, Thiamin |
| **E**ndocrinopathies (Endokrinopathologien) | • Hyper- oder Hypoadrenokortizismus, Hyper- oder Hypoglykämie, Myxödem, Hyperparathyreoidismus |
| **A**cute vascular Event (akutes vaskuläres Ereignis) | • Hypertensive Enzephalopathie, Apoplex, Herzinfarkt, Herzrhythmusstörungen, Schock |
| **T**oxins or Drugs (Toxine und Medikamente) | • Verschreibungspflichtige Medikamente, illegale bzw. legale Drogen, Pestizide, Lösungsmittel |
| **H**eavy Metal (Schwermetalle) | • Blei, Mangan, Quecksilber |

**Tab. 13.2** Merkspruch für Risikofaktoren und Ursachen von ITS-Delir: „ICU DELIRIUM (S)" (Quelle: Eigene Darstellung nach Morandi et al. 2009)

| ICU DELIRIUM (S) | Erläuterung der ätiologischen Differenzialdiagnose |
|---|---|
| **I**atrogenic Exposure (iatrogene Exposition) | • Jedes diagnostische Verfahren, jede therapeutische Maßnahme und jedes schädliche Ereignis, das keine natürliche Folge der Krankheit des Patienten war, als Auslöser für Delir berücksichtigen |
| **C**ognitive Impairment (kognitive Einschränkungen) | • Vorbestehende Demenz, MCI oder Depression |
| **U**se of Restraints and Catheters (Nutzung von Fixiermitteln und Kathetern) | • Die Indikation von Fixierung und Blasenkathetern ist täglich neu zu bewerten |
| **D**rugs (Medikamente, Suchtmittel) | • Verwendung von Beruhigungsmitteln (z. B. Benzodiazepine oder Opiate) und Medikamenten mit anticholinerger Wirkung überprüfen<br>• Den abrupten Verzicht auf Rauchen oder Alkohol erwägen<br>• Den Entzug von chronisch eingenommenen Beruhigungsmitteln erwägen |
| **E**lderly (ältere Patienten) | • Patienten, die älter als 65 Jahre sind, sollten mit größerer Aufmerksamkeit untersucht werden |
| **L**aboratory Abnormalities (Laborwerte außerhalb des Referenzbereiches) | • Insbesondere Hyponatriämie, Azotämie, Hyperbilirubinämie, Hypokalzämie und metabolische Azidose |
| **I**nfection (Infektion) | • Sepsis und schwere Sepsis; insbesondere Harnwegsinfektionen und Infektionen der Atemwege |
| **R**espiratory (Atmung) | • Ateminsuffizienz erwägen ($pCO_2$ > 45 mmHg oder $pO_2$ < 55 mmHg oder Sauerstoffsättigung < 88 %), Ursachen wie COPD, ARDS, Lungenarterienembolie in Betracht ziehen<br>• Vorhandensein von Bluthochdruck oder Hypotonie prüfen |
| **I**ntracranial Perfusion (intrakranielle Perfusion) | • Blutung, Schlaganfall, Tumor in Betracht ziehen |
| **U**rinary/Faecal Retention (Harn-/Fäkalienretention) | • Harnverhalt oder fäkale Impaktion in Betracht ziehen, insbesondere bei älteren und postoperativen Patienten |
| **M**yocardial (Myokard) | • Myokardiale Ursachen in Betracht ziehen: Myokardinfarkt, akute Herzinsuffizienz, Arrhythmie |
| **S**leep and Sensory Deprivation (Schlaf und sensorische Deprivation) | • Veränderungen des Schlafzyklus und Schlafentzug berücksichtigen<br>• Nichtverfügbarkeit einer Brille (Sehschwäche) berücksichtigen<br>• Nichtverfügbarkeit von Hörgeräten (Presbyakusis) berücksichtigen |

Mit der Diagnose Delir beginnt auch die Ursachenforschung und Therapie der Ursache. Im Folgenden findet sich ein Überblick zu Aufgabenverteilung, nichtmedikamentöser Therapie und pharmakologischen Optionen in der Therapie des Delirs.

### 13.4.2 Aufgaben von Pflegekräften, Therapeuten und Ärzten

Die Therapie des Delirs erfordert eine interdisziplinäre Zusammenarbeit. Ist ein Patient akut im Delir, muss schnell gehandelt werden. Die Aufgaben verteilen sich auf Berufsgruppen (Pflegekräfte, Therapeuten, Ärzte, Pharmazeuten u. a.), die die Informationen zum Patienten zusammenführen und sich dadurch gegenseitig ergänzen. Die Transparenz der Informationen ist ein wichtiges Element, das künftig immer mehr durch digitale Unterstützungssysteme gestützt wird, um Informationen effektiver zu nutzen und Ressourcen (Zeit, Personal) zu schonen.

**MERKE**

**Algorithmus im Delirmanagement:**

1. *@Pflegekraft/Therapeut: Sie haben ein Delir bei Ihrem Patienten festgestellt* → **Information:** Delir ist ein medizinischer Notfall! Informieren Sie umgehend den behandelnden Stationsarzt bzw. die behandelnde Stationsärztin. Diese müssen ätiologische Differenzialdiagnosen des Delirs sofort prüfen.
2. *@Pflegekraft/Therapeut* → **Erste diagnostische Maßnahmen:** Messen Sie die Vitalparameter: Puls, Blutdruck, Sauerstoffsättigung, Temperatur, Blutzucker, Atemfrequenz, Blutgasanalyse und dokumentieren Sie alle Daten in der Patientenakte. Informieren Sie den behandelnden Stationsarzt bzw. die behandelnde Stationsärztin sofort über pathologische Werte.
3. *@Pflegekraft/Therapeut* → **Schmerzen:** Schmerzen sind im stationären Setting eine sehr häufige Ursache für Delir. Evaluieren Sie Schmerzen bei Patienten mit Delir durch einen Fremdbeurteilungs-Score (BPS oder BPS-NI bzw. BESD bei Patienten mit Demenz). Falls Sie mit dem Fremdbeurteilungs-Score starke Schmerzen bei Ihrem Patienten messen, behandeln Sie nach Rücksprache mit den Stationsärzten die Schmerzen auf ein tolerables Niveau. Reevaluieren Sie den Behandlungserfolg Ihrer Schmerztherapie.
4. *@Arzt* → **Körperliche Untersuchung, (Fremd-)Anamnese und diagnostische Befunde:** Haben Sie nach DSM-5-Kriterien ein Delir bei Ihrem Patienten festgestellt, müssen Sie die Ursache des Delirs finden. Dazu untersuchen Sie Ihren Patienten: Inspektion, Auskultation, Palpation. Ist ein neurologisches, motorisches oder sensorisches Defizit vorhanden? Welche pathologischen Befunde sind Ihnen aufgefallen? Benötigt der Patient weiterführende diagnostische Maßnahmen: 12-Kanal-EKG, Laborparameter, bildgebende Verfahren (cCT/CT, Rö, Sono, MRT)? Fordern Sie, falls notwendig, zusätzliche Untersuchungen an, um Differenzialdiagnosen des Delirs einzugrenzen.
5. *@Arzt* → **Sichtung von Labor und Medikamenten:** Gibt es Hinweise auf laborchemische oder medikamentöse Ursachen des Delirs? Achten Sie auf anticholinerg wirksame Medikamente in der Medikation.
6. *@Arzt* → **Fremdmaterial/Hautstatus:** Achten Sie bei der körperlichen Untersuchung auf noch liegendes Fremdmaterial sowie dessen Liegedauer und prüfen Sie kritisch dessen Indikation. Beurteilen Sie qualitativ und quantitativ die geförderten Drainageinhalte. Wie sehen ggf. Wunden, Hautstatus oder Dekubitus des Patienten aus?
7. *@Arzt* → **Ursachenforschung:** Gehen Sie jede ätiologische Differenzialdiagnose in einer Checkliste (z. B. als Mnemonics „I WATCH DEATH" oder „ICU DELIRIUM [S]") durch. Unter der Gesamtschau von Vitalparametern, Anamnese, körperlicher und neurologischer Untersuchung, Laborwerten und Medikamenten: Was ist/sind Ihre Verdachtsdiagnose(n)? Ggf. können weitere diagnostische Maßnahmen und bildgebende Verfahren zur Erhärtung Ihrer Diagnose notwendig sein.
8. *@Arzt* → **Einleiten der Therapie und Behandlungsplan aufstellen:** Benennen Sie alle möglichen Diagnosen, die das Delir verursacht haben könnten. Gehen Sie mit Ihrem Team *(@ Pflegekraft/Therapeut)* den Behandlungsplan für den Patienten durch und legen Sie das Behandlungskonzept fest. Delirtherapie ist Teamwork!

9. *@Arzt/Pflegekraft/Therapeut* → **Präventionsmaßnahmen fortsezen:** Prüfen Sie die Umsetzung der nichtpharmakologischen Präventionsmaßnahmen (z. B. anhand einer Checkliste) auf ihre Vollständigkeit und setzen Sie die Präventionsmaßnahmen weiterhin konsequent um („Bundle Approach"). Die Integration von *Angehörigen* gehört als wichtige nichtpharmakologische Prävention dazu.
10. *@Pflegekraft/Therapeut* → **(Re-)Evaluation:** Führen Sie das Delirscreening beim Patienten engmaschig durch und dokumentieren Sie die Messung. Delir ist oft fluktuierend. Zudem können hyperaktive und hypoaktive Phasen abwechselnd auftreten sowie vegetative Symptome in Erscheinung treten.
11. *@Arzt* → **Medikamentöse Therapie:** Bei Eigen- oder Fremdgefährdung kann eine medikamentöse Symptomkontrolle erforderlich sein. Limitieren Sie die Gabe der Medikamente zeitlich.

Beachten Sie auch, dass das Absetzen von anticholinerg wirksamen Medikamenten bzw. die Wahl von alternativen Medikamenten mit wenig oder keiner anticholinerger Wirkung in Abwägung von Pro und Kontra erforderlich sein kann. Anhand von Skalen, wie z. B. der Carnahan Scale (vgl. Carnahan 2006), lassen sich die Level von anticholinerg wirksamen Medikamenten feststellen. Ein Cut-off-Wert für eine kritische Grenze dieser Medikamentengruppe ist zum gegenwärtigen Stand der Forschung noch nicht evidenzbasiert definiert. Es bleibt daher eine individuelle Güterabwägung und *Einzelfallentscheidung*, die es interdisziplinär mit Pharmakologen zu diskutieren gilt.

Zur täglichen Arbeit auf der Intensivstation gehört sowohl die *Kommunikation* unter den unterschiedlichen Berufsgruppen und unter den stationsunabhängigen Fachbereichen als auch mit dem Patienten und dessen Angehörigen, um das bestmögliche Therapieziel zu erreichen. Durch eine transparente und gut strukturierte Interaktion bzw. Kommunikation der einzelnen Berufsgruppen werden Informationen klar und deutlich übermittelt. Das charakterisiert ein professionelles Behandlungsteam und ist für den Therapieerfolg bei Patienten mit Delir essenziell.

**GOOD PRACTICE**

Behalten Sie den Überblick in der Therapie!

- Nutzen Sie *Checklisten* zur Überprüfung nichtpharmakologischer Präventionsmaßnahmen auf Vollständigkeit in der Umsetzung.
- Nutzen Sie *Merklisten* zur schnellen Identifizierung ätiologischer Differenzialdiagnosen des Delirs (z. B. „I WATCH DEATH" oder „ICU DELIRIUM [S]").

Die Therapie der Ursache ist die kausale Therapie des Delirs. Daher empfiehlt es sich, bei der Ursachenforschung systematisch vorzugehen. Als mögliche Ursachen für ein Delir sind folgende Diagnosen möglich:

- Infektionen (akut oder chronisch): Pneumonie, Harnwegsinfektionen, Endokarditis, Meningitis, Enzephalopathie, Sepsis etc.
- Entzug von Substanzen: Alkohol, Drogen, Sedativa
- Metabolische Entgleisung: Stoffwechselentgleisung (Elektrolytentgleisung, Leber- bzw. Niereninsuffizienz, Stoffwechseldefekte)
- Trauma: Operation, SHT, intrakranielle Blutungen, Unfall etc.
- ZNS-Erkrankungen: Schlaganfall bzw. Hirninfarkt, Infektion, Blutung, Tumor, Epilepsie, Parkinson etc.
- Hypoxie: Anämie, Herzinsuffizienz, Lungenembolie, Gasaustauschstörungen

- Mangelzustände: Vit $B_1$, $B_3$, $B_{12}$, Folsäure
- Endokrinopathien: Hypoglykämie, diabetische Ketoazidose, hyperglykämisches Koma, Hypothyreose, Cortisolmangel
- Akut vaskuläre Ereignisse: akute Kreislaufstörung (Hypotonie bzw. Schock, hypertensive Krise, Arrhythmie, Vaskulitis)
- Intoxikation: Toxine, Drogen, Medikamente
- Schwermetalle: Arsen, Blei, Quecksilber

Jede der oben genannten Ursachen ist gemäß ihrer Wahrscheinlichkeit differenzialdiagnostisch abzuklären. Die Behandlung richtet sich nach den Ursachen, die identifiziert wurden, und sollte schnell und leitliniengerecht eingeleitet werden.

## 13.5 Symptomorientierte Medikation

Häufig wird im Falle eines Delirs der Ruf nach medikamentöser Therapie laut. Auch hier gilt, dass die Behandlung der Ursache des Delirs zielführend ist und im Vordergrund steht. Eine reflektierte und zeitlich limitierte medikamentöse Therapie durch zentralnervös wirksame Medikamente ist Patienten mit Selbst- oder Fremdgefährdung vorbehalten. Darüber hinaus sind viele der infrage kommenden Substanzen aufgrund ihres Nebenwirkungsprofils entweder selbst prodelirogen oder können nur unter intensivmedizinischer Überwachung verabreicht werden („S3-Leitlinie. Analgesie, Sedierung und Delirmanagement in der Intensivmedizin", vgl. DGAI/DIVI 2021). Bitte informieren Sie sich über aktuelle Empfehlungen der Leitlinien zur medikamentösen Symptomkontrolle bei Patienten im Delir.

### 13.5.1 Suffiziente Behandlung von Schmerzen und Angst

Schmerzen sind ein sehr häufiges Symptom bei Patienten im Krankenhaus. Das Risiko für ein Delir steigt bei Schmerzen um das Neunfache, sodass man sagen muss: *Schmerzen triggern Delir.* Daher ist es wichtig, Schmerzen auf ein tolerables Niveau zu behandeln. Eine adäquate Analgesie ist in Form eines multimodalen Schmerzkonzeptes zur Delirprävention vorausschauend zu planen und sicherzustellen. Chronische Schmerzpatienten erfordern für die suffiziente Schmerztherapie die Expertise von ausgewiesenen Schmerztherapeuten. Allgemein betrachtet wirkt sich eine opiatsparende Medikation zum aktuellen Gegenstand der Forschung präventiv gegen das Delir aus. Ein Schmerzscreening erfolgt bei nicht deliranten bzw. nicht dementen Patienten idealerweise mittels Selbsteinschätzungstools (z. B. NRS-V). Patienten, die von Delir oder Demenz betroffen sind, erhalten das Schmerzscreening mittels Fremdeinschätzungstools (z. B. BPS-NI; bei Demenz z. B. BESD).

**MERKE**

Klären Sie Ihre Patienten über die Möglichkeiten der multimodalen Schmerztherapie und einer Bedarfsmedikation aktiv auf.

*Angst* ist ein häufiges Begleitsymptom bei Delir. Ob Angst als eigenständiger Risikofaktor für Delir gilt, kann aus der akutellen Datenlage noch nicht abgeleitet werden. Dennoch sind Ängste des Patienten ernst zu nehmen und je nach Indikation in erster Linie nichtpharmakologisch und in einigen Fällen zusätzlich pharmakologisch zu therapieren. Ängste sollten mittels validiertem Screening-Instrument (z. B. FAS, Faces Anxiety Scale) erfasst und nach Bedarf des Patienten adressiert werden (Einbindung von Familie und Angehörigen, Sozialdienst, Psychologe, Palliativdienst; entlastende und aufklärende Gespräche, Perspektivgespräche). Den Angehörigen kommt in dieser Situation eine besondere Bedeutung zu – sie bilden oftmals einen starken neurologischen Stimulus für die Patienten und können erheblich dazu beitragen, dass diese sich weniger ängstlich fühlen. Wenn Verwandte und Freunde nicht persönlich vorbeikommen können, so ist bereits ein Telefongespräch ein wirkungsvoller Ersatz.

### 13.5.2 Empfehlungen zur medikamentösen Symptomkontrolle

Die Anwendung aller nichtpharmakologischen Präventionsmaßnahmen (➤ Kapitel 6) ist obligat und sollte stets ausgereizt sein. In Fällen von Selbst- oder Fremdgefährdung kann eine medikamentöse Symptomkontrolle in Erwägung gezogen werden und muss durch ärztliches Personal angesetzt werden.

**MERKE**

Die *medikamentöse Symptomkontrolle* ist keine kausale Therapie des Delirs. Sie dient der Kontrolle von Symptomen, die zur Selbst- oder Fremdgefährdung führen können. Eine medikamentöse Symptomkontrolle entledigt den behandelnden Arzt nicht von der Pflicht, die Ursache des Delirs zu finden und schnellstmöglich die Therapie der Ursache einzuleiten.

Im Folgenden sind einige Empfehlungen zur medikamentösen Symptomkontrolle in Anlehnung an die aktuelle Leitlinie („S3-Leitlinie. Analgesie, Sedierung und Delirmanagement in der Intensivmedizin", vgl. DGAI/DIVI 2021) aufgeführt. Informieren Sie sich über aktuelle Empfehlungen der Leitlinien zur medikamentösen Symptomkontrolle bei Patienten im Delir. Gehen Sie bei der Gabe von Medikamenten stets *niedrig dosiert titriert* vor und bedenken Sie, dass kritisch kranke Patienten und geriatrische Patienten pathologische Veränderungen ihrer Stoffwechselorgane aufweisen. Diese Patientengruppen haben ein erhöhtes Risiko für Akkumulation bzw. Intoxikation mit Substanzen, die zur medikamentösen Symptomkontrolle des Delirs eingesetzt werden. Aufgrund der Nebenwirkungen dieser Substanzen wird die Gabe unter intensivmedizinischer Überwachung empfohlen.

- Bei *produktiv-psychotischen Symptomen* eines Delirs sollte die Gabe von Neuroleptika wie Haloperidol, Risperidon, Olanzapin oder Quetiapin niedrig dosiert titriert erfolgen (**Cave:** QTc-Zeit-Verlängerung, extrapyramidal-motorische Nebenwirkungen).
- Bei *Agitation* wird die Gabe von Alpha-2-Agonisten empfohlen, bei fluktuierender Symptomatik Medikamente mit kurzer kontextsensitiver Halbwertszeit (z. B. Propofol oder kurzwirksame Benzodiazepine).
- Bei *persistierender extremer Ängstlichkeit* oder bei V. a. Entzug ist ein niedrig dosierter titrierter Einsatz von kurz wirksamen Benzodiazepinen empfohlen, z. B. Lormetaze-

pam (Sedalam®). Eine **Ausnahme** bildet das *Alkoholentzugsdelir:* Hier ist die Gabe von langwirksamen Benzodiazepinen (z. B. Diazepam, Lorazepam) indiziert und wird von den Leitlinien empfohlen.

- Bei *Störungen des Tag-Nacht-Rhythmus* oder Ein- und Durchschlafstörungen sollten Sie benzodiazepinartige Substanzen vermeiden. Stattdessen wird empfohlen: Circadin® (Melatonin; Gabe abends, 1–2 Stunden vor dem Schlaf).
- Bei *vegetativer Symptomatik* ist der Einsatz von Alpha-2-Agonisten, ggf. Betablockern, empfohlen.

## 13.6 Nichtmedikamentöse Delirtherapie

Zur Therapie von Delir gilt die Aufrechterhaltung und Anwendung nichtpharmakologischer Präventionsmaßnahmen. Auch die Integration von Angehörigen in das Behandlungskonzept gehört zu diesen Maßnahmen. Häufig sind die Befindlichkeiten und Vorlieben von Patienten dem Stationspersonal nicht bekannt oder können aufgrund klinischer Umstände (komatöser Patient) nicht erfragt werden. Das Gespräch mit Angehörigen oder vertrauten Personen des Patienten kann Ihnen helfen, Ihren Patienten besser einzuschätzen.

Delir ist ein Organversagen des Gehirns und stellt einen medizinischen Notfall dar. Sind Patienten auf der Normalstation von Delir betroffen, besteht daher offensichtlich eine Indikation für die Aufnahme auf die Intensivstation. Diese Entscheidung sollte stets gemeinsam mit Fach- und Oberärzten der Intensivstation besprochen und niederschwellig geprüft werden (v. a. bei Selbst- und Fremdgefährdung bzw. bei unklarer Ursache oder weiteren Organfunktionsstörungen wie akutem Nierenversagen, akutem Lungenversagen, akuter Herzinsuffizienz etc.).

Delir ist die häufigste postoperative Komplikation und hat die höchsten Inzidenzraten bei geriatrischen und kritisch kranken Patienten. Bei Patienten mit (prädisponierenden und präzipitierenden) Risikofaktoren für Delir kann eine Operation bereits ein Delir auslösen (Bhushan et al. 2022). Dabei ist ein Drittel aller Delire durch die Anwendung von nichtmedikamentösen Präventionsmaßnahmen vermeidbar. Das postoperative Delir ist im Grunde durch die medizinisch indizierte Maßnahme (diagnostische Maßnahme oder Operation) am Patienten iatrogen herbeigeführt, da der Auslöser für postoperatives Delir die Operation bzw. die diagnostische Maßnahme sein kann. Die damit einhergehenden Umstände (Nüchternheit, Blutverlust, Schmerzen, Intoxikation etc.) machen Patienten anfällig für Delir. Daher sollten unreflektierte Behandlungskonzepte, die Missachtung von Risikofaktoren des Delirs und der fehlende Einsatz von nichtmedikamentösen Präventionsmaßnahmen der Vergangenheit angehören.

Nichtpharmakologische Präventionsmaßnahmen reduzieren die Inzidenzrate des Delirs effektiv. Das systematische Screening hilft, das Delir frühzeitig, also in einem noch sehr frühen Stadium, zu diagnostizieren, sodass dessen Ursache schnell behandelt werden kann. Dieses strukturierte Vorgehen gemäß dem o. g. Algorithmus senkt die Mortalitätsraten nachweislich, weil durch das systematische Delirscreening die frühe Diagnosesicherung von Delir in den allermeisten Fällen gelingt und die Behandlung der Ursache rechtzeitig eingeleitet werden kann, bevor es zu schwerwiegenden Komplikationen und weiterem Organversagen kommt (Heymann et al. 2010). Die Wirksamkeit nichtpharmakologischer Präventionsmaßnahmen ist mit dem höchsten Grad der Empfehlung (GoRA, Grade of Recommandation A) in den europäischen Leitlinien festgelegt („ESA Guideline", vgl. Aldecoa 2017). Die einzelnen Präventionsmaßnahmen sind konsequent und ganzheitlich („Bundle Approach") umzusetzen, um den bestmöglichen Therapieerfolg zu erzielen.

### 13.6.1 Nichtpharmakologische Präventionsmaßnahmen

Die nichtpharmakologischen Präventionsmaßnahmen betreffen im Allgemeinen 5 Domänen:

1. **Delirscreening** mit validiertem Delirscreening-Instrument mind. einmal pro Schicht. Nachtruhe berücksichtigen!

*Diagnosekriterien* für POD nach DSM-5:

   a) Akute Veränderung des neurokognitiven Status (Vergleich zur kognitiven Baseline, im Prämedikationsprotokoll oder OP-Protokoll oder Stationsprotokoll dokumentiert)
   b) Aufmerksamkeitsstörung
   c) Denk- und/oder Bewusstseinsstörung
   d) Kein Koma (RASS > –4)
   e) Hinweis auf organische Ursache (jede Operation gilt als „Trauma", formal als auslösende Ursache; darüber hinaus können zusätzlich andere organische Ursachen wie Infektion, Schmerzen, Hypoxämie etc. vorliegen; vgl. „Mnemonics")
   f) Screening auf Normal- und Intensivstation mind. einmal pro Schicht (alle 8 Stunden). Nachtruhe bzw. physiologischen Schlaf respektieren!
   g) Diagnosestellung durch einen Arzt mittels DSM-5-Kriterien
   h) RASS-Bestimmung im Rahmen des CAM-ICU
   i) **Cave:** NuDESC-Skala ist ein hochsensitives, pflegebasiertes Screeningtool für Delir (Delir wahrscheinlich ab NuDESC ≥ 2 Punkte). Es ersetzt nicht die Diagnose eines Delirs nach DSM-5-Kriterien durch einen Arzt

2. **Schmerz- und Angstscreening**
   j) Nutzung validierter Screening-Instrumente (> Kapitel 3) zur Messung von Schmerz und Angst
   k) Suffiziente Behandlung von Schmerzen, auch Optimierung der Lagerung, ggf. Kühlung als nichtpharmakologische Maßnahme
   l) Förderung verbaler Angstbewältigung

3. **Kognitive Stimulation**
   m) Kognitive und sensorische Stimulierung, angepasst an den Bedarf des Patienten (Überreizung vermeiden): Literatur, kommerzielle Unterhaltungsprogramme (Radio, Fernseher) und Nutzung weiterer (eigener) elektronischer Devices (Tablet, Smartphone, Handy)
   n) Bereitstellung sensorischer Hilfsmittel zur Kommunikation: Sehbrille, Hörgeräte, Zahnprothese, ggf. Schreibtafel, ggf. Sprechaufsatz
   o) Reorientierungsmaßnahmen bereitstellen: Wanduhr, Wandkalender, Zeitung, Telefon
   p) Nichtpharmakologische Unterstützung des Tag-Nacht-Rhythmus, Unterstützung der zirkadianen (Re-)Rhythmisierung, z. B. durch Lärmreduktion, Lichtreduktion zur Nacht und Tageslichtexposition am Tag

q) Aktive Integrierung von Angehörigen, Unterstützung der Interaktion mit dem Patienten
r) Dem Patienten frühzeitig Kontakt (auch telefonisch) zu Angehörigen oder ehrenamtlichen Helfern (z. B. „grüne Damen") ermöglichen

4. **Ernährung und Mobilisierung**
s) Vermeidung oraler Flüssigkeits- und Nahrungskarenz, Nüchternzeiten vor Interventionen nicht überreizen
t) Förderung der frühen postoperativen enteralen Belastung
u) Evaluation von Schluckstörungen, z. B. bei Z. n. Apoplex oder anderer Genese, Konsultation des Logopäden
v) Mundhygiene und Kaugymnastik regelmäßig mit Patienten durchführen als Prävention von Schluckstörungen durch Muskelatrophie aufgrund längerer invasiver Beatmungsdauer
w) Vermeidung von Immobilisation und Unterstützung von Früh-Mobilisation, z. B. nach dem ERAS-Konzept (auch ➤ Kapitel 6)

5. **Prüfung der Indikation von Fremdmaterial**
x) Vermeidung langer Liegedauer von Fremdmaterial bzw. Empfehlung zur frühzeitigen Entfernung von Fremdmaterial

## 13.6.2 Tag-Nacht-Rhythmus

Die Aufrechterhaltung des Tag-Nacht-Rhythmus ist ein elementarer Bestandteil der nichtpharmakologischen Präventionsmaßnahmen. Eine Vermeidung von Kurzschlaf, die Sicherstellung von *Tageslicht* sowie eine adäquate kognitive Stimulierung und körperliche Mobilisation am Tag können Ein- und Durchschlafstörungen in der Nacht vorbeugen. Eine Tageslichtexposition unterstützt zudem den physiologischen hormonellen Melatoninspiegel bei Patienten.

Zur *Lärmreduktion* sind visuelle Unterstützungssysteme für Intensivstationen vorhanden, die die Mitarbeiter sensibilieren und visuell den aktuellen Lärmpegel anzeigen. Für die *Lichtreduktion zur Nacht* sind im Patientenzimmer speziell ausgebaute Deckeninstallationen verfügbar. Lichteinfall und Gespräche aus Fluren sind für Patienten ebenfalls störend. Auf Intensivstationen ohne spezielle Deckeninstallationen oder visuelle Unterstützungssysteme ist die Ausstattung mit *Ohrstöpseln* und *Schlafmasken* zu empfehlen, die auf Wunsch dem Patienten angeboten werden.

Die Indikation für eine *schlafinduzierende Medikation* sollte sehr zurückhaltend gestellt werden, da diese Medikamente potenziell anticholinerge Nebenwirkungen haben und das Delir wiederum triggern könnten. Eine Ausnahme bilden Patienten, die Benzodiazepine als Dauermedikation in ihrer Hausmedikation einnehmen. In diesen Ausnahmefällen sollte ein perioperativer Entzug bzw. ein Absetzen der Dauermedikation vermieden werden.

**LITERATUR**

Aldecoa C, Bettelli G, Bilotta F, et al. European Society of Anaesthesiology evidence-based and consensus-based guideline on postoperative delirium. [ESA Guideline.] Eur J Anaesthesiol, 2017; 34(4): 192–214. DOI: https://doi.org/10.1097/EJA.0000000000000594

Bhushan S, Huang X, Duan Y, Xiao Z. The impact of regional versus general anesthesia on postoperative neurocognitive outcomes in elderly patients undergoing hip fracture surgery: A systematic review and meta-analysis. Int J Surg, 2022; 105: 106854. DOI: https://doi.org/10.1016/j.ijsu.2022.106854

Carnahan RM, Lund BC, Perry PJ, et al. The Anticholinergic Drug Scale as a measure of drug-related anticholinergic burden: associations with serum anticholinergic activity. J Clin Pharmacol, 2006; 46(12): 1481–1486. DOI: https://doi.org/10.1177/0091270006292126

de la Cruz M, Fan J, Yennu S, Tanco K, Shin S, Wu J, Liu D, Bruera E. The frequency of missed delirium in patients referred to palliative care in a comprehensive cancer center. Support Care Cancer, 2015; 23(8): 2427–2433. DOI: https://doi.org/10.1007/s00520-015-2610-3

DGAI – Deutsche Gesellschaft für Anästhesiologie und Intensivmedizin, DIVI – Deutsche Interdisziplinäre Vereinigung für Intensiv- und Notfallmedizin. S3-Leitlinie. Analgesie, Sedierung und Delirmanagement in der Intensivmedizin (DAS-Leitlinie 2020). Überarbeitung von 2021. Online verfügbar unter: https://www.awmf.org/uploads/tx_szleitlinien/001-012l_S3_Analgesie-Sedierung-Delirmanagement-in-der-Intensivmedizin-DAS_2021-08.pdf [zuletzt aufgerufen am 23.09.2022]

Grover S, Sharma A, Aggarwal M, Mattoo SK, Chakrabarti S, Malhotra S, Avasthi A, Kulhara P, Basu D. Comparison of symptoms of delirium across various motoric subtypes. Psychiatry Clin Neurosci, 2014; 68(4): 283–291. DOI: https://doi.org/10.1111/pcn.12131

Heymann A, Radtke F, Schiemann A, Lütz A, MacGuill M, Wernecke KD, Spies C. Delayed treatment of delirium increases mortality rate in intensive care unit patients. J Int Med Res, 2010; 38(5): 1584–1595. DOI: https://doi.org/10.1177/147323001003800503

Inouye SK, Foreman MD, Mion LC, Katz KH, Cooney LM Jr. Nurses' recognition of delirium and its symptoms: comparison of nurse and researcher ratings. Arch Intern Med, 2001; 161(20): 2467–2473. DOI: https://doi.org/10.1001/archinte.161.20.2467

Kim SY, Kim SW, Kim JM, Shin IS, Bae KY, Shim HJ, Bae WK, Cho SH, Chung IJ, Yoon JS. Differential Associations Between Delirium and Mortality According to Delirium Subtype and Age: A Prospective Cohort Study. Psychosom Med, 2015; 77(8): 903–910. DOI: https://doi.org/10.1097/PSY.0000000000000239

Lütz A, Heymann A, Radtke FM, Spies CD. Was wir nicht messen, detektieren wir meist auch nicht. [If delirium is not monitored it will often be not detected.] Anasthesiol Intensivmed Notfallmed Schmerzther, 2010; 45(2): 106–111

Meagher DJ, Leonard M, Donnelly S, Conroy M, Adamis D, Trzepacz PT. A longitudinal study of motor subtypes in delirium: relationship with other phenomenology, etiology, medication exposure and prognosis. J Psychosom Res, 2011; 71(6): 395–403. DOI: https://doi.org/10.1016/j.jpsychores.2011.06.001

Morandi A, Jackson JC, Ely EW. Delirium in the intensive care unit. Int Rev Psychiatry. 2009; 21(1): 43–58. DOI: https://doi.org/10.1080/09540260802675296

O'Keeffe ST. Clinical subtypes of delirium in the elderly. Dement Geriatr Cogn Disord, 1999; 10(5): 380–385. DOI: https://doi.org/10.1159/000017174

Peterson JF, Pun BT, Dittus RS, Thomason JW, Jackson JC, Shintani AK, Ely EW. Delirium and its motoric subtypes: a study of 614 critically ill patients. J Am Geriatr Soc, 2006; 54(3): 479–484. DOI: https://doi.org/10.1111/j.1532-5415.2005.00621.x

Pisani MA, Kong SY, Kasl SV, Murphy TE, Araujo KL, Van Ness PH. Days of delirium are associated with 1-year-mortality in an older intensive care unit population. Am J Respir Crit Care Med. 2009; 180(11): 1092–1097. DOI: https://doi.org/10.1164/rccm.200904-0537OC

UR Medicine. Delirium. 14.11.2012. YouTube-Video, verfügbar unter: https://www.youtube.com/watch?v=FstSYkold5c [zuletzt aufgerufen am 19.09.2022]

van Eijk MM, van Marum RJ, Klijn IA, de Wit N, Kesecioglu J, Slooter AJ. Comparison of delirium assessment tools in a mixed intensive care unit. Crit Care Med, 2009; 37(6): 1881–1885. DOI: https://doi.org/10.1097/CCM.0b013e3181a00118

Wise MG, Trzepacz PT: Delirium (confusional states). In: Rundell JR, Wise MD (Eds): The American Psychiatric Press Textbook of Consultation-Liaison Psychiatry. Washington, DC, American Psychiatric Press, 1996, 258–274

KAPITEL

# 14 Delirmanagement erfolgreich implementieren

# 14.1 Delirmanagement: Schritte zum Erfolg

Carsten Hermes



## 14.1.1 Das Ziel

Für viele Patienten stellt die Behandlung auf der Intensivstation ein schwerwiegendes und einschneidendes Erlebnis mit vielen negativen Begleiterscheinungen dar. Noch mehrere Monate nach der Intensivbehandlung berichten die Patienten von Verwirrtheitszuständen und Desorientierung. Auch werden negative Erinnerungen wie erlebte Schmerzen, Stress, Schlafstörungen, Lärm, Angst und Hilflosigkeit genannt.[1] Laut S3-Leitlinie „Analgesie, Sedierung und Delirmanagement in der Intensivmedizin (DAS-Leitlinie)“[2] kann eine erfolgreiche Implementierung der Leitlinie, also eines Delirmanagements, viele dieser als negativ empfundenen *Stressoren und Begleiterscheinungen deutlich reduzieren.* Wichtig ist:
*„Diese Reduktion soll dabei nicht die absolute Symptomfreiheit bedeuten, sondern gemeinsam mit dem Patienten individuell tolerable Ziele zu definieren und zu erzielen.“*[2]
Ein Delir ist eben keine Erkrankung, es ist ein klinisches Syndrombild, und dementsprechend lassen sich die Symptome nur „kontrollieren“, bis die zugrunde liegende Ursache oder Erkrankung gefunden und therapiert wurde.

**Info**

Es gibt keine kausal medikamentöse Delirtherapie, allenfalls eine Symptomkontrolle.

## 14.1.2 Screening

Für eine erfolgreiche Therapie ist zunächst die Detektion der Ursache notwendig. Hierfür müssen Screening-Instrumente und validierte Messinstrumente eingesetzt werden, zumal belegt ist, dass eine gute klinische Beobachtung das systematische Screening ergänzen, aber keinesfalls ersetzen kann. Obzwar dies eigentlich bekannt ist, mangelt es außerhalb von Studien häufig an der klinischen Umsetzung. Auch heute fehlen noch nachhaltige und allgemeingültige Implementierungsstrategien, die eine flächendeckende Anwendung der notwendigen Maßnahmen zu Prophylaxe, Monitoring und Therapie bewirken. Dies ist aber weder auf fehlende Sensibilisierung noch auf fehlendes Wissen zurückzuführen.

## 14.1.3 Sensibilisierung und Wissen

Das Bewusstsein für die negativen Folgen von akuter Enzephalopathie/Delir ist bei den Entscheidungsträgern in einem Krankenhaus häufig bereits geschärft. Auch das Wissen über Delir-Leitlinien und -Protokolle ist in den Abteilungen in der Regel vorhanden, wenn auch nicht bei jedem Teammitglied gleich stark oder aktiv. Es ist notwendig, internationale Leitlinien in eine lokale Sprache zu übersetzen und den multidisziplinären Versorgungsansatz zu betonen. Dabei sollte die Aufmerksamkeit darauf liegen, dass langfristige positive Ergebnisse und das Wohlbefinden der Patienten weit mehr sind als der „Outcome-Parameter“ des Überlebens.[3]



### 14.1.4 Implementierung erfolgreich gestalten

Was sind nun also die Schritte, die zur erfolgreichen Implementierung des Delirmanagements führen?

#### Unterstützung von Experten

Was wir brauchen, ist eine *strukturierte* und *zielgerichtete* Vorgehensweise von Experten, die bei der Konzeptionierung, sprich: Planung, unterstützen und mit dem jeweiligen Team bzw. der beteiligten Klinik Probleme, Ressourcen und Maßnahmen festlegen sowie die Resultate und Zwischenergebnisse regelmäßig evaluieren.
Dies kann als Projekt- bzw. Prozessmanagement bezeichnet werden. Doch das sind Begriffe, die viele abschrecken, da sie mit einem eher trockenen Thema assoziiert werden. Im Grunde ist es aber nichts anderes als eine „Pflegeplanung“. Nach dem 6-Phasen-Modell von Fiechter und Meier[4] setzt sich eine optimale Planung aus den folgenden Elementen zusammen:

1. Informationen sammeln (Anamnese)
2. (Pflege-)Diagnosen stellen
3. (Pflege-)Ziele festlegen
4. (Pflege-)Maßnahmen planen
5. (Pflege-)Maßnahmen durchführen
6. (Pflege-)Maßnahmen evaluieren

#### Prozessmanagement

*Prozess* beschreibt an dieser Stelle, wie Sie Veränderungen an Ihrer Station, Klinik oder Abteilung über einen bestimmten Zeitraum hinweg initiieren können, um eine wirkliche qualitative Verbesserung Ihrer Patientenversorgung voranzubringen.
*Management* – dieses inflationär gebrauchte Wort – meint in diesem Zusammenhang nichts anderes als eine zielgerichtete und nach ökonomischen Prinzipien ausgerichtete Handlungsweise zur Leitung, Organisation und Planung einer gewünschten Veränderung. Es geht also konkret um die Planung und Umsetzung von strategischen und operativen Vorgängen, die sich mit Identifikation, Gestaltung, Dokumentation, Controlling im Sinne von Steuerung und Implementierung von neuen Abläufen befassen. Diese werden in 6 Schritte unterteilt (➤ Abb. 14.1).
Die **Bestandsaufnahme** wird im Prozessablauf an erster Stelle genannt, die **Zieldefinition** findet jedoch nahezu zeitgleich statt. Es ist fast wie bei der Frage: „Was war zuerst da, Huhn oder Ei?“, denn wie soll man den Bestand feststellen, wenn man zuvor über das Ziel nicht zumindest nachgedacht hat? Damit definieren Sie Ihr *Gap* (Ihre „Lücke“). Das ist oft gar nicht so einfach, schließlich mögen wir uns diese Lücken nicht unbedingt eingestehen.

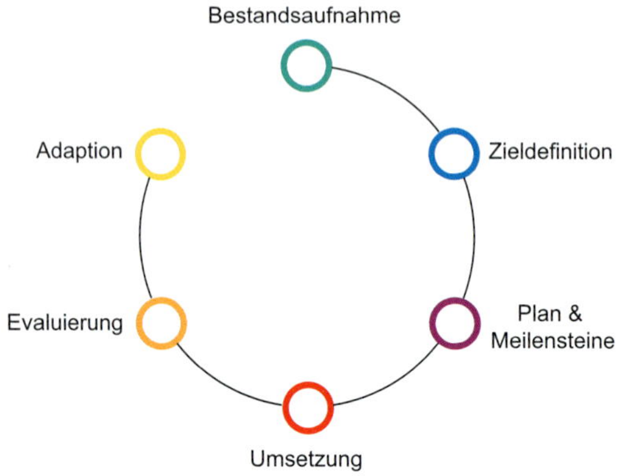


**Abb. 14.1** Sechs Schritte zum Projekterfolg (Quelle: modifiziert nach Gutschow/Orion Pharma GmbH o. J.[5]) [L143/U402]

Bevor es dann an die Umsetzung geht, brauchen Sie ein schriftliches Mandat, für das Sie eine **s**pezifische, **m**essbare, **a**kzeptierte, **r**ealistische/erreichbare und **t**erminierte (SMART) Zielbeschreibung formulieren. Bevor Sie loslegen, erstellen Sie einen **Projektplan** mit **Meilensteinen,** welche eine detaillierter Zeitplanung mit mehreren Zwischenstationen umfassen. Einer davon ist die Kick-off-Veranstaltung.

## GOOD PRACTICE

Erst überschaubare Ziele setzen, zunächst im eigenen Bereich – bevor Sie die ganze Klinik reformieren wollen!

Für den Start der geplanten Maßnahmen, den *Kick-off,* benötigen Sie Infomaterial und eine motivierende Auftaktveranstaltung. Schließlich wollen Sie wirklich etwas bewegen! Bitte nicht zwischen Tür und Angel auf dem Flur besprechen, sondern mindestens während der Stationsbesprechung – oder idealerweise als eigens beworbenes Event in einem angemessenen Rahmen. Dieser Veranstaltung folgen in der Regel weitere Informationsveranstaltungen.

Jede dieser Veranstaltungen sollte in Bezug auf das Delirmanagement klare Wissensziele vermitteln. Dazu gehört es, deutlich zu machen: *Akute Enzephalopathie und Delir sind zwei Seiten derselben Medaille* (> Abb. 14.2). Diese werden im Weiteren als AE/D bezeichnet.

In der Phase der **Umsetzung** sollten Sie steuern und führen. Dazu gehört auch, regelmäßig zu kontrollieren, um Fortschritte zu sehen und den Erfolg nicht dem Zufall zu überlassen (**Evaluierung**). Sicher wird es erforderlich sein, einzelne Schritte an sich verändernde Umstände anzupassen (**Adaption**); das geht nur, wenn Sie mit wachem Verstand, offenen Augen und Ohren dabei sind und sich regelmäßig Feedback von Ihren Mitarbeitern einholen.

Ein Veränderungsprozess fühlt sich oftmals langsam und träge an. So kann und wird es auch *Rückschläge* geben. Es empfiehlt sich, Ihr Projekt wie einen Aktienchart zu sehen und als Ganzes zu visualisieren. Wie Bassett et al.[8] in ihrer Studie feststellten, gibt es ein Auf und Ab, dennoch kann der Weg zum Ziel insgesamt eingehalten werden (> Abb. 14.3).

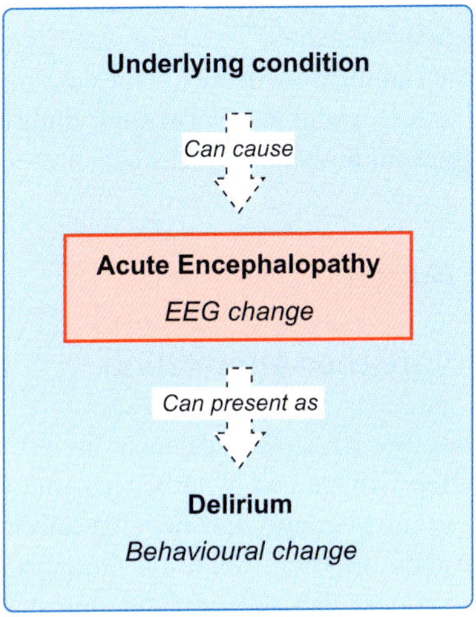


**Abb. 14.2** Der Zusammenhang zwischen akuter Enzephalopathie und Delir (Quelle: Prolira B.V./Utrecht o. J.,[6] erstellt auf Basis von Slooter et al. 2020[7]) [L143/U401]

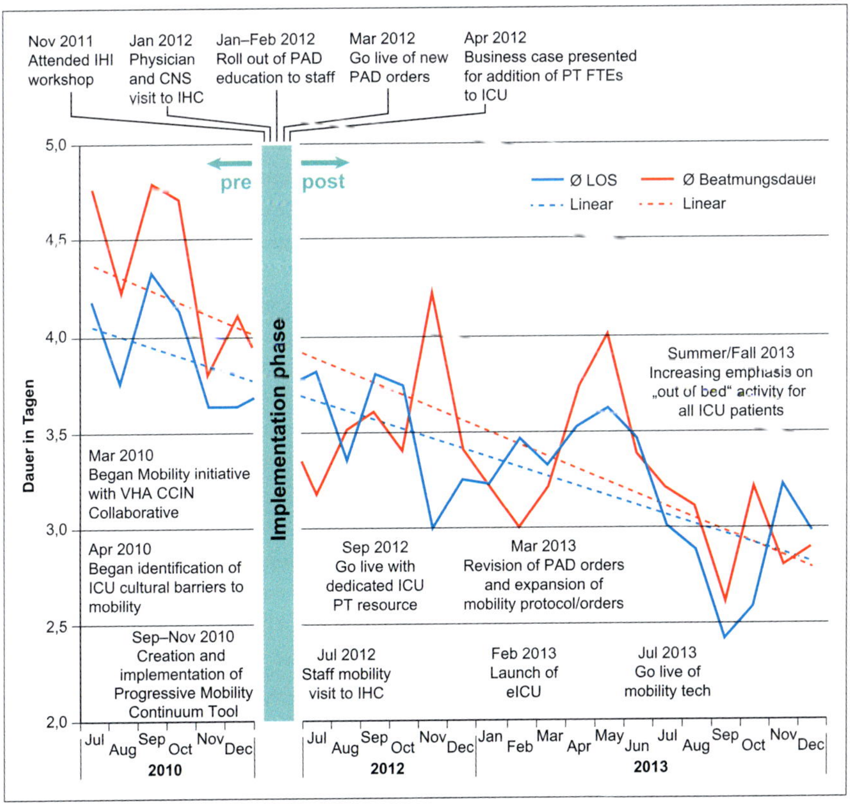


**Abb. 14.3** Das Auf und Ab von Erfolgen wie in einem Aktienchart – längerfristig führt der Weg aber zum Ziel. (Quelle: Gutschow/Orion Pharma GmbH o. J.,[5] modifiziert nach Bassett et al. 2015[8]) [L143/U402]

Auch wenn Sie Ziele und Teilziele erreicht haben, müssen Sie einen einmal geschaffenen Prozess immer wieder überprüfen. Achten Sie darauf, dass Sie zwar der Motor sind, aber sich auch entbehrlich machen können. Schließlich sollte das Projekt auch weiterhin bestehen, sobald Sie sich etwas anderem widmen. Daher sind, ähnlich wie eine Pflegeplanung, die „6 Schritte zum Erfolg" einem *Kreislauf* vergleichbar.



## 14.1.5 Das Ziel vor Augen

### Definition einer erfolgreichen Umsetzung

Die erfolgreiche Umsetzung des AE/D-Managements basiert auf der Ausbildung und Teamarbeit einer engagierten Gruppe von Mitarbeitern (mit klarer Führung des Projekts), vorzugsweise sogar in einer Gruppe, die über eine einzelne Krankenhausabteilung hinausgeht. Ein Erfolg ist dann gegeben, wenn alle Risikopatienten routinemäßig auf AE/D untersucht werden und das Behandlungsteam eine strukturierte Nachsorge des Testergebnisses durchführt, um sowohl die zugrunde liegende Komplikation als auch die Symptome zu behandeln. Durch fortlaufende Untersuchungen lässt sich die Wirkung der Behandlung überwachen und objektiv monitoren.

### Nutzung moderner Lernmethoden

Moderne Medien können Sie bei der erfolgreichen Implementierung unterstützen.
*Blended Learning* (eine Kombination aus E-Learning und Unterricht) scheint am effektivsten zu sein. Obwohl diese Methode nachweislich das Delir-Wissen des Personals und dessen Fähigkeit, ein Delir zu erkennen, verbessert, reicht es in seiner derzeitigen Form noch nicht aus, um die Patientenergebnisse auf Stationen zu beeinflussen, auf denen das Personal ein hohes Maß an Delir-Wissen hat.
Detroyer schlägt daher vor, von einem E-Learning-Bildungsansatz zu einem umfassenderen Ansatz der Blended-Learning-Bildung überzugehen (d. h. Kombination von E-Learning mit traditionelleren Lernansätzen), der um unterstützende (z. B. Verwendung von Protokollen) und verstärkende (z. B. Erinnerungen, Feedback) Faktoren erweitert wird. Im Rahmen dieser Strategie könnte eine Person mit Delir-Expertise, die die pädagogische Intervention in der Praxis koordiniert, die Umsetzung erleichtern, um die Praxis und folglich die Patientenergebnisse zu verändern.[9]
Trogrlić et al. fanden in einer Metaanalyse heraus, dass Mehrkomponenten-Implementierungsprogramme mit einer größeren Anzahl von Strategien zur Beurteilung, Prävention und Behandlung von Deliren auf der Intensivstation, die in das PAD- oder ABCDEF-Bündel integriert sind, das Potenzial haben, die klinischen Ergebnisse zu verbessern.[10] Eine prospektive Bestätigung dieser Ergebnisse ist jedoch erforderlich, um die wirksamste Umsetzungspraxis im Hinblick auf ein integriertes Delirmanagement zu ermitteln. Eine solche Forschung sollte die effektive Änderung der Praxis klar von den Verbesserungen der klinischen Ergebnisse abgrenzen.
Neben diesen Ansätzen hat es sich bewährt, eine enge Vernetzung zu den Praxisanleitern herzustellen und gerne auch mal alternative Verfahren wie die „Ganz-Teil-Ganz-Methode" anzuwenden. Auch externe Berater und Projektbegleiter können sehr hilfreich sein.

## Zusammensetzung des Projektteams

Für die weitere Umsetzung wird ein Projektteam benötigt, das weder zu groß noch zu klein sein sollte. Als ideal hat sich eine ungerade Zahl um $7 \pm 2$ erwiesen. Wichtig: Sie brauchen aus allen Lagern einen *Multiplikator* – auch die Unbequemen, Fragenstellenden und vermeintlichen Im-Weg-Steher. Manchmal ist ein Posten auch politisch zu besetzen. Vermeiden Sie aber bitte die Saboteure und „Outlaws", die es in jedem Team gibt. Nur Jasager auszuwählen empfiehlt sich aber ebenso wenig.
Kurzum, Sie benötigen in Ihrem Team:

- die Motivierten
- die Kritischen
- die Machtpromotoren, z. B. ärztliche und pflegerische Leitung wie OA und Stationsleitung
- die Fachpromotoren, z. B. Delir-Experten, Physiotherapeuten, QM-Beauftragte
- die Sozialpromotoren, z. B. Kreative, Teamplayer

Bevor Sie mit diesem Paket zu Ihrem Vorgesetzen gehen, um die Freigabe Ihres Projekts zu beantragen, denken Sie daran, den Projektplan inklusive der nominierten Projektmitglieder und deren Aufgaben in der Projektgruppe unbedingt *schriftlich* zu fixieren. Bei der Kostenkalkulation werden gerne externe Kosten wie z. B. Beratung, Schulung oder Verbrauchsgüter vergessen, die neben der benötigten Mitarbeiterzeit natürlich auch anfallen. Das Streben nach kontinuierlicher Verbesserung sollte bei der Implementierung Ihre innere Motivation sein. Das Delirmanagement muss in Ihrem Bereich zu einem ganz selbstverständlichen „Wir machen das hier immer so" werden, so wie in ➤ Kapitel 14.2 und ➤ Kapitel 14.3 beschrieben.

### LITERATUR


[1] Chahraoui K, Laurent A, Bioy A, Quenot JP (2015). Psychological experience of patients 3 months after a stay in the intensive care unit: A descriptive and qualitative study. J Crit Care; 30(3): 599–605. DOI: https://doi.org/10.1016/j.jcrc.2015.02.016

[2] DGAI – Deutsche Gesellschaft für Anästhesiologie und Intensivmedizin e. V., DIVI – Deutsche Interdisziplinäre Vereinigung für Intensiv- und Notfallmedizin e. V. (2021). S3-Leitlinie. Analgesie, Sedierung und Delirmanagement in der Intensivmedizin (DAS-Leitlinie 2020). Online unter: https://www.awmf.org/uploads/tx_szleitlinien/001-012l_S3_Analgesie-Sedierung-Delirmanagement-in-der-Intensivmedizin-DAS_2021-08.pdf [letzter Aufruf: 29.01.2022]

[3] Hermes C, Acevedo-Nuevo M, Berry A, Kjellgren T, Negro A, Massarotto P (2018). Gaps in pain, agitation and delirium management in intensive care: Outputs from a nurse workshop. Intensive Crit Care Nurs; 48: 52–60. DOI: https://doi.org/10.1016/j.iccn.2018.01.008

[4] Fiechter V, Meier M (1998). Pflegeplanung. Recom Verlag

[5] Gutschow M. M./Orion Pharma GmbH (o. J.) http://www.padmanagement.de (Homepage). Der PAD-Manager. Beitrag: Praxistipps zur Umsetzung eines erfolgreichen PAD-Managements. Serie: Prozessmanagement. Online unter: http://www.padmanagement.de/archive_2/prozman_1.html [letzter Aufruf: 15.06.2022]

[6] Prolira B. V./Utrecht (o. J.) Lose Foliensammlung als Arbeitsmaterial für Fortbildungen und Seminare. Homepage der Firma: https://prolira.com [letzter Aufruf: 15.06.2022]

[7] Slooter AJC, Otte WM, Devlin JW, Arora RC, Bleck TP, Claassen J, Duprey MS, Ely EW, Kaplan PW, Latronico N, Morandi A, Neufeld KJ, Sharshar T, MacLullich AMJ, Stevens RD (2020). Updated nomenclature of delirium and acute encephalopathy: statement of ten Societies. Intensive Care Med; 46(5): 1020–1022. DOI: https://doi.org/10.1007/s00134-019-05907-4

[8] Bassett R, McCutcheon Adams K, Danesh V, Groat PM, Haugen A, Kiewel A, Small C, Van-Leuven M, Venus S, Ely EW (2015). Rethinking critical care: decreasing sedation, increasing delirium

monitoring, and increasing patient mobility. Jt Comm J Qual Patient Saf; 41(2): 62–74. DOI: https://doi.org/10.1016/s1553-7250(15)41010-4

[9] Detroyer E (2017). Nursing aspects of delirium prevention and detection in hospitalized patients. PHD Thesis. Online unter: https://limo.libis.be/primo-explore/fulldisplay?docid=LIRIAS1783427&context=L&vid=Lirias&search_scope=Lirias&tab=default_tab&fromSitemap=1 [letzter Aufruf: 29.01.2022]

[10] Trogrlić Z, van der Jagt M, Bakker J, Balas MC, Ely EW, van der Voort PH, Ista E (2015). A systematic review of implementation strategies for assessment, prevention, and management of ICU delirium and their effect on clinical outcomes. Crit Care; 19(1): 157. DOI: https://doi.org/10.1186/s13054-015-0886-9

14

## 14.2 Delirmanagement – ein persönlicher Erfahrungsbericht

Andreas Amberger, Florian Kudlacek, Ulrich Molitoris

Im Rahmen der Weiterbildung zum Stationsleiter implementierten die Autoren in den Jahren 2018/2019 auf einer kardioanästhesiologischen Intensivstation die „S3-Leitlinie: Analgesie, Sedierung und Delirmanagement in der Intensivmedizin (DAS-Leitlinie 2015)". Ausgangspunkt: Die Intensivbehandlungseinheit besteht aus 10 Beatmungsplätzen, hat 28 Planstellen und ist unter anästhesiologischer Führung. Der Fachpflegeanteil liegt bei 63 %.

### 14.2.1 Feststellung des Ist-Zustands

Ausschlaggebend für die Wahl dieses Themas war, dass die analgetische, sedierende und antidelirante Therapie von Patienten *nicht adäquat* war und somit auch nicht optimal für den Behandlungserfolg. Die Therapie sollte individuell auf die Patienten zugeschnitten sein und engmaschig anhand von validierten Scoring-Systemen überprüft werden. Dies ist eine der Kernthesen der o. g. evidenz- und konsensbasierten „S3-Leitlinie". Genau diese validierten *Scoring-Systeme fehlten* bzw. die vorhandenen Scores wurden überwiegend nicht adäquat angewandt. Mit Schmerz, Agitation und Delir sind Pflegekräfte auf einer kardiochirurgischen Intensivstation sehr häufig konfrontiert. Die *Herausforderung*, die Symptome zu erkennen, zu beurteilen und dann auch noch adäquat zu handeln und nichtmedikamentös oder medikamentös zu therapieren, ist enorm. Ebenso ist es wichtig, die Ursachen und protektiven Maßnahmen zu diesem komplexen Thema zu kennen und anzuwenden. Der pflegerische *Mehraufwand* und die zusätzliche Belastung der Pflegekräfte sind bei diesen Patienten sehr hoch. In diesem Zusammenhang muss natürlich der zu behandelnde Mensch berücksichtigt werden. Das *Risiko* für erhöhte Komplikationen und Mortalität ist hier ein eminent wichtiger Faktor.

In diesem Beitrag stellen wir das Projekt *„Fit für Scores"* vor. Die Autoren bildeten mit zwei weiteren langjährigen Mitarbeitern eine interne Projektgruppe. Zu Beginn des Projektes wurde eine *Ist-Analyse* durchgeführt. Hierzu wurden über einen längeren Zeitraum die Dokumentationen analysiert und ausgewertet. Aus dieser ergab sich, dass für die Erhebung des Delirs die aktuellen Messinstrumente (Scores) fehlten. Auch die Analgesie- und

Sedierungserfassung war nicht mehr zeitgemäß. Ein weiterer Analysepunkt waren die nichtmedikamentösen (protektiven) Maßnahmen zur Verhinderung eines Delirs. Auch daraus wurden *Erkenntnisse über Defizite* in das Projekt mit aufgenommen.



### 14.2.2 Definition der Ziele

Aus der Benennung des Ist-Zustandes wurden sowohl Defizite deutlich als auch erste Vorstellungen, wie diese zu beheben sind. Die Ziele wurden mithilfe der SMART-Methode definiert, wonach ein Ziel **s**pezifisch, **m**essbar, **a**ttraktiv, **r**ealistisch und **t**erminiert sein sollte. Somit entstanden folgende Ziele:

1. Die Mitarbeiter beherrschen die jeweiligen Scores.
2. Die Mitarbeiter setzen die jeweiligen Scores gezielt ein.
3. Die Mitarbeiter führen eine korrekte und nachvollziehbare Dokumentation durch.
4. Erstellen von Analgesie- und Sedierungsstandards.
5. Protektive Maßnahmen sind den Mitarbeitern bekannt und werden gezielt eingesetzt.

### 14.2.3 Umsetzung der Ziele

Als sogenannte *Kick-off-Veranstaltung* wurde die Stationsbesprechung zur Vorstellung des Projektes genutzt. In diesem Rahmen wurden die Eckpunkte und der zeitliche Ablauf dargestellt.

#### Wissensvermittlung und Schulung zu Scores

*Im ersten Schritt* wurden von der Projektgruppe die Scores festgelegt, welche neu eingeführt und geschult werden sollten: **RASS** für das Bewusstsein, **CAM-ICU** für das Delir und **BPS, BPS-NI** und der **NRS** für die Analgesie.
Dann wurde von der Projektgruppe ein *Konzept* zur Inhaltsvermittlung erarbeitet. Die Vermittlung basierte auf zwei Säulen: Wissen (Theorie) und Anwendung (Praxis) – beides ist erforderlich, wie in ➤ Abb. 14.4 dargestellt.

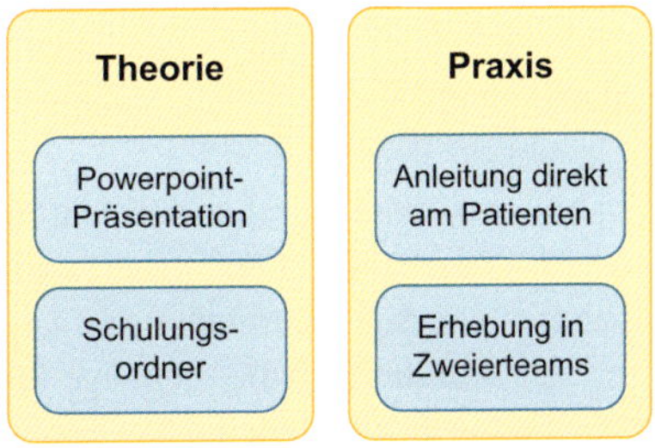


**Abb. 14.4** Im Schulungskonzept erfolgt über die theoretische Wissensvermittlung eine Einführung in das Scoring sowie daraus abgeleitete Maßnahmen. Die Umsetzung in der Praxis erfolgt direkt am Patientenbett. (Quelle: A. Amberger) [L143/P1277]

In diesem Konzept wurden die wichtigsten Details der *Schulungsinhalte* festgelegt. Zudem wurde vereinbart, dass zusätzlich zur Projektgruppe die Praxisanleiter sowie vier Mitarbeiter intensiver geschult werden sollten. Diese sollten dann als Multiplikatoren für die praktische Anleitung der Mitarbeiter am Patientenbett wirken.
Die *Fortbildung* fand im Rahmen der Treffen für die Praxisanleiter der Station statt. Hierfür wurden 3,5 Stunden veranschlagt. Es waren vier Praxisanleiter, zwei Mitarbeiter aus der Arbeitsgruppe, zwei Mitarbeiter mit Fachweiterbildung für Anästhesie und Intensivpflege und zwei langjährige Mitarbeiter anwesend. Anhand einer PowerPoint-Präsentation vermittelte A. Amberger seinen Kollegen die Theorie und Richtlinien der Score-Erhebung. Hierzu wurden die einzelnen Scores erklärt und auf deren Besonderheiten hingewiesen. Auf die Vermittlung der neuen Vorgehensweisen beim Schmerz-, Sedierungs- und Delirmanagement wurde besonderer Wert gelegt. Die Dokumentation in der Stationskurve wurde mit mehreren Musterkurven besprochen.

## Praktische Einübung zur Anwendung der Scores

*Im zweiten Schritt* erfolgte die praktische Erhebung der Scores. Zu diesem Zweck bekam jeder Teilnehmer einen *„Kittelflyer"*. Auf diesem waren die aktuellen Scores abgebildet. In verschiedenen Szenarien führten die Mitarbeiter in einer Art *Rollenspiel* in Zweierteams die Erhebung durch. Hierzu spielten zwei Mitarbeiter die „Patienten" mit unterschiedlichen Merkmalen zu den jeweiligen Scores. Sie benutzten Utensilien wie z. B. Tubus, Magensonde, zentralen Venenkatheter, Blasendauerkatheter usw., um die Situation so realistisch wie möglich erscheinen zu lassen. Jeder Teilnehmer musste die verschiedenen Messinstrumente gezielt einsetzen, das Ergebnis der Gruppe erläutern sowie in der Stationskurve dokumentieren. Ziel war es, die *Multiplikatoren* hinsichtlich des theoretischen und praktischen Wissens bestmöglich zu schulen, damit sie die Kollegen in der Praxis kompetent anleiten konnten.
Durch die Delegation der zusätzlichen Fortbildungen an die Projektmitglieder fanden die theoretischen Schulungen für die weiteren Kollegen im Rahmen der Übergabe von Früh- auf Spätschicht statt. Durch die Koordination der Arbeitsabläufe an diesen Tagen konnte ein Schulungsfenster von 30–40 Minuten erreicht werden. Nachdem fast 80 % der Mitarbeiter und ein Großteil der Ärzte theoretisch geschult waren, startete die *Umsetzung in der Praxis* mit realen Patienten. Durch die hohe Anzahl der geschulten Mitarbeiter und Multiplikatoren verlief die praktische Anleitung der Mitarbeiter *problemlos.*

## Protektive Maßnahmen

Auch die protektiven Maßnahmen waren ein großer Baustein in diesem Projekt. So wurden die Stärken und Schwächen auf der Station thematisiert und gezielt angegangen. Wissenschaftlich belegte Maßnahmen wurden gesammelt und analysiert.
Beispielhaft sei hier anhand der *Mobilisation* die damalige Situation beschrieben: Auf der Station war die Frühmobilisation der Patienten immer schon ein großes Thema. Die Patienten wurden, soweit möglich, 3-mal am Tag z. B. in den Stuhl mobilisiert und teilweise schon am OP-Tag an die Bettkante. Ebenso war das Gehen über die Station mit den Patienten (auch mit Katecholaminen) Routine. Durch zwei Kinaesthetics-Trainer auf der

eigenen Station wurden die Kollegen fortlaufend gefördert. Der Anteil der Mitarbeiter, der einen Grundkurs in Kinästhetik belegte, lag bei 100 %. Eine Stärke der Station war also die aktive Mobilisierung der Patienten durch die Konzepte der Kinästhetik. Als Schwächen zeigten sich ein mitunter fehlendes Mobilisationskonzept (Stufenplan), die mangelnde Zusammenarbeit mit der Physiotherapie und fehlende Hilfsmittel für die passive Bewegung. Im Rahmen der Implementierung wurde daher in Hilfsmittel, z. B. Bettfahrrad, Stehtrainer, spezielle Reha-Stühle usw., investiert.

Protektive Maßnahmen, wie z. B. die Mobilisation in den Reha-Stuhl bei Agitation, erfordern einen *hohen Schulungsbedarf* bei den Kollegen. Ebenso muss das nötige Equipment vorhanden sein, um diese Aktivitäten durchführen zu können. Jedoch konnte man im Zuge des Projekts feststellen, dass die Mitarbeiter die Mobilisation nicht mehr als Mehraufwand sahen, sondern als *Erleichterung*. Was war passiert?

Bei sehr vielen Patienten ging die Agitation im Reha-Stuhl deutlich zurück. Die Patienten, die im Bett versorgt wurden, wurden im Vergleich dazu unruhiger, aggressiver und sogar bettflüchtig. Dies ist eine Beobachtung aus der Praxis und hat keine wissenschaftlich fundierte Grundlage. *Die Erkenntnis:* Wenn das Personal im Umgang mit hypo- oder hyperaktiven Patienten mit Delir geschult wird und Strategien erlernt, wie adäquat zu reagieren ist, gewinnt es an Sicherheit. Erkennt und erfährt es in seinem Tun eine *Sinnhaftigkeit* und Erleichterung, so ist die Umsetzung der notwendigen Handlungen deutlich einfacher und schneller.

Solche *Erfolge* sind jedoch nur mit guten Strukturen und validierten Scores bzw. Assessments möglich, um das Delir bzw. Schmerzen frühzeitig zu erkennen. Auf jeden Fall hat die Position – also z. B. Liegen, Sitzen, Stehen – negative oder positive Auswirkungen auf die verschiedenen Faktoren und dementsprechend auf den Verlauf eines Delirs.

## 14.2.4 Erfolge der Implementierung

Die Mobilisierung von intubierten Patienten auf einen Reha-Stuhl wurde dann vermehrt durchgeführt. Möglich war das nur mit speziellem Equipment und der entsprechenden Schulung und Begleitung der Mitarbeiter. Zudem erarbeitete ein Expertenteam der Station ein Mobilisationskonzept. Die interprofessionelle Zusammenarbeit mit der Physiotherapie wurde intensiviert. Weiterhin wurden Uhren mit Datum in Sichtweite der Patienten angebracht, um die kognitive Stimulation zu fördern. Entspannung und Unterstützung des Tag-Nacht-Rhythmus sind weitere Beispiele, mit denen sich die Projektgruppe beschäftigte. *Protektive Maßnahmen sind ein ständiger Begleiter* und werden immer ein Thema sein. Des Weiteren entstand in Zusammenarbeit mit dem leitenden Oberarzt ein *Konzept für die Analgesie- und Sedierungsbehandlung* der Patienten. Hierbei wurden auch neue Wirkstoffe, wie z. B. Melatonin, Dexmedetomidin und Hydromorphon, oral zur medikamentösen Therapie mit aufgenommen. Im Rahmen des Projektes wurde das Konzept zu einem Therapiestandard für die herzchirurgische Intensivstation weiterentwickelt.

Zum Ende des Projektes wurde über einen längeren Zeitraum eine Dokumentationsüberprüfung durchgeführt. Die Anzahl der Score-Erhebungen pro Schicht war angestiegen, ebenso in der Nachtschicht. Die Nachvollziehbarkeit der Therapie durch Überprüfung mittels der Scores hatte deutlich zugenommen. In diesem Zusammenhang sei erwähnt, dass die *Anzahl der deliranten Patienten deutlich abgenommen* hatte!

Die Fixierung (mechanische Behinderung) der Patienten mittels Bauchgurt, Händefixation usw. sind eine absolute Ausnahme geworden. Zu tiefe Sedierungen sind teilweise noch gegeben, jedoch überwiegen mittlerweile deutlich die adäquaten Sedierungstiefen (RASS 0 bis –1). Die Schmerzbehandlung der Patienten hat sich durch den Standard *deutlich verbessert.* Die „Medikamentencocktails" gehören der Vergangenheit an.



### 14.2.5 Fazit

Die wichtige Funktion der Intensivpflegenden in diesem herausfordernden Bereich wurde sehr deutlich. Vor allem Intensivpatienten brauchen eine intensive professionelle Unterstützung und Begleitung. Die Erhebung der Scores, ein professionelles Maßnahmenbündel und eine adäquate Umsetzung der Handlungsanweisungen tragen dazu bei, ein qualitativ hohes Behandlungsziel zu erreichen.

Die Reduktion der psychischen Belastung und die Zufriedenheit der Mitarbeiter haben sich durch das Erreichen der Ziele und das dadurch strukturierte Arbeiten im Hinblick auf Score-Erhebung und daraus folgender Therapie verbessert. Viele positive Rückmeldungen sowie die regelmäßige und adäquate Dokumentation bekräftigen dies. Alles funktioniert nur, wenn die Bausteine (protektive Maßnahmen, Standards usw.) benannt, berücksichtigt und strukturell ausgearbeitet werden. Regelmäßige Fortbildungen sind ein adäquates Instrument zur weiteren Vertiefung und Verbesserung der Prozesse.

Entscheidend ist, dass sich alle an der Behandlung beteiligten Personen mit dem Thema befassen und sich austauschen, um sich auch weiterhin den Neuerungen stellen. Als nächsten Schritt werden wir versuchen, das Delir-Screening mittel 1-Kanal-EEG (siehe ➤ Kapitel 3.3) weiter auszubauen und zu verbessern.

**LITERATUR**

DGAI – Deutsche Gesellschaft für Anästhesiologie und Intensivmedizin e. V., DIVI – Deutsche Interdisziplinäre Vereinigung für Intensiv- und Notfallmedizin e. V. (2015): S3-Leitlinie: Analgesie, Sedierung und Delirmanagement in der Intensivmedizin *(DAS-Leitlinie 2015).* DOI: https://doi.org/10.3205/000223. Online verfügbar unter: https://www.egms.de/static/de/journals/gms/2015-13/000223.shtml [zuletzt abgerufen am 26.08.2022]

DGAI – Deutsche Gesellschaft für Anästhesiologie und Intensivmedizin e. V., DIVI – Deutsche Interdisziplinäre Vereinigung für Intensiv- und Notfallmedizin e. V. (2021): Analgesie, Sedierung und Delirmanagement in der Intensivmedizin *(DAS-Leitlinie 2020).* Online verfügbar unter: https://www.awmf.org/leitlinien/detail/ll/001-012.html [zuletzt abgerufen am 26.08.2022]

## 14.3 Bildungsziel Delir – ein Projekt des klinischen Wissenstransfers

Tilmann Müller-Wolff

### 14.3.1 Projektrahmen und Überlegungen

In den vergangenen Jahren wurde das Thema Delirversorgung in Krankenhäusern zunehmend bedeutungsvoller. Durch zahlreiche Publikationen gestützt, werden die Auswirkungen von Delirerkrankung und damit einhergehenden Symptomen auf das Patien-

tenoutcome wissenschaftlich und klinisch diskutiert. Die Relevanz der Auswirkungen von Delir auf den Gesundheitszustand der Patienten und die für die Medizin verfügbaren Behandlungskonzepte rücken damit seit einigen Jahren verstärkt in den Fokus. Belegt ist, dass ein Delir bei Patienten pro Tag der Delirdauer die Mortalität bis zu 10 % pro Tag erhöht[1] und dass ein Delir die Überlebenswahrscheinlichkeit signifikant beeinflusst[2, 3] (siehe auch ➤ Kapitel 1 und ➤ Kapitel 2).
Die Themen Delirerkennung, Delirbehandlung und Delirprävention werden in der aktuellen Diskussion sehr differenziert und spezifisch bearbeitet. Zu jedem der Bereiche bestehen inzwischen zahlreiche konsentierte Expertenempfehlungen[4, 5], für Teilbereiche auch Leitlinienempfehlungen[6, 7]. Die Übersetzung der Empfehlungen in die Praxis der Patientenbehandlung kann als Transfer von Wissen in Handlungskompetenzen bezeichnet werden. Das Wissen über aktuelle Empfehlungen stellt damit zwar die Grundlage der verbesserten Patientenversorgung dar[8], das „Gewusst wie" in der Umsetzung einer Empfehlungsumsetzung führt aber erst zur Verbesserung der konkreten Versorgung. Zur Implementierung von Leitlinien und deren Empfehlungen in die Praxis werden berufliche Bildungsmaßnahmen für die Behandelnden empfohlen.[8] Mit der Verbesserung der klinischen Patientenversorgung kann auch der Erfolg des Theorie-Praxis-Transfers bewertet werden.[9] Bildungsmaßnahmen im beruflichen Kontext helfen, die interdisziplinäre Kommunikation zu fördern und aktuelle Entwicklungen in die klinische Praxis zu transportieren.[10]

### 14.3.2 Strukturen und Bedingungen

Der Themenkomplex Delir sollte in jedem Klinikverbund und Krankenhaus für medizinisch tätige Berufe trainiert werden, um dadurch Wissensstand und klinische Handlungskompetenzen zu verbessern. Im Klinikverbund der RKH Holding (9 Standorte, 7.500 Mitarbeiter, Versorgungsspektrum von Akut-, Reha- und Fachkliniken) standen eine organisationseigene Akademie, zwei Krankenpflegeschulen, ein medizinisches Simulationszentrum, eine E-Learning-Plattform und digitale Literatur- und Nachschlagedatenbanken zur Verfügung. Die Herausforderung war, die Distribution von Wissen als konzentrierte Bildungsangebote in unterschiedlichen Formaten und an alle Berufsgruppen gerichtet anzubieten.
Hierzu verabschiedeten die Akademie und Geschäftsleitung ein unternehmensweites „Bildungsziel Delir" als Voraussetzung für das angewandte Wissensmanagement. Projektziel, -laufzeit und -maßnahmen wurden skizziert und eine Umsetzungsplanung angefertigt. Mit dem „Bildungsziel Delir" sollten Bildungs- und Trainingsmaßnahmen im Themenkomplex der Delirerkennung, Delirprävention und Delirbehandlung für alle damit befassten Berufsgruppen fokussiert und gesteuert werden. Durch die zentrale Planung und Initiative sollten alle themenbezogenen Maßnahmen geplant, strukturiert und evaluierbar durchgeführt werden. Die Trainings- und Schulungsmaßnahmen sollten Interprofessionalität und Interdisziplinarität für das Thema Delir herstellen und auch damit die Zusammenarbeit der klinisch tätigen Berufsgruppen steigern.
Zusammengefasst ergeben sich folgende Fragestellungen für das Projekt „Bildungsziel Delir":

- Kann die beruflich abrufbare Handlungskompetenz von Pflegenden, Therapeuten und Ärzten über die Einführung konkreter Schulungs- und Trainingsmaßnahmen verbessert werden?
- Können Trainingsprojekte dazu beitragen, die klinische Versorgung zu verbessern?

## 14.3.3 Vorgehen und Instrumente



Die Konzeption von spezifischen und berufsgruppenübergreifenden Bildungsmaßnahmen für die Delirversorgung stand im Mittelpunkt des ersten Projektjahres. Hierzu wurden interne und externe Experten gewonnen (➤ Kapitel 14.1), die Bildungsmaßnahmen in der Akademie inhaltlich und didaktisch abgestimmt und für einen Zeitraum von 1,5 Jahren geplant und methodisch strukturiert durchgeführt haben.
Den Auftakt bildeten Vortragsveranstaltungen an zwei zentralen Standorten der Organisation, die bundesweit etablierte Experten präsentierten. Didaktisch wurde hierzu ein kombiniertes Vortrags-Workshop-Format gewählt, das die Relevanz des Themas in Theorie und Praxis veranschaulichen sollte.
Nach dem Auftakt folgten verschiedene Fortbildungsseminare und Trainings zu Delir und Delirversorgung für alle Berufsgruppen, zudem wurden Trainings und Hands-on-Kurse zu aktuellen Assessments und Scorings sowie Vorträge auf allen holdingweiten Fachtagungen angeboten. Als begleitendes Marketing wurden Informationen über die Mitarbeitermedien, die Fachpresse und mit direkter Ansprache konkret betroffener Berufsgruppen durchgeführt. Im E-Learning-Portal der Kliniken wurden wiederholt Inhalte und Informationen vermittelt, die Seminar- und Vortragsinhalte konnten kontinuierlich abgerufen werden.

## 14.3.4 Ergebnisse

Über die Implementierung eines „Bildungsziels Delir" konnten in der beschriebenen Klinikenholding unternehmensweit drei wesentliche Effekte erreicht werden:

- Steigerung der Patientenversorgungskompetenzen zu Delir bei Ärzten, Pflegenden und therapeutischen Berufen.
- Konkret und zielgerichtet umgesetzte Reaktion auf aktuelle medizinische Entwicklungen (Delir) und deren klinische Umsetzung.
- Fokussierung und Umsetzung von innerbetrieblichen Bildungsmaßnahmen auf aktuelle Themen und Bedarf aus der Patientenversorgung.

Über die Durchführung der konzentrierten Schulungen wurde die allgemeine Wahrnehmung des Themas Delir und dessen Relevanz für die Klinik im Projektzeitraum deutlich gesteigert. Die Anzahl der Teilnehmer in delirbezogenen Bildungsmaßnahmen innerhalb des Projektzeitraums steigerte sich im Vergleich zu vorher, auch angebotsinduziert, um das bis zu Fünffache. Die Anzahl der Mitarbeiter in Hands-on-Kursen zur Durchführung von Delir-Assessments steigerte sich um das Sechsfache. Mit vorgesehenen Vorträgen in Fachsymposien wurde ein breiteres Publikum mit dem Thema erreicht.
Neben den zielgerichteten Maßnahmen konnten einige Nebeneffekte des Projekts in der Organisation beobachtet werden. In allen 14 ICU und Überwachungsabteilungen wurde die Delirversorgung überarbeitet. In drei anästhesiologischen Intensivtherapiestationen wurden interprofessionelle Workshops durchgeführt und vertieft. Pflegende und Ärzte aus den Kliniken übernahmen in der Folge Trainingsmaßnahmen und Dozentenaufträge für Delirthemen. Es wurden eine Angehörigenbroschüre für die Intensivtherapiestation, ein Aufklärungsvideo und Delirpräventionsangebote entwickelt. In beiden Pflegeschulen entstanden differenzierte Unterrichtsinhalte zum Themenkomplex.

Die Konzentration auf spezifische Bildungsziele kann Organisationen dabei unterstützten, die Handlungskompetenzen der Mitarbeiter zu erweitern oder zu fördern. Spezifische Fragestellungen des Erreichbaren können nur nach strukturierter Untersuchung beantwortet werden. Dafür sind gezielte Befragungen oder Messungen erforderlich, die vor und nach der geplanten Intervention auszuführen sind. Bei Betrachtung der Vielzahl und Varianz der beobachteten Ergebnisse lässt sich dennoch schlussfolgern, dass die Fokussierung auf das Thema Delir in der betreffenden Klinikenholding in zahlreichen Bereichen zur vertieften und berufsgruppenübergreifenden Auseinandersetzung geführt hat. Der Ansatz, Wissens- und Bildungsziele zu etablieren, hat, über die individuelle Kenntnisvermittlung hinaus, ganz offenbar zahlreiche Entwicklungen angestoßen. Unter Betrachtung der erweiterten individuellen Kenntnisse in Kombination mit den Entwicklungen in Abteilungen und dem Unternehmen zeigen sich deutlich verbesserte Handlungskompetenzen bei Delir, auch und gerade in dadurch entstandenen Lösungen und Konzepten an den Kliniken.



## LITERATUR


[1] Pisani MA, Kong SY, Kasl SV, Murphy TE, Araujo KLB, Van Ness PH: Days of delirium are associated with 1-year mortality in an older intensive care unit population. Am J Respir Crit Care Med 2009; 180: 1092–1097

[2] Kiely DK, Marcantonio ER, Inouye SK, et al.: Persistent delirium predicts greater mortality. J Am Geriatr Soc 2009; 57: 55–61

[3] Ely EW, Shintani A, Truman B, et al.: Delirium as a predictor of mortality in mechanically ventilated patients in the intensive care unit. JAMA 2004; 291: 1753–1762

[4] Hasemann W, Kressing RW, Ermini-Fünfschilling D, Pretto M, Spirig R: Screening, Assessment und Diagnostik von Delirien. Pflege 2007; 20: 191–204

[5] Kumpf O, Braun JP, Brinkmann A, et al.: Intensivmedizinische Qualitätsindikatoren für Deutschland. 3. Auflage 2017. GMS Ger Med Sci 2017; 15: Doc10

[6] DGAI – Deutsche Gesellschaft für Anästhesiologie und Intensivmedizin e. V., DIVI – Deutsche Interdisziplinäre Vereinigung für Intensiv- und Notfallmedizin e. V. S3-Leitlinie. Analgesie, Sedierung und Delirmanagement in der Intensivmedizin (DAS Leitlinie 2020). Überarbeitung von 2021, AWMF. Online verfügbar unter: https://www.awmf.org/uploads/tx_szleitlinien/001-012l_S3_Analgesie-Sedierung-Delirmanagement-in der-Intensivmedizin-DAS_2021-08.pdf [zuletzt abgerufen am 28.09.2022]

[7] Devlin JW, Skrobik Y, Gélinas C, Needham DM, et al.: Clinical Practice Guidelines for the Prevention and Management of Pain, Agitation/Sedation, Delirium, Immobility, and Sleep Disruption in Adult Patients in the ICU. Crit Care Med 2018; 46(9): e825–e873

[8] IQWiG – Institut für Qualität und Wirtschaftlichkeit im Gesundheitswesen: IQWiG-Berichte. Nr. 389. Umsetzung von Leitlinien – hinderliche und förderliche Faktoren (im Auftrag des BMG), Abschlussbericht, Köln, 9.5.2016. Online verfügbar unter: https://www.google.com/url?sa=t&rct=j&q=&esrc=s&source=web&cd=2&ved=2ahUKEwjd2LT-6cDkAhWCJVAKHcl-hBZ0QFjABegQIAxAC&url=https%3A%2F%2Fwww.iqwig.de%2Fdownload%2FV12-04_Abschlussbericht_Umsetzung-von-Leitlinien.pdf&usg=AOvVaw0PvKdm-VS9NIdoqRndBDJ4 [zuletzt abgerufen am 13.09.2019]

[9] Müller-Wolff T: Spezielle Aspekte der Intensivpflege. In: Kluge S, Marx G, Janssens U, Zacharowski K (Hrsg.): Management in der Intensivmedizin. Führung, Organisation, Planung und Steuerung. Berlin: Medizinisch Wissenschaftliche Verlagsgesellschaft 2018

[10] Peitz G, Balas MC, Olsen KM, Pun BT, Ely EQ: Top 10 Myths Regarding Sedation and Delirium in the ICU. Critical Care Medicine 2013; 41: 46–56

# Anhang

Delir-Algorithmus

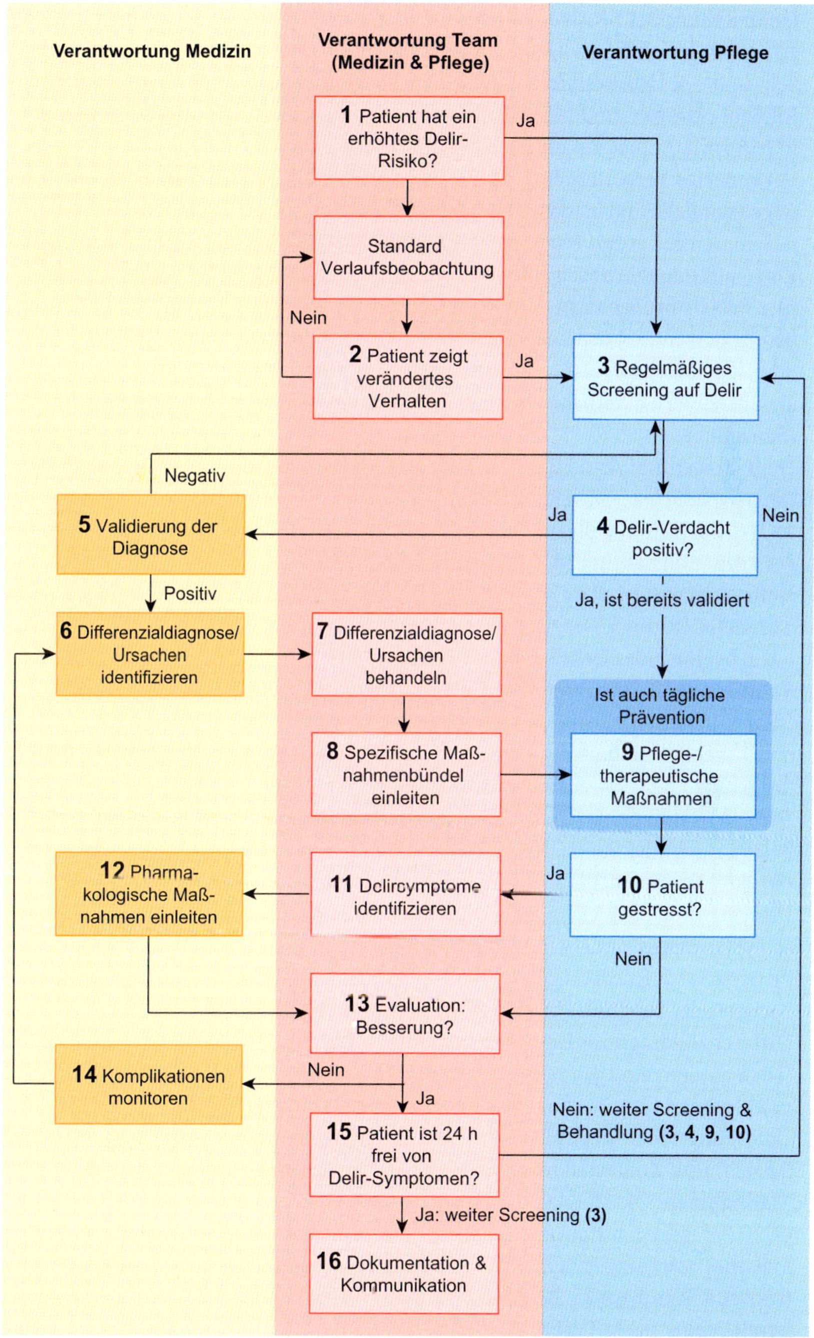


**Abb. A1:** Delir-Management ist Teamarbeit. Im Delir-Algorithmus werden die einzelnen Komponenten in die jeweiligen Verantwortungsbereiche der Pflege, Medizin und einer gemeinsamen Kooperation verortet. Dies ist vor allem in solchen Stationen sinnvoll, in denen die Kooperation noch nicht optimal gelebt wird. (Quelle: modifiziert nach Nydahl et al. 2022) [L143/F984-005]

## Der Delir-Algorithmus Schritt für Schritt

1. **Delir-Risiko:** Delir-Risikofaktoren sind u. a. Demenz, vorbestehende kognitive Einschränkungen, Alter ≥ 70 Jahre, Immobilität und/oder funktionale Einschränkung, Seh- und/oder Hörbeeinträchtigung, Dehydration, Mangelernährung, Schlafmangel, Alkohol-, Drogen- und/oder Medikamentenabusus, Multimorbidität und Polypharmazie sowie Aufnahme auf Intensivstation oder IMC.
2. **Verändertes Verhalten:** Eine unerwartete Änderung des Patientenverhaltens in eine ungewöhnliche und inadäquate Richtung sollte auch an ein Delir denken lassen. Erste Symptome: Zurückgezogenheit, Appetitlosigkeit, Bewegungsarmut, Einsilbigkeit, Konzentrationsstörungen, aber auch Unruhe, Nesteln, Agitation, Rufen, Umhergehen, Schlafstörungen usw. Sind Patienten im Vorfeld gänzlich unbekannt oder sogar bereits dement, sollte die Familie befragt werden, ob das auffällige Verhalten normal oder schon verändert ist (z. B. Distanzlosigkeit, Unreinlichkeit, Lethargie). Bei jedem akut veränderten Verhalten werden Patienten auf den Zustand Delir untersucht (Screening).
3. **Delir-Screening:** Zum Einsatz kommen validierte Screening-Instrumente für den Intensivbereich: CAM-ICU, ICDSC, Nu-DESC; für IMC und Notaufnahme: Nu-DESC, 4AT, CAM-IMC; für allgemeine Stationen: CAM, 4AT. Es wird dreimal täglich gescreent und das Ergebnis dokumentiert.
4. **Delir-Verdacht positiv:** Für jeden Screeningtest wurde hierzu der jeweilige Grenzwert definiert. Im ICDSC ist zusätzlich ein subsyndromaler Zustand ausgewiesen („V. a. beginnendes Delir“).
5. **Validierung:** Positiv gescreente Fälle werden ärztlich auf die Erfüllung von DSM-5-Kriterien geprüft. Nach validiertem Verdacht erfolgen die weiteren Schritte **6** und **7,** bei Entkräftung des Verdachts wird das Screening ohne Therapiemaßnahmen fortgesetzt.
6. **Differenzialdiagnose/Ursachen identifizieren:** Häufige Auslöser im Intensivbereich sind Infektionen, Hypoxie, Schock und fokale zerebrale Minderperfusion (Stroke), Krampfanfälle sowie metabolische Störungen. Weitere wichtige Delir-Ursachen sind Schmerzen, unerwünschte Nebenwirkungen von Medikamenten (Polypharmazie, Anticholinergika, Benzodiazepine), Immobilität oder Schlafmangel. Zu berücksichtigen sind ggf. Alkohol- oder Medikamentenentzüge, Dehydration, Nieren- oder Leberinsuffizienz, Obstipation, Miktionsblockade.
7. **Differenzialdiagnose/Ursachen behandeln:** Einzelne Auslösefaktoren reichen selten aus, um ein Delir hervorzurufen. Sie genügen jedoch in Verbindung mit prädisponierenden Faktoren wie hohem Alter und triggernden Faktoren wie lauter Umgebung, einer Vielzahl von Zu- und Ableitungen, sozialer Isolierung (mangelnder Besuch) usw. Kontextfaktoren sind zur Ursachenklärung wichtig.
8. **Maßnahmen:** Die Maßnahmenbündel richten sich nach den identifizierten Ursachen. Bei Infektionshinweisen wird ein „Infektionsbündel“ durchgeführt: mikrobiologisches Screening, ggf. Zu- und Ableitungen wechseln, bei Bedarf Antibiotika und frühzeitig Antipyretika. Bei Schock und zerebraler Minderperfusion das „Schockbündel“: eher flache Lagerung, Volumengabe, ggf. auch invasive Blutdruckmessung, Katecholamine bis MAD ≥ 65 mmHg sowie weitere Diagnostik mit Dopplersonografie und Computertomografie. Bei Hypoxiehinweisen sollte so viel Sauerstoff verabreicht werden, dass die Sauerstoffsättigung bei 92–96 % liegt, bei Patienten

mit Hyperkapnierisiko bei 88–92 % unter laufender Kontrolle der Atemfrequenz. Elektrolyte (Natrium, Calcium, Phosphat) werden nach Richtlinien ausgeglichen und monitoriert.

9. **Pflege-/therapeutische Maßnahmen:** Patienten informieren (realistische Optionen geben, über Delir informieren); Symptome benennen (Unkonzentriertheit, Halluzinationen, Angst, Unruhe, Schlafstörungen), ggf. verbalisieren und trösten; wiederholte Reorientierung (Nennung von Ort, Zeit, Grund); Mobilisierung 6–23 Uhr, Bettkante oder mehr; kognitive Anregungen (TV, Radio, Zeitung); Familienedukation und -integration, erweiterte Besuchszeiten; Seh-, Hör- und Mobilitätshilfen, wenn notwendig; Trinken und Essen unterstützen; Wiederherstellung bzw. Unterstützung des Tag-Nacht-Rhythmus, nachts Licht dimmen, Alarme anpassen; Reizabschirmung bei hyperaktivem Delir durch das Angebot von Einzelzimmern, Ohrstöpseln.
10. **Stress:** Leiden Patienten unter dem Delir („Stress", Angst, Unruhe, siehe **11**) oder überschreiten die Symptome tolerable Grenzen, meidet man fördernde Faktoren und setzt ggf. Medikationen ein. Schlafstörungen oder Halluzinationen indizieren nicht zwingend eine pharmakologische Behandlung, sondern können ggf. biografisch begründet sein (Nachtarbeiter). Sie können unter Umständen toleriert werden, z. B. bei Wissen um unbedrohliche Trugwahrnehmungen.
11. **Delirsymptome:** In fast allen Delirformen treten verminderte Orientierung und Schlafstörungen auf. Hypoaktive delirante Episoden zeigen sich durch Antriebsmangel, Interessenverlust, Immobilität, ungeregelte Nahrungs- und Flüssigkeitszufuhr. Im hyperaktiven Delir dominieren Agitation/Unruhe (Nesteln, Rufen), vegetative Symptome (Hypertonus, Tachykardie, Schwitzen, Tachypnoe), Angst und psychotische Symptome (Halluzinationen bzw. Verkennungen).
12. **Pharmakologische Behandlung:** Zunächst ist zu prüfen, ob delirogene Substanzen wie relevante anticholinerge, serotonerge und dopaminerge Stoffgruppen ursächlich sind. Sinnvoll sind Medikationen gegen delirauslösende Situationen, z. B. Analgetika zur Schmerzlinderung oder Antikonvulsiva. Bislang fehlen effiziente pharmakologische Ansätze zur Besserung hypoaktiver Delirepisoden. Sedativa und antipsychotisch wirksame Substanzen werden bei intolerabler psychomotorischer Erregung eingesetzt und je nach Steuerbarkeit, Applikationsform sowie Interaktions- und Nebenwirkungspotenzial gewählt. In der Regel vermeidet man Benzodiazepine wegen eigener delirogener Effekte; Ausnahmen stellen Substanzentzüge, Angststörungen und epileptische Störungen dar.
13. **Evaluation:** Der in der Regel stark fluktuierende Verlauf des Delirs wird regelmäßig evaluiert. Je nach Befinden und Leidensdruck der Patienten wird die Behandlung angepasst. Delir-Assessments wie Nu-DESC, ICDSC oder auch CAMICU-7 geben die Ausprägung eines Delirs quantitativ wieder und dienen zur Evaluation der Delirschwere. Bei merklichem Nachlassen der hyperaktiven Symptomatik werden dämpfende pharmakologische Behandlungen ausgeschlichen.
14. **Komplikationen:** Aspiration, Pneumonie, Dehydration, Mangelernährung, Dekubitus, Sturz, Immobilisierung, Fixierung, abnehmende Compliance, abnehmende Vigilanz sollen dokumentiert werden.
15. **Delirende:** Nach allgemeinem Konsens gilt ein Delir als beendet, wenn Patienten mindestens 24 Stunden subjektiv von Delirsymptomen frei sind und durch Untersucher negativ getestet wurden (Screeningtests und DSM-5-Kriterien). Oft teilen

Betroffene selbst mit, dass sie wieder klar(er) denken können, und ordnen ihre Wahrnehmungen im Delir lebhaften Traumphasen zu.

16. **Dokumentation und Kommunikation:** Ein Delir einschließlich dessen Behandlung und Verlauf wird in Berichten und Verlegungsbriefen dokumentiert. Sollten noch pharmakologische Behandlungen bestehen, werden Empfehlungen zum Absetzen gegeben. *DSM-5-Kriterien:* 1. Aufmerksamkeits- und Konzentrationsstörung (z. B. leicht ablenkbar, Schwierigkeit, Gesprächen zu folgen). 2. Weitere kognitive Störung (Gedächtnis, Orientierung, Sprache, Wahrnehmung [z. B. Halluzinationen]). 3. Störungen können nicht durch prämorbide neurokognitive Ursachen (z. B. Demenz) allein erklärt werden. 4. Störungen entwickeln sich rasch und fluktuieren im Tagesverlauf (Wechsel orientiert/desorientiert). 5. Störung ist Folge einer somatischen Störung bzw. eines körperlichen Eingriffs.

*Der Herausgeber dankt Herrn Dr. Peter Nydahl, Herrn Prof. Dr. Sebastian Baum, Herrn PD Dr. med. Ulf Günther und Herrn Prof. Dr. med. Hans-Christian Hansen für wertvolle Anregungen.*

## LITERATUR

Nydahl P, Baum S, Günther U, Hansen HC. SOP Delirmanagement. Intensivmedizin up2date 2022; 18(03): 260–265. DOI: https://doi.org/10.1055/a-1801-4686

## Hilfsadressen und Internetlinks

Im Folgenden finden Sie eine Auswahl von Websites und Adressen,
die einen guten Überblick und viele Informationen zum Thema Delir bzw. akute Enzephalopathie bieten,
neue Forschungsergebnisse präsentieren oder anschaulich aus verschiedenen Perspektiven in das Thema einführen.
Gerne können Sie die zugehörigen Newsletter abonnieren und so ein aktives Mitglied des Delir-Netzwerkes in Deutschland und darüber hinaus werden!

### News zum Thema Delir

Eine Menge tagesaktueller Informationen zum Thema Delir sowie zum „A–F Bundle" finden Sie auf den folgenden Websites von *Dr. Peter Nydahl* und *Carsten Hermes:*

- https://www.delir-news.de/ [zuletzt aufgerufen: 02.09.2022]; unter „Literatur" findet sich eine „Literaturliste" zum Download, die von Dr. Nydahl monatlich aktualisiert wird
- http://www.fruehmobilisierung.de/ [zuletzt aufgerufen: 02.09.2022]
- http://www.nydahl.de/ [zuletzt aufgerufen: 02.09.2022]
- https://hermesbonn.de/ [zuletzt aufgerufen: 02.09.2022]

### Programme

- Aktuelles zu Delir, Demenz und Prävention (PAWEL-Studie) am *Universitätsklinikum Tübingen:* https://www.pawel-studie.de/ [zuletzt aufgerufen: 29.09.2022]
- Delirmanagement „AKTIVER" zur Delirprävention am *Klinikum Stuttgart:* https://www.klinikum-stuttgart.de/kliniken-institute-zentren/klinik-fuer-psychiatrie-und-psychotherapie-fuer-aeltere/aktiver [zuletzt aufgerufen: 29.09.2022]
- Video-Trainingsprogramm „Barbara's Story" zum Umgang mit Patienten mit Delir/Demenz beim *Burdett Trust for Nursing:* https://burdetttraininghub.org.uk/barbaras_story_01.php [zuletzt aufgerufen: 29.09.2022]

### Netzwerke

- *Deutsches Delir-Netzwerk:* https://www.delir-netzwerk.de/ [zuletzt aufgerufen: 02.09.2022]
- *Europäisches Delir-Netzwerk:* https://www.europeandeliriumassociation.org/ [zuletzt aufgerufen: 02.09.2022]
- *US-amerikanisches Delir-Netzwerk:* https://americandeliriumsociety.org/ [zuletzt aufgerufen: 02.09.2022]
- *Australisch-asiatisches Delir-Netzwerk:* https://www.delirium.org.au/ [zuletzt aufgerufen: 02.09.2022]
- *Internationales Delir-Netzwerk:* NIDUS (Network for Investigation of Delirium: Unifying Scientists): https://deliriumnetwork.org/ [zuletzt aufgerufen: 02.09.2022]

## Blogs

- *Prof. Alasdair MacLullich:* https://www.deliriumwords.com/ [zuletzt aufgerufen: 02.09.2022]
- *Louise Gallie,* ehemalige Patientin: https://fromdeliriumtoreality.com/ [zuletzt aufgerufen: 02.09.2022]

## Podcasts

- *Florian Kudlacek:* „Delir 2.0 – EEG und mehr“: https://ekg.letscast.fm/episode/delir-2-0-eeg-und-mehr-mit-florian-kudlacek [zuletzt aufgerufen: 02.09.2022]
- *Esther S. Oh, Tammy T. Hshieh & Sharon K. Inouye:* „Delirium: Prevention, Diagnosis, and Treatment.“ Featured JAMA Podcast: https://jamanetwork.com/journals/jama/pages/featured-podcast-delirium-prevention-diagnosis-and-treatment [zuletzt aufgerufen: 02.09.2022]

*Der Herausgeber dankt Herrn Dr. Peter Nydahl für wertvolle Anregungen.*

# Register